彼 得 · 鲍 德 温

社 会 政 策 比 较 研 究 作 品 系 列

Disease and Democracy

The Industrialized World Faces AIDS

流行病的应对

西方工业化国家的公共卫生发展
（19—20 世纪）

[美] 彼得·鲍德温 著　王广坤 译

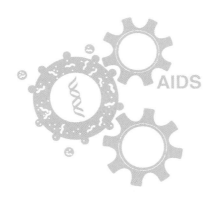

AIDS

生活·讀書·新知 三联书店

图书在版编目（CIP）数据

流行病的应对：西方工业化国家的公共卫生发展：
19—20世纪/（美）彼得·鲍德温著；王广坤译．—北
京：生活·读书·新知三联书店，2024.3
　ISBN 978-7-108-07655-7

　Ⅰ.①流…　Ⅱ.①彼…②王…　Ⅲ.①获得性免疫缺
陷综合征－防治－医学史－世界－19-20世纪　Ⅳ.① R512.91-091

中国国家版本馆 CIP 数据核字 (2023) 第 100969 号

特约编辑　张　杰
责任编辑　胡群英
装帧设计　康　健
责任校对　陈　格
责任印制　李思佳
出版发行　**生活·讀書·新知** 三联书店
　　　　　（北京市东城区美术馆东街 22 号 100010）
网　　址　www.sdxjpc.com
经　　销　新华书店
制　　作　北京金舵手世纪图文设计有限公司
印　　刷　河北松源印刷有限公司
版　　次　2024 年 3 月北京第 1 版
　　　　　2024 年 3 月北京第 1 次印刷
开　　本　880 毫米 × 1230 毫米　1/32　印张 18.375
字　　数　305 千字
印　　数　0,001－3,000 册
定　　价　69.00 元
（印装查询：01064002715；邮购查询：01084010542）

献给约翰·W. 鲍德温（John W. Baldwin）和

珍妮·约琴斯（Jenny Jochens）

我的父母和同事

中文版总序：国家的全球史

历史学家是关注局部地区的人。他们沉浸在狭窄的主题中，在档案上花费数年，钩沉索隐，并得出精心构造的准确结论，很少涉猎其研究主题之外的领域。大多数人只研究一个国家，许多人仅仅研究一个地区或一座城市，他们聚焦于一个具体的主题深耕厚植，不遗余力地研究一个狭窄话题，认为自己能够完全理解它。

大多数历史学家既不试图对他们研究的具体主题进行归纳，也不试图从中得出更具普遍性的结论。而诸如社会学、政治学以及人类学等其他社会科学，则致力于从具体研究主题中提取出人类或社会发展的一般规律。历史学家抵制这种超出他们研究范围的诱惑。

然而，历史不仅仅是书写小而具体的问题，它可以从大小不同的任何层面来进行研究。传记研究的是一个人的故事，这是最小层面的历史，也有史家研究小村庄和某个中等大小的区域，更有很多史籍着力于讲述世界各大洲的历史，这是真正意义上的全球史。所以对于一个人而言，他既能写出大不列颠棉花史，也能写出全球棉花史。[1]

从方法论上来说，微观历史与宏观历史几乎没有什么区别。除了层面的大小之外，史家所做的工作大同小异。他们都在讲述随着时间的推移而发生的变化。他们的故事中通常隐含着一种因果关系，解释为什么事情会发生，为什么战争会爆发，为什么经济发展会滞后，等等。但是，无论层面是大是小，故事都是按时间顺序展开的，通过讲述发生了什么事情来解释事情何以会发生。

大历史和小历史、微观史和全球史，其规模的差异大于其方法的差异。如果一个人要写一系列涵盖整个世界的微观历史，他必须长生不老且无所不知。但即便有机会能做到这一点，这又有什么意义呢？它就像文学家豪尔赫·路易斯·博尔赫斯（Jorge Luis Borges，1899—1986）所著故事里比例尺为一比一的地图那样，每张地图都仅仅是和它所描绘的地区一样大而已。[2] 这就提出了一个问题，如果地图与世界大小相等的话，那么绘制它们又有什么意义呢？我们并不需要一张地图定位距离我们家门口只有五英尺*远的地方，而是需要利用它导航至城市另一端的某个位置，看看一个国家比另一个国家大了多少，或者知道我们向东将要飞到哪里。使用这些地图的所有方式都涉及抽象化解读，亦即不需要去这个地区亲身体验，就可以对整体情况有一个大概了解。对于一部全球性的微观史而言，它仍然没有解决抽象概括的问题。例如，它回答不了为什么英格兰会首先发生工业革命的问题。相反，它只是让我们详细了解了兰开夏郡的工厂以及地球上以农为本的其他地方的发展情况。

大历史对诸多地方事件进行提炼，归纳其本质或者至少是相关联的因素。这也适用于全球的、跨国的以及相互联系的、错综复杂的历史，这些历史超越了一个地方的界限，跨越了人为或自然的边界而构建出新的联系网络。[3] 最明显的是，某些历史涉及的主题本质上是跨越国界的，比如殖民主义、帝国、奴隶制、工业化、资本主义、社会主义和现代化等，其他诸如外交政策、战争、移民、国际文化影响等领域就更不用说

---

* 1英尺约为0.3米。——编者注

了，这当中更为常见的还有流行病。

18 世纪和 19 世纪出现了许多大部头、多卷本的历史学著作，包括爱德华·吉本（Edward Gibbon，1737—1794）的《罗马帝国衰亡史》，以及利奥波德·冯·兰克（Leopold von Ranke，1795—1886）关于 17 世纪英格兰的著作，还有关于四百年教皇史的著述，等等。这些都是历史学家们付出了惊人努力的名著。论著所展现出来的宏大规模证明了作者的创作能力、读者的耐心，以及他们共有的文化自信：相信可以在一个合理的阐释框架内描绘出波澜壮阔的历史故事。然而，到了 20 世纪，随着历史学行当的专业化和职业化，多卷本的大历史就很少出现了。相对于那些较为偏重于抽象理论的作品而言，传记的篇幅总是更长。出版商可以指望读者安静地坐着阅读一部长达 800 页讲述个人历史的有趣作品，但却不能指望他们阅读同样一部大篇幅描述某个大陆发展史的著作。如今，出版物中多卷本的作品比较少见，有的话通常也都是团队合作的成果，它们通常以主题汇编的论文集形式出现，比如菲利普·阿利埃斯（Philippe Ariès，1914—1984）和乔治·杜比（Georges Duby，1919—1996）合作编写的《私人生活史》（*History of Private Life*）等。

然而，在最近一段时间，历史著作在写作规模和描述范围上都有所提升。今天的历史学家可以利用互联网上的巨量内容，并借助文字处理和搜索引擎等程序，高效率地完成超大规模的工作。最近的一些书就证明了作者的耐力以及他们利用数字资源的能力。于尔根·奥斯特哈默（Jürgen Osterhammel）所著的《世界的演变》用 1200 页展示了 19 世纪的全球史纲，放在以前，出版商可能会把它分成好几卷。* 塞缪尔·科恩

---

* 《世界的演变》英文版为厚厚一大册，由普林斯顿大学出版社出版。中文版推出时拆分为三册。——编者注

（Samuel Cohn）的巨著《流行病：从雅典瘟疫到艾滋病时代的仇恨和同情》涵盖了一个狭窄但跨越了两千多年的话题。对于近代世界的流行病问题，他阅读了大量以数字化方式呈现的各类报纸，这在数字化时代之前是不可能做到的。

大历史

在我的史学研究生涯中，我也曾尝试撰写大历史。这些作品较少描写一个国家或更小的地方层面的细节，而是衡量研究对象的总体特征——眺望景观，而非深挖泥土。接下来我将介绍我的八部研究成果，它们中的六部均已被译成了中文。

第一部书名为《罪与罚：世界历史上的犯罪、法律与国家》（*Command and Persuade: Crime, Law, and the State across History*），它追溯了法律作为国家打击犯罪的主要工具和控制公民的重要手段的演变过程。该书梳理了法律从古埃及、古代中国、古希腊和古罗马到今天的发展历程，强调了国家颁布和执行法律、惩罚罪犯的时间要比人们想象中的晚得多。古希腊和古罗马时代有基层法院系统，甚至也有一些维持治安的人员。不仅如此，即便是中国历史上的大一统王朝，也将大部分实权下放给了宗族团体和乡里。但是，国家一旦开始实实在在地颁布和执行法律——总体而言，欧洲是在中世纪的某个时候——它就再也不会回头了。具体表现就是国家开始从家庭和乡里收回执法权，通过颁布法规、执行法规、调查违法行为并对其进行惩罚的程序，介入针对各种行为的约束和管理中。

从那以后，律法的数量和被定义为违法行为的数量从未停止增长。当然，非法行为的界定也已发生巨大变化。比如，针对妻子和孩子的暴力行为一度曾被容忍，而现在是要受到惩罚的。新技术的出现和经济的发展需要新法规的支持。随着精细繁复的金融系统的建成，银行欺诈也被视为犯罪了。但是，除了这种明显的外界推动力之外，界定犯罪行为的范围和程度有所增加也是原因之一。越来越多的行为被认定是犯罪，比如犯罪未遂。犯罪未遂就曾将意图、计划和阴谋犯案等举动等同于犯罪行为本身而加以定罪，使得当时犯罪数量一下子就增加了两倍。与此同时，共谋犯的类型也扩大了。现在，法律诱导了更多处于犯罪边缘的人成为一级罪犯，思想和其他精神活动也越来越多地被定义为与身体行为同等的犯罪。

奇怪的是，这种法律的全球扩张与社区正在进行的社会化进程是并行的。控制其成员的行为一直是公民社会的任务之一。1939 年，诺伯特·埃利亚斯（Norbert Elias，1897—1990）在他非常有影响的作品《文明的进程》中，描述了他所认为的文明进程。他指出，经过几个世纪的努力，习惯粗俗的乡下人逐渐变成了自我控制且遵守社会规则的公民，适应了现代城市拥挤难熬的生活。慢慢地，攻击性本能和桀骜不驯的行为被纳于个体的理性控制。人们逐渐学会了压抑自己的愤怒，调节自己的身体冲动，控制自己的性欲，把自己变成一个干净、谨慎、守时、礼貌、体贴的公民。

但是，国家也越来越多地介入这一领域。现在，它废除了地方的法律法规，在其领土上施行统一的法律，剥夺了社区早先的权力。它深入至家庭，保护孩子和妻妾们免受传统父权制下家庭权威的侵害。它登记婴儿的出生，并要求儿童接受最低标准的教育和相关福利。它禁止使用童工，禁止父母干涉子女的婚姻，并将达到法定年龄的子女正式从其父亲的权力中解放出来，使之完全成为国家的子民。

随着几个世纪以来人类文明的不断发展，我们自律和自控的标准也在逐渐提升。国家垄断了暴力，没收臣民手中的武器，如果臣民相互殴斗就惩罚他们。这样做导致的结果是令人吃惊的。在过去的几个世纪里，像英格兰这样的国家谋杀率已经下降了一半。与五百年前相比，今天的英格兰人被谋杀的可能性只有1%。我们慢慢地变成了平和、自律、有节制和讲卫生的生物种群，我们确实也有必要成为这样的生物，因为只有这样我们才能在拥挤的现代环境中彼此接近。但是，如果我们能够自我开化的话，为什么还需要国家对我们制定更加正式的法律呢？难道一种形式的社会控制还不够吗？为什么我们两者都需要呢？这是我在全球史研究的尝试中提出的一个大问题。

我的另外一部书《西方国家都一样？——欧洲与美国之间的17个差异》（*The Narcissism of Minor Differences: How America and Europe Are Alike*）在地理上涉及的范围极其广阔。同为工业化国家，欧洲国家和美国通常被认为是截然不同的。资本主义市场为美国定下了基调，自由贸易和个人自由是其政治意识形态的核心。与欧洲相比，美国存在福利制度不够完善、医疗体系覆盖面有限、失业保险少得可怜、私人机构在教育中扮演着重要角色、劳工监管极少等特点。在此两相对比之下，欧洲被视为美国的对立面。但是，对大西洋两岸的这种比较通常都是在特定的欧洲国家和整个美国之间进行的。通常情况下，当我们比较社会政策时，北欧尤其是斯堪的纳维亚地区，会被视为美国的参照物；而当我们比较卫生系统时，参照对象有时会是英国；但在比较劳动关系时，参照对象有时又会选择德国。南欧和东欧地区则很少出现在这样的比较中。

欧洲和美国地域辽阔，二者内部各地区的差异，丝毫不逊色于它们彼此之间的差异。如果我们考虑整个欧洲，而不是挑选最具代表性的参照国家，二者之间的对比会是什么样子呢？为此，本书选取了一系列可量化的指标来比较美国和欧洲地区的许多国家。从这一宏大视角来看，这种对比显示出和此前研究大不相同的特征。首先，美国和欧洲之间的差异变得不再那么明显了。例如，地中海国家在政府执行和管控不力方面以及基本的社会政策方面更像美国，而不像北欧。其次，欧洲内部的差异之大超出了通常看法。这不仅适用于西欧，还尤其适用于南欧与北欧，而当我们把欧盟的东欧新成员国包括进来，差异性就更加明显了。这些国家明显比西欧更支持自由市场，宗教信仰更加虔诚，文化上也更为保守。

当然，欧洲和美国之间仍存在差异，只不过这种差异并没有传统观点所认为的那么大。少数明显的差异在过去确实存在过，但那时美国还只是一个蓄奴国家，并由此产生出种族主义和黑人下层阶级。高居不下的谋杀率和监禁率是美国为数不多的与任何欧洲国家都截然不同的地方之一，其他的差异其实都并不是那么明显。

比较历史

历史也可以跨越一个国家的疆域，在漫长的时间长河中留下并不太多的记录。历史学家可以明确地将各个国家进行比较。他们比较各国政府在处理共同问题时所采取方法的异同，来分析超越一国经验、更具普遍性的规律。不同于实验科学，历史学家无法对过去进行修补，不能保持一个因素不变，然后观察结果如何不同，但这并不意味着历史学本身是非科学的。并非所有的科学都是实验性的，有些需要借助于观察，很多需要着眼于处理那些不可重复的历史，比如地质学、进化生物学、宇宙学、人类学以及发展心理学的某些方面。像其他观察科学一样，历史学家又希望能从其材料中提取怎样的规律或普遍性法则呢？

19 世纪中期，约翰·斯图亚特·密尔（John Stuart Mill，1806—1873）提出了一种逻辑，通过这种逻辑，我们可以将因果因素与巧合因素区分开来，即一致性和差异性的方法。[4] 亦即如果导向某一特定结果的各种实例只有一个共同因素，那么这可能就是原因。相反，如果两种案例中只有一种案例出现了相关的发展，且这两种案例除了一个方面之外其他都是相似的，那么这种例外的情况很可能就是原因。当然，这两种方法实际上都不能证明被认定为因果关系的因素，还需要进一步的实证研究。但是，它确实缩小了可能是因果因素的范围，分离出那些最值得探索的因素。[5]

以上就是我在另外一部书《福利大博弈：欧洲福利制度的百年激荡（1875—1975）》（*The Politics of Social Solidarity: Class Bases of the European Welfare State, 1875-1975*）中所运用的逻辑。为什么西方一些工业化国家会比其他国家发展出更复杂、更慷慨的福利制度呢？在某些工业发展和财富积累具有相当可类比性的国家中，社会政策差异也很大。有些国家，如英国，拥有一套国家体系，所有公民都自动加入了政府资助的医疗体系。有些国家，如欧洲大陆的大多数国家，则有强制性医疗保险，由政府和公民出资，覆盖到了所有人。与此同时，美国却没有全民医疗保险，社会医疗保险只覆盖到了极端贫穷者以及老年人群。养老金制度在覆盖面和福利方面也存在很大差异。教育也或多或少地依赖私人提供。有些国家没有私立大学，有些国家则有很多。住房政策也各不相同。与西班牙或意大利等国相比，英国政府在建筑物和所有权方面的参与度要高得多。

如何解释这种差异？所有工业化经济体都有年龄大的、生病的、失业的、年龄小的、需要教育的公民等。各国面对的这些问题都是相同的，但为什么它们的反应却如此不同呢？

一种常见的解释是工人阶级及其政治代表左翼的力量。工人是最弱势的社会群体，是最需要福利国家进行再分配的群体，因此是福利国家的主要支持者。在工人势力强大的地方，福利国家就兴旺发达。在他们面临来自资产阶级及其中间派和右派政党激烈反对的地方，社会政策就举步维艰。这似乎解释了为什么斯堪的纳维亚地区的福利制度发达，法国和德国的不那么发达，而美国的仍然明显不够慷慨。在斯堪的纳维亚地区，代表组织起来的工人的社会民主党一直敦促实行团结的社会政策，但是在其他地方，反对的力量更强大。

但在有些国家，工人及其联盟却没有发挥出类似的主导作用。当将这些国家包括在内时，左翼政治主导的逻辑还能够成立吗？《福利大博弈》对这个问题进行了全新的审视，它不仅考察了斯堪的纳维亚地区的国家，还将它们与法国、德国和英国进行了比较。当我的研究视角指向更为广阔的地理范围时，一种更加宽泛的社会团结逻辑得以呈现，它不仅依赖工人，也依赖其他社会群体。在某些情况下，为了实现团结的社会政策，甚至必须与工人及其代表进行斗争。

人们认为工人都是支持高福利政策的，因为社会的逻辑是：他们是最需要帮助的群体。但事实证明，这种逻辑不仅适用于工人，也适用于其他群体。那些认为自己经济实力较弱、需要从更有钱的群体获得帮助的阶层，自然希望分摊负担，因为他们预料到其得到的帮助将超过他们所做出的贡献。不过，工人并不总是社会最弱势的群体，也不是唯一对再分配和团结感兴趣的群体。现代福利国家始于19世纪末的德国，当时的宰相奥托·冯·俾斯麦（Otto von Bismarck，1815—1898）创建了社会保险制度，帮助工业化时代的工人们应对疾病、衰老和残疾。这些福利项目的资金部分来自工人的工资，还有一部分来自雇主和国家的税收。其他群体，如农场主、工匠、技工、店主和白领员工，则不包括在内。

与德国相比，19世纪晚期的斯堪的纳维亚仍然是一个较落后的农业地区。当时这里还没有重工业、大工厂以及焦躁不安的工人阶级。当北欧各国政府首次考虑社会政策时，他们必须考虑更广泛的社会群体，而不仅仅是工人。斯堪的纳维亚福利制度的一个典型特征是普惠性。福利制度不仅覆盖工人，而且覆盖所有公民，不论其职业或阶级。20世纪30年代，当社会民主党在斯堪的纳维亚地区掌权时，他们喜欢把北欧这种普惠主义描绘成他们成功上台执政的成果之一，同时也将其视为工人阶级团结一致的表现。

但是，瑞典和丹麦之所以最先作出支持全民养老制度和残疾人补贴的决定，并不是工人和他们的联盟或他们的政党所施压力的结果。相反，这是回应农村的农场主和农民以及城市中产阶级政党要求的结果。为什么北欧国家同时向工人以外的新社会群体和中产阶级两个方向扩大了社会政策？

19世纪晚期，农场主和农民生活在一个很大程度上没有现金的世界。那些自己拥有并耕种土地的人几乎不需要用钱。那些为大农场主工作的农民通常会得到实物报酬，把他们种的一部分庄稼带回家。因此，从统计数据上看，农场主和农民其实比城市工人更穷，毕竟城市工人的工资还是按周支付的。对政府改革者来说，贯彻落实那些不包括农场主和农民而只是覆盖工人阶级的社会政策是毫无意义的，因为贫困对前者的影响同样很大。由于19世纪斯堪的纳维亚地区地主阶级及其政党力量表现强劲，他们的呼吁也得到了重视。

另一个问题涉及经济状况调查。以经济测查为基础的社会福利意味着只向穷人提供福利。只有当你的收入低于一定数额时，你才能获得社会福利，比如养老金。政府通过限制穷人的福利，同时排除那些能照顾自己的人，来限制其开支。尽管如此，中产阶级和他们的政党也还是未能阻挡住想从国家福利体系下占点便宜的诱惑。

20世纪40年代和50年代，丹麦和瑞典首次实行"全民退休金"制度，这意味着它要废除之前所制定的将有限福利提供给最贫穷人士，并将中产阶级排斥在外的经济状况调查制度。普惠性养老金实际上给予了中产阶级之前未享受过的国家福利。当然，这增加了政府开支。但这也让改革受到中间派和右翼政党的欢迎，这些政党的选民现在得到了国家的慷慨福利。因此，普惠性社会政策之所以为斯堪的纳维亚所采用，并不是工人和他们的政治代表要求的结果。实际上，这是由资产阶级政党推行的一项改革。

在法国和德国，情况几乎相反，但原因大致相同。两国19世纪的改革为产业工人提供了社会福利，但将其他社会阶层排除在这些体系之外，比如店主和农民。第二次世界大战后，激进人士希望类似于斯堪的纳维亚半岛的普惠性改革也能在欧洲大陆得以实现。但法国和德国的工人意识到，如果接纳太多新社会群体，而且新成员的福利必须由现有成员支付的话，那么他们原先构建的福利体系将处于不利地位。因此，他们反对普惠性改革，对与所有公民分享其特定社会福利体系的团结不感兴趣，结果就是战后法国和德国的改革都以失败告终。与斯堪的纳维亚地区相比，欧洲大陆福利体系持续性地处于严重的碎片化状态。

因此，比较的方法揭示出，将工人视为社会团结动力的观点是过于狭隘的。当工人阶级预料到在再分配的过程中能够获利时，他们可能会扮演这个角色。但其他群体也需要重新分配，他们也吵吵嚷嚷地要成为福利制度的一部分。斯堪的纳维亚半岛的农场主和中产阶级就是这样的。当法国和德国的工人看到他们来之不易的利益受到威胁，将不得不与其他群体分摊负担时，他们抵制并试图避免所有公民被纳入福利制度。

因此，从这一更广泛的历史分析中可以得出这样一种观点：社会政策是由从福利国家的再分配中获益的风险群体（risk groups）推动的。风险群体是一个较为抽象的类别，因为他们的阶级身份会由于国家和历史发展进程的不同而有所差异。比如，工人曾经是对于风险抵抗力较弱的群体，是再分配的接受者，但是后来，当意识到他们将不得不为诸如战后农民和店主等更为弱势的群体买单，进而认识到他们的利益即将受到损害时，他们就抵制了这种团结。

国家及地区

通过分析更大的地区而不仅仅是国家，某些话题也能更好地得到关注。较大的主题如果只是停留在国家层面，通常很难展开研究。当然，人们可以在一个国家范围内研究资本主义、民族主义或工业化，并且这样的历史研究也能被那些着眼于更大研究视域的学者所利用。但是，我们不能指望仅通过研究一个国家就理解许多国家的某些现象和情况。

对于国家的研究，最好是在高于国家的层面上进行。在世界的边缘地区，少数无国籍民族仍然存在。所有现存国家都有国家政权，但并不是所有国家政权都运转得一样好。有些国家要么失败了，要么跌跌撞撞地前行，几乎没有能力保护它的国民免受伤害，而且还经常性地与民争利。世界上 200 多个国家和地区的表现差异巨大，不过某个内核层面的相似性也确实可以把它们联系在一起。大多数正常运转的国家都有军队保护自己免受外部敌人的攻击，也有法庭和警察处理内部犯罪。每个国家都有邮政系统，很多国家都有自己的国立广播电台和电视台，甚至还有航空公司。大多数国家至少都会提供小学教育，通常还会提供中学教育。大多数国家也会照顾退休和生病的公务员，并且通常也会兼具到其他的公民权益。

但是，除了这些功能上的共性之外，差异也五花八门，各国几乎在每个方面都有所不同。有些国家是专制的，野蛮地滥用权力来决定公民的生活。20 世纪中叶的极权主义国家试图决定每一个可以想到的细节。另一些国家则是民主的，名义上由公民掌权，委派选举产生的代表和公务员执行他们的共同意愿。国家和公民社会之间的关系也大相径庭。在某些国家，公民社会在行为控制方面仍然起着很大的作用。很多文化的结构紧密交织，无形中比"较松散的文化"更具强制性。[6]公民普遍通过家庭、当地社区和宗教机构来适应社会，养成正确的行为。国家仍然是一个相对遥远的权威，只是偶尔进行干预，发展中国家经常是这样的。但在韩国、日本或意大利等工业化国家，公民社会也承担着许多任务。在这些国家，三代同堂的家庭很普遍，照顾孩子和老人是家庭的一项任务。

在世俗化的当代，神权政体依然比人们可能预想的更为强大。这主要体现在中东地区，这些国家通过政府权力强化家庭的作用。他们保持明确的性别分工，让孩子服从于父亲，强制执行宗教的相关规定，仅仅赋予该国的某个民族或信奉某个宗教的居民以完整的公民权，而且一般只限于男性。

　　其他一些国家也深入干预日常生活，目的是破坏而不是巩固家庭。瑞典可能是在公民社会中发挥最大作用的民主国家。"中央集权下的个人主义"指的就是其主导的政治意识形态。这意味着，公民通过国家实现个人自由，国家解除了公民的社会责任。例如，在某些国家，照顾幼童和老人被认为是国家的义务，而国民对他们也应该参与照顾的建议很反感，认为这是对他们个人自由的毫无根据的限制。

　　那么，我们如何理解各国明显的多样性呢？那就需要书写它们各自的历史，为更全面的理解提供支撑性原材料。但是，国别史本身只能说明各国的具体情况。只有更广泛的，有时是比较的视角才能让我们更好地理解这些国家。上面提到的《福利大博弈》一书就是以较为宽泛的视角进行研究的部分成果体现，主旨是理解国家的多样性。

　　我的《西方国家都一样？》这部书致力于寻求和发掘国家之间有时被误认为不同的那些共同点，把注意力集中在它们深层之处的相似性方面。而我的另一部书《福利大博弈》则剖析了福利国家呈现出不同类型和差异的社会性原因，试图理解社会政策风险再分配的基本逻辑，以及为什么不同的行动者会有着各不相同的抱负，并导致了迥然有别的后果。我的《罪与罚》则在梳理历史前进脉络的基础上，通过考察国家如何控制公民行为以及社会发展和法律制定如何成为确保民众服从的工具，以揭示出这两者之间潜在的相似之处。

　　这就引出了我的另外三部书，其中有两部已被翻译成了中文，内容涉及各国如何处理传染病这一紧迫的政治问题。流行病以及针对它们的公共卫生措施对于理解国家至关重要，因为它们对政治形成了一种挑战，是其典型样本。当政治意识形态和实际措施相结合时，国家如何应对传染病就深刻地展现了它们的本质。

政治理论家和研究政治意识形态的历史学家都关注哲学家的思想，留心公众舆论，对于国家如何正式呈现自己也非常在意。这样做并非没有意义，但它并未触及各国所作所为的核心。国家可以掩盖其意图，公民也可能对其政治组织的本质产生误解。观察各国究竟做了什么，可以促使我们重新思考它们官方的自我介绍。例如，2020年新冠疫情期间，日本对其公民几乎没有施加任何限制，只是建议他们避开拥挤的公共场所和保持社交距离，这几乎不需要改变其他任何行为。相比之下，澳大利亚虽然是一个经常表现出强烈个人主义和自由主义并对权威不信任的国家，但是它却封国了，同时多次对边境实施封锁，并对违规者施加严厉惩罚。而且，它不仅禁止人员从国外入境，而且即便本国人有紧急和合法的理由，同样也会阻止他们离开。

澳大利亚的官方理念和其政治实践看起来是相互矛盾的，那么它的真实性质究竟是什么呢？但是，如果我们加入新型冠状病毒的影响，将其理念和政策放在病毒影响之后平衡对待，那么我们对于澳大利亚的看法可能会发生变化。我们知道再也不能像以前那般看待它了，就像关于这个主题研究的另一个书名《无形的国家》所显示的那样。[7]相反地，新冠疫情揭示了另一个我们自以为很了解的国家但其实际行为却让我们困惑不解，甚至出乎我们意料的矛盾困境，这个国家就是瑞典。如前所述，瑞典是一个政府发挥着巨大作用的国家，其公民拥有的自由权利在他们看来不是通过对抗国家，而是通过依靠国家来获取的。[8]

正常情况下，国家会干预瑞典公民的大部分生活。然而，在新冠病毒大流行期间，与大多数工业化国家做法不同的是，瑞典政府实施的抗击新冠病毒举措非常之少，只是关闭了一些机构，建议市民在公共场合保持距离，居家办公。除此之外，他们并没有进行任何封锁，拒绝参照欧洲大部分国家所实施的表率引领方案。当其他欧洲人待在家里的时候，瑞典人还能外出购物和就餐。事实上，在面对着一场需要说服大多数人接受限制他们自由的流行病时，瑞典人却在赞美自己的满不在乎。一位记者更是这样奇怪地欢呼道，2020 年是瑞典的自由之年。[9] 这就是我在《抗击第一波：为什么全球应对冠状病毒的方式如此不同》（*Fighting the First Wave: Why the Coronavirus Was Tackled So Differently across the Globe*）一书中所讲故事的一个方面。

新冠疫情揭示了人们和国家的说法和行动其实并不一致。为了理解一个国家的本质，我们必须同时考察它的意识形态及其实践，而这两者可能是指向不同方向的。在这里，我的另外两本书针对历史上的流行病进行了研究，想要搞清楚的是在面临传染病威胁时，针对公民施加的限制在实践中是如何起作用的，且这种行为在意识形态上的合理性又是如何获得的。

流行病是居于优先处理序列的政治大事。由于疾病威胁着居民的健康，社区出于自我保护的需要会限制市民的自由，将外来者隔离，让市民居家，要求治疗或采取诸如戴口罩及接种疫苗等预防措施：所有这些限制自由的行为都是出于共同利益。相反地，人们的行为举动通常都是在无意间造成威胁的。他们可能并没有生病（甚至没有被感染），也可能非常愤怒于自己被放置在集体福利的祭坛之上。于是，当流行病暴发时，个人和社区在最原始的层面上进行着相互对抗。

那么，国家是如何决定应该采取哪一种流行病防控策略的呢？这是我在两部与该主题密切相关的书中所探讨的问题。第一部书名为《传染病与欧洲国家（1830—1930）》（*Contagion and the State in*

Europe, 1830-1930），它集中讨论了 19 世纪欧洲各国政府处理霍乱、天花和梅毒三种传染病的方法。第二部书名为《流行病的应对：西方工业化国家的公共卫生发展（19—20 世纪）》（*Disease and Democracy: The Industrialized World Faces AIDS*），它将故事带到了 20 世纪，聚焦于一种疾病，但这次的书写内容覆盖了美国和欧洲。

在很大程度上，一个国家应对传染病采取何种措施取决于疾病的性质以及对它的科学理解。以霍乱为例：从它 19 世纪 30 年代首次在欧洲出现，到 1884 年罗伯特·科赫（Robert Koch，1843—1910）证明它是一种由某种特定细菌引发的为止，在长达半个世纪的时间里，没有人知道它是如何传播的。人们对这种疾病是否具有传染性展开了激烈的争论。许多人认为霍乱是一种肮脏的疾病，由糟糕的气体——瘴气引发，这种瘴气来源于贫民窟粪便污染的土壤和污秽之物。也有人认为霍乱是由未知的东西引起的，通过人和物体进行传播。如何预防霍乱疫情取决于人们对病因的认识。如果它具有传染性，那么最好的预防方法可能就是限制旅行，对人和物品进行消毒，并禁止社交活动。但是，如果它是肮脏的环境而造成的，那么解决的办法就是对城市的住房进行消毒和通风，还要做到清洗衣服和抑制瘴气。

那么，不同的国家为应对霍乱究竟采取了哪些方法呢，为什么会这么做呢？长期以来历史学家一直认为，各国会根据其政治制度而采取极具差异化的预防策略。因此，沙俄和普鲁士等中央集权制国家会限制旅行和贸易，封锁城市，并设立军事警戒线实施隔离。人们会感受到当局无形之手的存在。相反，像法国尤其是英国这样推行自由贸易政策的国家，则会避免中断旅行和交流，或规避对公民实施严格的措施。相反，它们会尽力让住房和城市变得更加清洁干净，以此铲除滋生疾病的温床。

这些似乎都在说明政治决定预防。

但是，整个故事果真如此吗？对此，《传染病与欧洲国家（1830—1930）》广泛比较了整个欧洲大陆对抗霍乱（和其他传染病）的举措。这部书认为，如果说有什么不同的话，那就是这种认为政治决定预防的观点完全是颠倒了因果。对于所谓的正确应对之道，各国是怎么决策的呢？科学家之间的种种分歧，让政客们可以自由地选择不同的应对策略。

在霍乱向西扩散的过程中，沙俄和普鲁士首当其冲。它们试图加强措施，设置了卫生警戒线并进行检疫隔离，但收效甚微。尽管它们已经尽了最大的努力，疾病还是席卷而来。一到两年后，霍乱先后到达法国和英国，当时这两国已经能够研究东欧第一次抗击霍乱的失败教训了。它们意识到了警戒线并没有起到什么作用，因而需要一种新的方法。它们得出的结论是，清洁城市并为受害者提供医疗服务（考虑到当时的科学发展实际，也只能这样了）与隔离举措一样，都是能有效应对疾病的方法。它们也知道，这种卫生主义的做法能维持贸易和商业的正常运转。

地理位置恰好使得法国和英国有机会学习如何应对霍乱。当它们看到东欧的检疫隔离措施失败后，它们就开始立足于两国在疫情发展地图中所处的位置，采取了更加自由的应对方法，结果并没有出现明显的恶化。可以说，它们在疾病预防方面的宽松立场并非因为两国是民主国家，而是对它们来说疫情来得比较晚。毕竟，意识形态可不是上天赋予的。像其他大多数行为一样，它们是后天习得的。正是由于霍乱传到英国和法国的时间较晚，所以英国和法国才对霍乱采取了某种程度上的自由主义应对方案。

那么，在新冠疫情期间，澳大利亚采取的那种让我们感到惊讶的强有力应对策略其原因可能与此类似吗？这个国家也四面环海，当局可以有效地关闭边境，将疾病拒之门外。但是并不是说作为一个岛屿就能保证成功，一个典型案例就是英国对于新冠疫情的糟糕应对。不过，至少在新冠病毒大流行的早期阶段，成功应对疫情冲击的其他许多地方也是岛屿地区，比如新西兰、冰岛、日本、古巴和韩国等。

《流行病的应对》是《传染病与欧洲国家（1830—1930）》的姊妹篇，研究的是始于 20 世纪 80 年代的艾滋病疫情。研究表明，尽管各国面对的是这同一种疾病，但不同国家对它的处理却不尽相同。此外，很大程度上，这些国家在对付艾滋病时继承了 19 世纪对付霍乱、天花和梅毒时已经使用过的预防策略。各国从预防这些早期疾病中吸取的教训——国家之间是不同的——到 20 世纪被再次应用于这一新的流行病。19 世纪是公共卫生策略的大熔炉，这些策略通过社会学家所说的路径依赖范式一直延续到后期。这个范式认为，一项决策一旦做出，就会以这样或那样的方式影响着未来的选择。第一个选择比随后的选择更为重要。

例如，在霍乱应对问题上，瑞典人是严厉的隔离主义者。他们也同样积极地强力应对天花，要求接种疫苗。此外，他们还严格管控梅毒，不仅实施登记、检查和检测制度，而且如有必要，还会像欧洲其他地方常见的那样将妓女群体拘禁起来，并实施针对所有成年人的性病检查制度。一个世纪之后，当他们面对艾滋病侵袭时，他们的防控工具箱已经准备就绪，可以随时拿出来使用。他们对这种疾病采取严厉措施，要求那些可能被感染的人进行检测，如果血清呈阳性，就要禁止性生活，或者至少在明示他们的伴侣并使用避孕套后才可进行。如果他们拒绝，就可能会被监禁。也有一些国家或地区采取了类似的严厉措施，比如德国的巴伐利亚地区和美国的某些州。

但是，现在这种情况出现了变化。正如我们所看到的那样，瑞典人在应对新冠疫情时改变了方针。人们可能以为瑞典会采取与邻国挪威、丹麦和芬兰一样的严格封锁措施。但是它却朝着一个令人意想不到的方向在前进和努力，并没有遵循它在疾病预防方面早已开辟的道路，而是突然之间，在一个世纪以来最为严重的流行病威胁时期，决定相信它的公民，相信他们可以在没有太多指导，甚至无法得到政府指示的情况下，做出正确的事情。我在《抗击第一波》一书中，讨论了瑞典人为什么会在疫情防控问题上转了一个 180 度的大弯，毫无疑问，这个话题将在未来几年里吸引那些对该国感兴趣人士的注意力。它确切地表明，路径依赖范式并不能解释一切，尽管在实际上，其他大多数国家确实是在沿着它们最初选择的历史道路继续前进的。

政治意识形态的历史根源

各国如何了解自己的政治，这也是我另一部书《版权战争：跨越大西洋三个世纪的争斗》(*The Copyright Wars: Three Centuries of Trans-Atlantic Battle*) 的研究主题。正如题目所示，这部书的研究涉及欧洲和美国，而且时间跨度很长，主要梳理了从 18 世纪初一直到今天的版权政策，阐明各国如何定义和保护知识产权，揭示出欧洲大陆和英语国家——包括英国，但主要是美国——两者之间所存在的差异。与公共卫生一样，版权也充分说明了潜在的政治和社会意识形态，它绝不是一个狭隘的技术问题，充满着对什么是美好社会的各种差异化思想。

关于知识产权的基本争论是应该支持哪一个群体：是作者、版权所有者，还是文化消费大众呢？版权保护期限长以及对作品所拥有的广泛权利，对作者来说是好事，而公众则更喜欢狭义版权的定义和短期保护期限。版权政策的总体趋势是对版权所有者越来越有利。当英国于1710年首次引入版权法时，它给予作者14年的保护，如果他们在期满时还活着，可以续延一次。如今，在大多数国家，版权在作者死后的70年里仍然有效。假设作者的平均寿命是80岁，那么他在30岁时创作的作品在接下来的120年里都不会进入公共领域，这几乎是最初版权期限的10倍。在其他方面，版权也得到了扩展。它现在扩展到新的媒体、新的内容形式和衍生作品。版权的获得也是自动的，始于作品的创建，不再需要任何注册过程。

但是，作者权利的大规模扩张并非没有受到挑战。各国对待知识产权的态度根本上还是取决于它们是文化输出国还是文化输入国。文化输出国有明显的理由支持文化的创作者。相比之下，文化输入国则希望自由获取内容，抵制版权保护。在历史上，版权的主要斗争之一是美国长期拒绝加入国际版权协议，该协议将使欧洲作品在美国市场上得到保护。相反，美国在整个19世纪都是一个"海盗"国家。直到1989年，在《伯尔尼公约》签订一个世纪后，美国才最终加入了这个公约。在20世纪之前，美国出版商一直在肆无忌惮地窃取欧洲作品。由于美国人的识字率比英国人高，英国文学在美国的市场是其本国的两倍。廉价的美国版本大量出售，但英国作者却没有获得版税。

直到19世纪中期，随着美国开始输出其文化产品，人们的态度才最终出现了变化。当美国人的畅销书在英国再版同样无法收取版税时，美国人最终自食苦果。哈里特·伊丽莎白·比彻·斯托（Harriet Elizabeth Beecher Stowe，1811—1896）的《汤姆叔叔的小屋》（1852）成了畅销小说，英国的出版商也推出了盗版。在20世纪，随着美国文化出口的急剧增加，美国作家和出版商纷纷要求保护自己在海外的权利。现在，美国已经放弃了它早些时候致力于向公民提供廉价启蒙读物的理想主义信念。第二次世界大战以后，美国成为国际知识产权保护的最强大推动力之一。

版权的历史有助于我们理解当前关于知识产权和"免费获取"的诸多争论。今天，发展中国家的处境与美国在 18 世纪和 19 世纪时的处境相似，它们对工业化经济体在各地推行的强有力保护措施持怀疑态度。一些国家在全球版权生态中塑造出自己较为独特的地位。印度是在欧美专利持有者的同意之下，以折扣价在发展中国家销售仿制药的主要生产国。中国已成为专利大国，成为强有力的知识产权保护支持者。

但与此同时，在许多国家，免费开放获取运动支持者却认为，由税收或免税私人基金资助的学术研究成果应该免费提供给已纳税公民。这也是我即将出版的《雅典娜的自由：学术作品为何及如何对所有人免费开放》（*Athena Unbound: Why and How Scholarly Knowledge Should Be Free for All*）一书所要讲述的故事。这场运动目前已经取得了一些胜利。现在，政府和资助机构通常要求学者在能实现开放式获取的期刊上发表论文，以此作为获得研究经费的条件，但这种类型的双方博弈斗争远未结束。除了期刊，书籍是另一个令人头疼的问题，因为大多数作者都负担不起出版费用，学术期刊的高昂成本依然存在。在 20 世纪 80 年代和 90 年代，大型学术出版商推动传统纸质期刊的订阅价格飙升。诸如威利-布莱克威尔（Wiley-Blackwell）、励德·爱思唯尔（Reed-Elsevier）、施普林格（Springer）、威科集团（Wolters Kluwer）以及泰勒-弗朗西斯（Taylor & Francis）等主要出版商都通过收取过高的订阅费，打乱了图书馆的预算规划。后来，它们还将数百种期刊集中打包成大型软件包，使得图书馆只能选择要么完全订阅，要么就彻底不订阅。

科学期刊是不可替代的产品。图书馆必须购买所有的期刊才能捕捉得到最新的研究动态，如果价格上涨，它们也没法转而购买更便宜的期刊。利用这种自然垄断，主要科学出版商设法将开放获取转化为它们的优势。现在，相比于从订阅领域中赚钱，它们转向了从研究人员或资助者为资助开放获取出版物而支付的论文处理费（article processing charges）方面获利。有时候，它们也同时坚持做好这两个方面的赚钱工作。这至少可以让每个人都能阅读业已付费的文献内容，其中就包括那些被阻挡在阅读订阅期刊大门之外的发展中国家研究人。但是，免费获取也对来自第三世界国家的研究人员设置了新的障碍，因为他们现在必须要通过支付论文处理费才能发表文章，而出版费用通常高达四位数。即使对第一世界发达国家和地区的学者而言，这也是很昂贵的，发展中国家的学者更是难以负担。曾经阻止读者阅读订阅期刊的"付费墙"现在变成了"游戏墙"，让潜在的作者无法投稿。

比较是必不可少的

这里提到的所有书籍都坚持认为，比较是理解历史的基础，而不仅仅只是针对原本可独立存在事务的额外补充。英国作家鲁德亚德·吉卜林（Rudyard Kipling，1865—1936）在1891年所作的一首诗中这样写道："只知道英国的英国人，他们又知道英国的什么呢？"[10] 那些只知道一件事的人甚至连这件事本身也并不知道。举一个最明显的例子就是：在任何一个国家的历史发展中，都经常会提及"国家独特性"，但是，除非与其他国家或地区进行比较，否则这种说法就是不成立的。

对每个研究主题而言，上述原则都同样适用。只有通过比较知道它在其他地方不存在，其独特性才能被人所知。较为注重揭示普遍性原则的历史发展研究更是要求一种更加宏观的、跨国的和比较的方法。历史学家的主要任务是充分理解和把握他们的研究论题。与其他社会科学家不同，他们不是天生的归纳者。但是，这并不能阻止历史学家们在更为广阔无垠的时代背景下，以超越国家框架的宏大视野，来分析探究他们的研究主题。那么，对于某个国家内在的独特性研究主题而言，这是否意味着仅仅只是将它视为其他地区业已存在的类似主题组成部分，还是要详细具体地将其与不同国家进行比较呢，这两者可能会有所不同。不管怎样，我们都必须要后退一步，以一种更为开阔的视角来理解眼前的事态。

2022 年 8 月

（兰教材 译）

目　录

前　言

米尔班克纪念基金会（The Milbank Memorial Fund）是一个依赖捐助支持而运作的基金会，该基金会关注卫生健康政策等领域，重视对此进行超越党派纷争的分析、学习和研究。1905 年以来，基金会一直致力于激励决策者合理地制定与实施卫生政策，以便在现实中改善与保障人类社会的卫生与健康状况。为让研究成果发挥最大作用，基金会与决策者常通过座谈方式予以讨论和规划，并出版各类报告、书籍以及《米尔班克季刊》（*Milbank Quarterly*）——基金会主持编订的一本有关人类健康与卫生政策问题的跨学科杂志。

本书是"加利福尼亚大学 / 米尔班克基金会健康与大众丛书"（California/Milbank Books on Health and the Public）中的第十三本。基金会和出版界通力合作，旨在鼓励综合和传播相关研究成果，以便制定与实施更有效的卫生政策。

彼得·鲍德温教授是国际著名的研究公共卫生和社会政策的历史学家，为制定艾滋病的防控政策做出了极大贡献。在本书中，鲍德温强调，欧洲与北美等工业化国家在应对艾滋病流行的相关政策上有许多不同之处，并将这些差异归根于 19 世纪各国应对传染病流行的不同预防策略。

鲍德温的分析和结论对每个国家的决策者和民众都意义重大，因为他为政策制定提供了相当多可供参考的证据。此外，针对各国不同情况，他进行了比较研究，这也有助于我们更好地理解为何各个国家会选择完全不同和较为特殊的防控政策。与此同时，他还清楚地认识到，艾滋病的流行与近年来暴发的非典疫情等提供了令人信服的证据，证明他所称的"相互依赖"及"自我保护"既是国家问题，又是全球问题。

丹尼尔·M. 福克斯（Daniel M.Fox）（会长）

塞缪尔·L. 米尔班克（Samuel L.Milbank）（主席）

致　谢

通常比较研究会让学者深觉自己学养不足（但却是快乐的），因为研究中免不了要依靠别人的帮助。

但无论怎样，我都要感谢美国国立卫生研究院和罗伯特·伍德·约翰逊基金会（Robert Wood Johnson Foundation）能够予以拨款，让我专心从事此项研究，同时也感谢美国科学基金会（National Science Foundation）、德国学术交流中心（Deutscher Akademischer Austausch Dienst）、加利福尼亚大学洛杉矶分校的学术评议会（Academic Senate）、美国政治和公共政策中心等国际研究和海外项目的各类拨款对我研究的支持。

同时，我也要感谢哥本哈根议会图书馆，它再次允许我阅览他们精心整理的欧洲议会的文件。除此之外，我的许多研究助理也为我挖掘了大量尚未公开的参考资料，并在这个课题的许多方面为我铺平了道路，他们分别是苏米特拉·拉贾什凯拉（Sumithra Rajashekara）、宋崔（Sung Choi）、埃米·寿惠喜（Amy Sueyoshi）、切尔西·尼尔（Chelsea Neel）、霍华德·帕德瓦（Howard Padwa）和哈拉尔德·布劳恩（Harald Braun）。更需要感谢的是，安妮·霍伊（Anne Hoy）为我的手稿做了较为彻底但又非常必要的修订。

当然，我也要感谢我所在的加利福尼亚大学洛杉矶分校历史系，那里的同事们为我构建了一个充满活力、激情四射而又十分温馨的知识分子大家庭。在这里，我尤其要感谢历史系连续六任领导难能可贵的耐心、理解以及灵活的办事策略，他们的这些高贵品质已远远超出其应有的职责范围，他们分别是彼得·雷尔（Peter Reill）、斯科特·沃（Scott Waugh）、罗纳德·梅勒（Ronald Mellor）、理查德·冯·格拉恩（Richard von Glahn）、布伦达·史蒂文森（Brenda Stevenson）和特奥菲洛·鲁伊斯（Teofilo Ruiz）。

我的妻子莉丝贝特·劳辛（Lisbet Rausing）更是花了许多时间，以自己杰出的学术与编辑才能，极大地完善了这本书，这是我写完本书后感觉到最为快乐的一件事情。

最后，我还想把本书献给我的父母，我永远都亏欠他们，终此一生也无法报答。

引言　做过去的奴隶

　　这是一本讨论过去如何影响现在的书，其核心论点主要有三个：首先，面对艾滋病这一流行病，发达国家将之视为公共卫生难题，采取了令人惊讶的不同做法，这些做法都毫无例外地面临着诸多挑战。其次，有些推崇自由和民主的工业化国家政府干预较多，热衷于公共权益，却不怎么重视艾滋病感染者或潜在感染者的公民权利。但具体哪些国家让个人自由服从于集体利益，又有哪些国家反向地采取自由自愿的协商主义策略，有时是非常令人惊讶的。因为在艾滋病应对方面限制公民自由的国家通常是在其他方面比较重视公民自由权利的，比如美国和瑞典。而在其他国家，即便是法国和德国等往往更愿意赋予政府权力去压制公民自由的国家，却恰恰相反地采取了较为放任的政策。一般来说，发达国家的意识形态不可避免地会影响其公共卫生政策的制定与发展，但目前来看，这种联系究竟是什么显露得并不是很明显，且往往与人们的预期相反。

　　再次，为应对艾滋病，欧洲和北美的工业化国家都采取了不同的方法，一般来说，这些方法与各国在 19 世纪鼠疫、霍乱、黄热病、天花和梅毒等传染性流行病早期发展阶段所采取的预防策略一致。每个国家的决策者都确信，他们现在的应对方式取决于他们所面临威胁的性质。事实上，他们的行为体现出以往历史中同类型做法的影响。正如本书所示，工业化国家之间的决策差异源于不同的先例——各国历史文化中深刻的公共卫生记忆。

尽管大多数观察者认为各国采取了大体类似的公共卫生策略，但防控手法如此多样着实让人感到不可思议。在民主政体中，对于最初通过非法和非常私人的行为传播的疾病，常见的做法是，不对那些甚至在被感染之前就经常受到社会排斥的群体采取严厉的以及有可能影响社会和谐的举措，而是强调针对个人进行教育，通过咨询、行为改变及自愿治疗等方式制定防治政策。虽然20世纪90年代新型的有效治疗方法意味着某些传统的公共卫生技术的复兴，特别是报告和密切接触者追踪，但自愿、协商一致的策略已成为广为接受的防治方案，成为经典的教条。与其他传染病不同，艾滋病被认为需要采取特殊的治疗，但一般性的严厉公共卫生措施仍然适用。

历史上，霍乱患者曾经遭受到极为严格的隔离，直到20世纪，麻风病人还会被强制收容，而那些身患梅毒等传染性疾病的妓女常常会被强行拘留加以适度治疗。在许多国家，警察会对这些人进行特别登记，要求他们接受政府安排的定期检查。总而言之，侵犯病人的权利以保障健康者的情况是极为常见的。按照这种标准，艾滋病是个例外。公共卫生管理者认为，时间来到20世纪末，再强制性地要求病人如何行事或颁布法令限制他们自由的做法是不可取的。相反，公民教育运动试图说服民众自愿改变某些不当行为，以少受病毒的感染。

但本书揭示的事实却表明，西方国家对艾滋病流行这一共通性问题采取了完全不同的处理方法。一些国家在积极寻求治疗，希望避免对有势力的高风险群体施加限制而滋生复杂的政治纠纷，也不愿意去施行那些和历史上其他政治传统并不兼容的严厉法律举措。而在有些国家，政府却几乎可以随意限制个人权利，以应对流行病入侵，维护整个社会的安全。有人看到了来自外国的威胁，主张在国境线实施控制；有人则认为边境防护举措并无效果，把希望寄托在国内的干预措施上；还有人不愿意为这类疾病的防护提供任何统一性的标准化建议，认为在多元文化与各类人群聚居的社会背景下，应关注风俗、习惯与道德的差异对疾病传播的影响。另一些人则相信，我们可以依赖内在的道德规范来指导人们的具体行为。更为有趣的是，哪些国家采取了什么样的防治方法，人们在现实中并没有明显的感觉。通常情况下，被认为自由放任的美国与关注民权的瑞典实施的是最为传统、较为强制的做法。而注重法律规训，尤其是历史上一般通过长久性立法规范以确定权利的法国及有时通过紧急立法实施国家权力的德国等则显露出明显的放任倾向。

本书分析了为何很多国家在应对类似问题时所采用的策略是如此出人意料，甚至与人们的直觉完全不一致。从这个角度来看，它超越了将艾滋病作为一个公共卫生问题的范畴，要去审视传染病及其预防所造成的社会政治化问题。试图以公共卫生为幌子来遏制流行病的努力引发了最为持久的政治困境，主要包括：如何调和个体自主及自由追求与社会大众对健康安全的担忧？政府如何对待既是公民又是病人的病毒携带者？个人权利和公共利益如何才能兼顾？因此，公共卫生可以让人们更为清楚地看到政治的本质与表露的姿态，比起官方表达的意识形态理念，这种方式去除了表面的过多假象，易于洞察隐藏在背后的真相。那些声称采取自由放任措施的国家实际上正在进行全面彻底的强制干预。而另一些国家，人们本来期望他们能进行态度坚定的干预，但政府却避而远之。这就牵涉到一个特定的政体，它究竟愿意做些什么，以便让仍然健康的大多数民众免受少数受感染者的威胁，降低前者的风险。还要考虑：未受感染者和感染者之间权利的相对平衡究竟有多么重要？又该如何看待此类问题？政治文化关注的是传统公共卫生干预措施挽救的生命还是侵犯的自由？最重要的是病人的权利还是未受感染者的权利？

本书致力于解决此类问题，它解释了从 20 世纪 80 年代初一直到千禧年来临之际，在艾滋病暴发与流行第一阶段那些工业化世界国家的不同选择，影响其应对的要素主要包括政治力量的平衡，对个人隐私权利的重视，对性问题的不同态度，对个体人身自由的维护程度，对主动筛检自由意愿的重视，还有历史和政治传统、政府和行政机制的角色定位，以及它们与现行立法的互动。但是，正如书中所展示的那样，尽管这些因素有着无可替代的影响，每个国家在很大程度上都是依据本国长期的公共卫生传统来规划制定自己的艾滋病防控策略的。而各国应对传染病的决定大都是在 19 世纪做出的，首先就有了应对 1832 年以来肆虐西欧的霍乱的诸多经验。150 年前所采取的策略为防控艾滋病构建了一套模板。因此，本书延续了我在另一本书《传染病与欧洲国家（1830—1930）》中所提出的一些论点，同时将其代入当前时代，并扩展到美国。

对于一个历史学家来说，探讨过去的事情是很正常的。过去决定现在的话语体系也不是妄语断言，而是被广为接受的一种理所当然的现象。但经济学家、社会学家和政治学家通常不相信过去的事情会以这样的方式发生发展。这里可以举个例子，比如许多新古典主义经济学家和部分社会学家认为，人类是秉承理性思考并试图将利益尽可能最大化的群体，如果是这样，那么过去的决定对当前的选择几乎就没有什么大的影响。[1] 不过，我相信，不论是政策决断还是社会秩序的构建，都是对当前成本和收益进行理性权衡的结果。

然而，越来越多甚至较"硬"的社会科学都开始接受路径依赖概念，承认过去与现在确实存在因果联系。[2] 路径依赖理论认为，最初的决定（也就是过去的决定）比后来的决定更为重要，因为它启动了朝着某个方向的运动，缩小了未来可能的选择范围，也增加了后续变动的成本。因为最初的选择至关重要，所以之后的决定可能不是对后来的情况做出的反应，而只是对原初状况做出的某种回应。这也导致一开始那些可能较为理性的动机变得越来越任意妄为，尽管它仍然很重要。

路径依赖的典型案例是大多数英文打字机的键盘布局方式 QWERTY。[3] 尽管其他布局方式的优越性也曾遭到质疑，但一般都认为 QWERTY 布局其实并不是最佳选择，只不过是为了避免早期打字机按键的冲突，经过系列试验后最终选定的。但是，它最终占据了主导地位，这突出反映了先行者的优势，亦即针对某些特定技术的首次投资是具有滚雪球效应的，而并不是纯粹的理性选择或理想化的解决方案。路径依赖的另一个例子是现收现付养老金制度，但这里指的是政策而不是技术。这种类型的政策一旦制定，日后就几乎不可能再做改变，因为现在缴纳养老金的人必须为现在的退休人员和自己将来提供支持。[4] 虽然曾经也有改革者试图无视历史遗产，想方设法抛却历史传统，重新规划一个崭新的制度，但无论是 1945 年以后的德国，还是 1990 年以后的东欧地区，都非常明显地受到过去制度的影响。过往生活所形成的社会心态与思想体系根深蒂固，无法去除。[5]

本书展示了路径依赖如何构建公共卫生，即使在今天，19 世纪早期控制霍乱和梅毒的决定继续影响着各国面对艾滋病的反应。公共卫生官员和政界人士普遍认为，对待艾滋病的方式肯定应与对待霍乱甚至梅毒截然不同，但在瑞典和美国这样的国家，旧的传统思维和做事方式保持着明显的一致性。除此之外，推动 19 世纪决策者们制定策略的广泛地缘性流行病学因素也很重要，甚至在今天仍在影响我们的决策者。因此，本书关注的是当下看似稍纵即逝的偶然事件中起具体作用的最深刻以及影响力最持久的因果性要素，从另一个角度看，它对于历史基石提供了新布罗代尔式（neo-Braudellian）的关注。

这是一本关于公共卫生的书，但它将公共卫生作为一种手段来探讨更为宏大的问题，即工业化世界的政治文化和各国政治制度的差异。不过，它不是单纯关注官方的意识形态及其陈词滥调，而是详细调查分布于世界各地的发达国家在公共卫生事务中究竟做了什么，并追问为何这么做。本书认为，针对艾滋病单纯采用传统的政治分析是远远不够的。左派和右派、保守派和自由派，这些标签并不能帮助解释政府和国家为何采用各自的方法应对这一流行病。这些决定是根据 20 世纪业已确立的那些更为深入以及先入为主的政策框架做出的。

关于艾滋病的文章很多，但大部分都是新闻报道以及第一代艾滋病人的体悟，很少以宏观的国际视角看问题，仅局限于某个国家或特定语言，也几乎没有从更长的历史维度来考察。现在，这种流行病在发达国家业已得到了某种表面的控制，是时候从其原初暴发的社会背景出发慢慢理解它了。本书是一部比较公共政策史著，尽管它描述的是当代史，但它仍然是一本历史书籍。正因如此，本书的侧重点不是阐述流行病将如何发展，也不是明晰艾滋病现在正如何发展，而主要聚焦于最近的几十年，亦即从 20 世纪 80 年代早期艾滋病被发现的第一阶段，一直到 20世纪末大流行那段时期。因为这是一部历史论著，因而我们整理了大量基于实践的历史细节，主要涉及美国、英国、法国、德国和瑞典等有代表性的工业化国家。在此基础上，本书试图对发达国家认知与防控艾滋病的总体反应得出更广泛的结论。

本书关注的主要是西方发达的工业化世界，对于第三世界并未太多涉及。它没有讨论艾滋病在发展中国家出现骇人听闻扩散的新状况。但是，本书得出的结论对第三世界以及第二世界也有很大的启示意义，这些国家可能也会面临如何应对艾滋病这类流行性疾病的公共政策制定问题。本书所重点关注的发达国家在选择其预防策略时，面临着许多难以克服的政治困境，这也会在其他地方再次出现，特别是在那些流行病肆虐而整个国家又正在推行民主化改革的国家。许多共性问题将会影响到世界上所有的民族和国家，比如我们将要怎样平衡健康者和感染者的权益，如何对待生活习俗与主流民众不同的少数族群，我们需要在即便违背个性爱好或文化习俗的情况下具体做出哪些改变、通过怎样的方式进行改变，等等。

需要补充的是，描述与书写艾滋病这类流行病是一项不可能完成的任务。作为 20 世纪谈之色变的事件之一，艾滋病的流行在时代大潮中所占份额极大，超过了同时代的其他事件，也预示着在新千年里也许还会出现更为糟糕的状况。面对受害者的痛苦，人们时常感到语言能力之不足，更不用说去做详细的学术调查了。抽象化和疏远化的举动是可以理解的，理性与情感之间发生冲突也是不可避免的。在 20 世纪的最后几十年里，我们确实受到了一场意想不到的微生物袭击，它冲击了人们一直以来谨慎乐观与和平宁静的心理，甚至给那些尚未享受到全球化经济繁荣的民众带来无尽痛苦，这种恐惧和痛苦比这里所探讨的任何话题都更重要。即便如此，还是必须要有人将之说出来。

第一章　体液与公民身份

　　不管你对奇爱博士的宿敌杰克·瑞普将军有何意见，他的观点都是有一定道理的：民主需要未受污染的体液，无论它是珍贵的还是普通的。用英国著名政治家丘吉尔的话说，热血、汗水和泪水是民主和极权之间的屏障。比如，在他看来，无论是在饮用水中加氟化物帮助我们的牙齿晶莹亮白，还是密谋在人们毫不知情的情况下施用化学品，这一过程污染了酿制波旁威士忌酒的水源，那么即使友善的人也不能接受。但是，体液是"身体政治"的汁液。

　　在近代早期，我们的先辈学会了不让手指碰汤碗，让鼻涕远离邻居。我们的曾祖父母在咳嗽或打喷嚏时开始捂着嘴，他们的孩子更是戒掉了在公共场合吐痰的习惯，学会了用鼻子呼吸。与此同时，亲吻孩子和熟人的做法也被劝阻，逐渐成为一种专为性亲密而设计的行为。[1] 后来，我们又开始害怕在没有乳胶介质的情况下身体发生的亲密接触。巴氏杀菌法让牛的体液变得无害，故而人类能恣意享受这种四足动物所提供的各种美味佳肴，但适用于人体的灭菌法时至今日并未出现，因此要想延续我们的文明，我们就必须保持体液隔离。在艾滋病流行的时代，我们发现那些依赖从美国进口血浆制品的国家开始受到美国流行病学的支配，于是出现了基于血液的民族主义呼声，呼吁国家的血清必须自给自足，从而让谁的血液是最纯净的又一次成为话题，而如果不是因为艾滋病的话，人们一般都不屑于讨论这类话题了。[2]

体液是我们个体的精华。细菌学已经取代了粗糙的临床治疗（病人和医生作为证人和解释者通力合作进行诊疗），用公正的医学检测来确定我们的流行病学状况。一旦基因测试变得司空见惯，它将全面揭露我们身体存在的问题，即使在我们处于最健康的时候，也能揭示我们的基因缺陷及弱点。而且，这种测试也能揭示我们身体深处最为隐秘的信息，比如宿醉得厉害而不能开车，感染太严重而无法生育，太受影响而不能工作，身体有问题而无法购买商业保险，等等。我们的体液现在属于公共领域。毕竟，不管是司机还是工人，或是其他任何人员，我们都有义务接受社会给予我们的检查。[3]虽然影片《奇爱博士》所描述的冷战已经结束，但我们仍然过分在意体液以及它们的纯净。社会对药检的狂热甚至导致黑市出现阴性尿液的交易，也催生了排尿须有人监督的规定。[4]《变种异煞》（Gattaca）是艾滋病流行时代的电影，就像冷战时期的《奇爱博士》一样。在《爱丽丝餐厅》（Alice's Restaurant）中，当征兵需要验尿时，阿洛·古瑟瑞（Arlo Guthrie）试图向别人索要尿液伪装成自己的尿样，这种做法现在看起来已经无知又过时了。今天，我们更看重的是体液质量，而不是数量。

体液在政治上非常重要，表明我们是否能成为社会合格的一员。一旦醉酒、受到病毒感染，或依赖药物、毒品等的话，则表明我们不是完全有能力和负责任的公民。就我们在此所关注的公共卫生而言，感染传染病的公民构成了威胁，社会必须决定如何保护自己。在理想的情况下，疾病本该是个人遭遇的不幸，然而，此时却演变成公众问题，带上了政治色彩。那么，传染病患者究竟该如何治疗呢？当然，这在很大程度上取决于所讨论疾病的性质：是否仅仅通过接触传播，比如肺结核和天花；或者是否仅限于故意的——通常是自愿的和蓄意的——接触，如梅毒或艾滋病。在前一种情况下，隔离和随后可能的治疗是有意义的；但在后一种情况下，这样做似乎就不那么具有说服力了。但是，如何应对传染病不仅仅是一个技术专家说了算的公共卫生问题，而且涉及许多重大的、基本的政治决策。比如，社区的利益应该得到多少尊重？对受感染公民的权利有多大的保护？在集体利益和病人的自由之间应该确立什么界限？就直觉层面而言，由于各国各地区政治制度、意识形态与文化传统存在巨大差异，针对这些问题按理说不会采取统一的做法。因此，在某种特定微生物导致的感染问题上，不同国家所采取的应对方式是有差异的。

发达国家中艾滋病的流行对每个国家都提出了同样的挑战。当然，这种流行病在不同国家表现也各有差别，有些国家的感染者主要是同性恋者，有些地区的则是注射吸毒者，还有些国家的是血友病患者，又或者像是第三世界国家那样的异性恋者。艾滋病在中国主要通过献血传播，在地中海主要通过药物注射传播，在美国主要通过同性性交传播，在非洲又主要是通过异性性交传播。此外，导致艾滋病的HIV（人类免疫缺陷病毒，又称艾滋病病毒）也存在不同的毒株，它们的差异在流行病学上也产生了影响，这些病毒中有的更具传染性，更容易通过异性性交传播，其他病毒则可能更多地通过共用针头、无保护的肛交以及其他形式的潜在血液接触而传播。尽管如此，从广义上讲，工业化世界的每一个国家都面临着同样的问题。古巴人开玩笑说他们的艾滋病是不可战胜的，而美国的艾滋病则是无法治愈的，他们强调了威胁的相似性。[5] 然而，并不是每个国家都以同样的方式来应对这一共同挑战。有些国家重视教育，倡导推行个体自愿性的行为改变，并将之作为最好的预防手段，也有些国家偏重于对感染者施加严厉的限制。令人费解的是，美国和瑞典这类通常被认为是极为尊重公民权利的国家，却一直是最激烈的公共卫生干预者之一。而法国和德国这些具有悠久专制主义传统的国家，则采取了明显更为自由放任的方式。本书的主题是探讨为何面对相同的公共卫生威胁，各国会出现如此让人难以预料的差异性做法。但在回到该主题之前，我们需要介绍一下相关的历史语境。

作为隐喻的疾病

著名的医学史专家亨利·西格里斯特（Henry Sigerist，1891—1957）在 1928 年曾提出一种观点，认为每个社会和时代都会出现最符合其社会环境的流行病，大概意思就是每个时代流行的疾病都是人们咎由自取。中世纪遭受了瘟疫的折磨，这是一种不加区别威胁所有民众的恶性疾病；强调个人主义的文艺复兴时代遭受了梅毒的折磨，这种疾病是通过个体的意志行为而广泛传播的。[6] 无论是对于整个社会还是个人来说，疾病都是具有道德指向和寓意的，这一观点显然是无可争议的。正如性病打击了犯错的人一样，肺病是天才艺术家之疾，痛风是暴食的结果，狂犬病是饲养犬类动物失败的产物，癌症是资产阶级社会压抑情感释放的结果，艾滋病则被视为内在失衡和分裂的外在表现。[7] 苏珊·桑塔格曾感慨，人们试图用隐喻和道德的方式来解释疾病，尤其是流行病，将其视为超越死亡、肢解和毁容的重要载体。这种解读非常著名，受到广泛关注。但有时候，疾病仅仅是一种疾病。[8]

人类社会在 19 世纪为对抗梅毒和卖淫而进行的斗争不仅是为了公共卫生，同时也是关于两性关系和妇女角色变化、传统价值观消亡以及父权制权力空洞化等话题的更大争议与辩论。梅毒被视为一种惩罚（可能来自于神，也可能来自于自然），性和社会的界限由于女性的新自由运动、同性恋运动的兴起以及对继承秩序的其他挑战而崩溃。保守派抓住梅毒作为典型案例，证明社会可能已经遭受颠覆性破坏，人们开始放弃贞操和一夫一妻制。激进分子则认为这是资产阶级堕落的结果，以及整个社会将妇女视为私有财产所致。[9]

　　同样的担心也隐藏在艾滋病相关的诸多争议背后：滥交（无论是异性恋者还是同性恋者）是否破坏了家庭和社会？吸毒和非正统性行为有什么关系？通常，艾滋病被社会赋予了许多隐喻，与非正规用血、乱性、过早死亡、同性恋和毒品等一系列违背社会基本准则的行为联系在一起。这种疾病结合了结核病和癌症二者的隐喻，具有传染性，暴露出内部免疫系统的完全崩溃。像肺结核一样，伴随着艺术意识的提高和悲惨的早逝现象，艾滋病也被浪漫化了。社会对这种疾病的反应主要体现为对毒品、同性恋、死亡、少数族裔和外国人的反应，最普遍的是对当代思想无处不在的陪衬——"他者"的反应。艾滋病使得免疫系统无法抵御那些本来对身体无害的疾病，预示着更为严重的社会问题、人们价值观的错乱和普遍难以抵御危险等。[10]艾滋病象征着所有事物边界限制的最终消解。如果可能的话，我们可以借用才华横溢的神秘主义者让·鲍德里亚（Jean Baudrillard，1929—2007）对艾滋病所持立场的总结。[11]

　　性、血液和死亡并不是全部，因为艾滋病让人们联想到更多触犯社会基本禁忌的行为。它跨越了物种的界限，让人们想起《圣经》严厉告诫的那些对于人类来说万万不能触碰之罪行。艾滋病与猩猩之间存在联系，这引发对于接受什么物种的体液就会变成那类物种的恐惧，就像以前的天花疫苗接种所引发的争议一样。爱德华·詹纳（Edward Jenner，

1749—1823）在 19 世纪使用牛痘对抗天花的伟大实践，就曾引发人们对接种牛痘就会变成牛的担忧，进而对此做出非常野蛮的暴力抵抗。1915 年，野口英世（Hideyo Noguchi，1876—1928）从兔子睾丸中提取动物淋巴，注射到婴儿体内进行免疫时，也引发了人们的反感和抗议。[12] 梅毒也被认为是接触了不同种类的生物（很多人认为是吃了鬣蜥或猴子）引起的，现在，类似的主题再次被唤起。[13] 有人认为，非洲人或海地人之所以感染艾滋病，是因为他们和猩猩性交或至少是吃了猩猩的肉。这种印象是兽性和残暴的，带有明显的种族歧视。[14]

　　艾滋病的隐喻包袱是如此沉重，以至于人们很少把艾滋病看作生物学或流行病学意义上的一种疾病，而是更多地视作一种具有医学后果的社会现象和象征符号，尤其是那些仍然健康的人。[15] 艾滋病被认为是一种流行病学意义上的罗夏墨迹测验 *，应对方式揭示了我们文化的本质。如何选择预防这一流行病的策略，也在揭示社会内在的核心价值。一方面是强调个人的权利、自由和民主，另一方面则是针对他人的强迫、排斥和武力，许多观察家所看到的都是这种非黑即白的摩尼教式的二元对立。[16] 这场流行病使得正在进行文化斗争的双方在彼此的对立中重新定义自己。文化保守主义者对宽松的性习俗和婚外性行为感到震惊，他们猛烈抨击那些只想与疾病做斗争，而不针对滥交者和堕落者做根本性矫正的人。[17] 与之相对应，那些愿意把自怜和阴谋论结合起来的同性恋者也给了艾滋病（尤其是社会大众对艾滋病的反应）几乎同样疯狂的隐喻性解读：在情欲与性爱方式多元化的现实社会背景下，这样一套具极权色彩、生物医学倾向以及反乌托邦式的核心家庭价值观只不过是一个借

---

* 用于心理投射，投射法就是让被试者通过一定的媒介，建立起自己的想象世界，在无拘束的情景中，显露出其个性特征。

口，抑或代表了一种崭新的性别隔离政策，根据文化评论家西蒙·沃特尼（Simon Watney）的说法，其最终目的是"要清除整个地球上令人遗憾的非洲黑人、注射毒品者、色情业的打工人、'滥交'者，尤其是男同性恋者的存在"[18]。

土壤、种子和宿主：生物医学和公共卫生

在医学思想漫长的发展过程中，疾病的三个基本诱因是同时并存的，以不同的组合决定人们对疾病的理解。它们是传染、环境和个人生活习惯，或者也可以称之为致病因子、环境以及宿主。也许说是两个半因素更为准确。自古以来，医学家只是区分了疾病滋生的种子与土壤、传染源，以及阻碍或鼓励疾病传播的环境。个体的易感性和具体的行为也可能朝向有利或不利的方向，这有助于解释为什么并非所有暴露于病因（微生物或环境）的人在实际中最终都会染病。粗略地说，大概有三种疫病预防模式，即隔离检疫、重视环境卫生以及保障个体健康。

关注传染意味着把传染病看作由外部来源引起，直接或通过中介在人与人之间传播。从这个角度来看，抗击流行病意味着阻断传播链，通过隔离受害者，以及采取消毒、设置贸易与旅行壁垒、疫苗接种、食品检验和其他阻止传染病蔓延的手段来打破疾病的循环。如果将疾病看作主要是由不健康的环境引起的，这就意味着人与人之间的接触并不是主要问题，相反，我们需要改变那些有害健康的环境。这需要通过政府的公共工程建设和集体行动来实现，比如在中世纪燃烧柴堆以清除空气中的有毒瘴气，在 19 世纪时铺设下水管道，确保空间、通风和照明符合最低卫生标准，将住宅与有毒物质来源地完全隔绝，着力对城市环境进行

彻底消毒，等等。最后，个体易感性问题通过鼓励健康的习惯和规范的行为来解决，以有效抵御那些有毒生活环境及掠夺性微生物的侵害。

这些做法背后的意识形态和伦理价值在历史上并不是固定不变的。传染论（contagionism）主张那些不幸的患者，无论是麻风病人还是鼠疫患者，具有传染性，应予以隔绝与排斥。但是，一旦细菌学革命揭示了传染病的传播机制，针对这些疾病的认知不再有道德偏见。很明显，疾病通常就好像奥林匹斯山诸神那样不分好坏地发起攻击，带走了无数贤惠与贞洁的人，却偏偏饶恕了许多过分贪吃和酗酒的恶人。不幸遭遇恶意微生物几乎没有什么道德意义。相对而言，致力于从环境角度来认知疾病的人士通常关注社会改革，倡导向所有城市居民提供让生活变得卫生的基础设施，并致力于改善民众的生活条件。但是，卫生主义也有技术官僚、自上而下的一面。它要求进行彻底的社会变革，将之作为健康环境塑造的先决条件，并认为贫穷和健康是互不相容的。然而，如果把重点放在清除污秽而非破除社会不公正，卫生专家也是努力维护社会现状的功能主义者。事实上，他们的确也能为工人们提供保障有效生产力的最低需求，有效避免了更为根本的社会变革。[19] 当然，他们假设城市居民都能确切遵守近代卫生的标准。例如，在 19 世纪中期以后，穷人就不能再和猪等牲畜合住了。如果这是社会控制的话，那么所有这些事务的确是受社会控制的。

反过来，社会改革者更关注诱因和个人无法控制的因素，比如最贫穷者的不健康饮食和生活条件。或者，可能是危言耸听和说教，将疾病归咎于受害者行为上的问题：痛风被归咎为暴饮暴食，过度放纵一度被认为是霍乱的源头，淋病及其传播被认为与不洁的性生活有关，情绪压抑被认为是癌症的根源，等等。对于个人究竟有能力去控制什么，不能控制什么，认识更是模糊。社会决定论者认为，归根结底，根本就没有纯粹个人的和不确定的因素，因为个人始终是属于政治和社会的：失业会造成压力与失眠，广告提升了吸烟和喝酒的诱惑力，对未来不抱希望的贫民区居民在性和毒品方面有激进冒险的行为。

虽然人们对于疾病的起因以及如何最好地预防或遏制流行病的看法各不相同，而且不同的观点往往同时并存、针锋相对，但是如果追溯历史，我们还是能够得到一些基本的应对模式。在中世纪，应对鼠疫的方法主要是隔离检疫，人们试图通过改善环境（燃烧柴堆、实行食品市场监管等措施）来应对疾病，但再无比这更雄心勃勃的举措了。相对来说，通过隔离切断传播链是当时最常见的方法。启蒙运动中，为试图改善人类的生活状况，苏格兰人威廉·卡伦（William Cullen，1710—1790）和威廉·普尔特尼·艾莉森（William Pulteney Alison，1790—1859）等医务人员较早提出了一种观点，认为生活贫困、缺衣少食、住所不足、过度劳累和恶臭的环境都是导致发烧的原因。苦难造就了疾病。[20] 当时，改善公共卫生的关键在于更健康的全体国民。在 19 世纪中叶，欧洲地区蓬勃发展的民主运动一致认为健康和自由是相互依存的。法国的路易斯 – 勒内·维勒姆（Louis-René Villermé，1782—1863），德国的鲁道夫·魏尔肖（Rudolf Virchow，1821—1902），英国的埃德温·查德威克（Edwin Chadwick，1800—1890）和萨斯伍德·史密斯（Southwood Smith，1788—1861）都认为，民主和公共卫生是相互关联的，并强调除非穷人的生活得到改善，否则疾病是无法预防的。[21] 这种改善城市环境的希望在历史上也得到了切实的体现，特别是在 19 世纪中期的英国，那是一个大兴卫生工程的英雄时代。对此，英国桂冠诗人约翰·贝杰曼（John Betjeman，1906—1984）通过诗歌告诫道："想想我们的国家代表着什么，民主以及像样的排水系统。"

但到了 19 世纪末，这种注重公共卫生的社会改革方案在所有国家逐渐消失，一定程度上它是自身成功的受害者。随着必要的基础设施建设彻底完工，相关立法以及具体关于自来水管道、下水道、分区规划和建筑等方面的法规都予以落实，改革运动初始雄心勃勃的宏大志向都渐趋实现了。但是，同样重要的是，科学的发展削弱了卫生专家的重要性。19 世纪 80 年代，法国微生物学家路易·巴斯德（Louis Pasteur，1822—1895）和德国医生罗伯特·科赫两人的工作引发了细菌学的革命，改变了人们对疾病的认知以及预防疾病的方式。他们开创了生物医学中"一病一因一治"的医学指导规则，强调最好的疾病预防方法是避免与相关微生物接触。如果疾病不是由糟糕的环境引起的，而仅仅是由微生物及其传播引起的，那么问题的关键就不再是如前所述的那样着力清除污垢或改善所有公民的身体状况了，如果还重视环境卫生的话，也只会偏重于改善病患的近处环境，尽量防止细菌、病毒的扩散。

于是，新时代了解细菌学的公共卫生官员现在可以将一些病毒携带者隔离起来，而不是彻底清理整个社会与生活环境，不再把矛头指向都市中每一种令人厌恶的气味，也不再简单粗暴地将污垢与疾病画等号。[22] 在美国，深受新的细菌理论指导与影响的公共卫生改革运动的热心支持者这样认为：我们需要做的只是限制 20 万活动性肺结核病例的感染性分泌物的扩散，为什么还要去改善 1 亿美国人的生活条件呢？[23] 细菌理论和微生物学的发展极大地缩小了公共卫生的范围，使得这个领域的重点不再关注一般性的环境卫生以及生活条件的改善，而是聚焦于微生物的传播扩散与发展情况。[24] 1878 年孟菲斯暴发黄热病，当时人们仍然认为这种疾病是由污秽引起的，于是该市进行了彻底清理，并建立了完善的下水道系统。仅仅 10 年之后，这种流行病又席卷杰克逊维尔。此时人们越来越倾向于认为这种疾病是可传播的，并且是由一些尚未完全确认的细菌诱发的，做法不再是彻底清洁城市，而是掀起一场大规模的消毒运动，旨在消灭细菌毒性，这也使得城市的卫生改革运动发展势头渐趋衰落。[25]

从更大的意义上说，微生物新知识对习俗养成意义重大，意味着建立在科学知识基础上的个人卫生在现代社会发挥着重要作用。预防传染病的责任转移到新兴民主国家那些较为富裕且受过良好教育的公民身上，适当的个人生活习惯成为好市民行为的重要组成部分。公民需要为自己的行为负责，事实上，民主精神也要求他们这样做。[26] 这样，卫生控制由国家所采取的外在强行限制，转而成为每个人内在的自律与自我约束。[27]

作为这种新方法的一部分，国家鼓励公民养成保障身心健康的生活习惯。实验室的诸多经验教训，看不见的微生物传播疾病的能力，被转化为严苛的个人卫生标准及行为准则，这意味着人们需要尽可能地减少身体接触，避免使用公共物品，停止肆意地排出体液，修剪男人的胡须，缩短女人的裙摆，做出种种我们现在视为后天本能的数不清的行为改变。因此，细菌学在一定程度上使得公共卫生个人化了。旧日应对疾病的方式（清除瘴气和保护环境）需要集体做出反应，当黑死病等瘟疫在中世纪暴发时，人们普遍认为它不是专门针对个人的攻击，而是对整个城市或地区的集体性侮辱。[28] 细菌学有助于转移公众关注的问题，但是，这仅仅是因为它可以采用一个庞大的、现成的服务于公众利益的基础设施，包括环境宜人的住房、适于饮用的水源、有效的垃圾清理等，这些都是在 19 世纪公共卫生改良阶段取得的成就。正是有了这样的福利，现在是边缘部分的私人行为决定一个人或团体是否会染上疾病。换言之，我们现代社会已经通过大量的集体性努力，使得公共卫生开始有了坚固的社会基础，朝向个体化和私人化方向转变。因此，虽然许多贫民窟的婴儿死亡率仍非常高，但现在公共卫生管理机构的注意力并不是集中在针对贫民窟救治等广泛的社会改革上，而是集中在个人健康教育、促进母乳喂养、提高家庭卫生标准等涉及个体化卫生福利领域。[29]

说服教育成为公共卫生的首选方式，取代了传统被动不作为以及到不得已的情况下才采取的威逼高压方式。不过，当所有的卫生相关话题演变为公民个体行为时，后者就应把自己的事情牢牢把握在手中，不再听命于当局，卫生行为也由此成为民主政治体内个体成员的自我控制。因此，公共卫生越来越关注传播疾病的个人行为与习惯，包括随地吐痰、咳嗽、与错误的人发生性关系，以及从事被细菌学家查尔斯·查宾（Charles Chapin，1856—1941）风趣地称为"人类唾液的普及化交换"的各类活动。[30] 于是，打喷嚏和选举权变得紧密相关，那些咳嗽时不捂住嘴、当众吐痰、无法分辨抽水马桶和洗手盆基本功能以及带患天花的孩子到公共场合的人，都不可能被赋予管治自己的权利。

法国大革命要求公民保持健康，将之作为政治成员的一项要求。虽然国家现在被认为是有责任促进其成员整体福祉的，但反过来说，其成员也有义务不采取行动以破坏整个社会的共同财产。[31] 这种趋势源于启蒙运动的精神，随着自由民主的衰落，在两次世界大战期间继续得以巩固。所有工业化国家都沦为优生学集体主义工程的牺牲品。这一时期，右翼和法西斯政权并不是唯一追求这些目标的。瑞典和美国广泛实行绝育手术，左翼也转向优生学，其热情与右翼相差无几。[32] 在极权主义政权的超级民粹主义中，这样的事情被推向极端，纳粹的口号"你的健康不属于你"就是典型例证。[33]

随着卫生革命的胜利，几种重要疾病的流行病学性质随之发生变化。20 世纪中后期，由于慢性病日益大规模流行，人们开始更加重视个人责任。现在，那些增加死亡率风险的疾病，比如肥胖、心血管疾病及许多癌症，大部分都是由饮食不良、吸烟与缺乏锻炼导致的，于是公共卫生工作转向改变个体不健康的生活习惯。[34] 个人行为因而成了健康卫生保障的重中之重，生活方式日益引起人们的关注。对于慢性病而言，促进健康而不是预防疾病成为社会关注的焦点。[35] 令人担心的主要有暴饮暴食、过度工作、过度饮酒、运动不足、人口过剩。法律被用来阻止危险行为，比如强制系安全带和戴摩托车头盔，要求（主要针对性工作者）使用避孕套，取缔某些药物并进行测试以确保合规，禁止吸烟，提高法定饮酒年龄等。然而，在欧洲和北美，政府不能干涉公民的行为，除非关键时刻。健康的生活方式，只要满足在愉快行动中做出适当节制，法律就无法予以限制。公民要想过上适度健康的生活，就必须相信自己的内在美德，并愿意为之努力。现代民主国家的生活方式必须通过劝说和公民的普遍同意来塑造，通过提倡低脂肪、少酒精和少尼古丁，充分锻炼、自由使用防晒霜、性节制等来达到。

现代民主的公共卫生建立在个人应为自己的健康负责这一信念基础上。然而，尽管控制已经内化，由公民自愿接受，而不是强加给民众，但它仍然一如既往地强大。事实上，现代生活的行为准则可以说比以前更加严格。[36] 这种个性化的公共卫生做法，强调健康生活习惯的养成，被极端人士斥为"健康法西斯主义"。[37] 有人认为，这样一种个性化的策略忽略了任何特定的选择都是在更广泛的社会力量中产生的，比如，年轻人是受广告的鼓动才去吸烟的；妻子不愿意要求丈夫使用避孕套，是因为害怕丈夫对不忠的暗示感到愤怒；那些处于社会底层的民众，在有机会大享物质欲望的同时可能不会推迟或拒绝高脂肪食物、香烟、毒品以及性。[38] 不过，很少有人愿意直截了当地说，坏习惯大多是有趣的，医学的任务之一应该是让我们尽可能多地放纵自己。也很少有人愿意提及，如果仔细算起来，民众的一些坏习惯实际上也是符合成本效益的，比如酒鬼通常会比禁酒者死得早，这可为养老金和医疗保险系统节省保障八旬老人生活的诸多费用。[39]

公共卫生领域自 19 世纪中叶的鼎盛时期开始缩减，当时它的雄心是重置整个社会的秩序。但是细菌学的发展缩小了它的关注范围，到 20 世纪中叶，生物医学的成功意味着其他医学专业在公共卫生事业中逐渐占据主导地位。于是，公共卫生事业成为自身成功的牺牲品，所享社会声望渐趋下降，退至边缘。[40] 针对疾病的社会和行为背景进行的研究被搁置一边。流行病学研究的重点通常是病原体、宿主和环境，现在转移到了第一个，而不再是后两个。但是，尽管遭受重创，旧的以改善环境防控疾病的方法远未被击败。

此类方法起源于 19 世纪，当时的法国工人运动声称，与资本主义下工人阶级的痛苦生活相比，科赫杆菌是不是结核病的重要诱因无关紧要。从第一次世界大战开始，美国黑人和白人之间的健康差距就越来越明显，民众也普遍认可这一事实。这既促使政府采纳环保主义者的观点和做法，也让美国社会的种族分裂格局永久化。[41] 脚气病和糙皮病的调查也为早期环保主义存在的必要性提供了经典辩护。[42] 医学界被细菌学的解释弄得眼花缭乱，在寻找作为疾病源头的那些微生物的过程中，发现体内缺乏必要的营养元素也是导致疾病的重要原因。[43] 在两次世界大战期间，我们称为"社会医学"的理念（广义上说，是为了避免毫无结果的术语争论）延续了环保主义者的传统。在大多数欧洲国家，包括第一次社会主义革命成功后建立的苏联，"社会医学"的概念意义重大，它提出了只有在独特的社会背景下才能理解和促进民众与社会机体健康的那些观点。

20世纪后期，社会医学关注环境污染物、失业压力等社会心理因素、现代技术和城市环境中固有的风险、气候变化、阶级之间的健康差异及发病率等诸多宏观的社会背景领域。[44] 除了贫穷和肮脏的社会环境造成的有害后果外，等级制度和阶级分层所造成的社会心理效应也是一个因素，也就是说，这些因素是建立在市场社会的框架内的。[45] 临床生态学以及环境医学的发展扩展了这种倾向，社会医学的研究范围从过敏症的营养因子开始，到第二次世界大战以后，逐渐扩大到辐射、农用化学品以及工业文明的潜在不良影响等广泛领域。[46] 现代社会医学越来越关注避免核能、基因工程与气候变化等技术威胁那些不知情的民众。当我们普遍面临着重大和潜在的灾难性风险时，为什么要去担心那些微不足道的个人风险呢？[47] 所以不必费心在你的饮食中添加粗粮，因为从逻辑关系来看，你和发生核泄漏的切尔诺贝利是共用一个邮政编码的。现代社会医学认为，如果没有根本的社会变革，疾病是不可能被征服的，这种想法与传统社会医学一样是比较悲观的。只要据称导致或促进疾病发生的不健康社会环境仍然存在，它就不考虑仅仅进行技术性的修复——生物医学后续补救、治疗以及疫苗接种等。[48]

社会改革似乎是维护健康的关键。似乎是为了弥补自己在生物医学时代社会声望的下降，公共卫生工作者经常会寻求将他们的管辖范围从卫生领域扩展到大规模的社会改革。一本教科书认真地强调，公共卫生"必须真正被视为一项道德事业，一种社会变革的助推器，这不仅是为了变革，而且是为了实现人类的进步"[49]。1946年，《世界卫生组织宪章》的序言将健康定义为："健康是身体上、精神上和社会适应上的完好状态，而不仅仅是没有疾病或者不虚弱。"因此，健康也是一种乌托邦。40 年后，《渥太华健康促进宪章》也这样写道："卫生的基本状态和主要资源是和平、住房、教育、粮食、收入、稳定的生态系统、可持续能源，以及更广泛的社会正义和公平。"[50] 要达到这种完好的状态，光靠公共卫生是不够的，政治行动也要到位，行政管理领域要做好充分准备，及时授权行动，鼓励区域自治且能形成广泛的社会互动。这样做的最终目的不仅是要塑造主观幸福感（生物医学的雄心），毕竟药物也可能诱导出这种很有可能是虚幻的感觉，更要达到一种更为广泛的生存状态，亦即具有某种客观标准的美好生活范式。[51]

现代社会医学认为，在慢性病、非传染性疾病的时代，隔离检疫方式已经过时，疾病如果离开特定的社会背景，是根本无法理解的。反过来看，生物医学具有明显的优势，并且也形成了针对经典疾病（发展中国家的霍乱和发达国家中心城市的肺结核）防控的持续活力，我们现在仍然需要采取传统的检疫措施，以切断疾病的传播链。

这种世界观的冲突可以用两个例子来总结。比如，多重化学敏感性，即对环境中那些微量化学物质超级敏感，在正统的生物医学领域几乎不被认为是一种疾病。然而，它的受害人认为，这是现代技术导致我们周围环境普遍毒化的结果。根据最新的瘴气理论，它是可以治疗的，但不是通过生物医学的干预，而是通过进行彻底的环境清理和社会改革。[52] 相反，消化性溃疡为生物医学阵营提供了一种典型疾病，就像糙皮病是社会医学的招牌疾病一样。溃疡曾经被认为是现代生活中压力过大和功能失调所致（在大众心目中仍然如此），但现在人们知道它是由一种特殊的微生物引起的，是可以用抗生素治疗的。是选择具体的生物医学干预，还是选择较为广泛的社会改革，此类疾病体现了医学文化中道德的对立。

其他政治手段

我们可能会同意，借用克劳塞维茨的经典观点*，公共卫生就是政治通过其他方式的一种延续。这样的话，用什么政治策略来对抗传染病是可以接受的呢？政府的哪些干预又算得上过于严厉呢？所有这些都是政治问题。政治决定是否应通过切断传播链、隔离患者、消毒商品、关闭贸易与旅行，或是改善肮脏的城市环境等方式对抗霍乱，即便这样的环境不是导致疾病的真正罪魁祸首，至少也会助推疾病的蔓延。所有公民都应该接种疫苗以对抗天花吗？是否应该通过监管和对性工作者实施常规检查以预防梅毒，并在这一过程中区分出一个流行病学上没有异议的公共女性阶层呢？还是应该对所有沉溺于不正常性行为的公民，不论是男是女，都施加类似的限制措施呢？是否应该批评错误行为本身，提倡禁欲和一夫一妻制并惩罚通奸呢？或者国家应该放弃控制公民的性交易，将其视为公民可能被误判但最终是私人的、自愿的行为吗？所有这些选择都涉及普遍的政治评价和判断。

人们似乎认为，专制或至少保守的政权更可能推行大幅削减个人权利的政策。[53]对公共卫生最极端的政治定义来自纳粹。他们把细菌学与反犹太主义结合起来，把犹太人描绘成微生物，主张为了公共利益将其消灭。他们以隔离斑疹伤寒为借口封锁了华沙犹太人区，并以死亡集中营中所谓灭虱淋浴把这种虚构之事演绎到荒唐的极致。[54]走向革命反面的小资产阶级也是需要时刻警惕的细菌。[5]希望通过改善穷人的生活条件而

---

* 克劳塞维茨是普鲁士军事理论家和军事历史学家，潜心研究战争史，从事军事理论著述，极为熟悉策略学、战术学和军事历史学，著有《战争论》。他强调指出："战争是政治的工具；战争必不可免地具有政治的特性……战争就其主要方面来说就是政治本身。"

不需要制定惩罚性规定，就可以维持公众健康的公共卫生学家，都被视为典型的自由主义者或左派政治力量。

尽管如此，左派还是把个人权利置于社会利益之下。例如，强制接种天花疫苗，就是为了社会总体利益而适当侵犯个人的权益。自由派和保守派都支持或反对这一点。如果不宿命论地接受脓疱性传染病，则可能会更严重地侵犯人权，即隔离所有接触过脓疱性传染病的人。因此，在这一问题上，很难确定政治立场与具体防疫态度存在关联，类似的模糊倾向也适用于 19 世纪末针对梅毒的防控治疗。早期的妇女运动及其左翼盟友反对专门挑出卖淫女性而让男性客户基本不受骚扰的监管体制。保守派认为，为避免社会遭受疾病的蹂躏，有必要采取这些预防措施。虽然这种分歧显示出明显的政治含义，但其他选择则不然。英国的左派试图废除监管体制。相比之下，在欧洲大陆，同一阵营得出结论：这个问题非常紧迫，不容忽视。公平的办法不是废除监管，而是将监管事实上扩展到所有性活跃人口，无论男性还是女性，无论卖淫者还是嫖娼者。[56]尽管疫病预防性策略具有明显的政治含义，但具体实施哪种方案却并不能总是被准确地预测。

在广阔而不稳定的预防领域，艾滋病暴发了。这一流行病让长期以来的公共卫生陷入两难处境：无论是将其视为传染病，花大代价阻止其传播，还是试图从改善有害环境角度予以遏制，都会充满争议。不过，从生物医学的角度来看，自从逆转录病毒被发现，并最终被命名为 HIV 以后，其病因已经确定无疑了。当时的目标是治愈艾滋病并确保它不会传播。然而，从社会医学的角度来看，事情并不那么简单，需要从社会和环境的角度来看待这种疾病。[57]

最极端的是，一些观察人士否认 HIV 实际上是艾滋病的根源。这种流行病最奇特的一个方面是，生物医学的权威不仅受到庸医（出于善意的或压榨他人的目的）和那些满怀治愈希望的孤注一掷者的挑战，而且还受到来自自身内部，有时甚至是最高阶层的挑战。出现这种状况，部分原因是尽管人们对此疾病的认知在不断加深，但生物医学领域到目前为止还是无法找到有效的治疗方法；部分原因是对那些感染病毒的受害者进行了空前的动员——艾滋病时代医疗服务的平民主义，从而催生了诸多非正统的观点。

认为艾滋病不是由一种微生物引起的，用单纯的生物医学方法加以治疗是不够的观点仍然非常顽固，催生了一批所谓艾滋病异议分子或艾滋病否定论者。[58] 他们乐意接受遭到生物医学机构拒绝、在正统医学途径之外的专治疑难杂症的"良方"。这些"良方"还获得了不同领域文化主导者的青睐，从诺贝尔奖获得者凯利·穆利斯（Kary Mullis，1944—2019）到喷火战机摇滚乐队（Foo Fighters）等各方势力。[59] 2000 年 3 月，南非总统塔博·姆贝基（Thabo Mbeki）向这些持不同意见的人寻求建议，他是一名经济学家，拥有苏塞克斯大学的学位，偏好微观管理，习惯自己在网上搜索信息。他任命否认 HIV 导致艾滋病的伯克利大学细胞生物学家彼得·杜斯伯格（Peter Duesberg）与艾滋病发现者之一的吕克·蒙塔尼（Luc Montagnier）担任政府领导小组的成员，同时他的政府决定停止向公立医院的准妈妈提供齐多夫定（AZT，第一批有效抗 HIV 药物之一）。[60] 同年 7 月，在德班举行的第十三届艾滋病年会上，5000 多名科学家认为有必要发表一项宣言，确认 HIV 是艾滋病的病因。此后，大多数人认为这个问题已经得到解决。[61]

否认艾滋病的人认为，要么 HIV 不是艾滋病的病因，要么可以更温和地说，尽管这种病毒可能与艾滋病有关，但还需要其他因素来解释为什么会出现诸多的临床病例。他们继续对疾病采取环境保护主义者的态度，质疑或尽量降低 HIV 作为（单一）艾滋病病因的作用，而聚焦于营养不良、卫生条件差、"环境危害"、免疫系统受损、医疗服务缺陷以及其他所谓辅助因素的影响。总之，他们试图对艾滋病进行必要的社会学分析，不支持病毒学家纯粹或者至少在很大程度上将之归结为单纯的微生物问题。[62] 在试图反驳这一异常持久的论点时，《德班宣言》所阐述的生物医学正统观念也承认，虽然贫穷、营养不良、年龄、其他疾病和类似的辅助因素可能使一些人比其他人更易感染艾滋病，但最终我们需要知道的是："HIV 是最终大敌。"[63] 与这种观点相反，许多艾滋病异议分子则认为，艾滋病属于"世界生态危机在某方面的具体体现，是营养不良、人造毒素以及污染物、滥用精神药物和毒品、多种性传播疾病与城市文明其他副产品集聚而引起的和人体免疫相关的复杂疾病的一部分"，强调其最终的解药是"较好的营养保障加上各种替代疗法 *"[64]。这些异议分子建议用"污染模式"取代艾滋病的"感染模式"，将艾滋病视为现代生活、社会条件和医疗实践的压力下产生的疾病。[65]

在争论最激烈的时候，艾滋病异议分子追随彼得·杜斯伯格称：艾滋病非但不是 HIV 感染导致的结果，而且在工业化世界，它是包括抗病毒药物齐多夫定在内的药物使用的结果，而在非洲，它是环境条件恶劣、营养不良以及寄生虫感染的结果。细菌理论在概念上所占据的主导地位误导了科学界，使得他们认为 HIV 是导致艾滋病的必要和充分原因。[66] 其他人，包括诺贝尔奖获得者凯利·穆利斯以及 "HIV/ 艾滋病假说科学

---

* 替代疗法是由西方国家划定的常规西医治疗以外的补充疗法。按照西方习惯，主要包括冥想疗法、催眠疗法、顺势疗法、按摩疗法、香味疗法、维生素疗法等，传统的草药和针灸也归在其中。

重新评估小组"，都不愿相信杜斯伯格这种激进的观点，仍然满足于强调辅助性因素，据称这些因素对于解释疾病成因来说也是必要的。[67] 当时蒙塔尼得出结论，HIV 可能需要一种辅因子——某种支原体才能变得致命，还幸运地获得了科学界的有力支持。[68] 但是，随着蛋白酶与进入抑制剂以及其他治疗方法在 20 世纪 90 年代中期逐渐取得成功，这一理论的说服力受到极大削弱。环保主义方法之所以拥有持续活力，与其科学的实效性并没有多大关系，相反，它源于更深层次的思想和情感以及一种对科学和正统医学理念的排斥。这种排斥主要来自人们长期以来对疾病的某种信仰，认为疾病是人与自然间失衡的表现，是宇宙和道德的异样迹象，表明了事物处于一种不和谐、混乱的状态。

这些对艾滋病持异议者态度较为温和，他们坚持一个鲜有人质疑的观点：HIV 是艾滋病流行的必要原因，但也许并非总是一个充分的原因，对这一流行病进行社会分析是必要的。[69] 在 20 世纪末，新的道德、性、人口和医学环境形成了独特的病因学生态，使得艾滋病得以广泛传播，那些未受影响的地区也因生态压力而让人类和动物携带者有机会亲密接触，此后前所未有的世界人口流动更使得病毒以惊人的速度在全球范围传播，使用大量血液制品的医疗技术、跨物种移植和注射吸毒也导致人类血液更为混杂。某些社会群体——无论是第一世界的同性恋者和吸毒者，还是社会精英中的非洲裔男性——的习俗有利于性疾病的迅速传播，也容易催生通奸与性交易等改变传统性行为的习惯。换言之，如果没有 HIV 这一客观必要原因，这种疾病显然是不可能存在的，但作为一种流行病，它是由社会因素造成的。[70]

在这种疾病学解读语境下，社会医学和生物医学之间的博弈再次死灰复燃。甚至那些完全愿意接受 HIV 是艾滋病的必要病因的人也指出了艾滋病的社会影响，在他们看来，仅仅依靠对 HIV 的固定性研究，来获得防止其传播的希望是明显不够的。毕竟这种疾病迄今为止还没有一种生物医学的解决方案，预防被认为是医学系统中最有效的武器。[71] 长期以来，由于治疗优先于预防，公共卫生一直被视为生物医学之后处于非中心主导地位的第二选择。[72] 饱受艾滋病折磨者所处的社会大环境，以及影响他们行为的社会因素重新受到重视，公共卫生时代的英雄传统重新焕发生机。毕竟，一个病态的社会是无法摆脱疾病的。人们开始将预防视为一种比规避与治疗层次更高且不再狭隘的医学综合行动，这使得社会医学再度复兴，着力从广泛的社会改革角度保障整个社会大众的身心健康。

现在得到公认的是，歧视、边缘化、污名化等道德贬低都加剧了 HIV 的接触传染性和致病性，其中疾病暴发最明显的促进性要素就是社会不平等。[73] 如果没有较为彻底的社会变革，这一流行病就会继续肆虐下去。有一种观点诚恳地宣称，为了防止 HIV 通过性行为传播，必须实现普遍的社会和谐，以终结所谓男子汉气概以及由此相伴随的强奸，同时也必须重新分配全球财富，以便于全面保障避孕套供应，并瓦解民众对于卖淫行为的需求，宗教领袖必须支持不那么激进创新、较为传统保守的性行为。[74] 姆贝基总统以一种可能会温暖维勒姆或者魏尔肖内心的逻辑，质问南非政府为什么要去开发和管理像齐多夫定那样强大而昂贵的抗病毒药物，却忽视了社会上那些"潜在的贫困"。在德班艾滋病大会的开幕词中，他再次将贫困列为非洲的主要问题，含蓄地强调指出：HIV 并不是需要优先关注的问题。[75]

更能体现出人类社会救世主形象的是前世界卫生组织艾滋病项目负责人乔纳森·曼恩（Jonathan Mann），他在 1994 年呼吁对艾滋病采取全新的治疗方法，呼吁人们必须打击与病毒感染密切相关的各种类型的社会歧视。他在几年前这样写道：对付艾滋病需要一种新的社会团结的伟大信念，需要重新界定自我与他人之间的界限，不能简单地将少数人的命运与大多数人的命运隔开来区别对待。[76] 在世界卫生组织等出于善意的观察者看来，贫困才是 HIV 猖獗的真正根源，因此必须消灭贫困，才能终结这种流行病。[77] 针对社会结构和权力关系进行长期不断的改良，也许是防治这种流行病的一个温和可靠的方法。[78] 为那些受害者提供工作、体面的住房和文化项目是消灭这一流行病的一个更为现实的办法。[79] 为了预防吸毒者感染 HIV，需要采取的不仅仅是提供新针头和个性化方案的咨询，还要考虑到种族主义、性别不平等与贫困等状况，才能够成功实施减低伤害策略。[80] 在最体现英雄主义的时代语境下，抗击艾滋病的斗争被视为与针对现状的重大社会改革密切相关。毕竟，在一个没有艾滋病的世界里，所有人都应该接受性、毒品与健康方面的教导，所有吸毒者都将得到妥善治疗，每个人都应该获得基本的医疗，没有人会粗暴对待同性恋者以及少数族裔，也不应该存在无家可归的人。[81]

前所未见

针对一个主题进行分析要有一定的距离感，在注意到时间流逝的基础上，更应确立一种研究路径。时至今日，HIV 仍在人类社会蔓延。而且从全球范围来看，最坏的情况可能尚未到来。然而，这不应阻止我们从历史的角度来看待艾滋病，从其产生与暴发背景及防控抗击的先后顺序来理解和分析它。尽管人们常说艾滋病是前所未有的流行病，但此类疾病的流行却绝不是史无前例的现象。它并不是我们这个时代首次开始大规模流行的传染病，尽管人们认为此类传染病业已成为过去时了。乙型肝炎以及疱疹等病症也引起了类似的话题，然而它们并没有引发那么多的关注和恐惧，因为它们不是致命的。[82] 艾滋病也不是第一个被视为全球性问题，并被当作全球性问题对待的疾病。[83] 从 19 世纪中叶到 20 世纪 30 年代，国际卫生会议联合了许多国家，就应对鼠疫、霍乱和黄热病等流行病展开激烈的谈判。[84]

艾滋病也不是第一种被含糊归类为性传播疾病和非性传播疾病的疾病。[85] 狭义上讲，没有哪种疾病只是纯粹的性传播疾病。当我们养成良好的卫生习惯后，许多疾病首先是通过性交传播的，因为在时间足够长的接触中，只有生殖器的薄膜具有渗透性。梅毒曾在不加区别的身体接触以及不卫生的乡村环境中通过日常交往而广泛传播。性病被确立为一种独立的、特别容易被污名化的疾病，不仅是因为当时禁欲主义道德观对性怀有罪恶感，还是因为个人卫生条件的改进最终使得性接触成为主要的传播方式。[86]

艾滋病也不是第一个给痛苦加上耻辱的疾病，它把病人变成了贱民。麻风病和梅毒已经流行了几个世纪，艾滋病当然不是第一个迫使个人权利和社区特权相互对抗、斗争与博弈的疾病。对所有传染病而言，只要发展到让整个社会感受到危急、逼得人不得不采取措施应对时，政治理论的两难抉择就会凸显无遗。与天花疫苗的接种引发的社会舆论争斗相比，有关艾滋病的争论倒是相形见绌了，从传染病斗争史来看，要不要接种天花疫苗是 19 世纪最为激烈但现在已被遗忘的斗争之一。[87] 在 19 世纪，如果一本著作被视为"霍乱之书"，那么它就和今天描写艾滋病的著作一样，非常引人注目。[88] 艾滋病也许比以前的任何疾病都引起了更多的关注、讨论和思考，但我们所讨论的，只不过是在现代各种媒体上那些曾经触碰到的话题，真正深层次的讨论其实很少。[89]毕竟，对那些无法言说的东西，流言蜚语似乎不再是一个悖论。[90]

然而，真实的情况是，艾滋病在西方工业化国家中仍然肆无忌惮地蔓延。这种疾病暴露了各国政府在流行病泛滥的问题上充满危险的高傲自大，破坏了它控制或至少与邪恶微生物的世界保持一定距离的假设，并显示出这个社会自称对于少数不幸群体宽容仁慈和富于同情心的虚假敷衍与装腔作势。如果我们现代社会的文化试图推崇理查德·迈尔（Richard Meier）构建的好像医院般纯洁干净、近乎无菌防腐式样的各类家园，且愿意将之作为促进家庭环境温馨与先进文化创新的关键要素的话，那么这种实用主义就会提醒我们，瘟疫恶疾以及所有污染腐败的状况都是值得人类社会警惕的，暗示我们显微镜下的病菌始终是与我们同在的。但事实上这并没有什么值得大惊小怪的，因为对于那些肉眼很难见到的奇异的微生物，人类只不过是它们的开胃小菜而已。艾滋病帮助破坏了人们对生物医学的信任，不管后者有什么不满，这种疾病确实吞噬了人类世界国民生产总值中那些不断增长的部分，也有能力证明它可以发挥威力，给我们带来最难以忍受的痛苦与死亡威胁。它揭示了许多被认为不讨人喜欢的习惯实际上很普遍，并把相关话题从壁橱后面拖出来，贴在头版上。[91]由此，20世纪80年代成为艾滋病横行无忌的开始，病毒阳性案例被赋予负面和消极的意义。尽管艾滋病在工业化世界中的传播或许并没有像某些报纸杂志所滥用的"瘟疫""黑死病"等历史上曾经有过的流行病那般严重，但不得不承认报刊上这些稍显夸张的比喻确实非常适用于撒哈拉以南的非洲地区，并且也越来越多地适用于亚洲地区。因为在这些地方，艾滋病对社会整体人口的影响可能与历史上最严重的流行病不相上下。截至2000年，它在撒哈拉以南地区的非洲造成的死亡人口占人口死亡总数的比例高达21%，远远超过死亡原因统计排名第二的疟疾，后者大约只占9%。那里民众的平均预期寿命也从近70岁悲惨地下降到一个世纪以来都从未出现过的较低水平：在博茨瓦纳只有29岁，在斯威士兰只有30岁，在纳米比亚和津巴布韦则是33岁。[92] 无论这一流行病在第一世界的控制程度如何，它对不发达国家的影响毋庸置疑地威胁着全球安全。[93] 这正如来自法国的一位卫生部长所说的那样，饥饿是不传染的，但艾滋病是传染的。[94] 所以在第三世界发生的事情也是第一世界不能忽视、需要重点关注的。

艾滋病把工业化的西方以一次流行病扩散的方式带回到了对未来社会的争论，针对此疾病的预防引发了制度的优越性、历史的回声共鸣以及似曾相识的公共卫生寓意等话题的讨论。在一个将急性传染病视为历史遗留的时代，艾滋病已经把针对它的预防治疗等宏大体系改造成为对待慢性病的长期防控策略，它的存在毫不留情地提醒我们，传染病仍然是当前社会的大敌。[95] 1918年的西班牙流感大流行虽然很可怕，但只是短期的，让人们感受到城市化早期流行病肆意袭击受害者的灾难性模式。它的消失被认为标志着传染病时代的结束。[96] 1979年，当历史上最大的杀手——天花疫病被正式宣布根除时，这是现代医疗技术和公共卫生组织前所未有的胜利。讽刺的是，这个时间点正值艾滋病时代的正式开启。

过去古老的流行病似乎已经被更好的生活条件、更谨慎的个人卫生习惯和有针对性的生物医学干预所征服。发达国家民众的寿命现在只受到工业成就的限制，比如久坐不动、吃得过饱，以及我们所处的物质繁荣时代下各种类型的副产品。在进化思想的指引下，人类是要为适应特定环境做准备的，但随着时代发展，这种早期历史的预设环境与现代西方平民大众的生活环境越来越显示出巨大差异，主要表现为狩猎和采集与键盘侠们敲着键盘打字，以及物资稀缺与热量过剩的重大差异。[97] 我们的慢性病主要是由个人生活习惯以及环境因素导致的，其预防也要有针对性，需要改变我们的生活方式和生存环境。

尽管外科医生有时也和军方人士一样，总是在为上一场战争做准备，但公共卫生在应对这场流行病的巨变时却慢慢转向了。它逐渐放弃了此前致力于切断疫病传播链条的传统技术，转而专注于说服与教育民众，试图改变他们的坏习惯。在这种社会背景下，艾滋病就像一个来自过去的突然降临的陌生人，时时刻刻提醒我们，即使半个世纪以来我们的医疗进步取得了巨大成功，也不能保证我们对传染性疾病有绝对可靠的免疫力。在这方面，艾滋病并非个案，无论是埃博拉病毒、马尔堡病毒，还是汉坦病毒以及其他人们关注的热点病毒，都具有高度的传染性且毒性非常强劲，以至于它们对人类社会危害巨大，自身也在一片恐怖的破坏中损失殆尽。这些威胁在各类小报的头条上都有报道，尤其是炭疽作为恐怖武器的使用以及 2003 年的严重急性呼吸综合征（SARS）疫情，这些可怕的疫病袭击使得人们开始重新重视与忧心传染病带来的威胁，对之加以关注。[98] 在应对方面，工业化国家也有严重问题，诸如沙门氏菌中毒和军团菌病等业已发生的诸多疾病暴露出目前的公共卫生机构是不称职的，过于自大，主要原因是相关主管官员普遍认为传染病问题已成为过去时。不仅如此，像霍乱和肺结核这样的顽固病症也有短暂消失后再度复兴的迹象，囚禁流行病的铁笼子在这些疾病的冲击下显得不堪重负。更令人担忧的是，通过发现新的微生物制剂朊病毒（可以导致疯牛病）或逆转录病毒，许多以前被认为是退化性疾病或是与生活方式和环境有关的非传染性疾病，现在也得到重新理解和认识，被视为可引起广泛传染的恶性疫病。[99]

透视棱镜

与所有发达国家一样，面对过去的流行病卷土重来，人们最初认为历史可以提供指导。[100] 有鉴于极为庞大的公共卫生官僚机构只能缓慢运转，历史因素在其存在很长一段时间后，仍然是有影响的。早期治疗艾滋病的方法，大多是根据传统措施是否适用，或已过时而需要重新改进的判断来制定的。[101] "过时"意味着尽管艾滋病与过去的流行病有相似之处，但在一种崭新的公共卫生模式下，它可能会得到更好的治疗，这种崭新模式追寻的不是法规性要求，而是说服那些潜在的受害者改变其危险的行为。是将艾滋病视为过去疾病的复现，因此最好通过历史留下的固有程序来处理，还是寄希望于促使自我行为发生改变，主要取决于我们对于艾滋病的理解和认知。这种理解和认知的差别又是非常大的。

这种疾病在 20 世纪 80 年代初首次被发现，在刚开始的疾病类型划分中，它被认为是一种与男同性恋者相关的疾病，因此是一种同性恋癌症或与同性恋相关的免疫缺乏症（gay-related immune deficiency，简称 GRID）。在那些从这一巧合中得到负面暗示的人看来，这就是这一特定群体才会得的病。[102] 在准确了解 HIV 的本质之前，同性恋和艾滋病之间的联系一直是个谜。一旦弄清，很明显，同性恋者的某些行为（首先是肛交）是罪魁祸首，病毒先借此传播，再通过滥交感染他人。从这一新疾病与同性恋者性行为之间的最初联系看，艾滋病被定义为一种性传播疾病，尽管与所有被称为性病的疾病一样，性只是它的一种传播手段而已。[103]

到了 1983 年前后，很明显的是，经过疾病监测，我们发现除了同性恋者之外，也有其他人患上此病，尤其是艾滋病受害者，他们被称为"H组"，即海地人、海洛因成瘾者、血友病患者以及妓女（单词开头都有 H，分别是 Haitians、heroin addicts、hemophiliacs、hookers）。尽管否认者坚持认为艾滋病是由 HIV 以外的东西引起的，但除了病毒的入侵是相同的致病原因外，这五个不同的群体之间并没有其他共同点。此后，艾滋病很快被认为是一种通过血液接触而在人群中传播的疾病。当最终被称为HIV 的微生物在 1983—1984 年首次得到明确鉴定和分离出来时，大多数观察家都认为艾滋病的暴发原因已被发现。从此以后，个人生活方式以及生存环境好坏与否，以及它们对于艾滋病暴发扩散的次要影响及其相关问题就变得不那么重要了。

将艾滋病视为可传播的，而非环境或生活方式因素所导致的，使得人们在 20 世纪 80 年代中期认为它是已被征服的疫病（急性流行传染病）的重新回归，正如人们经常做的类比说明，是古代瘟疫的卷土重来。但是，随着疾病认知与治疗经验的积累，这种针对艾滋病的历史类比开始消失。这部分是因为艾滋病的性质，毕竟它经过了持久性发展；部分是因为新的治疗方法成功地推迟了患者的死亡，有时患者能在体内带病毒的情况下存活数年之久。这种情况下，自 20 世纪 80 年代后期以来，艾滋病逐渐被视为一种慢性疾病。雾化戊烷脒越来越多地用于治疗卡氏肺孢子虫肺炎，以及齐多夫定（鲱鱼和鲑鱼精子衍生物，成为最早有效治疗的药物之一）的普及使用，都有助于改变这种类比。艾滋病虽无法治愈，但得到了有效控制；患者虽未完全恢复健康，但生命得以延长。人们主要从癌症而不是霍乱的角度来看待艾滋病。[104]

如果将艾滋病看作一种传染病，那么无论是急性的还是慢性的，都是把关注重点从宏观的社会源起背景转到导致疾病发作的内在科学根源。某种程度上，这是生物医学在确定其真正发病成因上强大能力的体现。但是，造成此种状况的原因也源于受害者的共同要求，不论是同性恋者、吸毒者还是性工作者，都普遍反对强调艾滋病与社会生活方式的联系，因为这种方式借由他们的社会身份让他们表现出明显的脆弱性。1990年4月，多达5万的海地人在纽约示威，声称艾滋病是经由个人而不是团体来传播的。[105] 人们最初认为疾病的起因是非正统的性行为以及毒品成瘾，而不是微生物接触普通人群这种偶然不固定的传播机制。此类偏见造成死亡率不断上升，加剧了HIV感染人群（承受污名化）的身心创伤，而对HIV纯生物医学的关注有望使人们的注意力从边缘化群体的社会身份转移到使他们身处感染风险的特定行为。因此，现在关注的是风险行为，而不是风险群体，这不是"H组"所能垄断的。与同性恋夫妇或不共用针头的吸毒者相比，那些找妓女寻欢作乐，愿意为追求不戴避孕套的快感而支付额外代价，然后又与自己的妻子肛交的人更容易染上这一流行病，他们是艾滋病感染的高风险人群。

一般民众比较看重和坚持的观点是，这种对高风险行为而非风险群体的关注，很容易造成对整个社会人群的普遍性健康威胁。不过，此种解读涉及艾滋病的"去男同性恋化"理论，能在第一时间不再让人们关注病毒感染的最早风险群体。此前，人们主要认为艾滋病是种"不民主"的流行病，主要影响对象是同性恋人士之类的少数族群，而不再聚焦于男同性恋者与艾滋病之间密切联系的"去男同性恋化"理论出现后，艾滋病被视为一种特别民主的疾病，可能涉及所有性活跃的人群。[106] 1986年，法国卫生部长宣布艾滋病是所有公民都应该关注的"国家重要事务"，而不仅是边缘人需要特别关注。[107] 如果卖淫的男同性恋者与已婚男子发生性关系，又或者吸毒者与不吸毒者发生性关系，那么正常人和边缘人之间的区别就很模糊。[108] 在这种情况下，每个人都是现代社会的"少数群体"。流行病的暴发扩散了责任问题。所有人都有潜在的风险，没有特定的群体是流行病的来源，也没有任何特定的群体应该单独承担预防的责任。

但是，另一方面，将这一流行病进行整体性概括，使激进主义者为此产生的恐惧日益强烈，因为风险存在于社会的每一个角落，比仅仅是暴露于边缘群体的风险更大，由此引发的不断高涨的焦虑情绪很可能会刺激政府采取更加严厉的预防性措施。[109] 法国国民阵线（The National Front，2018 年更名为国民联盟）利用了这种恐惧，认为通过唾液或蚊子传播 HIV 从来没有得到切实可靠的证明，强调这种疾病可能存在多种病因和一系列次要因素，而正是这些原因扩大了流行病传播的威胁，因此有必要采取更多更激进的预防措施，包括报告血清阳性、隔离病人以及实施边境出入限制。国民阵线领导人让－玛丽·勒庞（Jean-Marie LePen）声称，艾滋病患者可以通过他们的汗水、眼泪和唾液传播病毒，他们是现代社会的麻风病人。[110] 在美国，帕特·布坎南（Pat Buchanan）这样的保守派也提出了类似的观点。[111]

因为人们所担心的艾滋病从高危人群蔓延到全国大部分人口的情况并未在发达国家出现，所以人们的观念又发生了翻天覆地的变化。由于有着社会发展较为成熟稳定的优势，在 1987—1988 年，当欧洲各国正在为这种具有潜在风险的艾滋病大范围暴发做准备时，美国已经认识到艾滋病是通过速度缓慢但持续不断的传播方式逐步渗透到普通人群中的。[112] 德高望重的性病学家威廉·马斯特斯（William Masters，1915—2001）

和弗吉尼亚·约翰逊（Virginia Johnson，1925—2013）对此问题下了一个果断但错误的论断，他们在一本书中认为：艾滋病这种流行病要不了多久就会在占社会绝大多数的异性恋人群中蔓延开来。但他们的论据并不充分，受到人们的指责，很多人认为他们在不负责任地散布谣言、鼓动恐慌。与之相反，科学作家迈克尔·福门托（Michael Fumento）于1987年开始了一项颇具争议的研究，认为艾滋病在异性恋人群中的流行是一个虚无缥缈的神话，或者至少是夸大其词的。[113] 由于这一流行病显然没有特别威胁到发达国家的普通公民，于是它在某种意义上变得越来越"正常"。正如其他许多类型的疾病一样，艾滋病目前正成为那些边缘群体、穷人、少数族群以及吸毒者的痛苦。虽然艾滋病在异性间的传播在发达国家也越来越普遍，但主要也局限于贫穷的少数人以及社会边缘群体。此外，吸毒、感染其他性传播疾病以及获得医疗保障服务的机会不平等这类辅助性因素也很重要，会影响上述群体疾病的感染与扩散。[114]

因此，艾滋病在发达国家的流行经历了不同的概念阶段：从一种男同性恋者疾病，到一种高危群体威胁性疾病，再到对整个人类健康产生巨大潜在危害的疾病，然后又被认为是重点折磨弱势群体与少数族群的疾病。从生物学上讲，艾滋病在西方发达国家基本上是同一种类型的疾病（尽管全球范围内存在着不同的HIV毒株，各自具有不同的特征和流行病学影响）。但是，就艾滋病的社会发生率而言，它在不同的地方截然不同，呈现出比较多样的面貌。比如，在美国，五个州的艾滋病病例占全美所有病例的三分之二以上。纽约市一度拥有美国近一半的艾滋病病例，13个州的病例有93%与静脉注射毒品有关。旧金山地区早期的病人大多是白人和同性恋者，而在纽约市，艾滋病感染大多出现在黑人、拉丁裔与吸毒者身上。[115] 在欧洲，艾滋病发病率的差别也非常大，法国的发病率是英国的三倍，而具体到法国国内，巴黎和南部地区受感染的状况是最严重的，布列塔尼和利穆赞则相对轻微。如果按照人均发病率来算，丹麦的比例是瑞典的五倍。[116] 20 世纪 90 年代以来，人们统计发现大量艾滋病病例与毒品关系密切，地中海国家的发病率至少是北欧的三倍。欧洲的儿童艾滋病病例中，有一半是在罗马尼亚。[117]

深受 HIV 折磨的社会群体一开始身份也各不相同。在澳大利亚，这一流行病主要源于男同性恋者和男双性恋者之间的性传播，对吸毒者或异性恋人群影响不大。[118] 艾滋病出现初期，在斯堪的纳维亚以及荷兰，它首先是一种男同性恋者的疾病。而在德国、法国和英国，除了苏格兰有病例与静脉注射毒品密切相关外，大多数病例都是男同性恋群体，也有少量其他群体。[119] 在 20 世纪 80 年代末，意大利 60% 的艾滋病病例都是吸毒者，只有 20% 是男同性恋者，这在地中海国家非常典型。在日本，血友病患者因进口血液制品受感染最严重。在非洲，艾滋病主要是通过异性恋者之间的性接触传播，不过，在发达国家的某些地方，比如格陵兰和保加利亚等也存在这种情况。[120]

由于种族具有明显的同质性，欧洲国家最初主要将艾滋病看作性的疾病，较少强调种族或族群的属性。20 世纪 80 年代中期，英国大约 500 名艾滋病患者中，只有 17 名不是白人。[121] 比利时是个例外，这种疾病流行于前殖民地的非洲人中间。其他曾殖民非洲的国家，比如法国和英国，后来也发现少数族群受到的影响尤其严重。[122] 在美国，这种流行病最初被认为是专门攻击男同性恋群体的。直到后来，它在少数族群中所造成的特殊破坏才变得越来越明显。回顾过去，很明显的是，这些群体从一开始就承担了社会施加的额外压力和负担。在所有艾滋病患者中，非洲裔和拉丁裔所占的比例非常高，而在那些因静脉注射毒品而感染的患者中，绝大多数（89%）是少数族群。相比之下，大多数白人受害者都是男同性恋者（78%）。[123] 各国感染 HIV 的血友病患者人数各不相同，在很大程度上与对美国血浆的依赖有关。[124] 需要注意的是，艾滋病在各国的临床表现不尽相同。在北欧，感染 HIV 后的常见病主要有卡氏肺孢子虫肺炎、巨细胞病毒感染以及卡波西肉瘤，感染者的存活时间也普遍较长。而在南部地区，弓形虫病和肺外结核是感染病毒后的主要特征，患者生存率也相对较低。此外，艾滋病在美国的临床表现是与海地完全不同的，感染者在非洲的临床症状也与西方国家有差异。[125]

不断变化的应对措施

正如对艾滋病的认识是随着它的发展而改变的一样，美国对艾滋病的应对也在随之变化。医学知识空前而迅速的增长意义重大，很大程度上影响了我们为遏制艾滋病蔓延而采取的一系列措施的开展。一开始，人们就认为这种疾病尤其偏重折磨那些被排斥者以及社会边缘群体，因此提出的预防措施包括传统的制裁，但如果社会主流群体是艾滋病的主要受害者，这些制裁措施很可能会遭到反对。[126] 后来，人们普遍认为这种疾病威胁到了广大民众，由于最初的风险群体已被广泛动员起来抗议成为这种流行病的替罪羊，应对艾滋病的策略转变为个人自愿和协商一致。这样做的原因主要有两点。首先，由于 HIV 通常是通过性行为和毒品使用等个人有目的、有意识的行为进行传播的，因此遏制像结核病这种类型的传染性疾病所需的规则是不必要的，毕竟打喷嚏也有可能造成结核病的传播。其次，传统的公共卫生措施很可能将已经受到排斥的高危人群逼入地下，使之无法得到治疗。因此，美国公共卫生官员不再试图强迫改变行为以减少艾滋病的传播，而是越来越强调针对公民的风险教育和促其自愿做出改变。与以往的流行病相比，艾滋病的防控与治疗方式显得比较另类，它借鉴了原本用于慢性病管控的自主性行为改变策略。[127]

再后来，轮子又转了一圈，因为艾滋病可以科学化诊疗的希望越来越大，人们采用了一种新的方法，部分地恢复了传统的疾病预防措施。无论是齐多夫定在 1989 年的使用，蛋白酶抑制剂在 1995 年的推广，还是抑制剂治疗方案在 2000 年的出现，所有这些新的治疗手段，尤其是高活性抗逆转录病毒的治疗方式（Highly Active Antiretroviral Therapy），能在艾滋病发作的早期阶段很好地识别与报告病毒类型，及时稳妥地护卫和保障患者的身心健康。于是，那些之前一直看不到治疗希望的传统防控措施，现在又被赋予了积极意义，重新获得人们的重视。[128] 就连曾经反对进行病毒测试的同性恋团体也热情支持管制防控，医生们在进行其他正常血液检查的同时，也同意针对 HIV 实施专门筛查。于是，接触追踪疑似艾滋病患者再次获得重视，以确定那些在不知情的情况下存在感染可能的人。[129] 1995 年，洛杉矶艾滋病医疗基金会改变一直以来实施的政策，转而支持为医院所有患者以及新生儿提供常规的 HIV 筛查。由于血清阳性检验结果可能与结核病病菌测试结果类似而产生混淆，他们还提倡针对结核病患者再次进行强制性的 HIV 筛查。[130]

加上当时流行病学和医学的发展，一种修订的应对方法导致了社会和政治的变化：疾病在弱势的少数族裔中更为广泛地传播。而与同性恋者不同的是，少数族裔更难以保障自身公民权利得到国家和社会的普遍重视。他们可能对自身的隐私权也没那么担心，不怎么去抵制那些将个人置于群体之下的强力管控措施。[131] 在艾滋病疫情暴发的初期，预防工作主要倾向于关注公民权利和隐私。随着病毒的传播途径从性接触扩大到吸毒、围产期接触以及输血等，前期这种比较消极的方法就没有什么意义了。早期占据倡议主导地位的公共卫生官员、自由主义者以及同性恋权益活动家联盟逐渐失去权威，不同领域的机构及各种运动倡导人日益掌握了防疫决策的话语权，并不像前人那般排斥使用传统的防控措施。这就导致此前因 HIV 筛检需要征求患者同意故而无须考虑的公共卫生利益与个人自由权利无法兼顾的问题现在又重新出现，艾滋病患者的特殊待遇遭到终结。[132] 此后，公民的责任而不仅是权利变得越来越重要。

<h2 style="text-align:center">治愈？</h2>

　　总体而言，防治艾滋病的策略是在不断变化的。同时，各国所采取的预防性策略也有显著差异。从全球范围看，各国在抗击艾滋病方面的举措截然不同，简而言之，为研制疫苗或治愈艾滋病所做的努力各不相同。当然，治愈或生物医学预防这种疾病是最无痛的方法。一旦撒尔佛散（Salvarsan）*以及青霉素可用于治疗梅毒，为了规范或改变性行为而进行的老式的、披有道德外衣的尝试基本上就毫无意义了。在 20 世纪晚期，抗生素以及有效避孕措施令人们对性行为不加顾虑，这方面的受害者可以接受治疗，进而将性传播疾病扼杀在萌芽状态，完全不必改变他们原初哪怕比较荒唐甚至不道德的性行为。[133] 相比之下，比较不幸的是，

------

* 撒尔佛散，又名砷凡纳明，是 1909 年发明的一种含砷药物，一直作为梅毒的主要治疗药物，20 世纪 40 年代以后被青霉素取代。这种化合物在 17 世纪的英国被广泛地用作尸体防腐剂，因此是地下水源已知的污染物之一。

艾滋病的预防仍然处于梅毒在撒尔佛散问世之前的阶段，只能去寻求改变某些高风险行为，尚无法消除导致患者痛苦的悲惨症状。

但凡寄希望通过某种生物医学疗法或接种疫苗的方式，以根除诸如艾滋病这类充满着耻辱和罪恶以及在许多人看来是与不道德生活方式密切相关的疾病，最终的处理方式将会尤为激进。针对它的治疗将避开传统的预防策略，以免侵犯个人权利。[134] 但真有了治愈方案，我们也要强烈谴责传播此类疾病的恶劣行为。从技术上来说，治愈其实是一种无关道德的解决方案，它基本无视对于传播疾病的那些习惯和行为的反对。它将减少欲望带来的社会危害，减轻有害习惯引发的糟糕后果。去治愈或预防艾滋病，意味着那些在公共澡堂或吸毒场所发生的高危行为不受扼制。[135] 早在 1772 年，这样的技术性解决方案就让医生吉尔伯特·德普雷瓦尔（Guilbert de Préval）陷入了困境。他被巴黎大学医学院开除，因为他声称自己发现了预防梅毒的方法。于是，在他的批评者看来，他鼓励了不负责任的绝对奉行自由主义的恶习。[136] 从那时候开始，治愈的承诺就会招致道德家们自视代表正义一方的大加挞伐。早在 20 世纪初，他们就预见到了社会上出现的"道德梅毒"，正如德国改革家卡塔琳娜·谢文（Katarina Scheven）所声称的那样，这是一种特殊的传染病，其造成的危害甚至比单纯的身体感染更大。[137]

现在，这种想法又重现了。[138] 英国的保守派家庭运动认为，现代社会的宽容是造成艾滋病流行的罪魁祸首。[139] 新保守派记者诺曼·波德霍雷茨（Norman Podhoretz）用类似的措辞写道：致力于用生物医学方法解决道德问题将会"在道德和精神领域传播一种艾滋病"。于是，他像个西方新右翼的精神领袖一样愤怒地指出，疫苗的应急计划意味着研究人员对"那些只能将之称为野蛮退化的行为给予充分的社会认可"，并允许同性恋者"在完全不受医疗惩罚的背景下，重新开始群体大规模互相接触与骚扰"。[140] 甚至连简陋的避孕套也被怀疑是一种技术性解决方案，因为它鼓励了放纵而又不用承担任何后果。[141] 如一位支持美国众议院前议长、前共和党总统候选人纽特·金里奇（Newt Gingrich）的选民所说："我不想在电视上看到避孕套广告，它给人的印象是可以拥有一切——既能够保障性滥交的生活方式，又可以防止性疾病的传播。"[142] 对此，当时担任巴伐利亚州内政部长的埃德蒙德·斯托伊贝（Edmund Stoiber）也给出了他的解决方案："真正意义上的行为改变应该是强调性爱忠诚，而不应该仅仅是戴上避孕套继续滥交。"[143]

但是，担忧生活方式会受到污染的并非只有社会保守派人士。那些自诩对艾滋病患者随时加以适当照顾的热心人士、关心社会改革的群体以及被同性性行为所困扰的同性恋者，也都认为治愈、接种疫苗甚至使用避孕套等技术性解决方案，未能解决传播艾滋病的诸多行为所提出的根本性问题。他们不提倡这些狭隘的技术性解决方案，而是要求进行广泛的社会改革和性革命，包括改变传统行为以彻底根除静脉注射毒品与性滥交现象，同时他们也指出与不认识的人肛交是导致该问题的核心根源。[144] 治愈艾滋病的做法也威胁到左派激进分子，他们坚信艾滋病有其出现的社会原因，或者至少社会原因是其出现与蔓延的重要辅助因素。为此，他们坚持认为，如果不改变整个社会，艾滋病就无法战胜："如果不进行体制改革，该病毒将会最终获胜。"药物或许可以解决特定的疾病问题，但改变不了的是"那些权力和健康卫生安全的资源分配仍然处于不公平的状态"[145]。

法国和美国这两个国家都特别倾向于通过寻求生物医药的方式彻底解决艾滋病问题，认为这是彻底终结无休止的公共卫生策略的技术捷径，但美国在这方面做得明显比法国好得多。正如一位观察家所说，法国人善于研究和治疗，而并不善于预防。[146] 而美国则全面出击，为生物医学的解决规划与各类方案投入了大量资源，甚至比其他所有国家加起来的总和还要多得多，其具体的政治运作策略虽然实施的是行政分权管理，但在科学研究上却是由政府统一拨款。"二战"后，美国生物医学研究机构的能力和水平业已处于无与伦比的世界领先地位。[147] 但是，美国联邦政府用于艾滋病防控的大部分支出都是投入在基础生物医学领域的研究，以及与其相关的疫苗开发、临床试验和流行病学监测，而不是偏重于对基础性公共卫生教育和预防计划的投资。[148] 相比之下，大多数欧洲国家都把钱花在照顾病人上。[149] 就像国防领域一样，这些欧洲国家都在毫无负担与压力地免费使用美国研究所提供的公共物品。在 20 世纪 80 年代，美国的科研经费支出是英国的 100 倍，是瑞典人均科研经费的 10 倍。[150] 在 1993 年，法国用于艾滋病防控的支出（在一个只有美国五分之一规模的国家里）仅为美国支出的 3%（1997 年又下降到 2%），但即使是这个微不足道的数字，也比其最接近的竞争对手英国多出三分之一，同时是德国的三倍。总体来看，美国提供了全球 90% 的艾滋病科研资金。[151] 据一位评论家计算，法国用于艾滋病防控的预算仅仅相当于修建 4 公里山区公路所需的费用。[152] 就欧洲针对这种疾病的研究而言，美国经常是提供资金的角色。在 20 世纪 80 年代中期，美国政府为瑞典研究人员提供的资源比瑞典政府提供的要多。[153] 除了法国，只有德国和英国做过类似的努力，尽管德国研究不采取政府统筹安排的方式，往往花了钱也没有产生适当的效益，而且相当微薄的资助还有随时被缩减的风险。[154] 英国人担心，如果这方面研究机会的差距继续像这样悬殊下去，跨大西洋的人才外流现象将会进一步恶化。1998 年，吕克·蒙塔尼去了纽约皇后学院，后者承诺为这位法国科学的精英提供 2000 万美元的艾滋病科研资金，连法国人都开始对此感到担忧。[155]

公共卫生直面流行病

在缺乏治愈渠道、有效疫苗或治疗的情况下，预防病毒感染是控制艾滋病这种流行病的唯一手段。在这里，我们再次讨论一开始就提出的应对艾滋病的国家策略差异化问题。尽管从生物学的角度来看，每一个政体所面临的问题事实上都是大同小异的，但是各国在应对这一流行病问题上，却采取了截然不同的策略。一些国家和地区对于艾滋病患者和 HIV 携带者采取了防控传统传染病那般的严厉措施。比如，伊拉克和叙利亚等国都要求对入境的外国人，以及从国外返回的本国公民进行病毒检测。[156] 在印度果阿，如果有人被怀疑感染了 HIV，他就不能拒绝进行血清检测，一旦检测结果是阳性，他就会遭到隔离。在整个印度社会，艾滋病患者一般只有在得到站长许可，并且愿意支付整个车厢费用的情况下，才可以乘坐火车。[157] 古巴则扩大了强制性病毒筛检的范围，具体包括对出国旅游者、医务人员和性病患者、孕妇以及血清阳性者的性接触者进行全面病毒检测。最终，国家利用广大民众就诊看病必须依赖卫生服务系统的便利条件，针对可疑人员进行筛检，血清阳性者会被安置在疗养院进行隔离，隔离期间工资照领。此外，他们也可继续接受教育与返家探亲，并且在其他方面受到（大多数人认为的）合乎人道的对待。[158] 在蒙古国，所有公民都必须接受 HIV 的检测，必要时甚至由警察直接采取行动。对未按医嘱就医的艾滋病患者，政府可强制隔离进行治疗，并随时终止血清阳性或患病妇女的妊娠。[159]

同时，另一种极端做法也存在，即试图采取个人自愿的策略，尽可能地说服健康人避免高危行为，规劝血清阳性群体不要将病毒传染给别人，以此降低艾滋病的感染风险，最终目的是教育公民了解所有潜在的陷阱，并愿意为之提供各种形式的治疗，但除此之外很少对患病者实施强制禁令。这是目前荷兰、英国和德国等国最为明确的策略性共识，有关这种方法的细节讨论将会占据我们这本书的大部分篇幅。

从全球范围来看，应对方案确实有很多种。但是，如果我们转向西方国家中那些更为狭窄、具体的领域呢？那里是否有类似的如同调色板一般多样化的应对举措呢？

一些观察家认为，西方工业化国家最终采取了基于教育、自愿筛检HIV和行为改变等大致类似的艾滋病应对策略。虽然有些国家在一开始也可能实施了传统措施，但最终它们都认识到这些措施的效果并不理想，因而放弃了。具体而言，只有瑞典、德国的巴伐利亚州，有时还包括奥地利等是例外，美国在某些方面的表现也被认为只是部分地认同那些西方国家达成的自愿性策略。[160] 在最乐观的一种说法中，西方国家确立的协商一致策略最终解决了个人权利与公共卫生之间存在的长期困境，人们即使身体被感染，也可以享有自治权、身体不可侵犯权、行动和职业自由权以及能给他人带来潜在威胁的活动权，并且社区也可宣布通过对抗感染来保障自身安全。如果针对艾滋病仅仅是采取协商一致的方法就可以达到高效预防，那么所有的争论就没有了，个人权利和公共利益之间实现了和谐，根除了矛盾。[161] 艾滋病也由此获得了特殊的区别性对待。

然而，事实上，这种流行病学防控的乐观情绪并不成立。即便是在传染病历史上依据传统方式预防控制的全盛时期也是如此，一直到19世纪末，西方国家在强制隔离管控与自愿协调措施的选择上也有很大的不同。[162] 在艾滋病流行期间，它们在很大程度上与一个多世纪前已经采取的防控方法是趋于一致的。因此，对付这种流行病的策略不仅取决于新疾病本身的特有性质，也取决于在艾滋病时代人们所获得的病因学以及流行病学的认识。此外，它们还受到历史因素的影响，这些因素在长时段的发展过程中有助于巩固对传染病乃至整个公共卫生的处理方法。尽管在其他许多方面有共同点，但在最近的这场艾滋病流行中，西方国家在预防策略和依法进行干预的思想认识方面仍然存在明显的差异。[163]

比如，应对艾滋病的时间就有明显的不同。在北欧，特别是斯堪的纳维亚和荷兰，反应速度比美国以及地中海地区迅速得多。[164] 瑞典与美国等国家更是为此出台了许多新的法律，希望以此更好地应对这一流行病。[165] 而诸如德国、英国等国家则几乎没有通过什么较为创新和与时俱进的东西进行防控，只是单纯地依靠现有的预防性旧手段，不管人们对这种疾病已有了怎样的重新认识。[166] 从更为具体细致的层面看，这种差异也是非常大的。美国各个州的政府都被要求报告艾滋病感染状况，其中约有一半的州政府会向联邦政府报告血清呈阳性的疑似或确诊病例。但是在德国和荷兰甚至对隐藏的可能接触患者的全面监测规划都无法得到国家认可，不能通过具体的相关法律予以确定。美国根据血清检查的状况来筛选和排斥外国人，印度尼西亚、南非和日本等国同样如此。[167] 相反，除了少数例外，它们的欧洲盟友普遍没有这么做。瑞典或许是最为激进的干预者，然而也没有在边境设防。美国要求对某些公务人员进行病毒筛查，德国一定程度上也是这么做的，但是法国和英国对此类措施都尽可能避而远之。军队在美国会接受筛查，但在欧洲不需要，除了少数例外，比如在非洲执勤的法国士兵。在德国，艾滋病筛查是要匿名的，相关规定非常严格，但在瑞典，这种筛查原则上是不允许匿名的。

尽管病毒检测是自愿的，但在法国和瑞典，检测对预防工作的重要性要远高于英国，很多国家和地区也是如此，比如在奥地利、瑞典、德国巴伐利亚州和美国的一些州，感染 HIV 的妓女都会被筛选出来，禁止工作，在有些国家，她们还会被单独管制。

瑞典和美国的一些州政府要求追踪那些密切接触者，但其他国家和地区的政府却很少这样做。在法国，人们认为医疗保密是应该绝对遵守的基本社会道德，这种思想根深蒂固，整个社会对此也严格坚守，有时病人自己也不会被告知感染了病毒。在其他国家，尤其是盎格鲁－撒克逊民族为主的国家，政府由于担心风险区域之外的第三方人员有可能会陷入不知情的感染危险中，因此会对他们发出相关病情警告，这样就缩小了病患的隐私权限。与美国相比，其他国家在资助艾滋病基础科学研究方面都比较落后。但是，许多人提出了更为坦率直接并且有效的艾滋病信息公共教育运动。盲目扩张的血清流行率研究在美国未受阻挠地被全面接受，但在英国、荷兰和德国等国却遭到国民的强烈抵制。传播艾滋病的行为在美国和德国会被定为犯罪，并将受到公开起诉，而在英国，这种现象则基本上被忽视了。在美国某些城市以及瑞典和德国巴伐利亚地区，同性恋澡堂会被关闭，但在美国的另一些城市以及法国、荷兰，同性恋澡堂则基本上不会受到什么影响。

我们可以用较为激进的事实来对比这种差异：美国士兵在任何地方都要接受堪称世界上最严的 HIV 监测和检验。感染 HIV 的美国士兵受到细致苛刻的监视，必须严格遵守规避病毒传播的行为规则，也必须向他们的性伴侣以及医护人员随时通报他们的血清状况，还被要求实施安全无害的性行为。士兵的配偶也可以了解他们的情况，追踪他们的接触者；他们的性伴侣更是能够在未获其本人同意的情况下被确认，然后接受必要的咨询和测试。不过，即便如此，他们受到的这种对待也可能只比瑞典公民稍微严格一些。相反，一旦荷兰人、巴伐利亚地区以外的德国人以及法国人血清检测呈现阳性，他们可能会无法申请个人人寿保险，而如果他们明知自己已经感染而故意传播这种疾病，则可能会被起诉以要求进行赔偿。但是，除了这两个方面之外，他们的活动范围和个人权利几乎没有受到什么限制和影响。

共识与控制策略

在各国公共卫生策略五花八门的不同序列中，大体上有两种主要类型。名字虽然各不相同，但各自定位的本质却是相对固定的。第一种涉及传统的传染病控制：识别和报告感染者并追踪他们的接触者，对其进行隔离和检疫，积极治疗那些潜在的携带病毒的高危群体，还要采取消毒、清洗以及其他各种抗菌手段来遏制和切断病毒的传染链条。第二种策略的支持者声称，第一种策略传统保守，陈旧且无效，容易收到适得其反的效果，强调卫生官员不应该简单地试图去控制那些感染者，而应鼓励他们积极自愿地遵守传染性疾病病毒的鉴定、检测以及后续的治疗程序，并奖励那些愿意为减少传染病传播而在行为上做出改变的民众。在这两种策略的基础上，也很有可能会增加第三种策略，亦即前面所述的具有英雄般宏大志向的改良主义社会医学方法，它的目的是要彻底根除社会邪恶。由于这一策略的支持者更善于纸上谈兵，而非在实际运用中完全实现他们的雄心壮志，因此，前两项策略在执行政策的选择方面就显得至关重要了。

不过，分类学家并不是摩尼教信徒，拥有光明与黑暗的二元思想，更像是品酒师，只是把葡萄酒分为红葡萄酒和白葡萄酒。事实上，这些预防性策略基本上是二元的，无法兼容。基本达成共识的是，西方卫生当局目前可采用的两种公共卫生策略，一种是强制的、保守的，另一种是自愿的、循序渐进的。当然，也可以说一种是遏制和控制策略，另一种是基于合作和包容的策略。[168]

这些策略所附带的政治价值在词汇表达本身是显而易见的，保守一点的观念往往倾向于采取积极措施，特别是在流行病早期，以尽可能精准地确定、隔离受到潜在病毒威胁的密切接触者，并努力治疗和保障受感染者的身心健康。这种简便高效的技术在过去曾对防控其他疾病起到过效果，因此也没有理由不再使用。相反，进步的观点则倾向于在广泛博大而宏观抽象的社会背景下认识与理解艾滋病，也更为担心那些被感染者受到社会排斥，认为采取强制性的举措会把被感染者逼到社会边缘处躲起来，并坚持认为，在没有治愈方法的情况下，让人们做出行为改变，以尽可能降低艾滋病传播概率是应对这种疾病的最好方式，这意味着应当教育而不是强迫。这种二分法是毫不含糊的。在这两种策略的斗争中，旧式的公共卫生控制经常被反对者贬为法西斯、独裁、极权主义。[169] 在德国，巴伐利亚地区实施的那种传统陈旧的保守主义预防措施（可参见第三章）受到某些激进主义者的极大仇视，他们认为这种方式某些方面类似于当年纳粹对犹太人实施的压制措施，这种提法引起了整个社会的激烈争论。[170]

相反，那些相信传统公共卫生预防措施也适用于艾滋病的人，自然对被描绘成侵犯个人自由感到不快。[171] 到底是谁的自由受到了侵害，这是一个明显带有争议的焦点话题：是那些不幸被疾病折磨的人，抑或是广大还未感染却深受疾病威胁的大多数群体？有种极端的观点认为，面对这种致命性的流行病，牺牲少数公民的权利是值得的，能以较小代价获得重大成效，为避免大多数人的痛苦和死亡做出了贡献。英国著名的内科医生罗纳德·博尔顿（Ronald Bolton）把这个意思表述得最为清楚：对所有人进行病毒筛查，并隔离那些血清呈阳性的人，将会有效地阻止艾滋病的蔓延与发展，如果人类社会从一开始就严格采取这种预防性措施，会节省数百万美元。换句话说，如果能挽救更多人的生命，那么隔离5万例HIV血清阳性者是值得的。[172] 为了避免痛苦地在患病者和健康者互相矛盾的主张中进行权衡，支持传统做法的群体援引疫病防控策略的悠久历史及其延续的稳定性来说服民众。比如，法国右翼国民阵线就争辩道，左翼分子在战后早期曾支持将肺结核列为需要向官方通报的疾病，而对梅毒患者的类似限制也得到了各政治派别的支持。有鉴于此，在法国，集体利益优先于个人权利应该是社会共识，不至于引发争议。而在德国巴伐利亚地区实施管控措施，人们也提出过类似的观点。1986年，在美国加利福尼亚州，由林登·拉罗奇（Lyndon La Rouche）倡导草拟的第64号提案则虚伪地宣称：对艾滋病只采用历史上用于防控其他传染病的古老方法。[173]

右派认为，自愿措施是不够的，对付一种致命的威胁需要更加严格的限制，因此艾滋病应该用传统的疾病防控手段来加以严格控制。任何形式的豁免都是不合理的特权。[174] 如果申请公务员职位者会因为身患糖尿病或多发性硬化症而被拒绝，那么为什么HIV携带者不受到与此类似的对待呢？如果飞行员患有糖尿病或梅毒，他们就会被停飞，可是如果他们患有艾滋病，为什么不这样做呢？假如癌症患者不能购买人寿保险，那么为什么艾滋病患者可以购买呢？既然患有性病性淋巴肉芽肿的外国人在未经允许的情况下不得进入美国，那么为什么要区别对待HIV血清阳性者？[175] 既然可治愈的血管性痴呆在德国和美国是可以对外公开报告的，那么为什么不能被完全治愈的艾滋病就不可以呢？既然疟疾、梅毒或百日咳的感染者是可以被报告以及隔离的，那么为什么艾滋病感染者不可以呢？[176] 既然能禁止那些未接种疫苗或患有其他传染病的儿童正常上学，那么为什么不对艾滋病血清检测呈阳性的学生采取同样的措施呢？既然性工作者会因被怀疑有梅毒等传染病而受到检查，为什么同性恋者不会因有患艾滋病的潜在威胁而受到检测呢？为异性开设的妓院都是非法的，为什么不立法禁止同性恋澡堂呢？反对干涉同性恋性习惯的自由主义者通常希望在公共场所采取禁烟措施，那为什么这两种坏习惯不能都改掉呢？[177] 诸如此类。如果所有事务都按照这种标准推演的话，我们会看到连续性就是保守主义。

事实上，这种推论所体现的辩证法是双刃剑，因为特殊待遇有好有坏。如果艾滋病患者不被社会污名化，而是与其他病的患者一样，他们是否也该受到其他患者所受的限制呢？保险公司是否应该像筛查其他疾病一样，在常规承保中筛查 HIV，以便使艾滋病正常化？跟其他疾病一样，将刑法适用于潜在的传播行为，难道不是规范治疗这种疾病及其患者的方法吗？[178] 或者说，难道现在艾滋病治疗方法的特殊性成了标准？这体现了一种将彻底结束这些限制措施的趋势吗？与面对反歧视行动的种族平等政策逻辑非常相似，这种推理使传统策略的支持者能将自己描绘成民主与公平的典型。同样的规则也适用于所有疾病，对任何人没有例外。[179]

关于艾滋病的大量文献中往往隐含着一种假设，即应对艾滋病的政治策略和预防性策略是齐头并进的。[180] 从广义上讲，遏制和控制策略通常被视为是由右派倡导的，而合作和包容策略则是由左派积极推动的。

然而，正如我们接下来将会读到的那样，这种简单的关联其实并不成立。事实上，当我们在宽泛的国家视野下进行比较研究时，会发现政治策略和预防性策略之间几乎没有共通之处。于是，接下来的问题是，我们如何才能最好地解释为什么工业化国家面临着几乎相同的流行病学问题，反应却如此截然不同。

第二章　从头开始细说

20 世纪 80 年代初，在艾滋病时代刚刚到来之际，人们普遍认为，公共卫生部门对传染病采取的那种传统的隔离限制等方法已经过时了。在慢性病的新时代，这些老方法变得越来越无关紧要，只能遗留于书本中提醒人们那些过去的岁月。但随后艾滋病出现了，诸如霍乱、肺结核甚至鼠疫等传统的恶性传染病死灰复燃，还有可能突然暴发传染性极为可怕的新疾病。而有关传染病防控的法律法规几十年来都没有做过修改。因此，从传染病的防控原则来看，检测、报告、接触者追踪、隔离、检疫和强制治疗等经典的传染病防控技术仍然适用于现代传染病管制。

所有防控艾滋病的国家都配备了一系列应对非性传播疾病和性传播疾病的法律文书。大多数情况下，这些法律都是制定、实施于 19 世纪末到 20 世纪初这段时期，即便有些国家的相关法律因各种原因比较晚近（比如联邦德国是在 1961 年，瑞士是在 1970 年，民主德国是在 1982 年，捷克斯洛伐克是在 1984 年，芬兰更是晚至 1986 年才立法）。这些法律规章所秉持的思想理念仍然是依据战前以及战争期间的那些历史遗产，共同追求的目标是切断病毒传播链条。为达到此目的，各国对传染病患者的行走线路和活动范围都加以限制，有时还规定强制性的治疗以及进行必要的护理。随着传染病在整个世界范围内的普遍减少，这些法律大多在 20 世纪中叶就已经被束之高阁，毕竟心脏病患者是不需要隔离的。

而抗生素和疫苗也已经取代检疫站成为对抗传染性病毒最为有效的武器。这样，世界范围内流行病学的进步与演进掩盖了传统公共卫生程序与个人自由之间的那些潜在冲突。

艾滋病的流行改变了这种境况，它迫使我们现在必须解决半个多世纪以来人们一直在回避的问题。在流行病学以及政治学视野下，继续遵从陈旧的传统手段来对付新的流行病是否具有合理性？血清阳性者难道就可以获得特权，不遵从适用于其他传染病患者的追踪报告、隔离限制以及相应的治疗规则吗？举个例子，如果一名德国医生诊断出了一种不是艾滋病的性传播疾病，却没有将结论报告给病人，他有可能会被罚款。但假如这个病人最终被确诊患了艾滋病，医生也同样有义务坚守职业道德，保护病人隐私。[1]这种做法难道真的是公平、明智或者合理可取的吗？

疫情防控方面所沿用的相关法规是基于细菌学全盛时期的假设而制定的，即传染病是由特定微生物引起的。基于此，人们通过识别、报告和隔离病毒携带者，并对有可能受感染的人员、物品和住所进行消毒，阻断流行病的传播。这种做法基本上不关心宏观的社会环境，即导致疾病传播的肮脏、苦难与污秽等。这些法律忽视了细菌理论出现之前在社会医学传统中占主导地位的疾病预防和治疗方法。

尽管如此，我们的法律也在试图回避疾病特别是性病的道德背景。在20世纪上半叶，大多数发达国家通过的传染病法以及性病法都将关注重点放在微生物层面，尽量避免添加道德伦理要素。其目的是把疾病当作一种纯粹的生物学现象，较少关注其伦理色彩。在许多方面，性病的处理方式与非性传播疾病趋同，具有明显的反污名化倾向。1961年联邦德国的《传染病防治法》体现了这一严厉但公正的做法，一视同仁地看待所有传染病，甚至把梅毒也单纯地视为一种无公共秩序、道德伦理或任何可能联想到扫黄查赌缉捕队和管制卖淫制度等方面特别含义的疾病。[2] 然而，虽然法律可能不再道德说教，但都致力于防止性病传播，倡导对个人行为实施严厉的控制。

在一些国家，诸如瑞典，政府对性病采取卫生国家主义（sanitary statism）的防控策略，对所有成年人而不仅是性工作者进行监管。这显示出对性传播疾病的新看法是严格甚至苛刻的。[3] 所有公民都被认为是潜在的感染源，必须要报告自己的状况，如果患病，就需要接受治疗。性病不再像 17 世纪和 18 世纪被视为一种追求快乐的运动之产物，也不再像维多利亚时代（其特征是中产阶级家庭生活以及浪漫主义文化装饰下的婚姻和爱情）被视为一种道德上的巨大缺陷。随着 19 世纪末人们越来越意识到性病带给人类社会的大面积创痛与身心健康损害，这种疾病不再被单纯地视为个人的不幸遭遇，而被视为毁灭性的社会灾难。造成传染的行为，特别是配偶之间的传染，引起了法律重视，相关责任得到强制执行，这极大破坏了传统医患关系那种严格保密特征。故意传播病毒被视为一种犯罪，对患病但未遵循治疗和预防程序者的惩罚现在由《刑法典》规定。[4] 比如，美国现在的性病立法通常将故意传播性病定为刑事犯罪，而不再是参考其他传染病管制方案。[5]

在两次世界大战期间，许多国家都采取了更为严厉的措施，以遏制军队在与所在地区平民的亲密交往中感染性病，战时防控通常包括病例报告、病毒检测、公费治疗以及推广化学药品和避孕套等干预措施。毕竟，在第一次世界大战期间，美国针对成千上万性工作者的大规模围捕已经证明是极不公正且毫无效果的。[6] 但是，那些不是性工作者的普通公民也受到严格控制。丹佛地区的一项法令允许拘留那些因性犯罪而被捕的人，强迫他们接受检查和治疗。在 20 世纪 40 年代的新泽西州，移民劳工必须在进入该州的前 90 天内接受性病检查。在纽约州，性病患者需要进行实名制报告并接受强制性检查，甚至连他们的联系方式也可以被追踪到。最迟在 20 世纪 60 年代，新泽西州、宾夕法尼亚州和俄亥俄州就允许卫生官员对疑似患有梅毒病症的不服管制者进行强制隔离，直到他们接受必要的检查和治疗为止。此外，被判处流浪罪的人也有可能被迫接受强制性检查。在 20 世纪 30 年代末，芝加哥有多达 31% 的公民接受了瓦瑟曼试验（Wassermann tests）*，并且有时也会进行大规模的性病筛查。而在加利福尼亚、纽约以及得克萨斯州，致使他人感染上性病是要受到惩罚的。尤其是在得克萨斯州，如果有人故意隐瞒自己病毒携带者的身份将会被判重罪，感染者被禁止出入公共场所，也不能参加公众集会。[7]

对于其他类型的传染性疾病，严格控制感染者也是艾滋病时代到来之前的普遍做法。在美国，各州都可以对各类传染病患者的行动与自由施加较为严格的限制。自 19 世纪以来，相关法律就一直支持和鼓励各地的政府管理部门积极采取措施，赋予它们较为广泛的流行病学调查、检查以及鉴定等多维度特权，包括清除以及隔离有传染性疾病的患者。[8]直到 20 世纪末，拒绝遵守感染控制指令的肺结核患者才有可能选择在家中或一所机构里接受隔离。[9]此外，也可以针对某些职业实施特别限制，例如，法律会禁止感染沙门氏菌的人士去从事食品处理工作或者参与儿童保育工作。纽约的牛奶销售商也会接受伤寒病毒的检测，如果确定被感染，就会被取消从业资格，而梅毒患者则被禁止在得克萨斯州从事与

---

* 特指德国免疫学家、细菌学家奥古斯特·保罗·瓦瑟曼（August Paul Wassermann，1866—1925）发明的梅毒血清试验。

食品相关的工作。麻风病人可能被隔离，正如那些接触过天花病毒携带者的人，尽管接触的时间很短。学生如果检查出患有传染性疾病，通常会被学校禁止入学。新泽西州还对关押超过七天的囚犯进行专门的性病检查。[10]

　　与美国不同，为了控制传染病，许多欧洲国家都制定了全国性的而不只是适用于某个地区的法律。在德国，1900 年通过的《帝国传染病法》与 1927 年颁布实施的《性病法》为艾滋病时代到来之后的管控措施定下了基本法则与行动方式。后者要求对疑似感染者进行检查，对患者进行治疗并追踪密切接触者，还要求感染者尽量避免性行为。德国的纳粹政权不管在其他方面造成了怎样的影响，但没有从根本上改变德国针对疾病预防的基本方法。当时，妓女受到国家统一管制，为军队提供服务，性病患者则被谴责为社会寄生虫。[11]在其他方面，纳粹政权并没有改变从早期法律那里继承下来的预防流行病的基本原则，针对性病的防控法则也只是进行了轻微的修正而已。[12]到 20 世纪 30 年代，德国 1900 年通过的传染病法适用范围扩大到包括可传染人类引起肺炎的鹦鹉热（长尾小鹦鹉和大鹦鹉深受其苦）和其他疾病。[13]为打击犹太人以及其他假想的种族敌人，纳粹政权积极援引细菌学的理论信条来为压迫其他民族以及实施最终的种族灭绝政策进行辩护，将斯拉夫人尤其是犹太人视作社会有害微生物，必须彻底消灭他们以保持国家政体的健康。[14]然而，在国内，针对公共卫生立法的细微调整表明，德国政府其实并不准备把四处传播的传染性疾病作为社会管理的优先选项。"二战"后，德国人批评公共卫生措施过于严厉时，所依据的不是极权主义统治的经验，也不是第三帝国以及魏玛共和国时期的法律，而是那些同盟国在各自占领区应对突发紧急事件的立法。[15]比如说，这些措施试图通过扩大实名制的强制性报告，以及强制执行法律规定的医疗诊治举措，来处理这个饱受战争蹂躏的国家的难民潮问题。[16]

当联邦德国自己处理这些问题时，所实施的举措与"二战"前以及纳粹上台前的做法相比并未有多少改变。1953 年，虽然德国针对传统陈旧的性病防治法律法规做了一些适应现代社会发展的修订，但总体上没有根本性改变。[17]为了改变战时以及战后紧急状态下某些常规法律执行中的混乱，尤其是一些法规致使许多上了年纪的已婚妇女与性工作者混杂在一起，被装载卡车运走以接受性病治疗，德国人从极权主义的短暂插曲中跳了出去，回到了现在看来较有自由主义特征的 1927 年法律体系。[18]那些被怀疑患有性病的人需要接受强制措施，以便得到必要的检查以及接受住院治疗，此外也要遵循不可外传的隐秘处方治疗方案的安排。那些容易导致患病的职业会受到限制，性工作者和滥交人士将需要定期检测与报告梅毒患病情况，处于感染期者禁止性行为。感染过梅毒者如果要结婚，需要接受婚前检查，假如病毒仍然有传染性，他们只有在配偶知晓的情况下才允许结婚。梅毒患者不允许献血或进行母乳喂养，也不允许护理其他妇女的孩子。性病患者如果拒绝治疗、构成传播病毒的威胁或隐瞒其接触者的信息，会受到实名举报。主治医生也有权力追踪接触者，如果医生担心中断治疗可能发生传播行为，则可以直接上报接触者姓名。在没有其他选择的情况下，所有措施都是可以直接实施的，尽管有些潜在的有害医疗干预原则上需要患者的同意。

1961 年，联邦德国通过了一项新的传染病法，延续了除性病以外的所有传染病防控策略的较早传统。[19]与此前的 1900 年法律类似，它也将干预对象详尽细致地分为五个类别，包括病人、疑似病人、疑似感染者、携带者以及疑似携带者。这项法律规定要以实名的方式分类报告相关人员的基本情况。与单纯的性病防治法律不同的是，它不要求病人接受治疗，但它迫使无症状的携带者必须登记和更新住址、工作情况，并在住院时对其病情提出预警，这些措施严重限制了病人的就业。而且，在流行病暴发时期，它也允许政府强力干涉个人的行动自由，损害个人身体的自主权利，并无视家庭的神圣不可侵犯。此外，它还允许行政机构干预个人隐私性财物并对其进行检查，要求与疾病信息相关的所有人士报告自身情况，受感染者则有义务接受必要的调查、X光检查以及相关化验，在征得个人同意后，也可以进行更为广泛的医疗干预（包括清除胃内容物、脊髓穿刺等）。不仅如此，它也允许当局制定法律规章，确定那些可以预防疾病传播的具体行为。在最糟糕的情况下，它还允许隔离患者（不过病毒携带者只有在不遵守规定或危及他人时才会受到限制），这包括可以随意打开他们的邮件，以及制定相关措施防止他们逃离隔离病房。更为严格的是，它还规定如果有人胆敢传播某些特定疾病就有可能面临牢狱之灾。

在瑞典，1919年的《流行病法》（*Epidemic Disease Law*）确定了传统的隔离公共卫生制度与相关行为举措，以高效防控传染病。1918年的《性病法》（*Lex Veneris*）特别适用于性病，主要内容是试图像对待其他传染病一样对待性病，最终目的是结束对卖淫的监管以及对商业性行为的关注，将社会大众的注意力转移到性传播疾病的所有携带者身上，无论是应召女子还是有家庭的男子。与这些法律不同的是，1968年的《传染病法》（*Contagious Disease Law*）又拓展了一个崭新的领域，将所有可在人群中发生传播的疾病，不管是性病还是其他类型的疾病，都统一置于共同的防控管制措施之下，降低了性病在这个国家历史上的特殊地位。[20]瑞典人通过这种带有历史延续性的公共卫生管理制度之新时期现代化版本，蓄意拒绝了英国与荷兰等国所采取的鼓励自主自愿原则以治疗性病的方法，这在工业化的发达国家中是比较例外的。瑞典人为此种方法在很大程度上被国外广为效仿而感到无比自豪，并认为源于历史传统的抗疫方法已经证明了它的价值。[21] 根据德国的经验，传染性疾病的受害者可以分为四类，分别是患病者、无症状病毒携带者、疑似患病者以及疑似病毒携带者。对于那些法律要求应该及时报告的患者需要进行必要的检查和测试，这些人的行动自由可能会受到限制，甚至会被安排到一家医院进行隔离。在流行病扩散期间，法律会授权政府针对民众住所进行消毒，并可以销毁相关衣物和床上用品。重灾区的人们有可能被隔离，禁用或销毁个人的某些财物也是可能的。如果处于战争或国家紧急状态，政府可以切断整个地区的联系，以防止疾病的扩散。

尽管性病与其他传染病的防控都被纳入同一法律体系中，瑞典对性病的治疗仍然与其他疾病不同。与其他类型的疾病相比，性病患者的个人自由受到的限制更大，这在很大程度上是由于社会上的性工作者最有可能受到折磨摧残，因为这些人被普遍认为是不愿意接受治疗的，而且他们即便没有遭受政府传唤管制，也不愿主动做防控性病传播的事情。[22]那些怀疑自己患有性病的人必须接受检查和治疗，并遵循主治医师的规定，针对顽固不化者，要强迫他们接受检查、隔离以及治疗。主治医生也会尝试追踪接触者，必要时将按照警方要求对所有接触者进行检查和治疗。认真履行这一义务的普通公民，政府会免费为他们中的性病患者提供体检以及后续治疗。而性病患者，包括仅仅是怀疑自己受到性病折磨的人，如果明知道有传染风险却与他人发生性关系，可能会受到法律的惩罚。[23]

在英国，与疫病防控紧密相关的文本是 1936 年颁行的《公共卫生法》(*Public Health Act*)，这部法律雄心勃勃地实施了庞大的一揽子措施，涵盖了性病以外的所有应报告政府的传染病，试图尽可能地阻碍传染性病毒的传播，禁止相关病人从事各种类型的职业以及个人活动，并允许无法在家隔离护理的病人通过住院的形式进行治疗。[24] 英国政府后来的立法只改变了这种传统做法的一些细节，比如，1961 年的《公共卫生法》规定，政府可以授权针对那些疑似传染病患者进行强制性检查。1968 年的《健康服务和公共卫生法》(*Health Services and Public Health Act*)也是如此，它要求报告霍乱、鼠疫、回归热、天花和斑疹伤寒等各类传染病的受害者姓名，并对病毒携带者进行检测。1984 年颁布的《公共卫生（疾病控制）法》更是将这一方法继承下来，延续到刚刚到来的艾滋病时代，不过它并未包括其他新的疾病。这部现代社会出台的法律使用了较为怪异以及不合时宜的语言表述，常常一字不差地直接抄袭 19 世纪历史上的那些先例，迫使医生报告患者的具体姓名和地址，并威胁要对所有使他人遭受病毒侵害的行为处以罚款，包括借出或出售床上用品及抹布等日常用品，甚至连将那些未受感染的衣物送到公共洗衣房进而导致病毒感染的事件也算。它不让病毒感染者从事某些职业，或者给予一定补偿将其开除，将受病毒感染的儿童驱逐出学校，不让其出入公共场所。同时它也禁止遭受病毒侵害的人在公共图书馆借阅图书，还授权允许他人销毁其藏书，强调任何住所都应该公示其病毒感染情况，房屋出租前必须做好消毒措施，还禁止感染者使用公共交通工具，强制对那些患者以及病毒携带者进行检查，并要求将那些无法在家实现自我照顾的病人送到医院接受更好的治疗。

然而，与瑞典和德国不同的是，英国并没有颁行专门的法律规章来系统性地针对性病进行防治。19 世纪中叶的《传染病法》(*Contagious*

Disease Acts）由于遭到社会舆论的强烈反对，进而引发激烈争议，最终于 1886 年被废除。此后，主要规范、制约驻军城镇中某些妇女卖淫活动的法律服务体系宣告结束，政府对性病管制日益趋向于采取较为尊重个人意志的自主自愿措施。1913 年，英国一个皇家委员会就性病建议在遍布全国的诊所广泛提供免费的医疗服务。这种偏重于自主自愿而非强制性的性病管理与防控策略现在仍然是英国的选择。

在法国，由于公共卫生管理方面的长期滞后，有关立法是较后才出台的，不过不管怎样，1902 年的《公共卫生法》的颁布还是意义重大，使得法国在传染病防控领域基本达到了与其他欧洲国家较为同等的水平。[25] 这部法律介绍了传染病的基本防控与管理程序：主要是向上报告某些疾病，消毒以及清洗那些可能遭受病毒污染的物品，然后切断疾病传染源。但是，在性病方面，法国人只是在第二次世界大战后才改变了传统的预防性举措。在拿破仑一世统治时期，对卖淫行业的管理虽然没有多少创新可言，但也已经较为完善，并且形成了制度。尽管在 19 世纪末，法国有过改革或废除公娼制度的零星尝试，但在 1945 年之前，这样的努力几乎没有取得什么成果。[26] 直到 20 世纪 60 年代，法国民众才开始关注那些被遗弃的妓女，于是开启了新的改革，这次改革效仿了斯堪的纳维亚半岛国家的做法，不过也有一些国内的先例做参考，包括 20 世纪 30 年代末的人民阵线（Popular Front）时代以及后来被德国占领的维希政权时期的措施。

所有国家的现行法律都源自历史传统这一事实意味着，当 HIV 开始流行后，19 世纪末的诸多传染病防控举措与制度仍然是有效的。对于除艾滋病以外的传染病，传统的预防措施仍然存在，在需要时付诸执行的情况越来越少。对于性传播疾病，仍然倡导定期对卖淫者施加限制，但对于其他疾病，施加限制的间隔时间在延长。1965 年，巴伐利亚州出现了一个罕见的但曾经极为常见的措施，就是在三起天花感染事件曝光后，84 名相关的邻居都被隔离，其中一位男子被隔离的唯一理由是读了水表。[27] 现在的问题是，随着艾滋病的侵袭，应对这种人类历史上从来没有过的崭新疾病的方式是否能与传统流行病的一样。或者，在这么做的同时，之前那些预定的防疫规则有没有发生什么改变？

书本上的知识被淘汰了吗？

有句谚语说得好，"将领总是在打过去的战争"，大概是指军事政策通常都是根据过去的战争经验制定的。这句谚语对传染病防控同样适用，大多数国家的决策者在遇到同类事务时，第一反应就是把他们国家历史上所有可用的相关措施都拿出来古为今用。正如霍乱在 19 世纪 30 年代初袭击欧洲时，人们最初也是用历史上防治鼠疫的方法来应对的。同样道理，艾滋病到来后，人们刚开始也是依赖现有的传染病立法与具体管制措施。从这个层面上讲，公共卫生官员能获得公众的支持，还经常受到民众的怂恿，毕竟他们面对着一种来历不明的崭新疾病——具有令人不快的联想、令人难以理解的传播途径、无情的杀伤力，当然，最后一点在广大民众看来是最糟糕、最需要警惕的。于是，他们呼吁政府采取严格的措施，并希望自己能在回顾过去时，感受到的是疫病防控胜利后的惊喜而不是濒临死亡时的遗憾。然而，正如我们将看到的那样，事情很快就发生了改变。随着事态的发展，人们对疾病的性质有了更好的了解，紧接着艾滋病的最初受害者们也通过群体聚合的方式起来捍卫自己的权利。为应对这些新状况，现代社会的公共卫生管理部门开始认真考虑决策的方向。当出现这些变化时，传统用以对抗传染病的陈旧方式往往会遭到抵制。

　　关于为什么现在应该绕过或抛弃那些传统的传染病管控措施与防治制度，最流行与常见的共识性凭据是基于技术层面的考虑。因为普通的人际接触导致 HIV 传播是不容易的，它需要某种形式的直接性血液或体液接触。因此，如果像天花与肺结核等直接传播的疾病那般严格管控艾滋病，动辄就强制隔离病毒感染者，在某些情况下并不是合适的选择。而且，HIV 的预估潜伏期漫长且不固定（随着近期多年甚至几十年无症状的 HIV 血清阳性群体的出现，该病毒的潜伏期还在不断延长），针对 HIV 接触者的追踪和报告变得几乎毫无意义。由于全世界的 HIV 血清阳性人数短时间内迅速增加到六位数，然后又增加到七位数，因此从逻辑上讲，隔离所有潜在的 HIV 感染源是不切实际的。毕竟旅行现在已经不再是上流社会的特权，而是一种大众普遍的日常乐趣，而且，现在的港口检疫在机场似乎很难得到严密细致的组织与审核。此外，由于 HIV 不是以草率的方式在人群中进行广泛传播的，而是有选择性地传播给某些与感染者密切接触的人，因此采取有针对性的措施，而非对待一般性传染病的普遍管控，是有一定道理的。[28]

　　但是，仅凭这些技术性的考虑并不能解释为什么传统的公共卫生管控举措不能统一适用于防治艾滋病。事实上，执行那些与艾滋病性质不契合，以及无视其政策实施社会背景的防控策略是不可能成功的。毕竟，在非独裁类型的诸多政体中，公共卫生都不可能以任何一种极为严格的方式成为强制性的政策手段。正如一位观察人士所说的那样："公共卫生机构在相关领域被赋予了某些权威，但这并不是真正的权力。"[29] 然而，目前针对艾滋病已经实施的诸多限制，以及各种可能的应对措施，再加上本书所提及的各国实际采取的艾滋病防控策略，都毋庸置疑地表明，无论是在技术领域、生物学方面还是流行病学认识维度上，几乎都没有直接规定该怎样与艾滋病进行斗争。因此，艾滋病这种类型的疾病本身并没有任何东西试图排斥传统防控技术。

由于目前还没有治愈的方法，预防是限制艾滋病等类型流行病的唯一途径。但预防并不一定意味着公众教育以及个体自愿行为的改变，理论上，预防也可以包括定期针对特定的人群进行集体检测，并对那些血清呈阳性者进行单独隔离或限制行动。对此，一位德国自由主义者认为，正是因为艾滋病没有治愈方法，所以有必要采取及时上报感染情况等预防措施。[30] 在某些国家，传统防控手段遭到抵制不是由于科学或流行病学因素的影响，而是受到某些政治因素的制约。HIV 感染者以及潜在高危人群的生活方式是艾滋病蔓延的决定性原因。这样看来，个人自觉自愿的行为改变是非常有必要的，也可能是预防此类疾病最大的希望。但从另一角度而言，也正如瑞典政府依据艾滋病蔓延的同样事实所得出的结论一样，它也在明确地提醒社会大众，如果个体行为不能发生显著改变，强制性的住院隔离及诊疗还是必要以及正当合理的选择。[31]

不过，艾滋病的固有性质并不会必然导致某种形式的预防策略，那些反对实施必要的限制性措施者试图把自己的立场说成是根据艾滋病的内在特质而做出的正确选择。[32] 性行为和吸毒行为常是私下的，基本上超出了国家的控制范围。因此，要想影响这种行为，就必须依靠与受害者通力合作，进行必要的教育与行为矫正，而不能简单地依靠法律的强力干涉与制裁。但在事实上，这种个体行为本身也不是完全孤立的，无法决定他们可以永久性地不受国家的管控。于是，当某种措施过于偏重个人因素而轻视法律干预，这显然就是一个纯粹的政治抉择，而不是由流行病类型的内在性质决定的。相对于国家干预，性行为从来都是自由的。不过在美国的许多州，肛交原则上仍然是非法的。在整个 19 世纪，尽管人们性成熟的生物学年龄明显下降了，但合法的性行为大多数都是在年龄较大时发生的。到 20 世纪末，婚内强奸这种在法律上很难得到支持与承认的性行为，现在也被法律明文禁止了。[33] 几年前，许多现象被公认为无害的调情而不受法律支持，但现在就有可能被归为性骚扰案件而受到严厉惩罚。如果这种应对方式的转变并不是由疾病内在的性质决定的，那又是由什么决定的呢？不过，我们在解决这个问题之前，还要确定具体的反应方式究竟是什么。

第三章　上一场战争：传统公共卫生策略与艾滋病

第一个问题是，是否可以将艾滋病仅仅视为另一种类型的传染病，将其受害者视为传统预防措施所针对的一般性对象。第二个更为宏观抽象的问题是，人类社会古老传统的检疫预防策略面对此疾病是否能够而且应该得到大规模应用。是否应该进行筛查（针对所有人，或者只是某些高危人群）以确定 HIV 的血清阳性者？一旦被确认，针对那些患者甚至是仅仅具有潜在威胁的疑似感染者，是否应该追踪他们的性接触者以及共用注射针头者并警告他们？反过来，是否应该要求受感染者接受一切可以获得的治疗？他们是否有义务遵循必要的行为规范，以尽量减少传播，同时承担刑事和民事责任？如果他们不顾警告，坚持实施有可能危害第三方的行为，他们会被隔离吗？所有这些问题的解答在不同国家是大相径庭的。

由于现代社会已经有了许多针对传染病的立法，那些赞成对艾滋病采取干预措施的人认为可以不必通过新的立法，只需将艾滋病这类新型传染病纳入原有传染病防控体系就可以。比如，巴伐利亚州实施的那种较为严格的预防措施，其所有的规章都是源于德国此前的传染病防治法律法规。当美国试图拒绝移民中那些血清呈阳性的人时，它也必须通过公共卫生服务部将 HIV 感染者列入现行联邦法规所确立的能实施驱逐的疾病清单来进行操作。科罗拉多州则采取了一种限制性做法，充分意识到在新的流行病到来时需要继续采用较为传统的公共卫生管制策略。[1]
美国的保守派政治家主要试图通过强调政府针对其他疾病业已采取的一
系列行之有效的连续性措施，来确立预防艾滋病的限制性措施的正当合
理性。[2]

第一个问题是确定艾滋病到底是何种类型的疾病：是包括性接触传
播在内的一般可传播疾病，还是类似于梅毒、淋病等特定意义上的性传
播疾病，抑或是不属于这两类疾病的另一种疾病？如果纯粹从生物学的
角度来看，性病是不存在的，因为大多数通过生殖器官接触传播的疾病
也可以通过其他膜或直接通过血液进行传播。性病主要是人类的社交习
惯造成的，这种习惯随着社会工业化与城市化的发展而进化，逐渐将潜
在的传播接触仅仅限制在性行为上，而不是所有社交活动。人类社会早
期的生活方式和习俗非常有利于通过日常生活以及性行为来传播疾病。
但是当城市化与工业化发展后，个人卫生和避免亲密接触的习惯开始被
明确定义为文明礼仪，可能传播疾病的性行为也就成为一种只允许我们
与最亲密的伴侣接触的行为。早在 19 世纪，梅毒就已不被认为是纯粹的
性传播疾病，因为它也有可能通过人们的日常交往而扩散。比如，当旅
行者在旅途中使用房主提供的床铺时，当家人同睡一张床时，当母亲吸
吮男婴的阴茎试图使其平静下来时，或者舔舐孩子眼睛里的麦粒肿，或
者在喂孩子食物前先将食物放在自己嘴里咀嚼时，都有可能传播梅毒，
很明显梅毒的传播途径并不仅仅限于生殖器官。[3]个人卫生以及社会的一
般行为规则（除了儿童以及爱人之外应避免直接的身体接触），使性病成
为一种较为特殊的疾病。

艾滋病的出现又让此类话题获得关注。一般来说，在其所有的传播
途径中，只有一种是在真正意义上与性行为有关联的，尽管这种状况在

某些国家占据主导位置。学校里有儿童 HIV 血清呈阳性的状况一度引起歇斯底里的恐惧，这明显是源于偶然的日常生活接触。此外，庸医不断兜售设备和清洁剂，承诺使日常接触变得无害，这证明了我们对于艾滋病抱有极大恐惧，并不只是将之局限于性病范畴。[4] 海地的观察家们表达了类似的担忧，声称妇女们在食物中混入经血是为了确保男性对其的绝对忠诚。[5]

因此，将艾滋病划分为传染性疾病还是性传播疾病的决定，既有政治因素的影响，也受到生物学以及流行病学因素的制约。在某些国家，做出这种区分至关重要。传染病的治疗方法通常与性病是不同的。例如，我们会强制追踪性病患者的密切接触者，但是对于某些传染性疾病，则有可能直接拘留患者。如果某人蓄意传播性病，是要承担刑事责任的，这也与传播其他疾病不同。此外，对性病患者的医疗保密一般会更严格。[6] 在瑞典，一旦政府决定将 HIV 检验呈阳性者以及艾滋病患者当作性病患者，这些人需要遭受强制性隔离，某些原本拥有的社会福利及个人权利也会被剥夺。[7] 一些国家之所以拒绝将艾滋病归类为性病，正是为了避免出现类似后果。尽管右翼政党极力主张，丹麦人最终还是拒绝将艾滋病纳入现有的传染病法管理体系，该法允许采取强制检测与拘留等措施。当他们认为类似的性病防治法律体系同样也不适合防治艾滋病这种新型流行病时，他们将之完全废除了。[8] 荷兰人则决定不将艾滋病纳入传染病和性病类型的立法，拒绝对艾滋病的受害者做出较为严格的限制与规定。[9] 除了佛罗里达州、伊利诺伊州和肯塔基州等少数地区以外，美国大多数地区都没有将艾滋病归类为性病。在纽约，如果不是该州卫生委员会的委员大卫·阿克塞尔罗德（David Axelrod）在 1990 年拒绝将艾滋病归类为性病的话，所有遭受 HIV 潜在威胁的人都将被通报和接受病毒筛查，他们的接触者会被追踪甚至隔离。[10]

在法国，艾滋病最初在 1986 年被列为一种传染性疾病，这就引出了要求民众死后尸体立即入棺，且棺材在运输时还要密封起来等做法。但是，到第二年，法国就针对艾滋病重新做了分类。政府颁布的《卫生法典》有专门涉及艾滋病的章节，以避免对某些过失性行为实施严厉惩罚，如对未能接受治疗的病人判处监禁。这也使得该问题不再受当地政治势力，特别是南方地区各部门的右翼国民阵线群体的控制与管理。法国政府掌握了许多政策特权，抵制和反对传统的防控管制措施。[11] 相比之下，意大利和瑞士则将艾滋病列为传染性疾病，对感染者及相关波及人群实施各种限制性措施。[12] 与其他国家不同，澳大利亚不同的州对艾滋病的认知迥然有别，有些将 HIV 感染视为一般性传染病，有些则将之视为单纯的性病。不同归类导致不同对策与后果：有的要求上报病毒感染者，有的禁止感染者在不告知伴侣的情况下发生性行为，有的将 HIV 血清呈阳性者在不通知司机的情况下乘坐公共汽车定性为犯罪（主要在澳大利亚西部）。[13]

令人惊讶的传统派联盟：瑞典和巴伐利亚

也许，瑞典和德国两个国家的不同做法最能说明公共卫生当局面临的艰难抉择。在瑞典，1985 年 9 月的第一批官方法令之一是将艾滋病列为 1968 年《传染病法》范围内的一种性病。[14] 在这里，传统预防流行病的方法得到了延续。[15]1985 年以及 1988 年瑞典政府颁行的法律，修订了 1968 年颁行的《传染病法》，不仅涵盖了当时已经开始全面表现出相关症状的艾滋病患者，而且还包括了血清检测呈阳性者，从而在人类社会艾滋病流行的早期阶段将两者合并起来实施统一管制。[16] 因此，瑞典调动了适用于其他传染性疾病的全部预防性措施。这需要民众坚强地承受随时可能遭受隔离的痛苦，所有疑似感染 HIV 的人都必须寻求医疗护理，并遵循主治医生的建议矫正行为，所有成员都可能需要做 HIV 检测。此外，还要追踪他们的密切接触者，对其采取同样的限制性措施。

医生极为重视那些 HIV 检测血清呈阳性的患者，要求他们在进行性行为时要绝对注意安全，建议他们遵循以下原则：只能与某个已知血清呈阳性状态的固定伴侣发生性行为；不论在什么情况下，只可以进行较为安全的性行为（整个过程必须戴避孕套）。此外，医生也建议他们不要吸毒，当然也不能和他人共用针头，同时必须把自己的真实情况全部告诉主治医生。如果这些血清阳性者胆敢忽视医生的上述建议，他们就可能遭遇举报并被隔离在一所专门的医院。最初，这种隔离的期限可能并不确定，但后来有了固定期限，一般为三个月，此后又延长到半年。[17] 那些与他们知道的被感染者发生性关系或者共用针头的人，会同样被视为病毒感染者，也必须接受检查，并遵循医生的相关建议。如果有病毒检测后血清呈阳性的患者在进行性行为前未告知其伴侣，或没有遵守国家规定的医疗方案，他们就要遭受法律惩处，还有可能被判入狱。在这方面，瑞典的法律极为严苛，它并不要求明确提供证明疾病是故意传播的证据，仅仅是怀疑那些受感染者可能不遵守法定规则就足以让其受到法律制裁。例如，如果有受感染的吸毒者胆敢说他将会进行无保护的性行为，那么法院凭借这一点就可以对他判处为期三个月的监禁。[18]

不过，这套法律体系也承认，法律干预的重拳出击很有可能会吓到那些感染艾滋病的人群，促使他们逃离与躲避治疗，从而不利于遏制与防控这一现代社会流行病目标的实现。有鉴于此，传染病法不再对那些发生性行为的病毒感染者实施惩罚，因为刑法在任何情况下都可适用于传染病案例。即使只是怀疑存在此类行为，医生也必须按要求报告。与其他性传播疾病一样，HIV 血清阳性者以及艾滋病患者也都需要匿名上报，具体使用的编码系统来源于被感染公民的个人身份证号码。除非医生相信他们会自愿地进行 HIV 筛查，否则所有与感染者有过接触的人都必须实名上报。[19] 尽管瑞典国家健康和福利委员会（National Board of Health and Welfare）特别排除了以高危人群的生活方式作为怀疑病毒感染的依据，进而强迫其接受检查的正当合法性，但它确实也认为高风险状况应该引起重视。[20] 显而易见，虽然同性恋者、吸毒者或性工作者等群体的特性不足以要求其接受强制检查，但是，那些肛交者或实施商业性行为者以及注射毒品的人应该是要接受必要检查的。换句话说，问题不在于生活模式，而在于生活行为。隔离措施被多次使用。1986 年，一名吸毒者被强制隔离（由两名警卫看管，灯也一直亮着）；1987 年 4 月，一名血清检测呈阳性的妓女因为拒绝使用避孕套被隔离。到 20 世纪 90 年代中期，为做好艾滋病防护，1988 年《传染病法》规定的强制性隔离等措施已被使用超过 60 次。感染者或疑似感染者隔离的平均时间达到一年，但也有案例是至少被隔离了好几年。[21]

在德国，这场流行病的主要斗争之一是将 HIV 和艾滋病归入 1961年《传染病法》的立法管控。目前书中提及与分析的所有国家中，德国可能是艾滋病相关法律在制定程序和内容上争议最大的。此前的《传染病法》允许政府拥有广泛的甚至是极端得近乎专制的干预权力。[22] 然而，从社会发展实际来看，这种说法往往是空头支票，难以通过政治手段实现，并且最终有可能根本就无法兑现。

从法律意义上说，艾滋病是一种可传播的疾病，这一点在德国是没有争议的。[23] 如果适用于艾滋病这种流行病，1961 年德国颁布的《传染病法》可以依法针对疑似感染者进行病毒筛查和检测，要求他们定期到卫生部门报到，并在必要时定期强制对性工作者及嫖娼者进行病毒检测。不仅如此，它也可能会要求感染者报告其具体住址以及工作的变化，并授权相关工作单位禁止其从事某些工作，甚至强制隔离这些人。与此同时，这部法律也支持针对患者以及 HIV 感染者实施必要的医疗监督，也可授权当局关闭那些能促进病毒传播的公共机构和会议场所。对于私人财物，法律也授权政府可以进行必要的管制，包括感染者和疑似感染者的住所，还允许政府机构禁止妓女以及医生在感染的情况下工作。为尽可能规避艾滋病，《传染病法》也会授权卫生官员制定预防病毒传播的规范性行为举措，积极警诫广大民众严格约束自己的行为，包括使用避孕套，告知配偶及伴侣身体状况，不捐献血液、器官或精子以及不照顾护理婴儿等。然而，法律并未像对待其他疾病那样，允许实施强制医疗，也不要求实名通报所有的 HIV 感染者和患者。[24] 但是，1961 年德国颁布的《传染病法》并不允许对所有感染 HIV 的人进行隔离，毕竟这种疾病的传播概率很小，当然那些拒绝采取遏制病毒传播措施的人除外。除了性产业之外，这部法律是否会禁止 HIV 感染者从事某些特定职业，目前来看也不是很清楚，因为就许多职业的实践表现来看，能造成 HIV 感染的概率同样很低。[25]

德国 1961 年《传染病法》最大的潜在影响在于它对 HIV 感染者的定义几乎是无限的，这是从 1900 年该法的前身那里继承下来的。该法为艾滋病的防控管制对象确定了五组潜在目标，根据具体的感染状况归类为病人（血清呈阳性且有症状）、疑似病人（有相关症状但血清检测呈阴性）、HIV 携带者（血清检测呈阳性却尚未有相关症状）、疑似携带者（那些怀疑被感染的高危人群，没有相关症状且病毒检测血清呈阴性）以及疑似感染者（怀疑感染了 HIV 的人，但既没有患病，又不是病毒携带者，只是有这种可能性）。政府采取强制性干预措施的力度完全取决于一个人是如何被分类的。反过来，这些分类并不是完全确定的，有很大的弹性以及延展性，几乎任何人都可能同时适合好几个类别。这方面唯一的例外可能就是霍华德·休斯（Howard Hughes），他有着严重洁癖，时刻担心遭受急性细菌的感染，整天忧心忡忡，外出散步时也会穿着一双用纸巾盒做的安全鞋。在这套法律体系下，任何人都可能被怀疑是艾滋病的病毒携带者或感染者，而其实这没有任何医学上的那种绝对可靠的疾病发作迹象或与真实感染者密切接触的铁证。对此，一些观察家指出，这种法律评判标准使得所有以前曾经生活在稍微"危险"环境下的人面临威胁，因为他们都可以被当作艾滋病的疑似感染者，尤其是性工作者及嫖娼者群体，还有那些光顾桑拿或浴室的同性恋者。巴伐利亚当局甚至会确定地将那些性工作者以及静脉注射吸毒者归类为艾滋病患者或 HIV 携带者。[26] 而另外一些人则愤怒地断言，如果每一种危险行为都被同等地计算，那么所有性行为活跃的公民都将受到严厉的惩罚。毕竟，婚外恋或一些其他较为危险的日常身体接触并不少见。[27] 这项法律允许政府机构怀疑，在大城市的公厕里发现的任何男性都可能具有传染性或者是 HIV 携带者，从而造成其个体自由受到极大的限制。[28]

　　由于拥有如此强大的力量，德国政府并没有始终如一地寻求应用继承下来的疫情防控技术。政府援引《传染病法》以及《性病法》及其广泛的社会影响，认为制定新的法律法规并无必要。[29] 有了这样的立法武器，政府占据着艾滋病应对的主导优势，既可以阻止社会上针对艾滋病患者要求做出更强烈干预的呼声，也可以威胁那些拒绝改变危险行为的顽固不化者，而且基本上不需要动用武力。[30] 人们大都倾向于认为艾滋病属于《传染病法》管制范围，但其实真正专门针对艾滋病这种新型流行病防控的条款几乎没有。[31]

然而，以一种更为明确的阐释，让传统的《传染病法》以及《性病法》完全适用于这种新型传染病，在政治上仍然是行不通的。1984年，德国的大多数州否决了一项承诺对艾滋病采取许多与之前防控传染病与性病类似措施的法律草案。第二年，各州卫生部长再次聚集起来，一致反对将艾滋病列为应报告具体身心症状的疾病，这种状况有助于波恩当局转移注意力，将关注点集中于实施某种不那么强制，主要立足于尊重个人自由意志的协商一致与自主自愿的做法。[32] 到了1986年或1987年，德国就自愿自主的做法已经形成了一种笨拙的共识。在一个重要的历史性转折时刻，德国放弃了传统的流行病防控措施。当时执政的基督教民主联盟以及自由民主党联合政府，在社会民主党的支持下，一致认为完善的公众教育以及个体化自愿行为的改变应该是预防与控制艾滋病的基础。尽管他们仍然有可能保留并延长《传染病法》，但他们都强调艾滋病相关人士是不应被公开报告的，也不需要对风险群体进行常规或强制性的筛查。[33] 1987年成立的艾滋病调查委员会（AIDS Enquête Commission）也大体上支持这种做法。[34] 其最后出版的报告敦促政府有必要将艾滋病公众教育以及相关信息公开作为防控艾滋病的主要策略，而那些更为严厉的干预措施可以仅仅针对教育后还顽固不化的人。[35]

然而，此类共识只在某些地区达成，其他很多地区并不愿意遵从。比如，巴伐利亚州就坚持要把历史遗留下来的传统疾病预防技术应用于艾滋病，并于1986年推出了自己预防性的"特殊道路"。这部分是由选举策略决定的，那里的基督教社会党希望彰显自己的独特性，在1987年春季选举中展开特别行动，以便达到与他们盟友区别开来的目标。[36] 此外，德国黑森和北莱茵－威斯特伐伦州的政府也在艾滋病防控问题上态度不一，与其他联邦地区发生冲突，不过他们没有立即拒绝及时上报 HIV 感染案例以便于管控的想法。[37] 但是，巴伐利亚人在艾滋病防控领域极为重视延续传统，且表现得尤为坚决，甚至还徒劳地试图在联邦议院中说服其他州政府也采纳他们的做法。此后，联邦政府原本达成共识的同盟内部也出现了争议，基督教社会党人推动了巴伐利亚州的策略，而基督教民主联盟的丽塔·苏斯穆特（Rita Süssmuth）以及她领导下的青年、家庭、妇女与卫生综合事务部则代表了一种更能体现个人意志的做法。[38] 联邦政府掩盖了这些分歧，既没有能力也不愿意去控制那些地方与国家政策有明显分歧的领域。[39]

在德国的联邦制政治体系中，疾病控制属于地方特权。因此，巴伐利亚人在很大程度上可以执行自己的艾滋病防控管制策略。因为他们只不过是将历史上业已存在的传染病立法扩大到艾滋病这种新型疾病，所以他们不必去寻求制定新的法律（这可能会引起各种争论），转而通过行政法规来解决。[40] 巴伐利亚一旦将艾滋病添加到应及时上报的疾病名单中，就需要对各种类型的群体进行普及性的病毒筛查。德国大多数州政府都认为，在没有潜在传播行为证据的情况下，即使属于受感染的高风险群体，也不应该接受病毒检测。相比之下，巴伐利亚州仅凭性工作者或吸毒者这种社会标签，就可以针对公民进行 HIV 检测。[41]

1987年，巴伐利亚地区发布了主要针对性工作者以及静脉注射吸毒者的艾滋病防控措施。尽管法律有明确的针对性，但从理论上来说，在这个州内，任何被怀疑有可能感染 HIV 的人都可以接受检测（必要时还允许使用强制性手段）。[42] 1988 年，一项司法裁决特别允许卫生部门仅在稍有怀疑、尚没有可靠证据的情况下就果断采取行动。[43] 除此之外，巴伐利亚州还对公务员申请者、寻求居留许可的非欧盟地区外国人以及囚犯群体进行筛查。一旦发现被感染，他们就不能再居住在这个地区。所有可能会传播疾病的有居留资格者都可能被驱逐出境。不仅如此，那些非本地区的吸毒者以及性工作者，即使没有感染 HIV，也可能被驱逐。防控措施还禁止 HIV 感染者去献血、捐精或捐献器官，也禁止那些受感染的妇女哺乳。血清阳性者必须警告他们的性伴侣以及卫生保健服务提供者，以引起他们的警惕和重视。卖淫群体，无论是男是女，必须接受 HIV 筛查，也必须在工作中使用避孕套，一旦被感染，所有的交易都被禁止。取缔和关闭同性恋澡堂和妓院是可能的。所有的酒吧、迪斯科舞厅、桑拿浴室以及其他公共设施都可能遭受政府的严格监管。[44] 所有的 HIV 感染者都被警告传播疾病是可能遭受惩罚的，而那些拒绝改变有可能造成疾病传播行为的顽固不化者可能会被隔离。

因此，瑞典和德国巴伐利亚州一致决定将传染病防控的历史经验应用于防控艾滋病这类新型传染病。虽然信奉新教的瑞典和作为天主教大本营的巴伐利亚州这两个奇怪的搭档在踏上他们行之有效的传统预防之路时表现得最为果断，但其他国家也有采纳值得尊崇的古老先例的，只不过有时候较为零碎与不成系统。

检疫和隔离

针对艾滋病，世界各国采取了形式不同的隔离措施，它是典型的应对传染病的传统公共卫生策略。古巴曾对艾滋病感染者实施有计划的隔离。[45] 与这些做法不同的是，荷兰和丹麦甚至拒绝拘禁那些在行为上可能造成 HIV 传播的人。然而，除了瑞典和德国巴伐利亚可以做到这一点之外，其他发达国家有时也会使用隔离的方式。在冰岛，如果 HIV 检测呈阳性者坚持进行无保护的性行为，政府可以将之软禁。瑞士政府也有类似权力。[46] 英国有明确的法律文书来指导隔离那些拒绝改变行为以让艾滋病传播风险降至最低的病毒感染者。在美国，每个州都有权隔离患有传染性疾病者，其中有十几个州还专门采取了行动，将那些日常行为构成疾病感染风险的 HIV 检测呈阳性者包括在内。[47] 这些法律法规很少使用，对病毒感染者及疑似高危群体主要是警告，而不是直接监禁，而且通过一些限制措施来防止滥用。[48] 就加拿大而言，新不伦瑞克省以及不列颠哥伦比亚省等许多省份都在实施隔离措施，艾滋病感染者，有时甚至包括他们的接触者，都有可能被隔离。[49]

在英国，1984 年《公共卫生（疾病控制）法》的规定是极为宽泛的，到第二年其法律原则及条款就获得扩展性延伸，完全适用于艾滋病。艾滋病没有被列为按规定必须向官方汇报的疾病，但是那些有可能蓄意传播 HIV 的感染者（尽管可能血清不呈阳性）是能够被隔离的。政府也可以要求对血清呈阳性的人进行医学检查，并要求对艾滋病患者的尸体进行必要的处理。[50] 不过这项措施仅仅是形势发展到迫不得已时的紧急应对，目的是平息后座议员对政府拒绝公布艾滋病患者的反对。[51] 这一条款只被援引过一次。1985 年 9 月，一名曼彻斯特男子由于没有能力照顾自己，被隔离了约十天。由于此后反对声较多，这一法令就再也没有采用过。[52]

一些国家还特别出台了多种规范性条款，以确保那些因病毒感染而死去的人的遗体不会再传播病毒。虽然不在对活人进行隔离的国家之列，但法国人却在艾滋病患者去世后对尸体采取严格的特殊处理：将之视同高传染性疾病感染者，死后立即放入装有空气净化剂的密封棺材中。[53] 这种做法在英国也得到重视，1988 年颁布的《公共卫生（传染病）条例》规定取缔已故艾滋病感染者葬礼的守灵和开棺仪式。

病毒筛检

到 1985 年中，HIV 筛检在技术上是完全可行的，但关于它是否应该使用的争论很是激烈。对于未感染 HIV 的潜在风险人群而言，系统了解这种筛检的积极作用是极为重要的，可以督促他们采取较为稳妥的有针对性的预防措施。而对于那些不幸感染 HIV 的人而言，筛检就意味着允许政府采取措施防止艾滋病的传播，一旦筛查出血清阳性者，也可以了解疾病感染信息，将阳性者标定为重点管控和护理的对象。这种措施不仅有助于了解艾滋病的具体传播状况，也使得艾滋病相关人群的追踪及限制性措施的采取有了很好、很可靠的信息源。同时，从广义角度而言，HIV 筛检也是安全性行为策略的组成部分，该策略承诺限制避孕套的使用。经过 HIV 筛检之后，血清阴性的夫妇就可以进行无保护性行为，只有当其脱离他们的家庭保护圈时，才有可能用到避孕套。很多人表示，只要 HIV 筛检确实能够隔离出那些血清阳性者，他们就会热烈支持与鼓励这种做法。[54] 另一些人则认为，既然筛检几乎无法帮助那些病毒感染者，为什么要对他们做这种事呢？如果有的话，那也是歧视和污名化，是负面的影响。而且，HIV 感染者也不太可能仅仅因为知道了自己的血清状态，就立即采取不同的行为纠正措施。在这些人看来，不管怎么样，如果想要以行为改变来抑制艾滋病的传播，就应该面向所有性活跃的公民，而不仅仅是血清阳性者。[55] 由于窗口期（虽然受到感染，但抗体的量不足以被检测出）和假阴性状况的存在，在最终出现准确的艾滋病检测结果前，筛检技术仍然不过是一张容易漏掉病毒的过滤网。

大多数国家都禁止违背患者意愿对之实施检测，或者至少只在某些特殊情况下这样做。如果医生未告知患者，却对为其他目的采集的血液进行了 HIV 检测，他们会被视为对患者造成了身体伤害（在英国则被视为渎职），可能需要赔偿患者的损失，面临被起诉的风险。[56] 美国多个州政府也会要求 HIV 筛检需要签订明确的书面同意，而不仅仅是在治疗以及其他血液检查过程中做出的默许。[57] 在德国，未经同意的检测被视为对个人自主决定权的公然亵渎，同时也被认为是一种伤害身体的行为。但是，也有一些观察家认为：医生不仅有权在未经本人明确同意的情况下对他们进行 HIV 检测，而且如果他们在病人有确切的医学指征显示需要做 HIV 检测却不进行的话，那就是明显的失职。[58] 在瑞典，有关病毒检测的规定并不明确。1968 年的《传染病法》到底是否允许在不经受检人同意的情况下就贸然实施 HIV 筛检尚不是很清楚，但是官方意见认为，即使违背病毒感染者的意愿，诊断所需要的相关检测是被允许的。[59] 在英国，争论的焦点是病人同意诊断和治疗是不是就意味着他们同意接受 HIV 检测。政府以及主要的医生组织都认为，由于目前针对艾滋病缺乏任何行之有效的治愈方法，而且 HIV 检测呈阳性的人面临着严重的后果，所以应该明确同意进行 HIV 筛查。同时，许多医疗机构也坚持赋予外科医生权力，在某些特殊情况下，可以不经过病人同意对他们进行检查。[60] 在冰岛，无论是对于囚犯，还是对于酗酒者以及吸毒者，HIV 检测原则上都是自愿，但通常遭到较为激烈的排斥与拒绝。[61] 为了保障受 HIV 影响者的医疗权益，意大利允许在未经特别许可的情况下进行检测。[62]

　　试图对人口全面进行病毒检测是不可行的，这需要庞大且昂贵的设备，而且经常性地重复筛查会让成本更加高昂。不过在确实有必要时，偶尔也会提倡进行大规模的筛查。[63] 但大多数情况下，人们之所以排斥HIV 筛查，是基于成本高、效率低以及损害公民基本权利等因素的考虑。[64] 如果仅仅对高危群体进行筛查，就很可能构成歧视、造成纠纷，并提出了究竟怎样才能确定筛查目标的问题。毕竟，如果只是对高危群体进行全面筛查，会遗漏没有明显表现出同性恋者行为特征的相关人群。在风险最大的特定群体中，只有血友病患者是可以在没有他们自己合作的情况下被轻易识别的。而其他群体则不好判定，不论是双性恋者、同性恋者、吸毒者还是滥交的异性恋者，除非他们自愿站出来，否则有什么标准能将之归为高危群体而让其接受筛查呢？[65] 在艾滋病出现与流行的早期阶段，易感染的高危群体通常是反对检测的，不管是强制的还是自愿的。对病毒一无所知也许不会带来幸福，但考虑到这种疾病的致命性以及目前尚没有任何有效的治疗方法，不知情似乎也不能算是很大的不利因素。[66]

　　但是，不是所有的高风险群体都可以免除病毒筛查的义务。许多国家规定对因为犯罪（通常是性犯罪）而被捕的人进行强制性的 HIV 检测，因为此类罪犯容易造成艾滋病的传播。虽然目前奥地利和瑞士还无法在违背囚犯基本意愿的情况下对其进行病毒检测，但在德国，刑事诉讼法已经准确预见到：为确定案件的事实情况，有必要进行病毒检测（不过，如果这种检测有损害被告健康的威胁，可能也不会实施）。[67] 在瑞典，中央机构以及某些右派政党都倡议针对某些犯罪人士进行病毒筛查。[68] 在许多主流艾滋病咨询机构的支持下，瑞典政府于 1988 年重新修订了《传染病法》，规定可以对那些有可能传播疾病的犯人实施强制性检测，并削弱他们所拥有的医疗保密权限。[69] 在芬兰，监禁期限较长的犯人可以接受适当的医学检查，其中就包括 HIV 检测。[70] 在美国，超过 40 个州的法律规定，可以针对因强奸或其他性犯罪而被捕的犯人，当然有时也包括卖淫嫖娼者，进行强制性的 HIV 筛检。1996 年颁布的《暴力侵害妇女法》还规定，性犯罪案件中的受害者有权利了解犯罪者是否携带 HIV。[71] 相比美国，德国和法国就没有这种规定，不强制检测罪犯的 HIV 携带情况。[72]

对警察、医务人员以及其他在执行任务期间有可能感染艾滋病的人来说，他们非常高兴能够得到授权针对犯人进行 HIV 检测。在许多国家，那些在被捕时可能已将疾病传染给医疗或执法人员的人也要接受筛查。在瑞典，被罪犯打伤的警察可能要求对打人者进行病毒检测。[73] 在美国佛罗里达州，地方当局坚持要对那些伤害法律界人士与医务人员的犯罪分子进行病毒检测。对此，1990 年的《艾滋病综合资源紧急法案》规定：各州监狱管理系统必须让所有监狱工作人员都知道自己是否有因为接触囚犯而染病的风险，如果无法做到这一点，就不能获得联邦政府的财政补贴。[74]

偶尔，即将结婚的人也会被要求接受相关疾病的筛查。很多国家要求婚前针对梅毒进行检测，在 20 世纪 30 年代，美国各州率先进行了梅毒的检测，约有一半的州在艾滋病出现后保留了这种检测。1918 年，瑞典限制传染性梅毒患者的婚姻，两年后要求进行婚前检查。法国在 1942 年采取了类似的措施。德国人要求将疾病情况告知未来的配偶，但是英国人则没有这种要求。总的来说，这种检测已被世界各国逐渐放弃，部分是由于这种方法只是一种低效却昂贵的病例发现手段，还有部分原因是人们日益意识到性活动越来越不受婚姻制度的约束。[75] 有了这些先例作为基础，HIV 筛查偶尔也被加进来。美国的一些州，诸如路易斯安那州、伊利诺伊州和得克萨斯州等，都要求进行婚前检查。加州要求进行 HIV 筛检。尽管这项指令很快就被推翻，但犹他州还是禁止 HIV 检测血清呈阳性者结婚。[76] 一旦地方当局发现执行这些措施面临极大困难，他们就会主动选择放弃。伊利诺伊州和路易斯安那州在发现这会导致严重的资源浪费且效率不高时，果断废除了这方面的法律规定。在伊利诺伊州执行婚前检查的前六个月，7 万结婚申请者中只有 8 人最终被证明血清呈阳性，而总检查费用（向申请人收取）高达约 250 万美元。[77] 不愿接受 HIV 筛检的夫妇选择去附近地区登记结婚。在德国，虽然有人呼吁进行婚前检查，但没有任何效果。在法国，婚前检查提供相关疾病的筛检服务，但并不是必需的。[78]

相比之下，发达国家迅速在筛检献血者方面达成共识，尽管全球范围内只有不到一半的国家有这样的法定程序。到 1985 年为止，所有西方国家都已采取这些预防性措施，尽管法国人在关键的几个月里迟迟没有采取行动，愚蠢地受到国家自尊心的驱使，想要构建出一套本土化的病毒检测机制，希望比业已成熟的美国检测版本更具竞争优势。[79] 相比之下，精子库等领域相关的病毒检测覆盖率就比较低。尽管美国疾控中心以及联邦药物管理局都建议捐精者在捐献开始时和六个月后都要接受检测，并将精子隔离半年，但美国大多数州都没有对此做出正式的规定。多达三分之一的精子库没有针对捐献者进行病毒检测。然而，器官捐献却需要进行病毒筛查。[80] 英国规定精子捐献者必须在三个月内接受两次病毒筛检。瑞典也规定捐献者必须接受相关检测，高危人群则完全被排除在外。

法国也有类似规定，截至 1985 年 8 月，法国的精子捐赠者必须接受病毒筛检。[81] 不过，更为棘手的伦理难题是如何处理孕妇以及新生儿 HIV 筛检问题，因为这必须要对母亲和孩子两大群体的利益都进行综合权衡。一方面，检测血清能使妇女充分了解自己的身体状况，在知道内情的情况下，就终止妊娠、服用齐多夫定、剖腹产以及其他降低风险的方法做出合理决定；另一方面，对婴儿实施 HIV 筛查并无可能征求当事人的意见，意味着要由母亲进行代理，侵犯了婴儿的知情权。

　　尽管存在针对 HIV 实施筛查的总体趋势，但在具体执行上，筛查在不同政体发挥的作用大相径庭。在东欧，无论是东欧剧变之前还是之后，病毒筛查对于艾滋病预防策略至为关键。除了要对外国人进行病毒检测外，苏联还专门针对那些输血者、吸毒者、同性恋者、妓女以及与艾滋病感染者有接触的人士进行广泛筛查。保加利亚更是试图对所有成年人进行病毒筛检，匈牙利将筛查对象主要固定在性病受害者、艾滋病患者、妓女、罪犯以及吸毒者的性伙伴等人身上。在捷克，筛检对象是那些拥有性病记录的人士。[82] 瑞典的预防策略主要依赖于广泛的自愿筛查，辅以密切接触者追踪和其他强制性病毒检测。中、右派政党主张实施较为广泛的预防政策，理想的做法就是针对所有成年人进行筛检。[83] 尽管如此，这个受到国家重视的筛检系统也达到近乎饱和的状态了。25—34 岁的瑞典女性大约 70% 接受了病毒检测，到了 1992 年，瑞典大约有四分之一的男性和三分之一的女性接受了病毒检测。在这方面，虽然瑞典是世界上人均收入最高的国家之一，但其 HIV 筛检比例却仍然低于古巴在 20 世纪 90 年代初达到的几乎 100% 的水平。[84] 不过在瑞典的许多地区，80% 的吸毒者都是自愿接受 HIV 筛检的。[85]（相比之下，到 1990 年，16—35 岁的丹麦公民中仅有 13%—20% 的人接受了病毒筛检，而 16 岁以上的德国人也只有 22% 接受了筛检。）[86]

　　瑞典也有可能对吸毒和酗酒者进行强制性筛查。如前所述，所有医生怀疑可能感染 HIV 的病人都必须接受筛查，感染者的性接触者以及共用针头者也必须接受筛查。[87]需要指出的是，瑞典的病毒检测是实名的，虽然任何人都可以选择接受筛查，但一旦发现最终检测结果是阳性，就要确认病人的具体身份。不过国家对于病人这种信息的保密也采取了一定的措施：结果显示的序号是编码，且遵循医疗保密的一般性规则。但在这些限制范围之内，血清阳性者不是匿名的。[88]尽管共产党人、自由党人以及某些社会民主党的反对派人士，还有议会委员会和医生们都在议会中一再尝试，希望推进完全匿名化的 HIV 筛查，但政府及社会民主党团体中的支持者态度都极为坚决，拒绝对血清阳性者实施匿名化照顾。[89]根据最终的法律规定，只有在检测结果呈阴性的状态下，检查者才被允许匿名。当然，这种让步很大程度上是毫无意义的，让人想起那对农民老夫妇达成的协议：当他们双方针对某事意见一致时，丈夫可以做出决定；当他们意见出现分歧时，就由妻子做出决定。医生们更是对任何形式的实名制做法提出抗议，并在报刊上非法打广告宣称 HIV 血清阳性者可以保持匿名，只有在他们出现具体症状时才需通报姓名。[90]然而，瑞典政府却认为，匿名作为一种管控艾滋病的方式，与国家一直以来遵循的公共卫生传统策略完全不相容。毕竟，如果允许病毒感染者匿名，那么该如何确保严格干预措施的实施呢？[91]正如一位支持政府立场的社会民主党人所说的那样，试图通过承诺匿名检测来协助一群病毒感染者逃避法律惩罚，是完全不合逻辑的。[92]在冰岛，匿名检测同样不可能实现。[93]

　　不过，法国除了特别重视的器官捐献和献血以外，并不支持在其他领域实施强制性的 HIV 筛检。与此不同，他们鼓励实施较为广泛的自愿性病毒测试，不过，对于在非洲地区服役的士兵，法国还是鼓励和支持对他们实施强制性的病毒检查。[94] 1987 年，法国的政治组织国民阵线曾经呼吁进行广泛的强制性病毒筛查（1988 年 7 月，卫生部长在新政府中也提出了类似的建议），法国政府决定对某些群体进行 HIV 筛查，但并不做强制性要求，筛查的对象主要是住院病人、孕妇以及即将结婚的夫妇等。[95] 尽管如此，有关这个问题的争论在 20 世纪 90 年代多次爆发，很多组织拟订草案，呼吁针对产前、婚前检查以及结核病患者和监狱囚犯进行必要的病毒检测，这些草案在参议院得到了中、右派政党以及某些医疗组织的支持，但却遭到中央政府的反对，并最终在国民议会的表决中被否决。[96] 在美国，人们对病毒筛查的立场则模棱两可。一方面，美国民众很早就达成共识，认为采取大规模强制性病毒检测毫无意义。与此同时，美国也实施了若干必要的 HIV 筛查项目，主要是针对某些公务员、军人、囚犯以及外国人进行筛查。但是，随着最终治愈艾滋病受害者的希望逐渐增加，特别是 1989 年开始使用齐多夫定这种较有疗效的艾滋病治疗药物之后，原有情况发生了改变。与其他国家一样的是，这直接导致了 HIV 筛查背后隐藏的进步主义科学意义的增强，因为确定与识别 HIV 的真实感染者，并将其纳入医疗和咨询的范畴，进行有针对性的护理照顾就显得越来越必要和有意义。[97]

除了巴伐利亚州之外，德国其他地区的民众普遍并不强调病毒筛检的重要性。在 1986 年，政府拒绝针对艾滋病感染风险群体进行常规的或强制性的病毒检测，主要的防控机构——艾滋病调查委员会甚至对自愿检测的倡议都不提供支持。在他们看来，检测结果不会切实帮助到病毒感染者，反而会对其精神造成伤害。这种主张与强制性筛查产生分歧。只有当病毒筛检在实际中产生积极效果，可作为进一步采取公共卫生预防措施的重要参考时，大多数人才会赞成强制性筛查。但是，在持不同政见的少数派人士看来，整个社会每一个可能会传播疾病的人都应该接受必要的病毒筛查。[98] 不过，在联邦各个地区的政策安排下，针对那些公务员申请者以及接受不同奖学金的各种外国留学生群体，主要是通过组建专门性小组来进行病毒检测。与之相反的是，英国对强制筛查持抵制态度，因为这样做会打击艾滋病感染高危人群自愿进行病毒检测的积极性。[99] 政府明确拒绝了社会上要求进行普及或强制性病毒筛查的呼吁，认为只要不为艾滋病感染者提供治疗，那么这种筛查就是毫无意义的。不仅如此，政府甚至拒绝在广大民众中推广自愿性的病毒检测。[100] 荷兰和瑞士则对此采取了更为激进的措施，几乎没有做出任何努力去试图鼓励哪怕是艾滋病感染的高风险群体自愿进行病毒检测（除了瑞士鼓励希望要孩子的高风险群体去做病毒检测）。[101]

因此，在疫情发展的初始阶段，即使是像检测这样明显容易操作的策略，西方世界的做法也大相径庭。瑞典和美国针对某些群体实施了强制性的病毒检测。与此同时，瑞典与法国等许多国家也非常强调做自愿性的病毒检测，认为它会鼓励被证实的病毒感染者积极采取遏制病毒传播的安全行为。而英国、荷兰和德国等国则完全不支持自愿筛检。它们认为病毒的筛检并不是一种治疗手段，收效甚微。事实上，它还会阻碍高危人群去接受护理和咨询。[102] 因此，即便是在潜在高危人群中，自愿接受病毒检测的比例各国差异也很大。半数以上的荷兰同性恋者在进行咨询后，决定不接受病毒筛检。[103] 截至 1991 年，荷兰有多达 65% 的同性恋者、英国有 53% 的同性恋者从未接受过 HIV 筛查，而在鼓励进行检测的法国和丹麦，从未接受过检测的比例则分别只有 21% 和 24%。[104]

甚至匿名实施病毒筛查即血清阳性率的盲检——明显可以缓解争议的举措——也引起了争议，引发愤怒和各类不同反应。其目的主要在于统计和流行病学方面：精准地梳理艾滋病的传播以及发病率。政府希望充分检验因其他原因收集来的血液样本（去除所有可以识别身份的标记），以强化 HIV 筛查，因为这会比在血库、性病诊所做检测以及其他发病率统计方式更有效率，不容易出现偏差。因为筛查是完全匿名的，所以要求被检者提前知情与同意是不可能的，当然对感染者给予通知和建议也是不可能的。有人之所以反对匿名筛查，部分也是出于实际的考虑（因为这种研究并没有提供特定人群具体发病率的更多信息），但主要是基于道德的考虑（因为既不允许当局提供帮助，甚至也不能通知感染者）。德国绿党更是强调，根本不需要采取此类措施，现有的流行病学知识已经足够了，医疗保密的公民权益是大过该项研究的总体利益的。就像他们所说的那样，人类不应该退化为科学研究的关注对象。相比增加知识更重要的是，个人有权决定自己究竟在哪些问题及事情上需要得到帮助。[105] 在英国，类似的论点具有决定性影响。伦敦国王学院医学法律与伦理学教授伊恩·肯尼迪（Ian Kennedy）成功说服了与艾滋病防控管理相关的议会委员会，让他们相信无知总比不道德好，而且筛检至少要能给病人带来一定的好处。如果只能通过这种迂回的方法才能取得广泛血清检测所承诺的结果，那么最好不要去摘取这种禁果。[106]

　　美国从 1985 年开始就采取盲检，几乎没有人提出反对意见。[107] 相比之下，英国一开始对此就避而远之。尽管如此，英国还是于 1990 年在泌尿生殖科、产前和药物依赖诊所以及其他场所开始实行 HIV 检测，不过病人有自主拒绝的权利。但到第二年，这个计划有所扩展，国民医疗服务体系（National Health Service）覆盖的一般患者都被包括在内。[108]

在荷兰，匿名的 HIV 检测如同一般性的病毒筛查一样，都没有获得许可和支持。[109] 在丹麦，由于反对意见强烈，这类病毒检测的项目迟到1990 年才正式开始，而在挪威和冰岛，进行匿名检测是不可能得到允许的，因此这些地方也无法开展匿名筛检。[110] 但是，同样是拒绝进行匿名检测的瑞典人，却在实践中做了不少各种类型的匿名筛检规划。[111] 德国对此的法律规定一直模棱两可。[112] 下文讨论的 1987 年《实验室报告条例》(*Laboratory Reporting Ordinance*) 就是这类法律的典型，它要求实验室匿名报告那些感染 HIV 的血液样本，以便于国家统计。这就像 "二战" 后联邦德国的其他许多法律一样，体现出了某种意义上含混不清的道德妥协，具体来说，就是有一种充满善意的技术本来是可以使用的，但是由于人们对极权主义充满着潜在的恐惧与担忧，致使此项技术受到抵制。这源于 1939 年的人口普查，当时此项工作的技术性部分堪称完善，但它却被政府所利用，来最终确定那些将要遭受驱逐出境痛苦的犹太人家庭，这个事实使得德国民众意识到，在其他方面显示出清白无辜特性的官方信息收集并不安全，很可能会遭到滥用而引发灾难性后果。[113] 不论是 20 世纪 80 年代中期政府计划进行人口普查时的斗争博弈，还是害怕 1987 年由政府设立的艾滋病调查委员会可能会寻求超出授权范围的更多信息，都表明德国民众这种害怕国家权力过大的担忧心理一直存在。[114] 不过，德国也针对最具代表性的人群进行了一些初步研究，包括 1991 年对巴伐利亚地区进行的一项研究。但直到 1993 年，德国政府才决定开展一项新生儿匿名 HIV 检测规划。[115] 因此，毫无疑问，在艾滋病刚开始流行的早期阶段，各个国家对于 HIV 感染率的统计认知差异非常大。例如，美国在这方面做得就很好，所知甚详，而德国由于针对 HIV 筛查的政策时好时坏、松紧不一，因此这方面的信息知晓就要差很多。[116]

官方通报、伴侣知情与接触者追踪

　　一般来说，向政府报告并且公示病毒感染者的身份，以及进一步去追踪那些感染人士的性接触者，这主要是控制一般性传染病的延伸方法，但当它涉及艾滋病这种新型流行病时，就不能完全套用此种做法。[117] 大多数观察家一致认为，公开报告的方式并不适合遏制艾滋病这种新型流行病，因为这种疾病的传播途径是有限的，且潜伏期非常长。更糟糕的是，直接公示 HIV 感染者也有可能会阻碍那些不幸感染者自愿接受病毒测试和必要咨询。[118] 在每个国家，政府都会将可能导致公共影响的某些疾病单独分类，并向国家领导人汇报相关情况，但这类疾病是否应该包括艾滋病以及 HIV 感染，却是个问题。至少目前来看，大多数国家都是要求报告艾滋病病例较为详细的感染与蔓延状况的，而不是以完全匿名的方式（没有病人的名字）汇报病情，因为国家需要强化针对这种新型流行病进行精确的数据统计。在很多国家，HIV 筛查血清呈阳性者也是必须报告的。对很多国家来说，目前比较有争议的问题是：对于那些个体的患病者，是否应该向政府完全公开其具体身份。更有甚者，在某些国家，针对艾滋病患者的匿名举报也是一个具有争议的问题。

　　在美国，自 1983 年始，所有州都要求医生、医院、实验室等服务机构或人员，甚至"任何知道或接触艾滋病感染病例的人"，向信息保密的公共卫生登记处提交艾滋病病例的实名报告，并将其添加到应该向国家确切上报的疾病清单中。相比之下，那些命名为 HIV 的报告却激起同性恋群体以及公民自由权利捍卫者的反对，这使得直到 20 世纪 90 年代中期，美国只有一半的州制定了此项政策。[119]在加利福尼亚州，1985年州政府修订了原先的《健康和安全法》，以确保不会强迫公开任何接受过HIV检测的人。1989年，在纽约市发生一场较为重大的政治冲突后，各派政治势力达成妥协，最终达成了一项排除实名报道艾滋病病例的方案。[120]然而，随着早期治疗的好处越来越明显，以及越来越多的血清阳性者活得更长而没有进入临床可识别的艾滋病正式发病阶段，这种情况发生了显著变化。1988年，专门关注艾滋病的总统委员会公开支持报告血清阳性者，1990年，美国疾控中心敦促各个州政府进行实名通报，将这种方式视为日益重要的针对艾滋病感染者追踪以及早期干预的重要组成部分。与此同时，1990年的《艾滋病综合资源紧急法案》也做出规定，要求接受联邦政府资金支持的各州政府都能够彼此互通艾滋病相关病例的公告信息，共同协作以更好对抗艾滋病。[121]截至1998年，美国联邦政府是在保密的情况下以姓名或其他标记来上报HIV血清阳性者，美国疾控中心根据各州满足这些标准的能力为其提供资金支持。到2002年，全美已经陆续有35个州或地区要求对HIV血清阳性者进行实名报告。[122]

　　1983年3月，瑞典成为第一个对艾滋病实施正式立法的欧洲国家，当时艾滋病已成为一种应向政府公开报告的疾病。1985年，法律针对那些HIV血清阳性者也提出了类似的上报要求。[123]在欧洲国家中，丹麦、挪威和芬兰都要求对艾滋病患者进行实名上报，而冰岛和瑞典则使用了一种代码来保证其隐私。对于HIV血清阳性者，无论是丹麦人、冰岛人还是挪威人，都只注重通过匿名的方式来收集相关疾病统计数据，而芬兰人则倾向于使用社会保险号码予以特别标注。瑞典人与此类似，使用的是缩写代码。[124]截至1986年，那些在瑞典进行HIV检测后血清呈阳性的人，必须上报。[125]如果血清呈阴性，是没有任何后果的。但是，对于那些通过检测确切证明感染 HIV 的不幸群体来说，匿名筛查对他们来说是不存在的，因此这种病毒筛查系统又被称为"匿名捕鼠器"。[126] 主治医生会应官方要求积极上报病毒感染者，用国家登记系统的前两位和后四位数字来编码，以确定他们的身份。由于是一个小国，瑞典几乎每笔官方的与商业的交易，甚至包括信用卡购物，都会使用个人的身份证号码，因此无法保证匿名，这就导致某些医生公然违背法律为患者进行"匿名"检测。[127] 不过，对于病人来说，更为重要的是上报的后果。理论上说，只要病人遵照医生指示，他们就可以一直隐藏在缩写代码后面，其姓名不会被公开。但是，如果他们违反了主治医生的建议（比如离开医院或继续进行无保护的性行为等），他们的身份就可能会被详细地报告给卫生管理当局。[128]

在芬兰，如果患者已经有了艾滋病的相关临床症状，那么他们必须上报自己的身份，无症状的艾滋病患者则不用。瑞士也有类似的法律规定，对所有的艾滋病患者和不负责任的血清阳性者进行实名报告。[129] 在意大利，艾滋病患者的名字是可以直接上报的，而在奥地利，这种报告只会出现患者姓名的首字母。[130] 1986 年，法国曾强制性要求匿名申报当时的艾滋病病例（仅仅是用患者姓名的首字母），不过血清阳性者不算在内。为了全额报销相关的医疗诊治费用，他们实名上报给社会保障部门，但个人隐私得到极为严格的保护。[131] 另一方面，法属波利尼西亚则主要采用了瑞典模式，HIV 血清阳性者如果拒绝定期就医，会被上报给政府。[132] 相比之下，英国在报告艾滋病或 HIV 感染方面却没有具体的措施。1984 年颁布的《公共卫生（疾病控制）法》理论上允许对血清阳性者进行强制性医疗检查，并允许艾滋病患者住院治疗。但是，由于害怕 HIV 感染者躲入地下而隐匿行踪，法律并没有规定这种疾病应上报。[133] 除此之外，英国只有一个自愿向传染病监测中心报告艾滋病以及 HIV 血清阳性者的系统。英国政府主要偏重于采取世纪之交针对梅毒以及其他性病所采取的自愿制度，并没有野心去引入一些新的带有强制色彩的疾病管控制度。[134]

在所研究的主要国家中，德国（除了巴伐利亚州之外）是个例外。与荷兰一样，除了一个例外的巴伐利亚州之外，德国是发达国家中唯一不要求匿名上报艾滋病病例的国家，更不用说管制 HIV 血清阳性者了。[135] 联邦政府以及除了巴伐利亚州以外其他州的卫生部长都同意疾病上报的要求不适用于艾滋病这种新型流行病，担心这样做会引发不利后果，尤其可能诱发社会中那些艾滋病感染者逃避采取自愿行为去抑制艾滋病的蔓延与传播。[136] 德国议会对这一问题进行了详细讨论，基督教民主联盟以及自由民主党都加入社会民主党，组成政治势力支持匿名实施 HIV 筛查。[137] 然而，艾滋病调查委员会在这个问题上意见不一，分歧严重。持有不同政见的基督教民主联盟更是用美国的范例证明随着社会的发展，HIV 筛查的实名报告非常必要，或早或晚，最终都会这么做。[138] 尽管有人也在讨论是否应要求专门针对妓女群体进行 HIV 检测与报告，但是针对这件事，各大政治派别以及联邦政府都同意，此类筛查应严格遵守匿名原则，艾滋病这类疾病不应该推行实名上报措施。[139]

唯一的例外是《实验室报告条例》，它揭示了德国对这类事务的过敏反应。该规定的通过部分原因在于巴伐利亚人的推动。这个规定希望借鉴瑞典式的艾滋病防控模式，针对一般性的艾滋病患者实施匿名上报，但对那些顽固不化的患者予以公开报告。[140] 1987 年，基督教民主联盟与自由民主党两大党派就组建新联合政府进行了谈判，最终促进了《实验室报告条例》的出台。为了对艾滋病这一新型流行病的发展情况进行统计，它要求匿名报告那些感染 HIV 的血液样本，感染者具体信息大都严格保密，只公开年龄、性别以及居住地邮政编码的前两位数字。这种编码方式完全实现了匿名，但统计数据的准确性受到了影响，因为无法排除同一个患者的多次上报。[141] 由于该规定只要求登记阳性结果，因此也无法判断阳性数据的增加是真的反映了同等人口比例下艾滋病扩散形势的恶化，还是只不过进行了更多的筛查而已。除此之外，在 20 世纪 90 年代早期，巴伐利亚州还进行了一项有限的试点研究，不要求上报。因此，德国当局无法对这一流行病的进展情况做出可靠、确定的描述。[142] 对此，德国各个州的卫生部长只能无奈地呼吁医院积极向联邦卫生局上报艾滋病感染的相关病例。[143]

追踪病毒感染者的接触者，或通知其亲密伴侣，是另一种古老的传染病防控技术。在瑞典，它对接触者实施了类似于已知感染者的较为严厉的管制。而在其他大多数国家，管制并不严格，仅仅只是通知接触者已处于高危状态之下就可以。从实际执行的情况来看，由于不可以使用较为极端的管制方法，因此追踪接触人士需要实际确诊的病毒感染者通力配合。不过，感染者也会面临不同程度的压力，以识别接触者。例如，在科罗拉多州，政府会以终止某些行为和颁布禁令等方式，防止受感染者的伴侣在没有得到警告感染者血清状态的情况下与之发生性行为。[144] 接触者追踪及其无法避免的违背个人隐私保密性的特征，使得两个经典的医学原则产生了分歧，即医生虽然有责任以娴熟的专业技术方式去处理哪怕是通过秘密渠道获得的信息，但医生也有义务保护病人权益，拒绝去做伤害他们身心健康的事情。无论是接触者追踪，还是由其转化而来的伴侣通告，都是试图将所有负担转移到病毒感染者的身上，这种行为实际上某种程度上利用了医生，通过针对他们的道德规划与设计，为患者套上了牢固的绳索，同时也达到了医疗保密的目标。[145] 一般来说，让医生去跟踪联系人（信息提供者转送上交）比要求患者这样做（患者转送呈达）有更好的效果。[146] 显而易见的是，针对接触者的追踪是坚决反对实施较为严格的医疗保密行为的。不过也有其他意见，那些赞成严格保密的人就指出，尽管警告毫无戒心的第三方有明显的好处，但它严重扰乱了医患关系，使病人有可能退出常规治疗，从而继续感染那些无法得到警告的其他大多数人。[147] 不过，在那些支持告知感染者性伴侣的人士看来，没有必要过多地关注病人的独立性诊疗实践与社会行为，他们强调指出，由于艾滋病通常是通过某些特定的、人们大都知道的行为来传播扩散的，故而每个病人都应该知道他们会对他或她的亲密伙伴构成潜在的病毒感染威胁。因此，个人隐私无法获得绝对保密的承诺。

在易感染人口密度没有超过饱和程度的传染病暴发地区，追踪调查接触者是最有意义的。但在纽约或旧金山的同性恋聚居区，这基本上是起不到多大作用的，因为从某个感染者扩散到几乎整个社区是非常容易的。但是，在同性恋人口较少的地区，若某个人可能并不知道自己处于HIV 感染的高风险境地，这种追踪会起到更好的效果。[148] 而且，在注射吸毒场所追踪密切接触人士极有可能只是徒劳。[149] 但是，对于那些没有其他风险因素威胁其身心健康的女性来说，如果只是伴侣对其健康构成潜在的威胁，那么追踪接触者可能会给她们以及整个社会带来更大的好处。[150] 事实上，丹麦有一个较为合乎逻辑的重要结论，就是追踪接触者最适用于那些性接触较少的异性恋群体。[151] 与之相反，谨慎的挪威人则会思考追踪接触者对他们是否有意义。他们宣称，北欧的同性恋者相对于他们的美国兄弟来说，更少沾染滥交的恶习。[152] 不过，滥交问题现在也是一个较为普遍的世界性难题：这种恶劣的生活习惯比一个世纪之前更为普遍。当时，追踪接触者刚被开发为一种传染病的预防性技术。与其他较为激进的防控措施一样，强制追踪也极有可能会妨碍民众自愿进行 HIV 筛查。但是，随着艾滋病治疗方法的改进，越早确定感染了病毒意味着存活概率的提升，这种巨大的好处使得追踪接触者与其他传统防控措施一样，又重新获得了重视。[153]

在美国法律中，医生有保护那些与危险病人相关联的潜在受害者的责任，同时他们也可能会因为未能及时警告传染病患者的家人，或与其接触过的其他人而承担侵权责任。[154] 1987 年，加利福尼亚州颁布了一项伴侣通知法，授权医生通知那些 HIV 血清阳性者的配偶。一年之后，这项权力缩小，仅局限于那些不愿意告知其伴侣事实真相的病人，但是需要上报病情的病人类别得以扩展，不仅包括性伴侣，还包括共同使用针头的人。[155] 与此同时，美国医学会（American Medical Association）以及总统防治艾滋病委员会（Presidential Commission on the HIV Epidemic）都做出表态：支持向艾滋病患者的性伴侣以及其他接触者等第三方高危人士提出警告。[156] 到 20 世纪 80 年代末，美国大约有 15 个州有某种形式的艾滋病患者接触者通知计划，超出了个人自愿告知高危人士的范围。到 20 世纪 90 年代中期，超过半数的州都制定了此类计划。[157] 1988 年 2 月，美国疾控中心将密切接触者通告作为各州从艾滋病预防项目中获得资金的必要条件，两年之后，《艾滋病综合资源紧急法案》也做出规定：拒绝向没有此类通告计划的州提供资金。[158]

同样，不幸的感染者也有责任在近距离接触那些有可能受其感染的潜在高危群体之前，及时警告他们。这一义务在 20 世纪初因为防控梅毒而首次提出，80 年代又扩展到单纯疱疹，现在又新添了艾滋病。[159] 美国陪审团对此也做出支持，如果他们认为感染者是蓄意不跟性伴侣透露真实情况，就会根据恶劣行为判罚感染者给遭受伤害的人巨额赔偿。这方面最典型的案例就是电影明星罗克·赫德森（Rock Hudson，1925—1985）。许多州对感染者未能及时告知性伴侣病毒感染事实的行为进行刑事处罚。通过在民事案件中利用刑事处罚作为违反法定义务的真凭实据，这实际上是在给 HIV 感染者施加压力，要求他们履行及时警告其性伴侣的义务，并为可能发生的糟糕后果承担责任。[160] 在佛罗里达州，感染者被要求在性行为前应当如实告诉伴侣他们的身体状况。1992 年，北卡罗来纳州一名 HIV 血清阳性的妇女得到指令，要求必须告知她的伴侣并且使用避孕套。尽管如此，她还是怀孕了，为此，她受到了法律惩处，被判入狱。[161]

在斯堪的纳维亚半岛，人们所看重的梅毒防控系统长期以来倾向于追踪密切接触者，他们很高兴能够在当前的艾滋病流行危机中继续采用。除了挪威和丹麦之外，在瑞典、芬兰以及冰岛等国，医生们责任重大，不仅需要追踪密切接触者，还要针对后者进行病毒筛检。[162] 针对这项措施，德国南北则不可避免地产生了分歧。南部的巴伐利亚州明确要求感染者通知其性伴侣以及医务人员，而其他地方则要求不明确。但是，我们可以通过第四章中讨论的几起著名案件来预测其趋向。这些案件大都确定表明，他们对未经告知而发生性行为的感染者是需要承担责任的。这种判决预示着通告密切接触者是整个社会普遍支持的，有望就此达成共识。

相比之下，法国则没有规定那些 HIV 血清阳性者需要将实情向与之有密切接触的人士予以通告，也没有强制要求追踪这些密切接触者。[163] 在瑞士，如果不经过患者的同意，医生无权将其病情通告给第三方，HIV 血清阳性者也没有义务告诉与之亲密接触的伴侣，不过如果他们不使用避孕套，可能会被追究相关责任。[164] 荷兰也没有做出告知伴侣或追踪密切接触者的规定。[165] 在英国，1974 年颁行的《国家卫生服务（性病）条例》虽然要求针对性病病例予以保密，但在为确保其获得恰当治疗或防止疾病传播而必须向当局通报时，该条例开了个口子。那就是当这种疾病可能通过性行为进行传播时，法律是允许将这种情况告诉艾滋病患者配偶的。[166] 在缺乏较为明确的法律指导的情况下，法官们在处理公共卫生和保密事务方面一旦遇到相互矛盾的要求时，只能分别根据具体情况进行裁决。除了适用于某个地区，法律一般不支持追踪与调查接触者，尽管在 20 世纪 90 年代初，部分是为了应对某个影响较大且又没有对之进行追踪的传播事件，当局制定了更正式的追踪调查程序。性病诊所对病人的身份信息严格保密，只有当其他人被认为面临高风险时，才会使用性病患者的身份数据进行追踪。[167]

保密性原则

在整个 19 世纪，追踪病毒接触者以及梅毒病例上报两大事件的伦理困境始终存在，人们对此进行了无休止的争论。经过详细的调查研究发现，对医疗保密过于谨慎以及循规蹈矩的理解会产生无比荒唐的结果，这在亨里克·易卜生（Henrik Ibsen）写的《群鬼》（*Ghosts*，1881）以及尤金·布里厄（Eugène Brieux）创作的《损坏了的物品》（*Damaged Goods*，1902）等戏剧作品中，都得到戏剧化的演绎，一针见血。医疗保密原则是一种古老的观念，强调医生是作为私人护理存在的，是与病人具有某种特殊关系的自由职业者。基于此，世界各地的医生都会拒绝公共卫生当局要求他们帮助收集信息，并上报那些患有危险疾病者的要求。[168] 医学界重视保护病人隐私这一传统的影响极大，它激发了参与诊治艾滋病的相关医疗人士试图不淡化保密性的雄心壮志。正如我们现在所看到的那样，医生竭力避免成为公共卫生当局的传声筒，害怕他们传递信息的行为会给病人带来威胁，进而使得病人不信任他们。[169]

然而，在这中间的世纪里，情况已经发生了变化。随着保险的普及，无论是私人保险还是社会保险，第三方付款人现在已经强行介入了曾经医生和患者之间的排他性关系。他们迫切地希望知道他们被要求承保的内容具体是什么，这就破坏了医疗保密的可能性。之后，随着管理式医疗的兴起，保险公司的官员们不仅可以轻易获得医疗决策权，甚至连他们本身都成为疾病治疗过程的组成部分。作为掌控医疗保障经费的主导者，他们日渐成为治疗实践的最终仲裁者，这种变化使得医生职业保密协定的政治价值发生了显著改变。在 19 世纪，不知情的已婚妇女，有时是照顾梅毒宝宝的奶妈和保姆，会受到行为不检点的丈夫所带来的疾病威胁。这使得医疗事务的保密性原则受到进步主义观念的批判，秉持这种观念的人认为：医疗保密只不过是为了保障男性特权、满足风流丈夫所构建的邪恶堡垒，是医学界纵容男性肆意玩弄女性、无视忠诚与清白的丑陋法则。进入艾滋病时代以后，罪魁祸首往往是受感染的同性恋情人，他们认为没有理由限制自己的享乐，但持有进步观念的人士认为职业保密是对个人隐私以及公民自由权利的保护，是对抗国家实施过度调查导致侵犯人权行动的坚固堡垒。

正如自然环境，人们只有在失去它的那一刻，其价值才会得到真正的确立与欣赏，保密也因此获得了似乎比以往更大的价值与吸引力，因为它在现代社会正日益变得不可能，甚至完全不合理。越来越多的人认为，不透露自己的健康状况是病人的一项权利，是他们隐私权利的重要组成部分。受病毒感染者不再是损害别人健康的病毒侵袭者，而是受害者。例如，自诩代表进步观念的德国绿党和艾滋病调查委员会都希望将德国原本可免于出庭做证的职业名单扩展到艾滋病咨询中心的员工。他们通过这种方式来免除那些吸毒者以及害怕受举报的高危接触人士的担心，鼓励他们积极使用现有的艾滋病教育和咨询设施。现在的进步主义言论大都认为，扩展需要保密的职业范围有利于个人权益的维护和保障。[170] 但是，与之相反，保守主义者通常会认为原先的保密性原则应做适当的收缩与调整，以更好地平衡社会利益与个人利益。[171] 当这个问题被公然提出时，允许违反医疗保密原则的诱惑无形中也得到强化，正如现在我们所看到的正在发生的事情一样。举个例子，我们之所以要这样做，目的就是平衡吸毒者的个人权利以及他所伤害的那些警察或医务人员的总体利益。就像一位瑞典保守党人所发出的疑问那样，一味地坚持严格的职业保密原则，而让警务人员连自身是否会有染病的风险都无法预估，这种做法真的合理吗？[172]

愤世嫉俗的人可能会这样争辩：在19世纪，当男性利益与女性利益对立时，保密性原则得到了捍卫，但是现在利益冲突的双方不一定是界限分明的男性和女性，以及当男性既是病毒的感染者，又是潜在的被感染者时，这种支持就大幅度降低了。同时，精力旺盛的激进主义观察家也可能会注意到，与梅毒相比，艾滋病带给人们的耻辱感更大，因为此类病毒的感染者极有可能是同性恋者或注射吸毒者，而梅毒的感染者是正常的异性恋者。正因为如此，现在比以前更加需要保密。有鉴于此，大多数允许适当违反保密规定的现代法规也将其关注点进行调整，以便让人们转移视线，不再执着于抽象的19世纪合法婚姻制度框架，而更多地考虑包括以广义流行病学为基础的病毒接触等科学问题。从这个角度出发，法律的制定者在维护病人利益的同时，也在尽力去保障那些可能与病人有过接触的人的权益，主要包括吸毒者同伴、个人配偶之外的其他性伴侣（包括性侵犯的受害者）、医疗服务及执法人员、尸体防腐人员等。

与 19 世纪一样，医疗保密的重要性在各国并不完全一样，有些国家严格遵循，有些国家则比较宽松。1987 年，在马德里召开的世界医学大会通过了一项重要的决议，允许医生在适当的时候放弃保密义务，并在病人有可能危及他人的情况下向政府通报。[173] 但是，并不是所有国家都采纳了这一建议。有些国家对保密性原则做出了绝对不容更改的解释。在丹麦，HIV 血清阳性的男性不愿告知他已经怀孕的妻子，因为在他看来似乎没有足够的理由去违背保密性原则，但是这种态度在 20 世纪 90 年代初发生了变化。在荷兰，即便受到病毒感染的病人继续与毫不知情、完全没有戒心的伴侣发生性关系，保密性原则在他们看来仍然是不可侵犯的。在法国，如果告知性伴侣自己 HIV 检测血清呈阳性，会被谴责为背叛。相反，《瑞士民法典》则规定：配偶有义务披露某些重大问题，因此 HIV 血清阳性者有义务向自己的配偶透露自身身体状况，不过对于是否在高危行为后需要进行病毒检测目前还有争议。[174]

美国对于保密性原则的解释和执行力度都比较弱。这一定程度上是继承了英国的法律传统，两者在这方面有共同点，究其原因，部分可能是由于英美律师的强大社会影响力。这也使得那里的法律界以及医学界长期以来都在进行博弈和斗争，这种充满对抗性的交锋至少可以追溯到 19 世纪 40 年代，那时候整个社会正式开启了第一波具有较大规模的医疗过失诉讼案件。[175] 美国的保密性义务植根于普通法基本原则——医生有责任不泄露信息以及宪法所规定的个人隐私权。在 1977 年的惠伦控罗伊案（Whalen v. Roe）中，联邦巡回法庭将之正式解释为经过特别赋予、同时受到宪法保护的医疗记录隐私权。不过，并不是每个州都有涉及医疗保密的相关法律，而且即便有，法律条文的规定也是五花八门。尽管如此，美国还是有 33 个州确立了相关立法，禁止未经患者同意而公开披露与 HIV 有关的病人信息。[176] 相比之下，美国没有专门的联邦保密法来保护 HIV 检测的结果，尽管《美国残疾人法》（*Americans with Disabilities Act*）在实际执行过程中意义重大，确实对与就业相关的医疗记录提供了某些保护，1995 年提交到国会的《医疗记录保密法律》（*Medical Records Confidentiality Bill*）也试图强化这种保护，但它们最终都未能成为正式的法律文本。[177]

因此，保密的定义完全是可以重新阐释与变更的。早在 19 世纪初的时候，美国的法院以及立法机关就通过了相关法律，确立了医生有告知通报病情的义务，尽管到 20 世纪中叶，随着传染病的日益减少，这种要求显然已经越来越没有传染病暴发紧急状态下的那种急迫性。这方面的制度性设计可追溯至 1796 年，那时候的纽约州要求医生报告传染病感染者的姓名，不过这项措施在当时似乎还没有得到严格的执行。[178] 两个世纪后，根据 1976 年的塔拉索夫案（Tarasoff）*判决结果，政府再次做出明确规定，强调医生要尽力避免病人对第三方造成潜在伤害，明确指出医生在这方面担负的责任要优先于保密原则的维护。[179] 这样，针对传统公共卫生学界的两难问题，亦即个人权利与公共利益发生冲突时该如何处理平衡的问题，加利福尼亚州最高法院已经做出了明确裁决："一旦

---

*　1976 年，塔拉索夫的家人起诉加州大学，美国最高法院最终判定加州大学败诉，并出台了"塔拉索夫法则"，即心理医生在得知自己的病人有危害他人生命安全的意图时，有将实情告知警方和被威胁者，并采取一切可能的措施保护受威胁人的义务。

开始出现公共风险，个人就不再享有保护特权了。"[180] 一些州也确实采纳了塔拉索夫案例的基本原则，保密法规经常性地得到放宽，适当允许医生发出病情警告。然而，在艾滋病到来后的新时代，医生向受威胁的当事人强制披露患者信息的原则并没有得到较为广泛的实施，这主要是担心做这种事的影响会适得其反。在 20 世纪 80 年代末通过这方面立法的 21 个州中，只有两个州是允许强制性地发布通告的。《加州健康与安全条例》（*California Health and Safety Code*）则制定了一份较为严格的保密定义，并预先确定了向第三方披露 HIV 感染状况的刑事处罚。1987 年，州政府对此规定又进行了修订，但还是只允许向患者的配偶披露 HIV 感染相关信息。一年后，该法又扩大到包括艾滋病患者的所有性伴侣。1988 年，纽约州颁布的保密法与此类似，详细规定了医生在何种情况下才可以针对有感染 HIV 潜在风险的第三方发出警告。[181] 另一方面，如果 HIV 感染者未提前告知配偶他们的病毒感染情况，可能会被配偶起诉并支付赔偿。[182]

英国在医疗保密方面几乎没有明确的立法。[183] 向第三方披露被视为医生的责任，且通常取决于患者的同意。[184] 另一方面，英国医生不能像法国医生那样拒绝出庭做证。公共利益应该优先于医疗保密原则，而对犯罪者的起诉通常被视为维护公共利益。因此与美国一样，英国的这种保密权也并不是绝对的。例外情况有很多，比如法院命令、其他法律规定以及公共利益所要求的紧急情况（如调查严重犯罪或对他人健康的危害）等例外事务都能影响保密原则。而且，由英国注册医生成立的组织——国家医疗委员会（General Medical Council）也强调指出，当发生对特定人士构成威胁的突发事件时，可以适当披露机密信息。在 1985 年，英国医学会做出裁定：即使未经患者同意，医生也可以将艾滋病诊断信息告诉他们的配偶或情人。[185] 而英国于 1974 年颁布的《国家卫生服务（性病）条例》也特别允许在必要时共享卫生数据，以防止传染性疾病病毒的传播。由此来看，英国政府对 HIV 检测采取保密政策也是允许在特定情况下予以披露的，目的是防止传染病的扩散，至于具体什么样的情况下才准许披露，则需要主治医生来做出判断和最终决定。[186]

除了医疗保密原则之外，这个问题还牵涉到内容上更为宽泛的隐私权维护。在 20 世纪 80 年代中期，隐私权开始成为普通法中被承认和确定的一项权利，在新千年开始之际，《欧洲人权公约》（*European Human Rights Convention*）也在英国扩大了针对隐私权的保护。[187] 从这个角度而言，1988 年颁布的《医疗记录获取渠道法律》（*Access to Medical Records Act*）是一项较为特别的法律。这部法律的提出起初并没有政府部门的参与，只是依据某个普通议员的私人意愿而出台，该法律试图去解决艾滋病蔓延所造成的许多隐私权遭到侵犯的问题，特别是保险公司承保人有时会要求患者个体的专属主治医生提交他们的病情报告。[188] 尽管如此，在没有任何隐私法的情况下，在其他地方被视为机密的信息仍然在英国的公开市场上传播。早在 1992 年，保险公司就询问申请者，了解他们是否从国外获得过血液制品或与外国居民发生过性关系。男同性恋者被问及他们的关系是否稳定，以及在过去两年里究竟有多少性伴侣。[189]

在瑞典，保密原则在 1980 年的《保密法》中得到明确规定。它预见了医疗保密的例外情况，如作为履行公务的一部分，其他法规要求发布相关信息，以及事关犯罪和紧急情况等。现在，艾滋病这种新型流行病正在促使发生变化。对此，政府也做出辩解，认为旧的、更严格的职业保密方法严重阻碍了整个社会抗击 HIV 的斗争，因而需要"在保密方面取得突破"。而且，那些吸毒的性工作者感染 HIV 后仍然可以继续从业这一事实，尤其让人担忧。社会事务部长警告称：这类人导致疾病传播是不可容忍的。为这些人保密相对于他们对其他人构成的威胁来说，价值要低得多。1986 年，政府获得了新的权力，可以收集和分享一些 HIV 血清阳性者的具体信息，尤其是不遵循医生对其行为做出建议的那些人，专门针对 HIV 的措施有所放松。这样做的目的是允许政府收集数据，以确保相关公共卫生法规的执行，尤其需要考虑针对的是吸毒者群体，他们那种难以自律的生活方式严重阻碍了法规的执行。[190]

在德国，隐私权或信息自主决断权是以《基本法》确立的法律原则为基础的。保密性是一个重要的争议性话题，因为它是与 20 世纪 80 年代中期围绕着全国人口普查发生的一场重大政治斗争紧密联系在一起的。[191] 在某些方面，保密性原则得到极为严格的捍卫。医生是诸多可以公开拒绝出庭做证的职业之一。由于德国规定艾滋病并不属于应该进行官方上报病情案例的那种疾病，所以医生不需要向政府或第三方报告任何个体感染 HIV 的情况，刑法也禁止医生在未经授权的情况下擅自泄露相关医疗信息。不过，这也规定了例外情况下政府特殊授权的可能性，这主要取决于国家面临的具体情况，如果是紧急状态下，那么就需要进行必要的信息披露。而且，人们也普遍认为，保护 HIV 血清阳性者伴侣的健康，带来的社会总体利益可能要超过单纯捍卫患者的隐私权。医生有权利（也有人将之视为医生理所当然要承担的责任与义务）去警告面临病毒感染威胁的第三方，特别是在他们已首先试图说服他们的病人严格约束自己的行为，不可做出传染疾病行为的情况下，这种提醒显得尤为必要。[192]

与 19 世纪一样，法国仍然是最关心维护医疗保密的国家之一。[193] 这个国家非常看重医生所拥有的特权，竭力去维护专业人员和他们客户之间的私人关系，认为这是不可侵犯的，对此的强调令人惊叹地始终存在并延续到 20 世纪，没有发生任何改变。社会实践中也是如此，法国人认为保密性是绝对不容置疑与更改的，就连病人都不被告知他们的具体病情，除非第三方人士因为这项原则而受到了切实的威胁。1984 年，哲学家米歇尔·福柯去世之后，法国医生普遍还是严格信守保密法则，不告诉别人他们的患者到底在承受着什么样的痛苦与折磨。[194] 这种心态其实长期以来独立存在于癌症等绝症领域，现在也扩展到了艾滋病。部分原因是在 20 世纪 80 年代中期，许多医生仍然认为，并不是所有 HIV 血清阳性者都会发展成为真正意义上的艾滋病患者。既然如此，为什么要担心他们呢？福柯的同性伴侣丹尼尔·德菲尔（Daniel Defert）之所以努力去创建防艾宣传的公益机构艾迪丝（AIDES，法语意为"帮助"）——法国主要的艾滋病防治组织，部分原因就是想结束这种状况，让病人有机会处理遗留给他们不多的时间。[195]

对于其他人，保密性也得到了极为严格的诠释。除了少数例外，诸如虐待儿童以及其他性暴力，它仍然是绝对不容置疑的。[196] 追踪接触者不可避免会违背保密规定，被法国专门抗击艾滋病机构的这位负责人视为死路而加以拒绝。当美国医学协会决定允许通知性伴侣时，它的法国同行非常担心这背叛了职业领域最为神圣的信条。[197] 艾迪丝支持不泄露病人的秘密，即使是对于那些没有采取预防措施防止病毒传播的血清阳性者。除却感染者自己，其他任何人都无法通知具有潜在病毒感染风险的性接触者。这就与 19 世纪的状况一样，不允许医生把患者的具体病情告知患者配偶，即使是在患者的要求下。[198] 1994 年，法国医学科学院（Academy of Medicine）建议对此进行改革，但还是偏重于维护病人权利，只允许以病人为主体，征得他们的同意才可以解除医生的保密义务。此外，改革也有一些其他方面的变化，比如如果新生儿 HIV 检测血清呈阳性，可以让孩子的父亲知晓，尽管这意味着泄露其母亲的信息。不仅如此，改革还谨慎建议，也许应该授权医生主动将 HIV 感染的信息报告给第三方，对那些有潜在感染风险的人提出警告。这种做法仅仅会将法国带到大多数其他国家应对艾滋病的策略起点，但即便这样，该改革也被认为实在是太过激进了。法国国家艾滋病委员会（National AIDS Council）拒绝了这种改革，认为这样做会把那些 HIV 感染者彻底赶入地下。即便现在出现了艾滋病的大流行，也没有理由去改变传统的保密原则：委员会向法国卫生部长提交的一份报告得出了这样的结论。部长对此表示同意，于是所有的传统规则都没有改变。[199]

捍卫疫病防治传统

人类社会最古老的传染病预防措施主要包括对外来人员进行检查，以及对所有的嫌疑者实施隔离。两方面事务联系在一起的状态主要见于人们面临的首次细菌感染大恐慌，这在美国表现得尤其明显，因为在世纪之交的 20 世纪初期，美国国内遭遇到南欧和东欧移民大浪潮的猛烈冲击。当前，人们对艾滋病蔓延泛滥的担忧是与现代社会大规模移民浪潮的愈演愈烈现象紧密关联的。[200] 毕竟，只要某国能确保切断病毒感染地域的所有对外联系，就可以安心地在本国内部实施隔离举措了。但是，他们通常会限制旅行者的行动，对外国人进行病毒筛查，并且限制与病毒感染者的接触，不过这种方式只有对那些希望完全远离微生物流动，进而与世界处于某种隔绝状态的地方性小国来说，才有着重要意义。因为作为一项公共卫生策略来说，这些措施蓄意地忽视了流行病更广泛的尤其是跨国别等方面的影响。因此，目前尤其是以世界卫生组织为代表的各类国际化卫生组织，只是几乎完全按照其固有的定位来行事，拒绝对旅行者进行病毒检测或针对访客身份进行认证。[201] 尽管如此，虽然存在明显的局限性，但隔离和排斥外国人（或从国外返回的本国人）的做法还是被广泛采纳了，特别是在流行病暴发的初期。很多被视为欠发达的国家，都试图通过在海港限制除旅游者之外的外国人入境、针对长期居留国内的外国居民进行病毒筛检以及检测从国外回来的本国公民等方式，来防控艾滋病。[202]

所有这些政策的实施都是正当合理的，何况是用在诸如艾滋病这种特殊类型的疾病身上，毕竟其潜伏时间很长，且是终生存在的。现代世界完全实现彼此互相隔离的能力尚无法达到，还是有无数的病毒携带者正在做跨越国界的布朗运动。尤其在艾滋病暴发的初期，那些尚未出现 HIV 感染者的国家绝对有理由限制民众的接触行为，但是也仅局限于某些在地理位置上容易暴发流行病的地方。比如，古巴就试图阻挡感染 HIV 的外来者入境，并隔离那些从有病例国家返回的公民，尤其是驻非洲军事顾问。这种措施既是理性正当的，也是完全可行的。毕竟，古巴的毒品问题相对较少，公开承认同性恋者也极为少见，最高危的感染因素就是偶尔一次不戴避孕套与外国人发生性关系。[203] 同样，苏联（以及其他紧随其后的东欧国家）也曾要求对进入国内的长期到访者进行 HIV 检测，这也可以说是合理的，因为大多数早期病例都是在这些人当中发现的。比如，据保加利亚官方报告显示，多达 42% 的艾滋病患者曾经是外国海员。[204] 对此，还有一种真实度无法确定但却容易引起巨大争议的观点，这主要是 1994 年由俄罗斯一名议员提出的，他宣称：相对于与本国人士发生性接触而言，如果与外国人发生性接触，那么后者感染 HIV 的概率是前者的 100 倍。[205]

就像 17 世纪和 18 世纪奥地利对抗奥斯曼土耳其帝国所修筑的瘟疫墙一样，铁幕偶然地在一段时间内充当了东欧集团的防疫封锁线。柏林墙更是被某个爱开玩笑的人士形容为世界上最大的避孕套。[206] 到 20 世纪 80 年代中期，民主德国仍然没有出现毒品以及同性恋的社会问题，或者至少诸如公共澡堂及性旅游等 HIV 传播热点形式在那个时期还没有发现，这意味着艾滋病在那里的传播要慢些。由于缺乏可以兑换的货币，民主德国地区的血友病患者幸免于难，远离了受污染的进口血液制品。[207] 瑞典人和丹麦人也认为自己受到了来自外部的威胁，其超过一半的异性传播病例都是在国外感染的。芬兰更为偏远，近乎与世隔绝，移民政策严格，因此认为自己能够通过这种严防输入的策略控制住艾滋病。[208] 甚至有美国人支持将所有 HIV 检测呈阳性的外国人拒之门外，但事实上美国却是发达国家中主要的 HIV 输出国。这些狂热者这套较为特别的逻辑得到了一种观点的支持：如果不让 HIV 感染者来美国，就很可能会阻止 HIV-2 菌株的进入，这种病毒目前在非洲许多地区普遍存在，而且它很显然能更容易地通过异性性交的方式来传播，因此更加危险。[209]

总之，至少有 48 个国家对某些入境者进行 HIV 检测，有时取决于他们计划停留的时间，有时则取决于他们具体从事的特定职业或其他可能与 HIV 感染相关的身体特征。在塞浦路斯，政府会特别对歌舞表演艺人进行 HIV 检测；相比之下，埃及则对国防承包商集中进行 HIV 筛查。在韩国，HIV 筛查主要针对打算长期居留的外国人，而有配偶陪同到访的艺术家以及体育界人士等则不用接受检查。[210] 法国和古巴采取的措施比较类似，会偏重于检测从非洲某些特定国家以及法属圭亚那返回国内的士兵。南非则在 1987 年就限制 HIV 检测血清呈阳性者入境，不过主要针对的是邻国的移民矿工群体。[211] 在挪威，20 世纪 90 年代中期 HIV 筛检曾发现 244 名非洲人血清呈阳性，有近 100 人被驱逐出境或不被允许获得长期居留许可。[212] 对外国留学生进行病毒检测的主要目的是预防艾滋病这种危险的流行病，但是，这种规划对于那些获得奖学金的学生来说，也是出于一种令人心寒的边沁式功利主义算计：挑选出身心状态最好、能让知识发挥最大效益的人士，为他们保留高等教育等稀缺资源。在这样的视野下，我们也就能够理解为何美国也要对贫困青年就业计划的"就业团"申请者进行病毒检测了。在叙利亚和波兰，所有外国学生都需要接受病毒检测，而在比利时，只有来自中部非洲地区获得奖学金的学生要接受检测，但在西班牙和印度，那里的检测范围扩大到了所有的非洲学生。[213] 在德国，病毒检测主要是针对持有某些奖学金的非洲学生，在有些情况下是一般健康检查的一部分，学生们在不知情的情况下就接受了检测。根据结果，一些人被驱逐出境。[214]

许多国家要求那些想要获得永久居留权的人保证自己不会感染 HIV，比如智利和哥斯达黎加两国就是典型。澳大利亚则允许移民官员自己掌控，授予他们广泛的自由裁量权，不让那些寻求停留超过 12 个月的外国人入境。不过经历了 1989 年的改革后，这个国家在很大程度上消除了对病毒检测血清阳性者的限制。但在另一方面，所有申请居住证的人现在都必须接受 HIV 检测，在旅游签证方面目前还缺乏相关的官方政策，不过有时他们也会拒绝那些血清阳性者入境。芬兰人则要求对任何打算在国内停留三个月以上的人士、外国工人以及学生群体进行病毒筛查，并要求驱逐那些血清阳性的外国人。加拿大的法律体系也要求对移民群体进行体检，他们显然想通过这种方式最大可能地排除感染者和病人。[215]

在德国，中央与地方两个层面的立法使得问题更加复杂化。国家立法规定了威胁公共卫生的外国人入境管制，而各州则从居住标准制定了相关条例。在联邦层面，只要存在病毒感染风险的外国人就可能被拒之门外。例如，可以此为由拒绝妓女和吸毒者入境，而无须证明他们是否感染了 HIV。1987 年，当德国的边防警察接到指令，提醒他们有权拒绝疑似感染 HIV 的外国人入境时，争议爆发了。紧接着一项补充强调，不能单靠目测判断旅行者是否患有艾滋病或感染了 HIV，目的是限制边防警察的武断决定。但是，这种权力实际上并没有转交给那些驻守边境的人。很明显，政府寻求在边境管控艾滋病上犯了大错，这种失误引起德国中间派以及左派政党迅速而激烈的反应。与此同时，历史上在艾滋病防控方面使用法律的例子表明，联邦政府无意允许哪怕仅仅是血清呈阳性者入境。有人从报纸上获知一名非洲商人在比利时感染了几人，认为他不应该被允许入境。1987 年，有 8 名患有艾滋病或感染 HIV 的外国人在入境时被查出，这通常是因为他们自己主动承认了，或者是他们有了相关症状。这些人中有 4 人（1 名塞内加尔人、1 名奥地利人和 2 名瑞士人）被遣返。[216]

在第二层级的地方性立法中，德国个别州若允许外国人停留超过三个月，会要求他们接受健康检查。但检查的内容各个地方都不一样。巴伐利亚州明确要求进行 HIV 检测，如果检测结果呈阳性，可能会被拒绝入境。除此之外，德国其他州也有类似的权力。[217] 然而，这两个层次的限制也受到超国家法的限制。比如，德国不能拒绝感染 HIV 的欧盟公民居留，即便他们可能患有其他疾病（活动性肺结核、梅毒等），或者其行为有可能造成传染病的扩散。德国也不能拒绝那些声称受到政治迫害前来寻求庇护的人士入境，尽管这些人通常都不负责任且滋扰生事，比如在感染 HIV 后进行无保护的性行为。[218] 巴伐利亚州一直在徒劳地寻求授权以拒绝血清呈阳性的欧盟公民入境，因为在他们看来，欧盟公民和其他外国人在流行病学的概念上并没有什么区别。除欧盟人士之外，其他外国人有时会因感染 HIV 被德国驱逐出境，不过遭到驱逐的主要是来自非洲的那些拿到奖学金的留学生。1986 年，移民当局试图驱逐一名被她已去世的德国籍丈夫感染 HIV 的菲律宾妇女，但这个案件最终因为对方的上诉而被驳回。[219]

许多地区离奇复兴了类似于中世纪的市政社团主义，奥地利的城镇克拉根福就要求所有外国人申请居留许可之前先要确定血清呈阴性。[220] 城市的空气使人健康（Stadtluft macht gesund）*。在法国，如果来自非欧盟地区的外国人患有某些传染病，或有吸毒及严重智障的表现，政府就可以拒绝他们居留。但是，1987 年的法律规定，除非他们出现了艾滋病的临床症状，否则不能要求他们接受 HIV 检测，而且拒绝居留的理由不能只是血清呈阳性，除非患上的是完全型艾滋病。[221] 在瑞典，尽管政府禁止那些无法证明自己未感染 HIV 的外国人士入境，但并未采取任何有针对性的举措，给那些从国外领养儿童的父母提供自愿检测 HIV 的必要渠道。检测也对寻求避难者开放，但血清阳性者不会被遣返。毫无疑问，由于非正式压力的存在，所有人不可能不合作。[222] 已经在国内实行了较为严格的艾滋病管控，瑞典显然认为边境的防御措施不必过于激进。

英国针对艾滋病管制缺乏正式的法律规定，边境地区则拥有行政自由裁量权。尽管学生被认为是一个需要特别关注的高风险群体，但似乎并没有专门针对他们的管控策略。港口检疫人员在是否可以接纳外国人

---

* 此处作者的引用比附了欧洲中世纪一项重要的法律原则，那个时期城市会带给人们很多福利，比如农村不自由的人跑到城市就成为自由民了。

入境方面拥有很大的自由裁量权。当选择长期居留者提到健康或医疗因素是他们入境的原因，抑或看起来似乎健康不佳时，政府会对其实施更为仔细的检查。政府有权拒绝接受传染性疾病的感染者入境，也可对入境者所患疾病是否妨碍自身正常生活进行评判，按照这些人的实际情况预估他们是否有支付医疗费用的能力。政府可以通过体检，对外国人实施 HIV 抗体检测，并有权做出拒绝入境的决定。[223] 虽然之前曾发生过外国人被遣返的情况，但英国政府的立场一直是比较宽容的，强调感染HIV 并不是外国人入境申请遭拒的唯一理由。官方表态，外国人需要自己支付医疗费用，拒绝入境的指令只是在很有必要的情况下才会做出。[224] 官方的自由放任与拒绝入境规定相结合，意味着任何针对英国政策的解释都不是确定的，既有可能避免像美国那样采取限制性做法，也有可能采取严厉的限制。[225]

尽管从法国和瑞典的自由放任政策，到英国和德国的部分管控，各国的防控措施存在差异，但大多数欧洲国家在允许感染 HIV 的外国人入境方面相对自由。相比之下，美国的管制在西方工业化国家中算得上最为严格。鉴于美国所接纳的移民人数超过了其他所有发达国家的移民人数总和，而且这一新型流行病的发生时间段又比较特殊，刚好遇上 19 世纪末以后新一轮规模前所未有的移民潮，所以这个问题在此时提出显得尤为必要。令许多观察家感到惊讶的是，尽管美国宣称"防疫自由"，却采取了类似于专制国家、独裁政权的管制政策。美国人自己也常常震惊于他们所采取的防控政策与通常被视为同类发达国家的政策差异如此巨大。[226] 确实，针对外籍人士的 HIV 检测容易引发工业化国家之间的巨大冲突，直接导致对 1990 年美国旧金山举办的第六届国际艾滋病研讨会（International AIDS Conference）的抵制。不过，当时的美国政府在最后一刻做了策略性的让步，最终避免了大多数国家的退会。在成功抗议了美国移民政策以及旅行政策针对血清阳性者的限制以后，1992 年的会议从剑桥转移到了阿姆斯特丹。[227] 有些人可能会很惊讶地听到法国人认为正是自己的努力最终说服了美国人缓和政策，但是很明显，这种结果当然也有国际社会共同抵制与抗议的功劳，尽管它最终也无法抵消国内因素的影响。[228] 其中也包括了针对移民的 HIV 筛检方式，此方式绝不是特殊情况下采取的某种例外策略，实际上是延续了美国长期以来的传统。

患有五种性病、传染性麻风病以及活动性肺结核等疾病的患者是明确禁止移民美国的。1987 年，艾滋病患者也被列入此名单。[229] 列入艾滋病（以及后来的 HIV 感染）经历了一场激烈的政治斗争。美国公共卫生服务部以及美国疾病控制与预防中心对此都表示支持，而来自北卡罗来纳州的保守派参议员杰西·赫尔姆斯（Jesse Helms）支持向有需要的病人提供齐多夫定，以扩大可排除疾病的名单。参议院一致支持这种改变，部分原因是它获得了国家公共卫生服务机构的支持，部分原因是它认为这种政策只会针对移民，而不会影响到所有的旅行者。1989 年，当荷兰的一位血清阳性者在赶去参加一个会议的中途被拒绝入境，引发了国内外的广泛愤怒时，这项新政策的影响才开始变得逐渐明显。[230] 此后，当这个问题在 1990 年旧金山艾滋病研讨会的筹备过程中再次爆发时，美国政府试图通过各种政策上的小幅调整来回避批评，调整措施包括：按照保密原则保护外国人的医疗信息，避免血清阳性者的护照留下永久性标记等。但事实上，这样的小幅调整并没有触及问题的核心：外国人，即便是那些仅仅寻求旅游签证的人，一旦感染病毒就有可能被要求检测且禁止入境。

1990 年，在总统委员会建议重新考虑这项政策之后，《移民法》重新定义了医疗排斥，规定只有在人们患有"对于公共卫生具有重大影响的传染病"，而非某种被认为的"危险传染病"时，政府才可以拒绝其入境。这一年的 2 月，美国疾控中心建议，除传染性肺结核以外，艾滋病以及其他疾病应从禁止入境的疫病名单中删除。1991 年 1 月，美国卫生与公众服务部部长路易斯·沙利文（Louis Sullivan）表示赞同。然而，这一正在形成的共识被共和党众议员威廉·丹内迈尔（William Dannemeyer）、达纳·罗拉巴赫（Dana Rohrabacher）和电视福音牧师传道者引导的以 4 万封信为武器的大规模抗议活动破坏了。不仅如此，对移民归化局有管辖权的司法部也反对将艾滋病从名单上删除，认为它尚未获取充分详细的咨询性意见。所以，尽管当时的美国总统乔治·布什也赞成从名单中移除艾滋病，但最终的政策却没有改变。血清阳性者继续被禁止永久居留，只有在获得特别许可的情况下才能做临时访问。移民局也开始实施世界上规模最大的 HIV 检测项目，平均每年有近 50 万移民、非移民以及难民需要接受检测。除此之外，还有大约 250 万已在美国境内的外国人需要接受筛查才能获得合法的居留资格。[231]

但是，在实际执行过程中，除了特殊情况，这项政策在对移民进行检测的同时，放弃了对临时来访者的检测。来访者，包括长期居留的国外学生群体，虽然也被要求在签证申请中写清楚 HIV 感染状况，却并不用进行常规检查。但是，如果有足够的理由怀疑受感染，移民局官员可能会要求他们进行检测。[232] 每年大约有 300—600 名血清呈阳性的外国人被拒绝进入美国，虽然这意味着潜在的感染源减少，但对于一个已经拥有 100 万 HIV 血清阳性者的国家来说，这几乎没有什么实际意义。[233]除了已经提到的美国的这种特殊道路所引起的争议外，这些政策让美国一直处于尴尬的境地，不得不对受感染的国外人士的入境禁令进行例外处理。1994 年，政府全面豁免纽约同性恋运动会的参与者，但在保守派的抗议下被迫撤销。这也引发了其他国家针对美国的排斥性报复，例如印度尼西亚就拒绝著名的湖人队篮球运动员、绰号为"魔术师"的埃尔文·约翰逊（Earvin Johnson）去参加当地的一场篮球表演赛。[234]

因此，外国人入境的政策范围与防治艾滋病的其他策略一样宽泛，从法国和瑞典的自由放任，到美国实施的大规模病毒筛查。只有将接纳受感染旅客入境这一具体问题独立出来，放置于各国出入境的规章制度这一广阔背景下，才能理解应对措施的范围。其中一个问题是旅游业，从某种程度上说，旅游业是世界第三大产业。各国实施的边境管制到底有没有威胁到它呢？尤其是欧洲，它接待了世界上超过三分之二的国际游客，这个地区越来越多地保留了过去的辉煌供外界消费，因此必须留心这个问题。这里的旅游业会受到边境限制的影响吗？在阿姆斯特丹这样的城市，同性恋旅游带来的收入几乎与通常所称的政府可支配货币一样，是一种重要的收入来源，有助于缓和过于严厉的限制性措施。[235] 当然，不同国家的殖民历史也是一个需要考虑的问题。比利时之所以特别担心来自非洲地区的艾滋病传播，不仅是因为它历史上的殖民地包括了撒哈拉以南（布隆迪、卢旺达和扎伊尔等）艾滋病泛滥最严重的地区，还因为它与这些前殖民地目前也保持着较为密切的社会交往，民众之间存在性行为等方面的联系。[236]

不过更为重要的仍然是总体上的入境问题。美国自 19 世纪以来一直实行公共卫生限制，正是因为移民人数太多且还在持续不断地增加。相比之下，欧洲国家则较为彻底地遏制了移民入境，甚至出现了"欧洲堡垒"的概念，意味着所有的入境通道都被关闭了，不过这显然是夸张的说法。欧洲仍然需要来自国外的那些廉价的、非熟练的劳动力，以及电脑专业技术人才。然而，从总体的移民人数来看，欧洲地区还是远低于大西洋彼岸的美国。虽然自20世纪70年代的石油危机开始，美国真正意义上的移民通道已经关闭，但它还是留下了寻求庇护的入境路径。20世纪80年代开始的新一轮移民大潮启动后，这一路径得到大规模的拓展与推进。[237] 结果，坦率地说，美国公共卫生部门目前仍然面临的这一问题事实上被转移给了欧洲的移民警察。由于许多与公共卫生无关的因素对入境施加了严格的限制，欧洲因此减少了针对HIV的筛查，以及其他形式的入境限制。无论如何，对少数能够获准入境的移民所采取的措施已经足够了。

除此之外，欧洲国家的大多数外国入境者都是欧盟国家成员。无论巴伐利亚州等地方狂热分子的意愿如何，欧盟公民在超国家法律之下不会因为任何疾病问题而被拒入境。因此，美国人可以对外国人的入境施加限制，欧洲人却不能这样做。更准确地说，美国与欧洲都在试图这样做，只不过方式不同而已。两者都允许血清阳性者作为游客进入，但不允许他们以移民身份入境。愤世嫉俗者可能会说，欧洲人之所以抗议美国的严苛规定，并不在于美国针对其他外国人施加限制，而在于美国针对欧洲人施加限制。

第四章　病人变成囚犯：责任、犯罪和健康

　　艾滋病是一种最初在发达国家传播的疾病，尽管很少有人为蓄意散播病毒的案例，但病毒主要还是通过个人自主行为传播的。于是，这就牵涉到个人责任以及法律义务等问题，涵盖道德与法律层面，了解这些是至关重要的。感染 HIV 的人通常都是通过他们本应避免的行为最终实现了病毒的扩散。在这之前，他们怎么才能对自己有所限制和自律呢？他们怎么样才可能在事后得到相应的惩罚呢？这在所有发达国家，无论是刑法和民法领域，还是我们关注的公共卫生领域，都被视为急需解决的重大社会问题。具体来说，刑法与民法的相关规定常被用来控制艾滋病传播行为以及追究违法者的相关责任。在某些方面，刑法比公共卫生法对个人权利提供更多的程序性保护（例如在法庭上明确是否犯罪，以及规定的刑期）来保障被告的权益。根据公共卫生法，在某些极端情况下，隔离或强制性治疗可能是无限期的。[1]

　　尽管如此，目前来看，就传播 HIV 贸然使用刑法以及民法是否正当仍然有激烈争论。在 18 世纪和 19 世纪，刑法通常是用来规范约束那些社会公认的不合群、令人讨厌或不道德行为的，而不仅仅针对违法行为。[2] 而进入 20 世纪以后，从流行病在社会实际中的蔓延传播视角来看，公民已完全融入社会发展，我们所谓的行为限制只不过是凭借着个人意志，"自愿"地强加给自己的，所以法律修订与编纂以及官方行动的作用

其实是处于不断减弱状态的。[3]尽管如此，正式的外部控制在任何意义上来说，都没有被完全抛弃。虽然法律和道德概念之间的差异在20世纪有所扩大，但无论是在管控醉酒者、限制吸烟、禁止赌博还是禁止某些性行为的立法实践中，这两者仍然是重叠的。从某种意义上说，现代社会越来越多地采取类似于法律的限制性规定来抵消非正式领域的管控，比如重新引入着装法规，禁止在加州的学校佩戴帮派徽章，禁止在巴黎的学校戴穆斯林头巾，将工作场所的性行为以及成年人与未成年人之间的关系更加详细地写入法律，用语言礼仪规范来限制言论自由。[4]事实上，由于公共卫生针对的是现代生活方式引起的慢性病，它非常侧重于有关领域的行为改变。因此，劝阻某些行为理所当然地成为政策制定者关注的焦点，这一逻辑不仅通过公共教育运动得到强化，也在刑法细微及时调整的段落中得到强化。

刑法偶尔也被用于有效改变某些危险行为，例如使用安全带和摩托车头盔的法律法规。根据刑法，人们很容易监控遵守情况并衡量实施有效与否。但在其他方面，刑法很大程度上是象征性的，特别在人们普遍认为道德是社会管理准则的情况下。比如说，如果想要惩罚通奸，那么法律基本上起不到什么作用，尽管它们在书面规定上似乎有很长的历史传统，比如瑞典直到1942年还有相关规定。当然还有更加离奇的事实，例如在美国，1965年有40个州，1987年有15个州，今天还剩9个州，仍然将通奸视为某种类型的犯罪。不仅如此，还有许多地方是禁止男男性行为的，无论是肛交还是口交，都明确禁绝，美国及国外的很多地区也都有明文规定。[5]

然而，法律干预究竟能否减少潜在的传染病传播行为，仍然是一个悬而未决的问题。无论是针对肺结核、霍乱，还是古老的鼠疫、天花等各种类型的传染性流行病，如果单纯聚焦于这些病患者通过呼气、咳痰或排泄物传播疾病的话，是很难追究个人的具体责任的。但是，对已经确诊患有某种传染病，然后再将之传染给他人的那些人进行惩罚是完全正当合理的。以这种方式，人们可以劝阻那些让患者付出很少代价，却可能令公众付出更多代价的日常行为。在国家无法控制的亲密关系中，通过有目的和自愿的行为传播了疾病，是否也是如此呢？这一话题已经在 19 世纪的梅毒案例中激起了人们的激烈讨论，特别是人们纠结于是否单独起诉梅毒的实际传播，还是仅仅起诉危害程度。[6]一般来说，如果有人接触了某类传染病，再让自己暴露于公共场合，那么将其行为定为犯罪的情况是较为常见的。在英国，天花患者不能出现在公共场所，不能使用公共交通工具，也不能去图书馆借书。疱疹类疾病也为这些话题提供了堪称典范的最新实例。在 20 世纪 80 年代的美国，明知有疱疹却造成病毒传播者，是可以被提起诉讼的。针对已确定的疱疹感染者，法律也明确要求其承担相应的责任和义务，如禁止性行为，并将病情告知其潜在的伴侣。[7]

　　如果不考虑强奸事件以及围产期传播的话，艾滋病这类传染病主要是通过自愿以及有明确意识的行为来传播的。既然如此，政府是应该设法阻止传播行为还是着重依靠个人自主自愿的自我保护来加以防控呢？地方政府是有责任首先确保你的性伴侣不受感染呢，还是优先保障你的注射针头是清洁干净的呢？尤其面临着诸如艾滋病这类致命疾病的威胁，如果人们受到法律制裁的威胁，是否有可能在日常行为上更为谨慎小心呢？[8]从技术上讲，HIV 从感染伊始到抗体形成窗口期是很长的。因此，除非已经发展出了一套专门针对病毒进行检测的体系，否则就很难确定病毒传播的具体责任方。而且，感染了这种致命性病毒的犯罪者也不太可能服刑，在民事案件中也不太可能提供很多的赔偿。此外，由于艾滋病的潜伏期非常长，这意味着诉讼时效通常在这段时间内就已经到期了。充分性原则要求被起诉的行为必须达到某种程度的预期伤害效果。这就很让人怀疑咬人或吐痰的行为是否属于刑事责任行为，毕竟这些造成病毒传播的可能性是极小的。[9]因艾滋病传播导致谋杀或人身伤害等都是难以证明的，因为它们需要证据来证明那些犯罪者与受害者发生性关系或共用针头确实是有谋杀意图的，而这要在多年后才能确定。事实上，在HIV的传播中，这类犯罪意图都是模糊的。正如一位观察家所说，对杀人犯来说，性行为是一种非常间接的作案手法。[10]毕竟，一般来说，莽撞、过失以及企图杀人甚至伤害才是更有可能被定罪的行为。[11]然而，某些观察家仍然执着地认为，将肛交定为犯罪有助于减少HIV的传播。[12]

但是，置他人于感染HIV潜在风险中的行为很少受到起诉。除非该行为确实造成了病毒感染，否则受害者往往都不知道犯罪已经发生。而如果确实造成了病毒感染，也很难证明肇事者当时已经确定受感染并已知情。那些反对将病毒的传播或造成的潜在危害定为刑事犯罪的人普遍认为，在忽略现行法律已经对强奸行为做出惩处的情况下，没有人必须从事传播病毒的危险行为。因此，针对艾滋病的预防应以个人保护为中心，而不是通过法律规定去强力限制或约束某些具体行为。[13]另一方面，由于潜在的传播行为大都是个人自主化且故意的，并不是由个人无法控制的本能驱动的，因此无论是性行为还是吸毒导致的病毒传播，行为者都要对此负起责任。随着现代社会较为宽泛的公众教育以及媒体宣传被动员起来应对和抗击这种新型的流行病，病毒传播的行为不能再因为个人的无知而获得社会的原谅，可能会理所当然地成为起诉的目标。尽管刑事定罪可能并无多大的实际效果，但它为社会行为划清了界限。法律准则起到引领与强化道德价值的作用，至少提供了一种手段来劝服和约束那些明知故犯的鲁莽行为和由疏忽导致的过失行为。与刑法不同的是，民法也能在其他方面发挥作用，不仅能让世人获得正义得到伸张的宽慰性满足，还至少可为那些活得足够久的病毒感染者争取一些经济赔偿。[14]

不过，从管控的方式而言，将传播 HIV 或使他人暴露于病毒感染风险下的两大事实定为犯罪是一种中庸化处理，介于强制和放任两个极端之间。实际上，隔离这种传染病才是防止其传播的更为直接以及更有效的手段，刑事定罪只是间接地解决了这样的问题，因为它含蓄地做出假设，向大家阐明社会大多数公民的行为其实是可控的，广大民众能对行为进行自我约束，这极大降低了艾滋病的传播风险，仅仅极少数屡教不改、负隅顽抗者才真正需要关注。[15] 除此之外，刑法的使用还必须有个前提，那就是所在地的医疗保密原则不能太过严格。因为一旦当地的医疗保密原则限制了政府部门识别感染 HIV 者的能力，而此时的实名报告又无法达成共识的话，该地区刑法的执行就会受到阻碍。从另外一个方面来看，如果针对艾滋病的预防单纯地依赖于和感染者的合作，那么刑法中所暗含的压制性趋向就很有可能会对这种策略形成某种抵制和对抗，使那些不幸的感染者逐渐自主性地选择不去与艾滋病防控机构通力合作了。[16] 比如，对那些自愿进行 HIV 筛检的人来说，由于无处不在的起诉威胁，他们很可能会反对之前的 HIV 筛检防控举措，造成整个体制的运转失调，这种状况也被视为不合作原则的典型案例。

要对艾滋病的传播行为定罪的话，就必须证明犯罪者在传播之前已经知道自己的血清状况。这就使得究竟是否知道已经被病毒感染成为检验是否构成违法的前提条件，这对于个人自愿进行 HIV 检测来说是一种极大的阻碍。当赫尔姆斯参议员试图惩罚那些在手术前没有公开自己血清阳性状况的医务人员时，人们就有此担心。[17] 1988 年，当德国最高法院发布决议，允许政府惩罚那些未告知性伴侣且与之发生无保护性行为的 HIV 血清阳性者时，德国主要的艾滋病组织——德国艾滋病研究所（Deutsche AIDS Hilfe）立刻作出反应，建议抗议并拒绝接受自愿 HIV 检测。[18] 同样，在挪威，当司法部长宣布可能针对所有 HIV 血清阳性者使用刑法之后，自愿进行 HIV 检测的人数也下降了。[19] 美国法院希望避免类似的问题，它不要求提供病毒感染的真实情况来认定潜在的 HIV 传播行为负有责任。毕竟，如果一个人因以往的活动而应该知晓存在传播的潜在风险的话，那么将不知道作为辩护理由是不可接受的。因此，法院强制有风险的人必须接受病毒筛检，以确定是否真正感染了 HIV。[20] 这种做法确实解决了上述问题，但却对个人自由造成了较为严重的侵犯，而且法律还必须确定究竟是哪些社会实践属于危险行为，从而让有过这些行为的人自主接受病毒检测。比如，危险行为指的是所有男性之间的肛交呢，还是只指与陌生人的肛交呢？除此之外，另一个例子与堕胎有关。如果围产期的 HIV 传播也被定为犯罪的话，那么血清阳性的孕妇堕胎的可能性就会大幅增加。[21]

尽管如此，无论通过法律控制传播行为有多困难，仍有一些行为是每个人都同意应该受到惩罚的。现代都市中流传着不少关于艾滋病的种种荒诞传说。薄伽丘在其名著《十日谈》中讲述了 14 世纪佛罗伦萨地区发生的瘟疫，丹尼尔·笛福也讲述了伦敦地区在 17 世纪中期出现的大瘟疫。20 世纪 80 年代，传染病在现代卷土重来的故事重新出现。最主要是以同性恋和异性恋两种形式反复讲述着同一个故事，在一次夜间的搭讪、一次匿名性行为（足以引起听众的道德愤怒）之后，第二天清晨就会看到这样的信息（可能是用口红写在镜子上或以其他适合的道具做辅助）：“欢迎来到艾滋病俱乐部。”[22] 然而，不管这些故事有多么夸张，想想大多数人都认为应该受到谴责的情况，比如盖坦·杜加斯（Gaetan Dugas，1953—1984），他算得上是艾滋病版本的“伤寒马文”（Typhoid Marvin）*。作为航空公司的乘务员，杜加斯放荡不羁、毫无道德良知，飞行穿梭于北美各大城市，也把 HIV 传播到了整个大陆。再比如，给儿子注射 HIV 血清阳性者血液的男子，希望以此避免支付抚养费；在女友提出结束恋情时故意让她感染上 HIV 的内科医生；只是因为女友喝了自己的最后一口可乐，就愤怒地给女友注射自己血液的血清阳性者；男子明知自己已经感染 HIV，却与 300 多个女性发生无保护性行为，其中一些女性年仅 13 岁。[23]

不同国家采取了不同方法来抗击艾滋病这一怪物。基于法典解读的传统法律理论家们进行了定义上吹毛求疵的斟酌，希望在许多案件出现之前澄清这些概念。因自愿的性行为而受到感染的受害者应该承担多少责任？艾滋病的传播行为是一种身体伤害，还是过失杀人未遂（因为这种疾病最终是致命的）呢？如果 HIV 造成了伤害，那么是对躯体的伤害，还是对健康的伤害呢？如何确定一个传播 HIV 的人是真的打算杀人，还是仅仅不加考虑地单纯想享受肉体的快感？血清阳性是否在健康保险领域（允许接受治疗）被认定是一种疾病，但在劳动法领域（不允许终止雇用）则不被认定？[24] 在德国，所有的法律院校都在争论这样的问题：血清阳性者的性传播，或者仅仅是基于身体所需的射精（只有律师才能阐述清楚），是否可以视为蓄意通过性行为而致人死亡？更为宽泛的争论是，刑法究竟在抗击艾滋病方面发挥了什么作用？[25] 1988 年至

---

* 作者这里的意思主要指的是“伤寒玛丽”，马文不过是这个案例的男性翻版。玛丽是美国第一个伤寒病症的病毒携带者，她在担任厨师期间，将这种疾病传染给了 51 个人。

1989 年，一家下级法院判决（后被推翻）一名反复与一个女性发生自愿性行为的血清阳性者免除了人身伤害罪。理由是，即使这名妇女被感染，血清阳性反应也不会损害她的健康，因为她在感染后并不会有难受的感觉，而且作为一个拥有个人意志与行动自由的伴侣，她也应该承担部分责任。在法国，刑法关于人身伤害导致工作能力丧失的严格规定被认为不适用于 HIV 传播，因为新感染者是可以就业的。在 20 世纪 80 年代末，美国法院就无症状血清阳性者是否遭受了可测量的损害以及是否可以被视为残疾人进行了辩论。[26] 在这里，也许形容词"忧郁"被用在了错误的科学上。

　　尽管德国和美国的法律传统明显有差异，但它们是最多地使用刑法条款对 HIV 的传播行为予以制裁的。[27] 不过，所有的国家都在使用刑法。它们都有针对身体伤害的相关规定，有时是专门针对投毒等行为的，理论上可用来防止传染病的故意传播。[28] 在 1994 年，丹麦的刑法专门针对那些危及他人生命以及致使他人罹患无法治愈疾病的人。尽管瑞典在 1985年废除了《传染病法》中惩罚那些已知其感染病毒却故意通过性行为传播病毒者的规定，但根据刑法，对因传染而导致人身伤害进行起诉也是可能的。20 世纪 90 年代初期，下级法院会对那些 HIV 血清阳性者在没有告知其伴侣的情况下发生性行为判处重罪。由于瑞典法律要求所有血清阳性者必须遵守行为规范，以尽可能降低传播风险，因此对违规者的定罪要比为那些以尚不知道自身感染病毒为借口合理辩护的国家较为容易。[29] 然而，在法国，性病的传播或使他人暴露于性病病毒风险之下的行为直到 1960年才被定为非法，当时仅仅是间接地采取了限制性措施，只有那些逃避治疗的病毒感染者才有可能受到惩罚，罪名是拒绝治疗。尽管有人认为，法国的刑法对人身伤害以及杀人的限制性规定可能适用于管控 HIV 的传播，但试图将其写入法律的努力最终还是失败了。不过，病毒感染者有时候也会遭到起诉。比如，1993 年，在梅茨，一名血清阳性的妇女因为没有告知其同伴被指控犯有过失杀人罪。还比如，1992 年，穆尔豪斯一名血清阳性的妇女在咬了一名警察后被判有罪。[30]

在英国，1861 年颁布的《人身侵害法》（*Act Relating to Offenses against the Person*）牵涉到伤及或损害相关人员的罪行，但这部法律并不是直接针对疾病的传播。在 1897 年发生的诉克拉伦斯（R. v. Clarence）案例中，一名男子明知自己让妻子感染了淋病，却在现有法律体系规定下被判无罪，这主要是由于他们的性行为是双方自愿的，因而没有显示出攻击或侵犯的特征，其妻子对她丈夫的病情一无所知，这种行为算不上侵害。此后，虽然人们希望法律中有关投毒的部分可以用来有效地阻止传染病的传播，但还是收效甚微。[31]直到 1992 年夏天，一名感染 HIV 的血友病患者试图故意感染他的性伴侣，激起人们对此类犯罪指控的极大关注。然后，在 1992 年发生的诉布朗等人（R. v. Brown and Ors）案中，自愿参与施虐与受虐行为的男性致使他人身体出现轻伤。最终，此人在这一行为中被判有罪。这个判决开启了即便是与他人达成共识，HIV 血清阳性者也有可能受到起诉的先例。[32] 1992 年，法律委员会试图将刑法编纂成法典，目的是将传播 HIV 的行为纳入刑法"造成伤害"的概念体系中去，从而避免延续像克拉伦斯案件的那种原则，即感染不构成伤害。[33]在澳大利亚的维多利亚州，1993 年规定了一项新的罪行，专门针对那些有意将某种严重的疾病传染给他者的人，最高可判处 25 年的监禁。[34]

许多国家还专门针对 HIV 进行立法。不过它们通常都试图回避根据传统刑法起诉的事宜，尤其是回避需要证明损害（危害而不是实际传播）

或精神状态（伤害意图）。[35] 在美国，在总统委员会的建议和鼓励下，自20世纪80年代末开始，人们越来越倾向于接受通过刑法来改变某些有助于病毒传播的行为。比如，1990年颁布的《艾滋病综合资源紧急法案》就明确规定，联邦政府向各州提供资金是有前提的，那就是要求各州将已知情的HIV感染者的体液捐赠行为、血清阳性者的性行为或共用针头行为定为刑事犯罪，如果伴侣知情则可以例外。在此严格规定下，截至1994年，美国约有27个州有因故意传播或使他人接触HIV而受到刑事处罚的案件。这些法规不针对那些蓄意伤害的犯罪者，只专门针对那些明明知道自己已经感染HIV，却还要实施危险行为的人。大多数法规要么强制披露病毒检测的血清状况，要么禁止某些行为，要么对卖淫等此前已经确定违法的行为加大处罚力度。[36] 澳大利亚的多个州也采取措施，强制HIV感染者向性伴侣告知血清状况。[37]

在德国，巴伐利亚州的措施比较严格，要求血清阳性者必须将身体状况告知性伴侣、共用针头者以及医务人员。[38] 德国联邦法院也逐渐规定血清阳性者必须将其身体状况告知性伴侣，并且采取安全性行为。1987年，一名美国军队的随军厨师在明知自己感染HIV的情况下，还是在进行性行为时只做部分保护，纽伦堡法院对其做出监禁判决。[39] 如果受感染的妓女没有及时警告嫖娼者，她们就有可能被指控为投毒、伤害躯体甚至是谋杀。[40] 在法国，政府曾试图制定一项专门针对HIV传播的法规，但几经努力最终还是失败了，只留下了防止受到人身伤害的惯常措施，并且要求提供证据证明其行为的具体意图。[41] 大多数国家都有血清阳性者因试图咬伤或以其他方式感染警察及医务人员而受到惩罚的案例，主要涉及美国、法国、德国、比利时和荷兰等国。[42]

在很多国家，只有实际进行的HIV传播行为才是需要采取管制行动的。这就提出一个问题，即如何证明特定的性行为或共用针头的做法事实上导致了特定的感染，考虑到 HIV 在体内有较长的潜伏期，这是一项极为困难的任务。因此，法院通常只能试图以犯罪未遂而不是实际犯罪来予以定罪。这里又会导致难以解决的问题，因为这种定罪判决是以显示预期结果的意图为前提的，而不仅仅是关注肇事者的过失行为。为解决这个问题，德国和瑞士的法律都试图依赖较为复杂的法律概念"鲁莽"：犯罪者可以预见其行为的任何后果并接受这些后果。尽管如此，如果犯罪者说自己虽然知道其行为的潜在结果，但并非蓄意而为，那么也是很难对之进行定罪的。虽然中欧地区的法院会承认鲁莽这一法律概念，但是法国人拒不认可。[43]

在其他国家，法律则较为严格，无论是否导致 HIV 感染，仅仅是造成危害或接触，就会被定为犯罪。这种规定避免了必须证明 X 是导致 Y 感染 HIV 的罪魁祸首，另一方面，它本身也提出了一些问题，即受感染者在无保护性行为中究竟需要承担多大的风险。[44] 将自己置于危险之中的概念（共同过失或承担风险），以及它会在多大程度上减轻受感染者通过性行为或共用针头传播病毒的罪恶感，引起很多国家长时间的激烈辩论，尤其是在德国。[45] 在 1989 年被广泛评论并最终被推翻的一个案件中，下级法院免除了血清阳性者的责任，因为他的伴侣是在知道他感染了 HIV 后主动与之发生关系的。相比之下，同年在汉堡，一个男子欺骗了他的女朋友，没有明确告知自己所患的疾病，将自己置于危险之中的原则被驳回。[46] 针对这种可能给其他人带来感染的行为，苏联、捷克、爱沙尼亚和乌克兰都进行了惩罚。[47] 在美国，某些州（路易斯安那州、爱达荷州和佛罗里达州）也明确禁止实施任何可能危害他人身心健康的行为。[48] 尽管如此，如果原告明确同意与血清阳性者发生性关系，那么这一定程度上会削弱其因病毒的传播而获得赔偿的能力。[49] 在英国也是如此，法律上认为同意就意味着需要接受相关后果，因此，除非是强奸，否则其他的传染行为很难以传播罪起诉。[50] 相比之下，在瑞典和挪威，即使明知病情且又同意与受感染者发生性行为，也无法消解造成传播者所应担负的法律责任。使用避孕套或采取其他保护性措施，也不能减轻被告传播性病的法律责任。[51]

母乳与围产期传播

想要防止 HIV 的传播，母乳喂养也是一个值得普遍重视的公共卫生问题。毕竟，在 18 世纪和 19 世纪出现过许多奶妈喂养婴儿造成双方或主动或被动感染梅毒的先例。[52] 在艾滋病时代，这方面的案例仍然时不时地出现。比如，苏联就曾出现过哺乳期妇女因喂养血清阳性的婴儿而被感染病毒的罕见病例。[53] 但一般来说，先是母亲感染了 HIV，而后导致儿童受到感染。法国虽然并未禁止感染 HIV 的母亲哺乳，却于 1987 年禁止捐赠那些未经巴氏杀菌法消毒的母乳。德国只有巴伐利亚地区明确禁止血清阳性的母亲哺乳或捐献母乳，其他地区大都只是建议最好不要进行母乳喂养。[54] 挪威对捐献的所有母乳进行筛查，丹麦则建议血清阳性的母亲不要选择母乳喂养。瑞典人认为，如果单纯使用传统的巴氏杀菌法，母乳未必是绝对安全的。因此，政府会明确指示血清阳性的妇女不要母乳喂养，并拒绝使用那些来自高危群体的母乳，还要求对母乳捐献者进行筛查，对其提供的母乳进行加热消毒处理。[55] 在美国，总统委员会建议血清阳性的母亲不要进行母乳喂养。不过，除了爱达荷州禁止血清阳性母亲哺乳之外，其他各州都只是在理论上对此做出了规定：让婴儿感染上病毒的妇女，有可能会受到刑事处罚。[56]

　　然而，在第三世界，人们应对这种类型的流行病却出现了诸多问题，其中最具悲剧和讽刺意味的是，国际卫生组织曾一度努力鼓励与倡导母乳喂养，以缓解这些国家对昂贵的进口奶制品的过度依赖，不过，当最终证明母乳其实是有危险的时候，这种努力遭到了破坏。现在，发展中国家的妇女必须评估传播病毒的风险与不进行母乳喂养的利弊。生物统计学家以令人沮丧的精确计算指出：总体而言，在传染病是婴幼儿死亡主要原因的地区，就算是血清阳性的妇女也应该选择母乳喂养。[57]对于陷入霍布森选择（Hobson choice，没有余地的选择）的广大妇女来说，能给她们带来些微说服和冰冷安慰的事实就是，这是为了整个社会的繁衍与成长。

　　围产期的病毒传播也会引发其自身所特有的伦理道德和政治问题。[58]一方面是儿童健康出生的权益，另一方面则是其母亲希望避免非必要的法律干涉以及调查的个人权益，两者之间存在冲突。要求孕妇进行检测和药物治疗很显然是对她们的歧视，但是这种做法也同样是为了保护那些未出生且无自卫能力的未来公民。如果母亲在怀孕期间或婴儿出生后不久就能坚持服用齐多夫定，那么就可大大降低孩子感染 HIV 的风险。假如母亲是通过剖腹产分娩并避免母乳喂养，那么分娩和产后感染病毒的概率都可以减少一半。除非可以选择堕胎，否则检测那些受感染的孕妇就是毫无意义的。[59]

　　但是，人们很难声称自己保障了未来孩子的利益，除了用古希腊森林之神西勒诺斯（Silenus）的尼采式箴言进行自我安慰：人最好不要出生，如果出生了，最好尽快死去。[60]更为激进一点来看的话，如果血清阳性的妇女被剥夺了生育子女的基本权益，那么针对这些人进行检测就完全具有了流行病学上的意义。这种做法完全不同于应对艾滋病时广泛采取的协商一致策略。对于所有非围产期形式的其他传播途径来说，潜在的受害者是可以避免受到感染的。但在这里，风险包括了怀孕和出生，众所周知，在这些问题上我们都没有征求过足够的意见，从一个母亲的角度而言，这是基本的人权。

因此，围产期的病毒传播是一个较为棘手的政治性问题。在 20 世纪 20 年代中期，对所有孕妇进行梅毒筛查，在美国已经成为一套标准的程序。[61] 许多妇产科以及儿科医生都提倡艾滋病筛查，虽然确实可能会识别出某些容易将病毒传染给婴儿的人，但风险较小的群体一般都是假阳性。对乙型肝炎、梅毒及各种先天性疾病实施的普遍筛查，突出特点就是并未将任何特定的妇女单独列为潜在的高风险群体。在诸如美国这样的国家，少数族裔占了病毒感染者中的多数，所以有时候针对病毒筛查的尝试容易引发种族歧视的恶果，甚或是基于种族的优生学。[62] 如果对孕妇进行检测存有争议，那么试图筛查婴儿，希望探知家长的血清状况，并为此进行非自愿的秘密调查，则会引出婴儿母亲对此是否会同意的伦理问题。

确定那些有可能将病毒传染给胎儿的人是一回事，而让她们真正做到对这种感染负责则是另外一回事。在艾滋病时代，许多国家开始让母亲为她们做出了有可能对其胎儿具有潜在伤害的事情负责。围产期病毒传播的可能性，也允许儿童因伤害而对其母亲提起诉讼。或者，政府也会利用知情传播或危害的法规，对感染了病毒却还坚持怀孕或分娩的妇女提出指控。[63] 很长一段时间以来，美国大多数法院都拒绝允许某个未成年子女与其父母之间，因为单纯的个人权利受到侵犯而提起诉讼。但是，自 20 世纪 60 年代初以来，半数以上的州都废除了这种类型的亲子豁免权。在 20 世纪 80 年代末和 90 年代初的时候，有些人甚至要求父母需要对诸如疏忽大意或故意的产前伤害等事件负责，并认为这种情况尤其表现在母亲服用非法药物上。在南卡罗来纳州，如果母体中的胎儿血液里能够寻获到非法药物的痕迹，这些妇女就会被指控犯有虐待胎儿罪。对此，有人认为，或许可以从处理 HIV 传播的先例中看出端倪。[64] 美国于 1990 年颁行的联邦《艾滋病综合资源紧急法案》并未规定可对围产期 HIV 的传播提起诉讼。但是，在全美各州中，只有得克萨斯与俄克拉荷马州明确规定这种感染行为是个例外，可以排除出刑事犯罪的法律解释框架。[65] 另一方面，很少有美国法律真正承认所谓非法生命诉讼（wrongful life actions），这种诉讼行为断言，如果感染与损害不可避免的话，那么就应该避免怀孕或分娩事件的发生。这主要是因为一旦确定是非法生命诉讼的话，就很有可能会导致堕胎，为避免此种状况，美国有些州还特别禁止出现这种诉讼案。[66]

在德国，一名血清阳性的孕妇，如果她的孩子在子宫内因 HIV 影响而死去，她就有可能受到非法堕胎的指控，但如果孩子出生时血清呈阳性然后夭折，她则不会被指控为非法堕胎。假设她是在怀孕期间感染了 HIV，从而导致孩子出生后血清呈阳性，她也可能会受到伤害身体的指控。在民法中，那些受父母感染的儿童，如果父母感染时已经怀孕（这种情况可被视为因疏忽而受到的损害），就可以对父母提起诉讼，但如果怀孕之前父母双方 HIV 检测血清呈阳性，他们仍享有与未感染者同等的生育权。[67]

堕胎的可能性引发了意识形态与道德上的争议。如不采取预防措施的话，胎儿在子宫内或出生时被血清阳性母亲感染的概率约为 30%。如果给予适当的医疗护理，概率会降低一半，而且通常情况下要更小。考虑这种风险，是否有足够理由（如果有的话）去终止妊娠呢？在古巴，母亲血清呈阳性，胎儿通常要做流产处理。但是，在发达国家，大多数孕妇在得知自己血清呈阳性后，也会选择让孩子足月出生。[68] 在美国，一个致力于保护孕妇免受医疗权威主义侵害的女权组织和希望避免更多妊娠终止的反堕胎活动家结成联盟，共同反对针对孕妇进行强制检查。不过，许多医学界人士都建议血清呈阳性的孕妇流产，反对里根政府对此所秉持的异议政策。但是，里根这个保守主义政府内部在此问题上也是有分歧的。[69] 例如，在英国、瑞典和法国等大多数欧洲国家，血清阳性通常被认为是做流产手术的充分理由。在丹麦，血清阳性的妇女被建议实施流产手术，即便是孕期在第十二周以后也要做。在德国，联邦医生协会建议那些受病毒感染的孕妇压根就不要考虑生育，联邦卫生局也批评艾滋病组织，认为它们支持血清阳性的母亲怀孕到足月的做法是不负责任并且有损道德的。[70]

在美国，这一问题尤其令人担忧且难以处理，这不仅是因为牵涉到堕胎困境，更是因为大多数有吸毒风险的妇女或吸毒成瘾者的性伴侣是黑人或拉丁裔，因此这些群体就是遭受美国社会发展初期绝育与优生等相关政策伤害较重的群体。为应对此种境况，美国的自由主义者、女权主义者站了出来，努力开辟且尽力维护一片生殖自由的空间，那就是无视婴儿的健康状况，将最终的决定权交给母亲。这种情况下，公共卫生官员很难说服那些高危妇女自愿进行病毒检测，更不用说要求她们在感染后接受终止妊娠的方案了，毕竟种族主义和种族灭绝的指控在这里太容易混淆。[71] 另一方面，在 20 世纪 90 年代中后期，艾滋病治疗效果与经优质护理后的好转倾向在不断增加，极大鼓励了针对孕妇和新生儿的病毒筛查。1996 年，美国医学协会改变原先立场，支持对孕妇进行强制性病毒筛查。也就是在那一年，随着《艾滋病综合资源紧急法案》再次获得授权启动，此时如果各个州政府还拒不检测感染率居高不下的新生儿与艾滋病婴儿的话，那么各州政府就有可能无法获得联邦政府的资金补贴。[72] 这种背景下，美国很多州都允许对新生儿或孕妇进行 HIV 检测，1997 年，纽约还要求对所有婴儿都进行 HIV 筛查。[73] 瑞典则向所有孕妇提供 HIV 检测服务，针对那些确认感染的不幸人士，政府会对其接触人群进行追踪，并对其性伴侣以及之前生下来的孩子进行病毒检测。在法国，虽然有人提议将 HIV 筛查纳入常规性的产前检查程序，但事实上只有自愿接受检测的孕妇才愿意这么做。在英国，所有孕妇在获得允许进入产前诊断室之前，都需要接受 HIV 筛查，不过这也要事先征求她们的意见，如果遭遇反对则另当别论。[74]

民法还是一种通过法律制度来修正行为，或者至少是制裁社会无法接受的行为的手段。很少有国家像美国那样急切地使用民法来确定 HIV 传播的责任。一般来说，责任法在其他地方也没有发挥如此重要的作用。过失侵权法规定，当某人受到另一个应该担负注意义务的人侵犯时，是可以提起个人损失赔偿诉讼的。尽管性伴侣双方确切的法律地位，尤其是针对那些尚未结婚的人来说，还不是特别清楚，但是，美国的诉讼法律却确认了这一义务。因此，它的法律体系允许通过 HIV 的性传播或潜在威胁性传播案例，来提起民事诉讼。最早也是最著名的案例之一就是电影明星罗克·赫德森的恋人马克·克里斯蒂安（Marc Christian，1953—2009）所提起的诉讼，在这场诉讼案中，虽然他并没有感染 HIV，但还是获得了赔偿金。[75] 其他国家也有类似的民事案件。在德国，传染病在民法上是可以提起诉讼的。法国的民事诉讼案例则包括需要输血的交通事故、在公共场合发布雇员血清阳性消息的雇主以及医疗诊断错误等类型。在瑞典，相对于美国来说，民法一般而言较少地涉及由于伤害问题引致的赔偿。不过，虽然大多数这种类型的伤害都是通过私人及社会性的保险来处理的，但确实也有一些需要通过民事法庭的审理。比如，1990 年，一名警官在逮捕一个声称自己感染了 HIV 的人时被咬伤，他因感到焦虑而获得相应的赔偿。[76]

最悲惨的是血液制品导致感染 HIV 的情况，这是一个非常值得讨论的话题，并且现在业已成为很多书中大书特书的重要主题。在许多国家，这种案例一旦出现，就可以对公职人员、输血服务人员以及制药公司人员提起相应的民事和刑事指控。最引人注目的就是 20 世纪 90 年代法国因为此事对国家的高级公共卫生官员进行了审判，包括一位前总理以及几位部长。瑞士红十字会中心实验室主任以及一家德国公司的管理人员也被指控销售了受 HIV 感染的血液制品。在日本，至少有两名医疗界的高级人物因此类事件被控谋杀。[77]

第五章　歧视与偏见：保护受害者

在所有工业化国家中，法律都是用来阻止与惩罚危险行为的。通常，它既禁止潜在的病毒传播行为，又加重对造成病毒感染威胁罪行的惩罚，比如强奸、虐待儿童以及袭击，尤其是针对警察或医务人员的袭击等行为。但在其他情况下，法律与 HIV 间既有的相互作用也意味着任何相关行动都需要宽容和节制。比如，囚犯保外就医就是一个典型案例。在判刑、假释或释放囚犯时，是否应该考虑一种无法治愈的疾病带来的影响呢？在波兰，囚犯会有意感染 HIV 以希望减少刑期，法院则被要求尽快停止释放那些遭受 HIV 感染的囚犯。[1] 即便如此，法律也可以尽可能地发挥积极作用，保护受病毒感染者不受偏见和歧视的伤害。

一个很明显的事实是，艾滋病是一种充满污名的疾病，尽管出于过度的善意，一位德国议员甚至声称歧视有时比病毒本身更糟糕。[2] 对于 19 世纪广为流行的梅毒而言，道德上应该遭受谴责的受害者以及无辜者之间也有着明显的区别，因为有些人只不过是因为不注意而导致了感染，比如毫无戒心的妻子、无知的婴儿、诚实淳朴的工匠群体，诸如吹玻璃人（口腔是其与常规的谋生工具）等。对于艾滋病，这种区别则更为明显，因为它的传播不仅与常规的性有关，还与肛交及注射毒品等相关。但不管怎样，这种类型的疾病与越轨行为之间的联系太过令人印象深刻。对此，罗纳德·里根总统任命的美国卫生局局长 C. 埃弗雷特·库普（C.

Everett Koop）曾断言："人们是因为做了大多数人不愿意做、大多数人都不赞成的事情才感染上艾滋病的。"即便如此，库普还是一反他在其他问题上采取的保守态度，非歧视性地应对艾滋病。[3]但是，对于这种可通过性与血液传播，且总是予人致命威胁的疾病，恐惧和偏见是根深蒂固的，能否通过采取法律补救的措施加以防护管控呢？从这个角度看，反对歧视的工作不仅需要社会层面的宽容，也需要某种必要的策略来推动。病毒的歧视具有极大威胁，会把饱受病毒折磨的人逼到地下，让整个社会的公共卫生预防措施难以惠及他们。对此，正如一位观察家所指出的那样，保护血清阳性患者的权利不是基本需求之外的奢侈，而是必须要去做的。否则，鼓励他们自愿遵守相关行为规范的希望就会破灭，毕竟大多数人的安全取决于对受感染者权利的保护。[4]

歧视行为中，第一个也是最为明显的就是，在对于艾滋病流行病学的基本原理还不能清楚了解的前提下，贸然试图去制定相关方案，以区分所谓 HIV 感染高危人群。[5]在血清检测筛查成为可能之前，禁止某些人献血等艾滋病预防措施只能针对潜在的病毒感染风险群体。1983 年 3 月，美国规定以下群体不能献血：自 1977 年以来所有进入美国的海地人、自 1977 年起和同性有过性关系的男子、过去或现在的静脉注射吸毒者、性工作者及嫖娼者、血友病患者、艾滋病感染者的性伙伴及其所有的性接触者。为保障安全，采血机构会询问捐献者，以获取有关高危行为的信息。[6]在澳大利亚的许多地区，男性捐献者必须签署一份声明，说明他们在过去五年中确实没有与同性发生过性关系或注射未经说明的药物，不但自身没有任何症状，且没有任何有症状或注射毒品的性伴侣，最近一段时间也并未有过针灸、文身或身体穿孔等行为。[7]

其他国家也对禁止献血的病毒感染高危人群进行了类似分类。1977

年以后，英国甚至将仅仅有过一次同性性行为的男性以及非洲人的性伴侣也包括在内。[8] 瑞典的这种分类名单中，除了与其他国家类似的一般性风险人群外，还包括血友病患者的性伴侣与其父母，以及淋巴结肿大的人。法国则规定，所有驻外军事人员在回国后的半年内禁止献血。[9] 在捷克，禁止献血的人士还包括美国以及西欧的常住居民及其性伴侣，而不仅仅是非洲人。意大利则是禁止那些与不明身份者发生性关系的人献血，哥斯达黎加不允许滥交的男人献血。[10] 和其他许多国家一样，法国和丹麦的同性恋者都抗议这种歧视。[11] 但与此相反的是，瑞典同性恋组织就建议其成员不要去献血。[12] 为避免风险，同性恋群体之间也存在某种形式的歧视，完全是可以理解的，比如欧洲的同性恋者会警告不要与美国人发生性关系，牛津的同性恋者会警示不要与伦敦人交往，而日本的同性恋桑拿则将外国人排之门外。[13] 尽管如此，从1985年中开始，随着HIV抗体检测的成功实现，这种基于生活方式的歧视开始慢慢消退。不过即便如此，美国食品和药物管理局直到1990年还在禁止海地人献血，直到迈阿密和纽约等地区出现大规模示威活动后，这种情况才发生根本性改变。1996年，埃塞俄比亚犹太人（此前不久刚被空运到以色列并广泛被感染）发生暴乱，抗议他们献的血被秘密丢弃。[14] 而且，即便在HIV血清检测出现以后，由于假阴性的存在，以及体内病毒抗体的形成还需很长一段时间，政府仍然不鼓励那些高危群体去献血。

在处理针对艾滋病受感染者的歧视方面，西方国家存在很大不同。美国实施的保护艾滋病患者免受歧视的法律比欧洲大多数国家都多，这方面尤其突出的有时是在州政府一级，有时在市政府一级。最终美国将血清阳性者归类为残疾人，并享有随后针对此类人群的所有优待与特权。不过，在某种程度上，与HIV有关的具体保护措施未得到很好的执行，主要是因为现有的各种反歧视法律都可轻易扩展到 HIV 相关事务，根本不必要再做进一步的努力。[15] 由于某些远远已经超出本研究范围的原因，美国针对残疾人的法律保护比大多数欧洲国家都更为详尽细致。因此，血清阳性者找到了一个已经存在的监管福地。此外，有关保护同性恋者权利的法令也在州、地方以及市一级政府陆续通过，尽管有时它们也会遭到废除或否决。与欧洲相比，美国法院在保护受感染者免受歧视方面也发挥了重要作用。[16] 而且，除了法国的部分地区外，欧洲国家一直比较排斥针对艾滋病患者采取特殊的治疗规划。但与此同时，欧洲的艾滋病患者可以从立法中获益，这方面的优势尤其表现在就业终止法的实施上，这使得欧洲艾滋病患者的法律地位要比美国更有保障，近似于完全无视艾滋病的存在。[17] 除此之外，在防止因性取向歧视而采取的保护措施领域，北欧地区相关行动也比美国做得更为普及。

　　人们对 HIV 感染者的态度也随着法律制度对残疾人、妇女、少数族裔及其他少数群体提供的保护而变化。欧洲对弱势群体的差别性对待（为弱势者提供特殊待遇）被认为比大西洋对面的美国更加令人怀疑。在德国，反歧视措施主要是绿党关心的问题，在艾滋病刚开始流行时，绿党就一直游离于主流的政治语境，以捍卫"政治声誉"为行动纲领。[18] 如果抛开吉卜赛人以及辛提人不计的话，欧洲就不像美国那样拥有如此之多长期以来饱受压迫且生活贫困的少数族裔群体。不过，随着 20 世纪 60 年代以来各类族裔移民数量的大幅增加，类似的问题也出现在了欧洲。欧洲大陆的女性运动长期存在一种分离意识，它不太重视追求女性工作机会的平等，使得保障这些权利的立法压力较小。[19] 在美国，年龄歧视是一个重要而经典的机会均等话题，欧洲则更是积极实施了年龄歧视，因为那里日益僵化的劳动力市场正在试图甩掉年龄大的工人。当出现将血清阳性者归类为需要提供特殊保护的问题时，欧洲人以针对女性群体业已制定类似规定的糟糕经历为借口，拒绝提供特殊保护。总体而言，在没有将某些群体单独挑出来给予特殊优待的传统国家，关注艾滋病患者实际上很可能对他们不利。[20]

在美国，基于种族的反歧视立法可追溯到 20 世纪 30 年代的州政府一级。不过从国家层面来说，它是第二次世界大战期间才开始认真执行的，主要是试图制止战时工业体系中对黑人的歧视。"二战"结束以后，无论是 1964 年颁布的《民权法案》(*Civil Rights Act*) 第七条，还是 1972年颁布的《平等就业机会法》(*Equal Employment Opportunity Act*)，都致力于禁止基于种族、宗教、国籍或性别等的歧视。[21] 不过，禁止性取向歧视的尝试显得不太成功。比较有代表性的是 1986 年鲍尔斯诉哈德威克的案件，但它未能将隐私保护扩大到同性恋肛交行为（此裁决在 2003 年被推翻），《民权法案》也没有涵盖性取向方面的内容。然而，许多地方以及州政府的措施却切切实实地保护了性取向，这主要体现在加利福尼亚、新泽西、纽约、马萨诸塞以及哥伦比亚特区，还有 100 多个城市。[22]

在欧洲，刑法或宪法，以及有时候特别实施的专门性法规，都禁止基于性别、种族、工会成员身份、国籍、宗教和性取向等的歧视（不过最为常见与明显的还是就业领域的歧视）。尽管如此，对于包括疾病感染在内的残疾状况，通常却没有受到类似的保护。[23] 1981 年，挪威将基于性取向的歧视定为非法，法国于四年后也采取了这种政策，丹麦紧随其后于 1987 年颁布此项规定。德国的勃兰登堡地区于 1992 年将这种保护写入宪法，同年，荷兰也采取了类似措施。相比于其他国家，欧洲共同体对性别偏好歧视的报道很少。[24] 但英国的表现与众不同，在那里，基于性取向的歧视仍然是合法的。[25]

对残疾人的保护一般是由确定劳动终止条件等现行劳工法律提供的，并辅之以关于隐私权益的保护性规定。[26]经过一点一滴的尝试，英国最终于1995年颁布了《残疾歧视法》(Disability Discrimination Act)。这部法律旨在效仿美国的《残疾人法》，它切实保护了艾滋病患者，但却不适用于雇用20名以下员工的企业，而这种企事业单位在英国占了95%。此外，它也不包括仅基于血清状况的歧视性保护。[27]在德国，1986年颁布的《重度残疾法》(Law on the Severely Handicapped)为残疾人提供了一些保护，能保护他们避免随时被解雇，并争取到一些额外福利，但对于无症状的血清阳性者，法律并不支持将其视为残疾，但如果处于艾滋病发展的后期，这些人就会按照活动表格上的残疾指数获得保护。[28]在法国，1990年7月12日通过的一项法律明确禁止基于残疾和各种疾病的歧视。[29]

在某些情况下，针对性别歧视或种族歧视的法律保护措施也能用于针对因残疾而采取的行动。比如，英国已经立法禁止基于性别和种族的就业歧视，由于最初的艾滋病受害者大多是男性，并且很多是非洲人，因此他们可以在此基础上提出保护性要求。[30]1987年，根据1975年《性别歧视法》(Sex Discrimination Act)的规定，丹纳尔航空公司(Dan Air)被迫取消了试图只雇用女性飞行员以尽可能规避艾滋病感染者的政策。在同年美国的一个案例中，法院认定雇主这么做是歧视行为，因为当时90%的艾滋病患者都是男性。[31]

在所有工业化国家，工作场所对受感染和可能血清呈阳性的应聘人士、雇员的歧视都是一个重大问题。许多雇主试图针对应聘者和现任雇员进行HIV筛查，比如英国的丹纳尔航空公司、英国航空公司以及德士古公司，荷兰的飞利浦公司，瑞典的北欧航空公司，德国的汉莎、戴姆勒和通用电气公司，美国内布拉斯加州东部的社区发育迟缓办公室，芬兰联合银行，巴黎市政府以及法国国家铁路公司等。[32] 即使是最为高尚的机构也发现，他们作为雇主的利益与他们崇高的理想难以达成一致。世界卫生组织和国际劳工局明确建议不要进行与就业有关的 HIV 筛查。但是，1988 年 1 月，欧盟仍然宣布要对应聘者进行 HIV 筛查。六个月之后，发现这种做法太有争议，欧盟改变了策略，改强制为自愿。那些拒绝的求职者虽未接受病毒筛查，但通常需要接受一系列其他检查，以间接确定他们的血清状况。同样，联合国在发布道德指令方面表现出色，但至少会对其某些机构的人员进行病毒筛查。[33]

各国的就业保护各不相同。一般来说，欧洲法律不允许将常规 HIV 检测作为就业的先决条件，并要求职位候选人的考试应与必要的工作资质和能力密切相关。因此，法律禁止全面广泛地清查血清状态，并允许职业候选人对此撒谎或含糊表示。但是，它并不是没有排斥完全型艾滋病的相关问题，因为这可能实际上会对就业条件产生影响。[34] 在整个欧洲，就算不是因为艾滋病本身的原因，那些感染 HIV 而未能履行职责的人很可能也会因此被解雇。从病人的角度来看，这当然是雇主试图开脱罪责的做法。[35] 不过，大多数国家还是限制了病毒感染者可能从事的职业，将其排除在食品服务与药品行当外，而且，在 HIV 传播风险真实存在的地方，这些限制有时也包括那些与皮肤穿透相关的职业。[36]

不过，在英国，雇主是可以询问求职者血清状况的，甚至连他们是否属于高危群体也可调查了解。他们也可以要求员工在工作前或工作期间进行 HIV 筛查，但却不能因某位员工的不配合而将之解雇。只要不是因种族或性别而产生歧视，雇主也可拒绝雇用血清阳性者。[37] 在丹麦，应聘职位的候选人如果没有将艾滋病的诊断结果告知其潜在雇主，就算身体检查并不是血清阳性，也有可能难以获得病假工资，还可能会失去某些关于失业的保障。而瑞典雇主则有权拒绝雇用血清阳性者，并可在工作过程中进行病毒筛查。[38] 在德国，雇主同样拥有较为宽泛的筛选自由。询问事项必须与工作能力和资格相关，但有可能涉及 HIV，因为它会影响应聘者履行职责的能力，或对同事及客户构成潜在威胁。为此，雇主可以询问应聘者是否患有艾滋病或有相关症状，并要求进行检查或出具证明。应聘者如果是由于血清状况而被拒，是没有正当理由向雇主提出索赔的。尽管德国雇主不能按照例行程序要求所有应聘者就职前完成体检，但是拒绝体检的应聘者可能会被雇主拒绝，也得不到申诉求助的机会。[39] 法国雇主也拥有不同寻常的权力，尽管在工作期间不允许对员工进行系统的 HIV 筛查，但如有员工出现可疑症状，单位医生可以对其进行检查，以确定他们是否适合继续工作。[40]

解雇受病毒感染或患病的雇员，各国举措也不尽相同。在德国和英国，虽然感染 HIV 本身并不能成为解雇的理由，但其他因素可能会，比如对医务人员等群体构成风险，或者当同事或顾客要求解雇 HIV 感染者时。[41] 瑞典雇员在这方面受到的保护力度很强，不会因血清呈阳性或诊断出艾滋病而被解雇。雇主可以根据他们的病情重新部署和调整更适合的工作，拥有较大的自由裁量权。相反，在挪威，单凭血清呈阳性就有可能终止劳动合同，有限期的租赁合同也可能因此而终止。如果雇主能证明他因留下血清阳性的员工导致自身利益受损（比如其他员工拒绝与该员工共事或造成客户流失，或该员工无法胜任相关职务），则有权解雇。[42] 在法国，1990 年 7 月 12 日颁布的法律规定，不可因健康原因解雇员工，这也包括那些血清阳性者，除非经医生证明这些人真的不适合工作。如果雇员在年度体检（法国劳动实践的独特优势）期间被查出感染了 HIV，因此无法履行职责，雇主可调整其原有职务（即使工资较低），也可将其解雇。[43]

在美国，对 HIV 感染者的歧视问题被纳入更广泛的残疾人权益保护。早在 1986 年 11 月，一名联邦特区的法官就根据 1973 年《康复法》（Rehabilitation Act）将 HIV 感染定性为残疾，该法案保护联邦资助项目的参与者。比如，一名受感染的幼儿园儿童因咬伤同学而被开除，随后被允许重新入学，学校应按要求给予这名儿童以照顾。在 1987 年的阿琳案审判中，传染病被最高法院认定为残疾。吉恩·阿琳（Gene Arline）是一名患有结核病的教师，单位因担心她会传播疾病而将之解雇。法院最终做出裁定，认定她为残疾人，且强调她事实上并不构成任何危险，这样认定是因为其雇主担心她会传播疾病。因此，在《康复法》之后，法院将伤害的定义扩大了，包括那些虽不确定有身心疾病但却被认定患有身心疾病的人。[44] 在接下来的三年，判例法不断发展，允许法律上将血清阳性视为残疾。[45]

1988 年，美国国会通过了 1987 年的《公民权利恢复法》（Civil Rights Restoration Act），将 1973 年《康复法》的应用范围扩大到血清阳性者并对其加以保护，除非这些人对他人的健康或安全构成了直接威胁。而且，《康复法》只适用于接受联邦资金的项目，但 1989 年颁布的《联邦公平住房修正法》（Federal Fair Housing Amendments Act）则根据《民权法案》第八章的条款，将针对残疾人的保护扩大到私人房主身上，禁止他们在出售或出租住房时歧视包括血清阳性者在内的所有残疾人。[46] 进一步来看，1990 年颁布的《美国残疾人法》（两年后生效）在此基础上更加激进了，它扩展到所有私营部门的雇员以及使用公共住宿、交通和服务的个人，为其提供免受歧视的保护，不过这不包括保险承保的案例。

从此角度看,《美国残疾人法》虽采纳了《康复法》关于残疾人概念的延伸定义,但不包括那些对他人健康或安全构成直接威胁的人。[47]不过,由于 HIV 并不容易通过偶然接触而感染,这就意味着大多数工作其实不应完全排斥血清阳性者,当然他们不大可能被允许进行侵入性诊疗操作。对此,该法规定,只有在与工作有关的情况下,才可于正式获得工作前进行体检和检测。[48]虽然国会不愿意将同性恋者和药物使用者视为残疾人,但由于残疾人的定义也包括那些被民众认可为残疾的人,这就导致如果某个无法就业的同性恋者能证明他处于此种不利地位不是由于他的同性恋身份,而是源于他很有可能感染了 HIV,他就可能会受到法律保护。[49]因此,这几乎是意外地引入了一种防止因性取向而受到歧视的微弱性保护机制,主要源于同性恋与艾滋病间的流行病学联系。

美国州一级在立法方面通常会先于联邦政府,对相关法律进行补充和完善。所有的州都有保护残疾人免受歧视的法律,其中有半数州将这些法律适用于保护 HIV 感染者。1983 年,在艾滋病首次被确认后刚两年,纽约州的残疾人法就得到了重新阐释,致力于保护众多受 HIV 影响的人免受歧视。其他几个州也通过相关规定,禁止基于 HIV 感染情况或 HIV 筛查等的就业歧视措施。[50]

公务员与军队系统

公务员在就业方面享有特殊的优待,为此,有时候他们的任命也需要满足高标准的特定要求。由于通常相比私营部门缺乏有竞争力的工资回报,作为补偿与安抚,国家往往会承担更大的责任,为公务员提供条件较为优越的医疗保险、残疾津贴以及养老金。不管怎样,整个国家乃至于社会基层的选民和纳税人，都有某种共同的利益取向，那就是不让有可能影响其保险精算事业的雇员继续工作。因此，公务员申请者必须表现出能持之以恒地履行职责的能力。尽管现代社会就业条件日趋宽松，公务员招聘在准入方面却控制得更为严格了。军队系统也与之类似，因为招募的新兵及全体人员的职责履行情况都有可能会遭受 HIV 的破坏性打击。

在意大利和瑞典，针对公务人员职位的体检极为常见，但通常是不包括 HIV 检测的。挪威的公务员应聘者按要求需接受病毒检测，但只有在其已病入膏肓，无法履行职责或有传播风险的情况下，才能拒绝其就业。[51] 法国政府在经过前后不相连续的政策举措后，决定不进行系统的 HIV 筛查，同意雇用血清阳性者，但当艾滋病患者因病无力履行职责时，政府还是有权解雇的。[52] 英国的公务员完全不进行 HIV 筛查，部长们也表示无意引入此类措施。[53]

在德国这个欧洲最受尊敬的公务员制度历史发源地，艾滋病的防控应对问题尤其令人担忧。如果应聘者有可能直到正常退休之前都会饱受疾病和身心障碍之痛苦，那么政府就不应该予以职位。虽然人们大都同意将艾滋病患者排除在公务员行列之外，但对于是否允许对应聘者进行病毒筛查，以及检测后是否按照同等原则来对待血清阳性者，目前仍然存在争议。[54] 1986 年，德国外交部应聘者在参加热带地区服役的职务考试中接受了 HIV 检测，但有些人并不知情。不过，一直到第二年，这种筛查也只是自愿进行的，如果拒绝提交检测结果也不影响职业发展。此外，联邦政府的其他部门也没有有效使用病毒筛查。[55]

但是，在巴伐利亚地区，从 1987 年起就规定需要进行病毒检测。应聘者会被问及其性习惯，以及他们是不是同性恋者、妓女或者吸毒者。

不过从技术意义上来说，这种测试结果是保密的，如果某位应聘者确定已经出现感染，只有在获得他们允许的情况下，才能告知国家。不过反过来说，应聘者要拒绝的话，他就会被单独标记出来，由雇主进行处理。尽管如此，如果某位应聘者是个血清阳性者，他也必须接受提前退休的可能性，因为他并不适合长期从事公共服务工作。[56] 不过，并没有其他的州政府愿意效仿巴伐利亚州的做法。即便是巴伐利亚州纽伦堡市，尤其是新教徒与社会民主主义者聚居的弗朗科尼亚（Franconia）地区，也并没有实施这种筛查。1988 年，联邦政府明确拒绝巴伐利亚州的做法，允许雇用无症状的血清阳性者担任公务员。此举在一定程度上反映了一种担心，即如果官方都歧视受感染者，那么私人雇主就会效仿。[57]

奇怪的是，美国的公务员制度也许是最不受欧洲大陆影响的，但美国却较为积极地针对某些行政机构的雇员进行病毒筛检。1988 年，公务员服务指导手册中采取了比较温和的做法，允许感染 HIV 者尽可能长时间地继续工作，并以纪律处分为威胁，要求同事鼎力配合。[58] 尽管如此，自 1986 年开始，外交部还是每隔两年就要对员工及其家人进行一次筛查，应聘者如果血清呈阳性不会被录用。已经录用的感染者要么只在国内工作，要么是在没有症状的前提下，随机分配到医疗服务达到标准的 19 个国家之一。允许他们在有能力的情况下继续履行职责，不过也要保证不对他人造成危害。他们可以根据自己的要求领取残疾抚恤金退休。理由是，外交官是个特殊岗位，经常被派往医疗资源严重不足的国外地区，到那里必须进行疫苗接种，面临许多潜在的局部感染威胁，这些情况都可能弱化、损害他们原本就比较脆弱的免疫系统。由于这些境遇只与外交部门的人员有关，因此也没必要对其他公务员进行病毒筛查。在德国的相关事例中，人们主要关注的是公务员与国家之间的对等义务问题。而在美国，这种逻辑是：病毒筛查能使员工本身的利益最大化。[59]

类似的逻辑也适用于在刑事机构工作的武装部队以及司法部雇员，他们在履行职责过程中经常会接受病毒检测。此外，地方政府的雇员有时候也要接受病毒筛查，比如消防员、医务人员以及警察等。不仅如此，学校的教师也经常被要求证明自己的身体处于健康状态，有半数的州还要求证明他们是没有感染任何传染病的。从 1987 年开始，佐治亚州地区的教师一旦出现艾滋病症状，政府就可要求他们提供血清阴性的证明。但是，只要他们认真履行职责，就不能予以解雇。[60]

军队对于 HIV 携带者的处理方式很像公务员，美国是这方面措施最为严格的国家之一。直到 20 世纪 90 年代的很长一段时间，其他许多国家也都纷纷效仿这种举措，但只有美国军方会对所有应聘者进行病毒检测，并定期对现役士兵和预备役人员实施筛查，调查其出现症状、献血或入院时的具体情况。一旦发现应聘者感染了 HIV，就拒绝正式录取。美国预备役军官训练营以及军事学院的学生如果发现感染病毒，也会被取消登记入学的资格。感染者如果已经入伍的话，则只能将之部署在美国境内。尽管禁止对血清阳性者采取不利的人事调动，但他们也可能被委任新职务，但在某种意义上还可能会被降级（拒绝给予安全许可且不让其接触机密信息）。他们有义务遵守避免病毒传播的行为规则：告知其性伴侣以及医务人员，不献血，实行安全性行为，这意味着在性交过程中不交换包括唾液在内的体液。士兵的密切接触者也会被密切追踪，除非当地法律禁止，可疑者的名字会被报告给卫生当局，也可在未经同意的情况下对军人的性伴侣进行确认、咨询以及后续检测。军医也可联系被感染的预备役军人的配偶。[61]

在欧洲，总体趋势是不筛查新兵。意大利起初是要求检测的，后来改成了自愿参加。西班牙通过对献血者进行必要的检测，非正式地将那些血清阳性者排除在军队之外。比利时针对某些特殊职业的人员（正在训练的飞行员、从高危国家返回的飞行员）进行病毒筛查。法国也是这样做的，对派驻海外的士兵进行筛查，除此之外，只是在征兵时实施自愿筛查。[62] 在德国，政府最初打算筛查那些来自高风险群体的新兵，就是当医生怀疑某人是艾滋病患者时，可以对之进行检查。不过，1987—1988 年决定新兵必须接受医学检查的法律不适用于无症状的血清阳性者。大约一半的新兵同意接受这项检查，不过是以个人自愿为基础的，但希望在美国训练的士兵例外。[63] 即便是一向试图针对平民进行病毒检测的瑞典，也因为费用太高推迟了对军队的检查。英国也没有对军队进行筛查，尽管和美国一样，英国直到 2000 年才接受同性恋者。[64]

军队性质的不同，尤其是征兵部队和专业部队之间的区别，有助于解释这种政策差异。美国之所以对军队进行筛查，是因为长期服役的职业军人一旦遭受病毒感染，会带来不必要且可避免的负担。应征入伍的陆军士兵服役期很短，国家医疗保险系统得负责照顾那些患病的退役老兵。当然，这并不能解释为什么英国也有一支志愿人员组成的专业部队，但却没有进行病毒筛查。既然私营部门的雇主普遍都被禁止筛查 HIV，所以人们就认为军队也不应该这样做。[65] 在 19 世纪末和 20 世纪初，英国军方曾担心，欧洲大陆征兵机构中那种较为常见的严厉体检措施会不利于他们招募志愿兵。[66] 类似的逻辑似乎也适用于 HIV 筛查。美国军队从少数族裔中大量招募，因此可能比从社会各个阶层招募新兵的军队有更多的理由去进行病毒筛查。[67] 最后，作为西方世界唯一一支打算在这一时期认真使用的军事力量（不包括英国以及较有争议的法国），美国军队也有排斥血清阳性者的动机，希望即便在人力不足的情况下也能最大限度地保持其在全球各处的兵力部署。[68]

卖淫者

许多国家对卖淫的限制是一种专门针对职业的预防措施，对于其他有潜在危险的职业，政府也有类似做法。尽管卖淫通常都被怀疑传播疾病，但实际上，卖淫女的感染率差别非常大。有时候，比如在美国内华达州或德国，卖淫导致的艾滋病发病率就非常低。因此，相对于约会日程排得满满的女孩或男子，血清阳性的卖淫女造成 HIV 感染的机会不见得更大。正如一位评论家指出的那样，性行为收费本身并不会导致疾病的传播。[69]阴道性行为是艾滋病传播效率最低的途径之一，女性传染给男性的概率尤其不高。卖淫女的感染率很大程度上与她们使用静脉注射毒品成正比，因此她们导致的问题本质上是吸毒问题，而不是性习惯问题。[70]

相比之下，男性性交易的风险更大，因为肛交是一种风险极高的病毒传播手段。此外，他们还可能通过其双性恋客户传染给异性恋群体。那么，该怎样定义卖淫呢？一位研究人员发现，高达四分之一的男同性恋者曾为了金钱接受性交易。考虑到同性恋旅游市场以及第三世界国家经济条件更差的"同伴"，同性恋者之间是金钱关系还是情感关系变得越来越模糊。（非洲也出现了类似"性行为的交易"，这使得呼吁禁止商业性行为的教育运动受到冲击。）[71]

各国对卖淫的限制反映了卖淫在每个国家的法律和实际生活中扮演的角色是不同的。禁止卖淫的国家不可能突然对性交易采取特别的预防措施，进而在法律上认可卖淫的正当性。[72]在有些国家，性工作者和任何其他受监管行业的工作人员一样，如果涉嫌危害公共健康，就会被勒令停业。一位观察家要求知道，为什么屠夫、厨师或侍者等从业者被阻止传播沙门氏菌，而性工作者却不受类似的管控呢？对此，支持者认为，对性工作者进行筛查并公告感染情况给了消费者一个明确的选择：是选择政府认证的红灯区成员，还是街角遇到的隐秘性工作者。[73] 另一方面，消费者可能会将病毒筛查和最终认证理解为法律认可的无病状态，但是这种状态政府是无法保证的，从而导致更多而不是更少的风险行为。德国人称这种筛查为"艾滋车检"（AIDS-TÜV）。不过事实上，在巴伐利亚地区，性工作者虽然被要求接受病毒筛查，但却禁止使用血清阴性的证明来宣传自己的特殊身份以招揽顾客。[74] 至于男同性恋者的性交易，问题更为复杂。这类行为由来已久，在监管落后的时代，更是蓬勃发展起来。出于这样或那样的原因，许多欧洲国家在立法管制卖淫时都对男性卖淫视而不见。在一些国家，比如 1989 年的奥地利，男性卖淫被合法化，正是为了便于按相关条款依法处理。[75]

对卖淫进行监管的国家可以很容易禁止受感染者进行性交易。另一方面，像汉堡这类主要依靠红灯区实现收益的地区，也面临着霍布森选择。在限制潜在的传染性性行为时，这些地区愿意接受多大程度的税收损失呢？[76] 许多地方采取了较为迂回的办法，只将确诊感染后还参与性行为定为犯罪。这一原则适用于所有公民，无论是家庭中德高望重的长者还是街头拉客的性工作者，不过在实际操作中，最受打击和影响的还是从事性交易者。在某些情况下，19 世纪晚期大众热烈讨论的针对卖淫规范化管理，尤其是由官方设立性交易场所的可能性等议题重新获得社会关注。一方面，检查性工作者的目的是禁止一些受病毒感染者继续从事性交易。另一方面，只有一小部分性交易会受到影响。HIV 较长时间的无抗体状态也会影响检测的有效性。受感染的性工作者将被终身禁止从事性交易。这样的话，除非慷慨地为其支付残疾或退休保障金，否则许多人会转入地下工作，彻底逃脱监管，从而挫败政府的管控意图。[77] 为此，在 20 世纪 80 年代末和 90 年代初，法国提出了许多其他建议，比如 HIV 发现者吕克·蒙塔尼就倡导重新恢复此前官方许可的妓院，它们早在 20 世纪 60 年代就被废除了，但在二十多年后，被人冠以"自由空间"（espaces de liberteé）的奇特名字。不过，在女权主义的新思潮下，这种冒险行为是得不到支持的，即便作为预防措施，也是明显过时的。[78]

当然，也有人呼吁起诉嫖娼者，扫除色情制品，禁止邮购新娘。多种类型的极端联盟基于这种企图而涌现，比如在瑞典，保守派试图打击任何形式的婚外情，而左翼的女权主义者则热衷于限制各种性行为中的男性特权。[79] 事实上，瑞典人在 1999 年就将卖淫重新定为犯罪，并威胁要对那些为了金钱而去从事性交易的人处以罚款。[80] 右翼国民阵线也试图关闭法属非洲军营内的性交易场所。相比之下，德国和荷兰的趋势是使性交易正规化，防止警察镇压配合公共卫生措施的性交易者，并使卖淫成为一种法律认可（以及具有社会保障）的职业。[81]

奥地利是最早对性工作者实施 HIV 相关限制的国家之一。1986 年，奥地利要求每季度进行一次 HIV 筛查，并禁止感染者继续从业。[82] 巴伐利亚人也采取同样做法，还要求嫖娼者使用避孕套。[83] 在英国，1886 年的一场巨大争议使他们废除了这种做法，此后，涉及卖淫的相关政策基本上都采取放任态度，政府也无意再执行过去那种预防性策略（尽管有人曾短暂地提及让妓院合法化），也没有试图针对性工作者进行 HIV 检测。[84] 瑞典明确禁止受感染的性工作者卖淫，而希腊则只是强烈地建议这些人停止从业。[85] 大多数东欧国家都会针对性工作者进行病毒检测。[86] 在内华达州，性工作者每月都要接受一次病毒检测，且每周要进行一次身体检查，感染者会被禁止工作。[87] 美国的其他各州都试图对那些进行商业性交易的感染者加重惩罚。在新泽西州的纽瓦克地区，任何因性交易相关罪名而被捕的人，包括嫖娼者在内，政府都可对其进行病毒检测。[88]

从早期 HIV 的传播来看，海地、多米尼加共和国以及其他加勒比地区的同性恋旅游市场在其中扮演了关键角色。[89] 现代性旅游市场甚至出现了不太常见的男性性工作者与女性嫖娼者——电影《美国舞男》（*American Gigolo*）有类似剧情，特别是在肯尼亚、海地、巴厘岛与冈比亚共和国等。[90] 进入艾滋病时代以后，性工作者的国籍越来越多元，欧洲和北美的城市汇聚了许多来自第二世界和第三世界的性工作者。以寻花问柳为导向的性旅游逐渐成为一种越来越普遍的度假方式，这在日本和北欧男性群体那里体现得最为明显。从另一方面看，随着泰国、菲律宾以及其他亚洲国家的性工作场所也在为国际市场提供服务，西方男性开始沉迷于此，去满足在国内被视为非法行为的嗜好。对于此类问题，需要尝试以刑事定罪的方式予以对待，例如将西方人在国外性侵未成年人定义为犯罪。但就目前而言，法律对相关问题的处理进展缓慢。[91]

囚　犯

被监禁不是通常意义上的职业。但是，鉴于监狱中男男性行为的发生率，被监禁与艾滋病有着密切联系。即便是因轻罪入狱，也往往会因感染 HIV 而增加死亡风险。这种传播还会给社会其他人士构成威胁，因为原本可能保持健康的囚犯一旦被感染，释放后就成了疾病传播媒介。[92]

截至 20 世纪 90 年代初，美国至少有 17 个州已针对囚犯实施大规模的 HIV 筛查。目前这种筛查趋势正在弱化，但过去十年中它是受到欢迎的。有些州是针对所有囚犯，有些州则只针对诸如犯有强奸等罪行的特殊囚犯。从 1978 年开始，联邦监狱局每隔半年就会对所有新入狱的囚犯以及早就在押的囚犯进行一次检查，在囚犯释放时还会再次予以检查。不过到后来，它转而仅仅有选择性地针对某些囚犯进行检测。1990 年，新颁布的《艾滋病综合资源紧急法案》规定，联邦资金的拨付取决于各州在囚犯入狱及释放时检测 HIV 的情况，并要求将检测结果提供给可能与其发生接触的人员、以夫妻名义来探视的配偶以及因性犯罪而被判刑的人。[93]

　　相比之下，在大多数西欧国家，监狱中进行的病毒检测都是自愿的，葡萄牙（对所有囚犯而言都是强制性的）和西班牙（对所有高危群体而言都是强制性的）除外，但它们这么做也承受了不可抗拒的隐形压力。[94] 在德国，只有巴伐利亚、黑森、石勒苏益格－荷尔斯泰因等地区对囚犯进行强制性检测，北莱茵－威斯特伐利亚地区也有一段时间强制要求检测。不过即便在这些地区，检测也是以自愿为基础的，对高危人群实施强制筛查可降低威胁也鼓励了这种行动。筛查率也相应较高：慕尼黑达到 97%，纽伦堡稍微低一点。其他地区也取得了令人瞩目的成绩：黑森达 90%，北莱茵－威斯特伐利亚是 80%，汉堡更是高至 99%，不过柏林和不来梅地区的数据要低很多。囚犯们一般会接受"自愿"检测，否则他们就会受到病毒感染者的对待，被隔离起来，无法从事某些较为理想的工作。[95] 冰岛通过明确要求囚犯主动拒绝检测取得了类似成果，瑞典囚犯自愿接受检测的比例也很高。[96]

　　荷兰人却不做这种检测。在英国，针对囚犯的常规和强制性检测都受到抵制，因为这与公共社区的治理程序不符。[97]但非正式的压力仍然存在，据报道，在臭名昭著的旺兹沃斯监狱，地下室（以前是个地牢）的一个侧厅一直关押着囚犯，直到他们同意接受病毒检测。相比之下，爱尔兰允许对高风险囚犯进行强制性检测，并隔离那些血清阳性的囚犯。[98]法国则于1985年宣布对囚犯进行系统性病毒检测为非法行为，不过，马赛等多个地方仍在继续这样的做法。[99]相对而言，意大利就允许进行强制性病毒检测，1993年甚至通过一项豁免艾滋病患者入狱的法律。结果是，两年后，都灵发生了一桩广为人知的银行抢劫案，罪犯竟然确信自己不会被判入狱。[100]

在大多数国家，对囚犯的医疗保密没有像普通民众的那样被较为严格地执行。政府经常会被告知检测结果，并在运输过程中发现受病毒感染的囚犯。[101]在德国的某些州和西班牙的部分地区，刑满释放之前还要考虑病毒检测情况以及其伴侣的知情情况。在美国，血清阳性囚犯的夫妻探视申请经常被拒绝，许多矫正体系也要求血清阳性的囚犯向家庭成员、以前的性伴侣以及潜在雇主说明身体状况。[102]安置囚犯必须要考虑两方面因素，既不让感染者受到孤立和羞辱，也要避免引发其他囚犯的担心。美国的政策更倾向于重点考虑感染者的利益。到20世纪90年代初，只有20个矫正体系对艾滋病患者采取隔离措施，对血清阳性者的隔离更少。在法国和比利时，血清阳性者不会被隔离，但艾滋病患者却被限制在监狱医院或是直接送往专门诊疗中心。[103]而德国一些地区，诸如黑森，会在夜间单独隔离血清阳性者，以防止正常人与他们发生性接触。[104]在英国，这个问题的处理是没有具体规则的，许多血清阳性者被安置在小单间，其他人则接受集体安排。据相关报道，隔离主要发生在利兹与旺兹沃斯监狱，但布里斯托尔地区没有。[105]俄罗斯1999年在特维尔地区还曾开设一所专门针对血清阳性者的特别监狱。澳大利亚的某些地区也会隔离血清阳性者。[106]

如果给予囚犯避孕套以及干净的针头，或者给他们消毒，允许他们实现自我保护的话，就会产生尴尬的困境，因为这意味着对于非法活动的容忍，无论是同性性行为还是吸毒。欧洲委员会在提供避孕套与注射器消毒剂方面有较大的自由，但也没有以旧换新的针头交换服务。[107] 在美国，只有少数矫正体系会给囚犯提供避孕套，但没有人授权囚犯使用无菌针头或漂白剂。[108] 英国也不允许提供避孕套或者注射器，除非使用者是确定无疑的同性恋者（通常是男性）。[109] 瑞典和法国最终分发了避孕套。[110] 丹麦本来是提供注射器的，但在监狱中却禁止使用。[111] 德国起初禁止提供清洁针头，尽管巴伐利亚和柏林等少数地区都可以获得和使用消毒剂。之后，从1992年起，吸毒者使用的一次性注射器被合法化，并在监狱中分发。[112]

医务人员

医务人员面临着和病人相互威胁的特殊情况。病人随时有可能传染医务人员，而医务人员反过来又可能将病毒传染给病人，尽管希波克拉底誓言曾要求医生不要伤害病人。这使得病人与医务人员陷入尴尬境地，两者都在属于彼此的权利和义务等方面互相牵制、纠缠不休。

为确保医生切实履行自己的职责，尽管存在很大风险，法院还是倾向于让医生强制为血清阳性者进行诊治。但是，一旦治疗出现可选择的方法或进行整容手术时，就会出现灰色区域。相反，医务人员也会偶尔根据国家制定的职业安全与健康守则，声称其作为国家雇员，有权不承担危险任务。一般来说，虽然强制治疗可能会要求整个行业必须履行义务，但除了公立医院和急诊室人员之外，个体医生在规避风险方面还是能保障其基本权利的。[113] 尽管许多医生（某些调查中约有四分之一的医生）认为，拒绝治疗艾滋病患者也是合乎道德的，但是，美国医学会（American Medical Association）和其他地方性的同类机构却明确拒绝了这种对患者进行鉴别分类的做法。考虑到他们的义务以及随之而来的危险，医生试图获得有关病人状况的信息是可以理解的。在某些情况下，他们坚持要使用特权进行病毒检测，尤其是手术时这种需求更为强烈，但很多专业机构并不同意。[114]

在某些国家，对艾滋病患者采取了与治疗急性传染病一样的预防措施：他们被隔离在一个单独房间里，面对他们的医务人员穿着全套防护服。瑞典人甚至把这项政策扩大到眼科检查，牙医也得到授权对病人进行 HIV 检测，并将拒绝的人视同为病毒感染者。对于那些更换牙医同时又不服管制的病人，人们都希望其病历档案能准确表明他们身上的潜在威胁，血清阳性者也确实得到了官方指示：必须将自己的身心状况告知医务人员。尽管如此，在 1988 年，针对住院病人进行全面检查的要求还是被拒绝了，只要求工作人员留意可疑症状或高风险行为。然而，挪威要求对住院病人进行病毒筛查。某些机构还要求对孕妇进行病毒检测，将拒绝者视为确切感染人士。[115]

在德国，除了巴伐利亚州，其他地方的感染者是否要将他们的血清状况告知其照顾者，目前来看还不清楚。1961 年颁布的《传染病法》要求病毒携带者将其病情告知医务人员。但是，法律条款将其局限于别人不愿意接触的排泄物，可以说并不包括体液（经血可能除外）。[116] 在英国，皇家外科协会同意针对自己尚未意识到危险但却属于高危群体者进行病毒检测。如果医生为高危患者进行手术时不小心受伤，可以在未经同意的情况下进行病毒筛查。[117] 相比之下，法国早在 1987 年就禁止对病人进行系统的病毒筛查以及未经本人同意的病毒检测，但是现实中经常有违规行为发生。[118] 在美国，疾控中心和其他政府机构都建议不要对病人进行常规性的 HIV 检测。相反，他们提倡采取较为普遍的预防性措施，将所有病人都当作病毒感染者来对待。[119] 理论上来说，只要检测结果不被用来歧视那些血清阳性者，医院就可能需要针对患者进行入院检测，但实际上，很少有人会这样做。比如，在伊利诺伊州和阿肯色州，只有在非常必要且诊疗当事人同意的情况下，才可以进行 HIV 检测。不过，在得克萨斯州和威斯康星州，如果某个程序让医生暴露于感染源之下，也可进行强制检测。[120]《艾滋病综合资源紧急法案》允许应急人员确定他们是否已经暴露。否则，只有进入军队医院的军事人员才接受病毒检测。[121]

公众也希望免受医源性感染。从统计数据来看，病毒由病人传给照顾他们的人，要比这些照顾者传给病人的概率大得多。但是，在 20 世纪 90 年代初期，美国金伯莉·贝加利斯（Kimberly Bergalis）案*在这方面却引起了担忧，案例中的那个病人显然是被牙医传染的，这导致所有医务人员都需要进行检查，并限制病毒感染者从事某些活动。病人面对医生的固有脆弱感进一步加剧，因为异性恋者都下意识地害怕在不知情的情况下与同性恋者发生身体接触。[122] 美国参议员杰西·赫尔姆斯一直都是个很有前途的人，他于 1991 年发起一项修正案，以压倒性多数在参议院获得通过。这个提案建议监禁那些进行强制侵入性手术，没有公开透露自

---

*　金伯莉·贝加利斯是美国一个22岁的女子，因为牙医而感染了HIV。

己血清状况的医生。然而，修正案最终还是没能成为正式法律，这主要是由于医学界的抵制，他们沮丧地看到之前与职业相关的行为竟然成为刑法的关注对象。[123] 在同性恋群体中，有一个让人感到辛酸而悲伤的笑话：城市中的男同性恋者其实并不担心会因医生而感染上病毒，只不过鉴于现在已有那么多的医生身患艾滋病，他们反而忧心的是这些医生此后能否好好活下来继续为自己进行治疗。[124]

医生们反对将他们的血清状况告诉病人。既然医务人员普遍都未接受其他疾病的严格检测，患者也没有被告知不同医院手术的相对成功率，为什么要对 HIV 实施差异化对待呢？[125] 这样的论点试图给予某种疾病特权，是在没有多大成功的希望下想抵制病人很大程度上通过网络接触到的知识浪潮。医疗消费者有史以来第一次可以做出明智的决定。坚持患者有权了解护理者的基本状况，只是使医患关系更为透明的宏大运动的一部分。不管是乳腺癌还是精神分裂症，后来的激进分子都使用了艾滋病流行期间所首创的那些应对策略。所有这些又反过来一路伴随应用于由匿名戒酒者发起的病人自主化动员体系。[126] 与披露要求相反的是，受感染的医务人员有权利不受任何歧视。医生们已经成功地争取到了乙肝病毒的检测权限。[127] 在美国，一旦 HIV 感染在法律上被认定为一种残障，雇主就可以限制某些人员的职责，无论这些人是教师、厨师还是脑外科医生，只要存在重大的传播风险就可以。随着艾滋病治疗方法的改进，受感染的医务人员与其他人一样，越来越倾向于接受不断增多的常规检测。

美国疾控中心的态度也于 20 世纪 80 年代末发生变化，从早期建议只要有屏障保护就允许受感染的医务人员自由工作，转向了更为谨慎的政策，限制那些有传播风险的活动。1991 年 6 月，经历过贝加利斯事件之后，美国医学会得出结论，认为医生应该知道自己的血清状况，如果感染了 HIV，需要停止进行侵入性手术，或至少要将此信息通知他们的病人。佛罗里达州以及路易斯安那州等地区明确要求对血清阳性的医务人员进行病毒检测，并获得患者的知情同意。[128] 在德国，医学界与政府代表于 1991 年做出表态，同意那些有可能传播 HIV 的人自愿进行检测，血清阳性者不执行检测。英国医疗委员会也指出，医务人员如果得知同事感染了 HIV，就应设法劝说他们放弃参与侵入性手术，如果他们拒绝，就应上报。1993 年，卫生部的指导方针也明确病人有权知道什么时候由被感染的工作人员治疗，且这些受感染的工作人员应避免进行侵入性手术。[129] 芬兰更是要求所有受雇于医疗保健机构的人员进行病毒筛查。在德国的某些州和瑞典，只要工作涉及表皮穿刺（美发、美容、手足护理、针灸、文身以及打耳洞），就需要采取相应的卫生预防措施。而在新南威尔士州，血清阳性者根本不被允许从事相关职业。[130]

因此，可以达成共识的是，由于在医疗大环境中传播 HIV 的风险较小，所以即便是医务人员血清呈阳性，也应正当履行职责，不过需要避免侵入性操作。对整个医学界来说，与防控其他传染病一样，一般的解决方案是采取普遍性的屏障预防措施。[131]

保险范围

保险范围带来了诸多歧视的可能，但问题也取决于保险的具体种类，以及各国国情与历史语境。比如，像感染 HIV 这种类型的风险，在一定程度上是可以被蓄意地显露和隐藏的，这令保险基金的选择存在道德风险。那么，是否应该区别对待 HIV，以便承保机构积极地发现和排除风险呢？保险，尤其是健康保险，不仅仅是一项生意，特别是在美国这样的国家，保险的承保范围很大程度上是通过私营公司来确定的，这当中还牵涉到棘手的政治算计。比如，针对人数众多以及声势浩大的受害者群体，确定需要将其排除出保险范围吗？他们的医疗费用是否会通过终极裁决转移到公立机构，从而最终落到纳税人头上呢？

最不受其他因素干扰的是人寿保险，不过这个问题在不同国家的关注程度也各不相同。在英国和法国，抵押贷款通常取决于人寿保险单。1993 年，在英国建筑协会所提供的第一笔抵押贷款中，总数当中有超过 60% 是养老抵押贷款（包括一份已到期还清抵押贷款的人寿保险单），剩下的也有许多抵押贷款同时要求有人寿保险的保障。[132] 实际生活中，两者联系也是极其紧密，以至于银行和抵押贷款等产业的收益都是与保险公司捆在一起的。在瑞士，对专业人员给予的商业贷款通常都取决于其保险单。[133] 相比之下，在德国和美国，贷款通常是由财产本身的留置权（扣押某人财产直至其偿清债务）做担保的，但是，在德国，按工业化标准衡量，住房所有权的价值无论从哪个方面来看，都是比较低的。不过，人寿保险在美国落后的社会政策语境下，却发挥了重要作用，以一种相比欧洲而言不那么紧迫的方式，确保了它对于幸存家属的保障关爱。此外，各国不同的税收结构也能发挥相应的作用，美国人主要通过使用人寿保险，来规避过高的个人继承税率，而在欧洲地区，对财富继承的征税相对较低。[134]

不过，对于医疗保险来说，事情就变得更为复杂了。在这里要讨论的对象是疾病而不是单纯的死亡，而此疾病具有漫长潜伏期，且患病与感染病毒的概率也是比较随机的，临床上又无法予以确切分类。很多问题是不确定的，比如病是什么时候开始的？决定发病的条件是什么？什么样的方式算是治疗？在没有任何有效治疗的情况下，保险公司是否有义务去支付那些致力于缓解症状的费用？它们是否应为目前只处于实验阶段且无法证明其有效性的治疗买单？[135] 在这方面的表现来看，拥有国家医疗体系或强制性医疗保险的国家与美国差别显著，一方面，美国为穷人、老人和老兵所提供的国家保险参差不齐，另一方面，美国绝大多数人的保险都是按自愿原则由私营机构提供的。

在前一种制度中，如果社会还存在私营医疗保险的话，它要么是着力覆盖不需要参加一般性国家保险的少数人，要么只是提供补充性的福利。在这种私人保险仍然是作为补充福利的地方，比如英国，它所实施的政策通常是排除艾滋病的，让其负担落到国家身上。而在欧洲大陆国家的医疗保险体系中，艾滋病从一开始就被列为一种受保疾病，很少（如果有的话）有国家将它与其他疾病完全区分开，只不过会在具体费用上，需要进行一些细微的讨价还价（例如，保险责任是否要包括无理由境况下实施的病毒检测）。然而，有些制度也针对个人责任提出了具体要求，这样一来，感染者就会发现，当他们真正能掌控某些领域但却没做好时，其利益就会减少。例如，在 1987 年的瑞士，由于严重疏忽，有名受感染的女性吸毒者发现，她的医疗福利减少了三分之一。[136]

相比之下，美国针对此话题的讨论则被规避风险的问题所困扰。私营保险公司试图通过基于生活方式的排除，或要求提供阴性证明来降低成本。这种措施不仅导致那些受排斥的人士提出抗议，也引起掌握最后审判权的地方、州以及联邦政府的极力反对，因为它们已经被疾病、吸毒和贫困等常见问题弄得心力交瘁，无力再承担其他事务了。由于担心公共项目会承受那些被私营部门视为无利可图的负担，一些州政府试图限制保险公司进行 HIV 筛查。事实上，由私人保险支付的艾滋病健康费用的百分比很低，并且在 20 世纪 80 年代中期又惨遭进一步降低。[137] 这里需要再加上一个荒谬注释，因为在这套体系中，贫穷是接受医疗补助的代价。即便是完全有能力支付私人保险费用的中产阶级同性恋群体，也不得不花掉他们的资产，由此变成穷人，从而为业已在非常努力地照顾穷人的体系又增添了一个负担。这就提出来一个新问题，就是既然艾滋病只是医疗的补助计划中诸多失败案例中的一个，那么在更多的系统性问题都被忽视的社会背景下，是否该为它投入与其不相称的资源呢？[138] 进一步来看，这种流行病在地理上的分布相对集中，与州和地方对医疗的补助和公立医院的资助相结合，给在其他社会问题已经很严重的地区增添了负担。

与德国一样，某些志愿性以及私营医疗保险公司可以选择有利于规避风险的客户。不过总体而言，欧洲体系的风险池要更大一些，想要忽略它的话没有那么麻烦。但即便是在这种体系下，最边缘化以及覆盖面最少的人群也会出现类似问题。在法国，那些没有国家健康保险的人，包括许多吸毒者，都不得不求助于社会援助，不过这也需要综合考察其家庭经济状况，并且有较为复杂的资质要求。此外，对不在该系统的非法居留的外国人而言，这也是个问题。[139]

美国的医疗体系主要是通过工作场所来提供医疗服务。[140] 既然医疗保险通常是就业的一项额外福利，那么该如何为那些跳槽或失业的人提供保险呢？为确保适当的保险覆盖率，联邦和州政府将就业延续以及岗位转换的诸多规定拼凑在一起，甚至包括实施某些较为奇怪的、缩写为 COBRA（*Consolidated Omnibus Budget Reconciliation Act*，即《统一综合预算协调法案》）的法案。[141] 此外，由于保险的覆盖范围严重依赖工作场所，且与工人家庭紧密相关，这就容易导致结婚不易的同性恋群体享受不到对异性恋者开放的福利。虽然有些雇主也愿意不分性别地为雇员的配偶提供保险，但这只是掩盖了制度的漏洞而已。因此，欧洲在人寿保险，美国在医疗和人寿保险方面，都展开了关于歧视和精算调节的斗争。

1990 年 7 月 12 日，法国颁布法律，禁止基于健康和残疾的歧视，但保险公司可以例外。然而，第二年，在经过国家艾滋病委员会的公开抗议之后，达成了一项新的协议，即保险公司将不可以继续问询性行为情况，尽管这种问询不一定会涉及血清状态或病毒感染概率等医学相关细节。但如果保险申请者拒绝按保险公司的建议进行 HIV 检测，则后者也可得出他们所希望看到的结论。此外，人寿保险和抵押贷款也不再排斥无症状感染者，他们可投出高达 100 万法郎的保单，超过 10 年的话，保险公司支付的保费会比正常利率高 4%—6%，尽管事实上很少有人利用这种所谓的特权。因为这是一种附加费，对于像某家发行抵押贷款的银行般知晓财务细节的人士来说，都是不愿意做此投资的。[142]

荷兰和意大利同样认为，超过一定限额的保险单就不是基本的必需品了。它们允许在这种情况下进行病毒筛查，以意大利的案例来看，如果怀疑存在病毒感染风险的话，是允许以较低金额进行病毒筛查的。[143]在丹麦，尽管没有什么能阻止保险公司筛查保险申请人，但公众的批评迫使它们停止筛查。挪威的保险公司获得授权，可对申请者进行病毒检测，对于那些无症状感染者，公司的承保决定要推迟 5 年才能做出。在瑞典，保险公司可检测高危人群，不接纳血清阳性者。[144]澳大利亚的保险公司可能会做出检测，也会通过问询以确定申请人的性取向，瑞士保险公司也执行类似政策。德国允许通过筛查以确定保险内容，尽管有关生活方式以及性偏好的问题被认为是违反了隐私保护原则。[145]

在英国，保险公司可以询问有关生活方式和危险习惯的问题。从

1986 年开始，大多数保险公司都会询问申请人以前是否进行过 HIV 检测（不管其最终结果如何），以及是否接受过艾滋病咨询。保险公司对这种流行病的最初反应是将单身男性的保险费提高至原来的 150%，它们会询问申请人是否属于高危群体，并拒绝向病毒感染者或高危群体提供保险。1992 年，一些公司开始向申请人询问与外国人和同性恋群体的性关系状况，以及他们的伴侣关系有多稳定，或他们多久换一次情侣等问题，这些问题在其他国家是没有可比性的。1993 年，在主要的艾滋病活跃组织特伦斯·希金斯信托基金会（Terence Higgins Trust）赞助下，英国由议会议员提出了一项私人法案，限制对先前阴性测试的提问。为增加赌注，政府精算师还得出结论，随着艾滋病病例的预计数量逐步减少，保险公司可以减少为潜在索赔而预留的准备金。当该法律获得广泛支持时，保险行业终于在 1994 年做出决定，撤销对先前阴性测试的提问。[146]

在美国，保险公司最终赢得了在人寿和医疗两大保险业务中考虑 HIV 问题的权利。在此疾病流行的早期阶段，它们曾试图根据社会公认的同性恋者特征来排除申请者，比如他们居住地的邮政编码、婚姻状况及特定职业等。不过由于同性恋群体和民权团体的施压，保险行业主动放弃考虑所谓性偏好问题。但是，它仍会根据申请者较为明显的病毒感染与症状情况，将之排除在外。[147] 各地都试图防止保险公司在承保中进行病毒检测或蓄意针对血清阳性者。华盛顿特区和其他八个州一度都限制使用此类检测方法。[148] 随着保险公司警告性提示，在没有选择的情况下，所有投保人的费用都会偏高，并威胁要退出约束过多的当地市场，形势迅速发生变化。在美国首都，参议员赫尔姆斯曾与黑人部长联手，借口偏袒艾滋病患者及保险公司关闭业务可能带来的可怕后果谋取政治利益。[149] 最终，大多数州开始不再限制保险公司，让其按照自己认为合适的方式进行承保。加州长期以来禁止在出售医疗保险时考虑 HIV，但它放弃了对人寿保险的此类限制。除威斯康星州外，美国所有的州都允许购买人寿保险前进行 HIV 筛查，不过实际上通常只针对一定数额以上的保单。借助反歧视立法，那些试图间接了解申请人生活方式、吸毒及性偏好的问题很大程度上被排除了。尽管美国公司原则上有能力考虑 HIV，但一般都尽量避开团体保险，毕竟大多数美国人都靠购买团体保险以获得医疗保险。有些州允许对个人保险实行这种歧视，但却禁止对团体保险这样做。[150]

在保险业中，对于歧视性做法最为放纵容忍的是欧洲国家，比如瑞典、挪威和英国。由于医疗健康保险引发的歧视问题在欧洲基本上被回避了，所以即便美国陷入了针对歧视的抵制浪潮，但却并没有得到与之类似的各国的回应与支持。在这方面，涉及的欧洲同行主要是法国和德国。对此，保险业各自不同的实际情况有助于解释这种差异，在像瑞典这样的国家，由于其发达的福利制度，私人保险扮演的角色并不重要，只是一种奢侈品，以精确计算为主导，又由于政治或人道主义原因，不需要专门针对 HIV 进行修改。而在美国，保险业相对而言是一个以个人责任与自我维护为基础的体系，人寿保险的市场是公共的，医疗保险也是不可或缺的。因此它会允许私人保险排除不良风险，以避免其威胁到最后审判裁决制度的稳定，而这些制度主要是针对下层民众的，并不是专门针对所有的艾滋病感染者。此外，非歧视运动还违反了内在的社会契约，根据契约，中产阶级若要求免除赋税，就必须负责维护自身安全，否则他们需要为维系国家甚至范围更广的强制性制度而缴纳税款。

婚　姻

　　婚姻是关涉艾滋病问题的另一个重要领域，对此进行限制可能会减缓疾病的传播。在某些国家，HIV 感染者结婚是受限制的，在越南和叙利亚等很多国家甚至被完全禁止。波兰甚至禁止性病患者结婚，不过在实际操作中却很少要求提供健康证明。在德国，虽然并不需要进行婚前检查，但订婚者必须告知对方自身患有的性病情况，尽管不包括是否携带 HIV。作为一个历来注重生育传统的国家，法国针对这个问题的处理理所当然非常谨慎。尽管国家规定婚前需进行医学检查，但只是建议进行 HIV 筛查。许多人担心过分严厉的限制会阻碍婚姻。[151] 瑞典并没有就 HIV 与婚姻颁布法律，主要是因为它现有的婚姻立法对性病的限制已经涵盖甚广。在这个国家，血清呈阳性既不是结婚的障碍，也不是解除婚姻的理由，但如果某人发现感染了病毒就得告知配偶，血清阳性者也有义务通知其性伴侣。美国的犹他州则直接禁止血清阳性者结婚，但在 1993 年，这种规定因与《美国残疾人法》相违背而被宣布无效。在 20 世纪 80 年代中期，伊利诺伊州和路易斯安那州也要求领取结婚证前进行 HIV 检测，但这项措施实施后，当年的伊利诺伊州结婚率骤降至全国最低。此后不久，在 1988 年，路易斯安那州废除了这项规定。[152]

　　在结束婚姻的程序上，各国做法也有所不同。在奥地利，如果夫妻中的一方患上了传染病或特别令人厌恶的疾病，离婚就可能获得批准。在英国，夫妻一方对未来的配偶蓄意隐瞒性病的话，可能导致婚姻无效，但还不清楚 HIV 是否算在内。[153] 在德国，如果夫妻一方患有威胁后代的传染病或不治之症，就可以此为理由解除婚姻关系。此外，若有意隐瞒血清阳性状态，婚姻关系也可能因故意欺骗而结束。假如一方被证实感染了 HIV，婚约则可以被解除，所要求的赔偿取决于病毒是如何感染的。[154] 在法国，如果配偶在婚后发现伴侣是血清阳性者，婚姻可能被判无效。单纯的血清阳性并不是离婚的理由，但它有可能是通奸事实的较好证明。如果夫妻一方真能证明自己受了另一方的传染而患病，离婚理由就是合理的。[155] 在美国，这种情况是模棱两可的。如果一方因受到欺诈而被诱使结婚的话，婚姻关系就可能宣判无效。此外，若未能及时告知对方感染状况，婚姻关系也有可能被解除。就离婚而言，感染 HIV 可作为婚后通奸的证据，也能以此为理由要求结束婚姻。如果配偶一方因另一方感染了性病，法律通常是允许离婚的。如果隐瞒这种类型的感染，不仅可以作为离婚的理由，还可能会担负损害赔偿的责任。[156]

综上所述，各国对艾滋病受害者的保护方式差别很大。欧洲人享有广泛的社会保险以及就业保险的优势。但是，欧洲民众享有的福利虽然较好，不过也使这些国家的雇主权限不太受限制，拥有较大的自由权限来调查民众的流行病感染情况。相对而言，美国则建立了一个较为广泛的立法机构，致力于保护所有的残疾人不受到歧视，一旦艾滋病这种类型流行病的感染者被确切地纳入立法保护中，也就取得了重大胜利。

第六章　做自己的检疫官：自愿的防治

起初，许多观察家都这样设想，可以在不与艾滋病发生冲突的情况下，继续采用历史遗留下来的公共卫生政策。但是，事实证明这种设想根本无法成立，对于传统的传染病防控经验而言，艾滋病就像突然掉落下来的一把扳手，搅乱了整个系统的稳定。毕竟，艾滋病是由一种崭新的、鲜为人知的以及极易产生变异性进化的传染源逆转录病毒引起的特殊疾病，其性质是对抗治疗与排斥痊愈的。对这种病毒而言，人们在医学技术上予以解决的希望极小，也没有特定的方法可快速地消灭这种疾病。不过，另一方面，人们也在增进对该疾病的认知，相对于以往的流行病而言，有关艾滋病的知识发展异常迅速，这使得针对艾滋病的干预措施更为精确地对准了风险行为及风险群体。在半个世纪之前，检疫隔离可能是控制传染病广受欢迎的、不会受到任何限制的必要手段，但对于艾滋病来说，有公共卫生官员明确地指出，它并没有向普通人群肆意传播的倾向。由此而言，这种手段就没有什么科学意义了。[1]

无论如何，现代生活的普遍流动性使得任何试图阻止 HIV 感染者流动的努力都是不现实的。例如，仅在 1987 年上半年，就有 2.23 亿人越境进入联邦德国，其中有多达 760 万是纯粹的外国人，这些人中拥有欧盟公民身份的占比超过了三分之二，对他们来说，所有行动都是不受任何限制的。由于人数过多，传统的公共卫生系统在此几乎无法发挥应有的作用，检疫更可能会给后勤部门带来无法承受的负担。当然，检疫隔离可能会对某些能限制人员进入的国家有用，或在这种流行病的早期有用，当时几乎没有能完全确认的感染者。随着病毒的扩散，这种努力就毫无用处了。[2]

有 HIV 潜在感染风险的人口规模也极为庞大，使得传统的预防措施负担沉重。伊利诺伊州展开的婚前筛查，在 6 个月内进行了 7 万次病毒检测，只发现了 8 例血清阳性者，花费了 250 万美元。因此，如果婚前筛查在全国范围推广的话，每年将要花费 1 亿美元，检测 400 万人次，最终可能只会发现约 1300 例未经确认的血清阳性者。在德国，要对总人口进行筛查的话，意味着每年需要对 4000 万性活跃的成年人进行两次检测，总共需做 8000 万次，每次检测成本约为 200 马克。这使得德国的 400 个卫生机构压力重重，每个工作日每分钟都需进行两次检测。[3] 总体而言，检测有可能产生威胁的低风险人群（比如孕妇、已婚夫妇以及来访的外国人等）需要花更多的钱，而且假阴性以及假阳性的出现也是个大问题。这主要是因为 HIV 变异很快，有些检测可能只对一种毒株有效，无法识别其他毒株。[4]

如果不允许定期针对整个人群进行病毒检测的话，那么专门针对高危人群进行的病毒筛查就会引起不满和反对，尤其是会导致伦理和政治上的歧视问题，比如，在同性恋者看来，既然性伴侣单一的同性恋者比滥交的异性恋者感染 HIV 的风险更低，为什么要检测所有同性恋者呢？如果目前确定所有高风险活动人士，都是基于他们过去的行为而对其未来行为进行推断的话，那么如何证明此推断的合理性就成了棘手的问题。[5]

由于艾滋病主要是通过血液接触传播，而非像肺结核或非洲出血热那样是通过空气传播，因此可能的预防措施有限。对于后一类的疾病来说，单纯的咳嗽都可能是一种流行病学上的传播，因此有必要对患者进行鉴别和隔离。而对于伤寒等疾病，相关通报有利于追踪那些受病毒感染的食物和水源，以此防控疫病。但是，由于HIV很少通过偶然的接触而传播，因此没有必要执行隔离或检疫措施。[6] 而且，因为这种疾病是无法治愈的，所以即便针对此疾病的隔离较为有效，也必须终身坚持，这会给执行带来不可估量的麻烦。德国颁布的《防治性病法》禁止性病患者的性行为，主要是为了治疗可治愈的疾病，如果将其适用于艾滋病，就意味着需要终身不与人发生性关系，这不一定是违背逻辑的，但相比于梅毒患者来说，这种做法肯定会带来完全不同的人性和政治层面的大变革。[7] 限制其他的性传播疾病，主要是试图让原来有可能免遭性病侵害的人都得到治疗，所以针对顽固不化者采取强迫措施是合理的。不过这是因为还有治愈的机会，如果某种疾病完全没有治愈的可能性的话，这种做法就显得没有多大意义了。但是，一旦艾滋病在20世纪90年代出现了治愈的可能性（无论多么有限），情况就彻底改变了。即使是对病毒测试表现出强烈批判态度的人也不情愿地承认，如果可以起到帮助的话，那么确定受害者的逻辑就是合理的。[8]

然而，在艾滋病这种流行病发展的早期阶段，治愈可能性的缺失削弱了针对HIV进行检测的必要性。人们认为了解血清状态没有任何治疗价值，因此对个人的意义不大。如果全面看的话，了解血清状态的价值甚至是消极的，即歧视、耻辱以及可能的法律后果。只有感染者在知道自己感染后决定改变行为方式，病毒检测才是有意义的。但是，人们对血清状态真正了解后，似乎会产生一种好坏难分的后果。因为罔顾一切后果的行为也是存在的，比如法裔加拿大空乘人员盖坦·杜加斯就被兰迪·希尔茨（Randy Shilts，1951—1994）在影片《乐队继续演奏》中称为"零号病人"，他跟着飞机在全球流动，并拒绝改变他在全球传播 HIV 的行为，也不愿意告知他的性伴侣。在西里尔·科拉尔（Cyril Collard）的电影《野兽之夜》中，一个女人通过与感染 HIV 的情人进行无保护的性行为来证明她的爱。血清阴性的同性恋者被幸存的罪恶感所困扰，经常沉溺于不安全的性行为，以此作为心理不安的补偿，就像托尼·库什纳（Tony Kushner）在《美国天使》中所描述的那样。[9]

此外，从感染 HIV 到抗体的形成，存在较长时间无法检测出病毒的窗口期，这意味着即便人们已经接受过病毒筛查，他们也可能在不知不觉中感染了病毒并成为传染源。由于大规模病毒筛查涉及的人数太多，因此就算使用再怎么高明与精确的病毒筛查程序，也有可能留下众多的假阳性和假阴性案例。鉴于 HIV 的潜伏期很长，通告也没有什么意义。进一步来说，由于 HIV 在风险最高的社区中业已达到饱和，所以接触者追踪也会受到阻碍。[10]比如，在纽约或旧金山性交流活跃的同性恋社区，接触者追踪会导致调查人员几乎追踪到所有居民。由于涉及 HIV 传播的相关活动通常都既被污名化，又被归类为非法行为，因此追踪接触者就意味着会让其他人卷入不法的可疑行动中。[11]

对于共识性防控策略的支持者来说，传统的强制举措以及自愿方法在本质上似乎是不相容的，两者之间只能选择一个。艾滋病是无法治愈的，也蒙受了污名化，这种现状使边缘化群体有理由对立法干预措施感到恐惧。之所以会出现这种想法，是由于艾滋病主要是在远离国家权限的私人环境中传播的。因此，在他们看来，个人自愿的行为改变才是预防疾病的主要手段。防控策略不应侵犯和威胁到个人隐私，以免这一流行病加速转入地下。[12]正如德国传统防控举措的批评者所指出的那样，如果以外国人为目标的话，传统举措将对外籍卖淫女等群体产生重大影响，让这些人躲藏起来，逐渐难以获得有关 HIV 的咨询及治疗。[13] 他们希望鼓励高危群体自愿接受检测，并在此基础上做好性行为的安全措施，如果发现已经被感染，就要禁止性行为，并积极寻求护理和咨询。但是，如果这种带有惩罚性的自我规范受到来自其他方面的威胁，那么这一切都将化为泡影，因为大棒会破坏原本在胡萝卜身上的那种吸引力。将病毒传播定为犯罪，或试图削弱医疗保密以允许对感染接触者进行追踪或予以通告，都会降低人们自愿检测的意愿。毕竟，如果保险公司都像英国那样，把接受过 HIV 检测作为可能存在感染风险的证据，那么谁会自愿去进行病毒检测呢？这也正如美国许多州以及英国警察的作为，他们在逮捕涉嫌卖淫者时，将持有避孕套作为性交易的证据，这会沉重打击卖淫者让嫖娼者使用避孕套的积极性。进一步来看，如果将针头作为注射吸毒的证据，那么就会助长吸毒者躲进秘密的吸毒场所。[14]

个体化责任

到了艾滋病流行的时代，许多观察家认为公共卫生已经突破隔离主义和卫生主义继续向前发展。毕竟在所有发达的城市地区，基本卫生设施都已达到标准。传统流行病已被征服，致死性疾病逐渐转变为慢性疾病，这使得人们将疾病防控的焦点转移到个人因素上。于是，公共卫生越来越具有个体化色彩，强调生活方式、习惯和风俗。个人要为自己的幸福负起责任，保险公司也开始关注个人的责任。早些时候，那些没有受到诸多谴责的活动现在要开始付出代价了，毕竟，对于吸烟、懒惰或沉溺于极限运动的人来说，他们支付的保险费要比那些不愿冒险的人高得多。[15] 通过保险公司精心计算，自我放纵者现在已被排除在社会有限的医疗资源之外，酗酒者被拒绝肝移植，吸烟者不能接受心脏移植。一家美国公司拒绝在其健康计划中为"个人生活方式抉择"投保，即艾滋病、酒精、药物滥用或自残等引起的问题，后来因遭受负面宣传而被迫妥协。[16] 比如，瑞士的吸毒者就发现，由于这种伤害被认为完全是由自己造成的，所以他们的医疗福利减少了。对此，一位瑞典店主解释说，禁止向未成年人出售烟草的法律规定也适用于未出生的婴儿，因此也应该适用于他们的母亲。[17] 美国的酒吧经常拒绝为孕妇提供服务。

从旧的公共卫生传统来看，这种对个人责任的过分关注影响很大，忽略了对每个公民都会产生影响的社会因素。为应对此不足，医学社会改良主义传统的继承者，现在被称为"社会医学"与"社会环境主义"，反对将关注点放在个人习惯上，认为这种做法是把受害者无法控制的那些行为都归咎到受害者身上。但是，从积极的角度而言，这种向关注个体责任的转变增加了公民的自主权，减少了社会的要求。由此，卫生防控从偏重于外部强加的要求，转变为内部接受的自我限制。口号是自我控制、自愿服从以及个人责任，而不是胁迫、强制和集体行动。这样来看，民主制度下的公共卫生是基于这样一个隐含假设的，即个人会自主地抑制有害行为，并且自觉地养成健康习惯。

艾滋病的个体化预防方法集中体现了公共卫生的这种民主风格。由于 HIV 的传播除了围产期传播之外，都是以事出偶然与个人自愿的实践活动为基础的，所以每个人都可以而且应该懂得保护自己。这就是为应对艾滋病而提出的观点。在 19 世纪中叶，当人们逐渐接受了霍乱是通过水进行传播，而非通过瘴气传播或漫无目的地四处传播时，人们就认为可以通过躲开受污染的水避免感染霍乱。1853 年伦敦霍乱流行期间因在布劳德街的水井发现霍乱通过水传播而闻名的约翰·斯诺（John Snow）这样说："每个人都可以做自己的检疫官，这样就可以在流行病期间四处走动，好像没有流行病一样。"[18] 因此，在艾滋病流行的早期阶段，人们普遍认为，每个人都可以做自己的检疫官，采取必要的预防措施以避免传播。公共卫生同时也是一种个人利益，每个公民都可为此承担责任。因此在很大程度上来说，旨在针对社会全体民众强制执行某些限制性的规范其实是不必要的（但社会大众还是普遍认为应禁止艾滋病患者献血）。从现实角度而言，确实也没有必要去鉴别和隔离疾病，驱逐那些受病毒感染的外国人，追踪接触者，将感染期间的性行为定为刑事犯罪或惩罚传播。毕竟，个人是可以通过坚持使用避孕套，或不共用针头来确保自身安全的。浴室也没有必要关闭，因为顾客要为他们自己的行为负责。希望远离伤害的人可以选择更多不出格的快乐。[19] 事实证明，自由取决于节制、卫生保障以及避孕套的使用。

社会的避孕套化被视为自由得以实现的基础，这种自由包括性与政治两个层面。个体化预防措施可以保障公民免遭病毒侵袭，同时也使得民主社会成功避开严厉法律举措的强力干预。同样，这种预防规则也适用于所有人，无论他们是否已感染病毒，都必须小心翼翼地像身处险境般地生活与工作。[20] 对此，同性恋组织及其盟友经常争辩道，避孕套的使用其实已经消除了进行病毒筛查的必要性，因为可以使用避孕套来保护性伴侣，所以根本没有必要告诉性伴侣自身的血清状态。只要每次性行为都戴上避孕套，甚至连滥交都是没有问题的。[21] 德国的绿党就拒绝通知伴侣血清状态的任何要求，在他们看来，每一方都应承担让另一方受到病毒感染的责任，只有特殊信任的情况可以除外，比如长期性伴侣之间的感染。美国法院谴责一家戒毒诊所决定向当事人的伴侣透露其血清状态是不必要的，理由是所有的当事人都被告知了需要避免危险行为。于是，无论是共用针头还是进行性行为，双方中的任何一方都能保护自己；不管这些人是否真的感染了 HIV，两者的定位在流行病学上来说是对等的。个人行为而非血清状态，才是最重要的。[22]

自己做好保护，而不是相信社会会通过惩罚疏忽的伴侣来保护自己，避免了要求国家保护公民免受其自由行为后果影响的家长式作风。[23] 试图让每个人都保护好自己，可以更好地保障自由与平等。于是，在经过多年关于无保护性行为有风险的公共教育之后，社会上不再有传播病毒的罪犯或受害者了。所有人都知道了这些危险，并能有效地避免它们。以此视角来看，情侣们在开始一段关系时自行做好病毒检测，或将其作为对于不忠的补偿，这种做法被认为是现代版的婚姻样本，是建立一种牢固伙伴关系的标志，尽管这种关系现在是建立在缺乏承诺和信任的基础之上的。[24] 正如据称是列宁在一句引语中所说的那样："要信任，但也要检验。"但是现在，这句话有了最新版本："要信任，但也要避孕套。"[25] 确实，作为一种技术性的解决方案，避孕套消除了人与人之间诚实、信任抑或团结的需要。

不过，在反对这种过于宽泛的个体化保护的人看来，无论公民对于自身的福祉负有多大的责任，病毒感染者都不能免除他传播疾病这种行为的后果。在这方面，刑法仍然是可以发挥作用的，它也向人们表明，并非每一种行为从道德上来说都是可以接受的。感染者因其特殊的知识而负有特殊的责任与义务。在这种思想指引下，坚持认为每一个人，不论其血清状况如何，都应独立地承担起自我保护的责任，无疑是自私自利以及不负责任的。这种语境下，即便是我们对社会表现出完全宽容的态度，也无法解决所有的责任与义务问题。避孕套也并不是绝对可靠的，即使在性交中戴上了避孕套，受感染体液的潜在接受者仍然存在风险，这是不容许的。[26]

对艾滋病采取个人自愿式公共卫生措施的一个基本假设是，作为民主政治制度下的公民，他们可以充分约束好自己的行为，使得老式的集体主义行为控制方式不再必要，即这些国家的公民普遍都被认为是具有充分的自我控制能力的。[27]但是，自我控制也是一把双刃剑。既然艾滋病通常情况下是一种因自我问题而导致的疾病，可通过谨慎、克制以及自我控制的方式避免，那么我们是不是可以说它的受害者对于自己的命运完全不负责任呢？如果是这样的话，这个社会是否还有义务去帮助他们呢？在抗生素被正式引入现代医学之前，错误、内疚和责任问题一直是理解疾病的组成部分。[28]

不过，也有许多人为艾滋病这种新型流行病的受害者辩护，认为导致感染的行为并非是自主决定的，因此他们不应受到道德上的谴责。毕竟，性是人类的一种最为正常且普遍拥有的本能，人无法全面彻底地控制它。在他们看来，正如某位观察家所说的那样，所谓的安全性行为不过是试图"通过'正确的程序'来避免感染艾滋病"，"这就类似于通过始终闭嘴的方式来避免感冒一样荒谬。这两种行为虽然在理论上都是可能的，但在实践中并不保险"。[29]艾滋病受害者的辩护律师还认为，危险行为，特别是滥交行为，是由社会来决定的，因此是非自愿的、道德中立的。同性恋者拒绝传统性习俗的做法通常被视为一种社会病理现象。一旦同性恋被接受为"正常"，同性恋者就可以自由地适应资产阶级的礼仪和一夫一妻制，或至少在情感上保持亲密。以这种观点（必然会导致许多同性恋者思考朋友和敌人之间的微妙界限）来看，匿名结交多个性伴侣其实是同性恋者一种绝望和不真实的探索，以此对抗同性恋者都是

"娘娘腔"的说法。[30] 对此，国会议员理查德森充满悲情地说："对同性恋者的歧视有时会带来压力，导致他们拥有大量的性伴侣。"[31] 对于同性恋或异性恋来说，这都是一种性学领域的家长制管理策略，不过都是出于好意。这种策略被瑞典政府运用得淋漓尽致，它不仅关闭同性恋浴室以及其他可能有助于匿名性行为的设施，还为之进行公开辩护。在瑞典政府看来，这些机构理应受到谴责，因为它们假定性行为与其他人际关系是完全分开的。政府反而希望鼓励发展同性恋者专有的聚会场所，让他们在那里看电影、参加学习小组、听讲座、跳舞和从事其他类似的温馨活动。[32] 这就好像编织个圆圈，就能把狄奥尼索斯 * 从腰间完全清除！

　　虽然对于行为的非自愿性、社会决定性的关注可能达到了难以置信的高度，但这一论点应用到吸毒成瘾的病理学解释时，确实很有说服力。这种论点建议吸毒者不要共用针头，但在毒品注射设备压根无法出售、持有针头被定为犯罪的危险情况下，这样的建议其实毫无意义。在缺乏充分的戒毒规划的情况下，单纯地呼吁吸毒者自力更生似乎也不现实。[33]

自愿的方式

　　对整个工业社会来说，人们认为公共卫生现在面临的主要问题已经发生重大变化，原先要应对的是急性传染病，现在转变为生活方式引发的慢性疾病。在此认知理念指导下，各国政府疾病防治的举措与根本原则也发生了较大改变。从目前趋势来看，国家现在不再是单纯地为了切断疾病传播链，或划定法律红线来改变人们的行为方式，而是试图通过

---

*　希腊神话中的酒神，在这里代表欲望和狂欢的热情。

针对公民的公共教育和个人咨询指导，让其采取风险较小的行动，改变日常生活方式。但是，教育咨询的信息与个体化的行为改变之间的联系并不紧密，远远达不到直截了当的最佳效果。

目前存在的大量文献中，致力于探索这种错综复杂关系的内容有些根本无法看懂，有些则完全是常识性的。[34] 如果公民是理性的、能够实现自我利益最大化的人，那么警示他们某些不好的习惯会给其自身带来毁灭性的影响，他们就会停止这些习惯，但公民显然不都是这类人。毕竟有些坏习惯通常也是让人心生愉快的，或至少是难以改变、牵涉甚广的多元行为主义文化的组成部分。所以，危险行为并不仅仅是个人无知的结果，文化与亚文化的影响也是很强的，决定因素是在骨子里滋生的，或者说是与母亲的乳汁相关联的，这些观念都会煽动对理性行为的排斥。比如，在某种情况下看似不合理（比如不安全的性行为），但在另一种情况下，则可能是合理的（因为可以追求快乐），这样看来，也许理性只可以放在特殊背景下才能判断。[35] 为什么一个人就应该接受安全性行为的假设，即为了生存而放弃性生活是合理的？[36] 想想那些故意感染病毒以缩短刑期的因犯，以及想以这种方式来加入美沙酮治疗规划的海洛因瘾君子，还有为试图享受到血清阳性者相对舒适的疗养条件，甚至给自己注射受感染血液的人，或者在统计学上面临着早死的可能，未来糟糕透顶，只愿意享受当下的快乐，并且不愿意使用避孕套的人。这些人也许是不负责任的，但却并不是不理智的。[37]

风险，和其他事物一样，是社会建构的。不同的社会群体对待风险的态度迥然不同。[38] 个人是否愿意去承担风险，主要取决于所处的社会背景、文化包袱以及具体的谈判条件（比如为放弃使用避孕套而讨价还价）。人们愿意在多大程度上延缓享受快乐与满足，既取决于他们对生活前景的考虑，也取决于理性的周密计算。[39] 知识并不能简单地决定或改变行为。而公民的教育运动，正如批评人士所指责的那样，却认为个人可以理性地选择自己的行为。但在实际生活中，很大程度上，社会背景和个人决心都会让这种理性抉择变得较为虚幻。[40] 当然，这也不光表现在流行病学的危险行为中，我们现在对尼古丁、酒精以及高脂肪食物的偏爱，或不断致力于挑战社会主流价值都属于这类问题。然而，考虑到我们的生殖行为是由动物的生理本能来决定的，因此，对于大多数艾滋病传播的根源，也就是性行为来说，过分关注追求快乐的力量可能特别强大，理智也难以抑制。[41]

还有些问题我们也难以精确解决，比如，客观存在的健康生活方式以及相应的公正选择到底是什么，对其的假设到底在多大程度上是正确的？究竟多重算是超重呢？有多少个情人算是滥交呢？如果真的存在的话，到底什么时候性吸引力能被称为某种程度的上瘾呢？我们可以使用哪些化学物质来追求快乐呢？究竟是谁在掌握教育和信息传播内容的决定权呢？例如，在艾滋病流行的早期，荷兰卫生当局（以及英国特伦斯·希金斯信托基金会和苏格兰艾滋病监测机构）宁愿劝阻同性恋者肛交，也不愿意推广使用避孕套。相比之下，其他国家都在致力于倡导使用避孕套。[42] 这种差异性做法对同性恋性行为的影响是显而易见的：前者倡导的是禁欲，或者是试图将欲望的发泄口进行合理和必要的转移，而后者则认为有了避孕套等乳胶材料的阻隔，同性恋等性行为是可以像以往那样照常进行的。

教育与信息咨询指导运动的各种善意有时会产生误解，比如，吸毒人士应被视为潜在的理性利益最大化的受益者，他们较易受教育运动的影响，那么我们是否应该通过强调压迫性的社会语境，用更富有同情心的态度对待他们，并适当降低理性劝说的姿态，来达到说服他们的目的？[43] 如果个人权利和自主权是疾病预防的基础，那么如何协调不知情权（主要体现在荷兰、瑞士以及比利时等国的法律体系中，并在德国引发了争议性讨论），即自主决定拒不接受 HIV 检测或蓄意忽略其最终检测结果的个人权利呢？这样的话，以必要的艾滋病知识与检测信息为基础的策略又会带来怎样的行为改变呢？[44] 但是，一旦开展了教育运动，普通公民就会意识到 HIV 的危险，对顽固分子的刑事制裁也就有理由得到更为严格的执行了，于是无知不能够再成为借口。这样的话，边缘化的少数族裔也许就不会被狭隘的策略给逼入地下了，但是，缺乏公共卫生当局主导的侵入性信息的汇总，究竟该如何衡量某种自愿的方法是否会在边缘人群中真的起到相应的作用呢？[45]

在内在具有紧张关系的社会环境下，实践中在传播通常被认为是不道德的、应受谴责的信息时，也存在固有的紧张关系。比如，在保守社区里，教导青少年如何进行安全性行为以及分发避孕套；在同性恋行为仍被视为刑事犯罪的语境下，指导他们如何进行安全性行为；还有当吸毒者违反相关法律时，却向他们展示如何对针头进行消毒。很多群体根本就无法获得信息和教育，这当中不仅有吸毒者，更有那些原本值得尊敬的嫖娼者，他们肯定不希望自己被当成安全性行为的宣传教育对象。以高危群体为目标的行动和以平民大众为目标的普及性教育之间也充满着矛盾：一个太过于关注某些焦点群体，会让普通大众转身离开，并将这些群体视为异常人士而不予理睬；另一个又太过宽泛，将资源浪费在忧心忡忡的人士以及危险性最低的那些人身上。[46] 最初，英国教育运动是针对全社会的普通民众的，它有意地通过针对风险行为，而不是指向某个群体，以避免对同性恋者的污名化。由于这样的原因，它也把精力浪费在了那些完全没有理由去改变个体行为的正常人身上。对此，批评者认为，这种教育运动将关注点放在某种"民族主义的幻想"上，想当然地以为广大公众会不分宗教、阶级或性别差异，能够精诚团结起来，反对排斥婚姻制度的所有人。与英国一样，瑞典、荷兰、法国和澳大利亚的教育工作也偏重于关注普通公众。因此，尽管同性恋者是病毒最直接的受害者，但这些运动却忽视了他们。[47]

教育投入和相关信息的获取可能会产生意想不到的影响，比如说，如果有人知道没有保护的性行为实际上比原先担心的危险要小的话，那么就会鼓励冒险行为。或者，预防性信息虽可能会促使人们采取某些防护措施，但当这些措施几乎完全用不上时，也会让遵守规定者滋生安全错觉。比如英国足协就曾建议其成员在庆祝进球时不要亲吻和拥抱，喝香槟时也不要共饮一个瓶子，比赛结束时不可交换球衣，也不要在一起洗浴。教育运动也可被视为遮羞布，着力挽救政府因拒绝采取更有效的措施而获得的糟糕声誉。一方面，它可在战术上用来缓解保守派要求实施更严格举措的压力；另一方面，它也有理由避免使用政治上过于激进但却极为有效的方法，比如在监狱里更换针具或分发避孕套。[48]

尽管教育信息化策略存在问题，但许多人认为这是遏制艾滋病的唯一手段。在同性恋者、民权活动家以及公共卫生官员的共同影响下，尽管有些国家仍然坚持采用更为传统老套的方法，但这一策略还是在艾滋病流行的头十年里占据着主导地位。

教育宣传

自愿的、以信息为基础的防控方案的核心是在每个国家都发起教育运动。美国的表现好坏兼有，尽管它很晚才开始进行全国性的教育宣传，不过在 1988 年，政府曾向全国派发了多本艾滋病防治小册子，这是美国有史以来最大的一次直邮活动，光是邮资就高达 1000 万美元。法国和奥地利在教育宣传上也表现不佳，政府相关保障措施实施得很晚，直到 20 世纪 90 年代初，两国在这方面的作为也都很少见。[49] 美国对此最初的有效努力因保守派强加的限制而受到阻碍，针对教育运动，美国参议员赫尔姆斯发起了一项修正案，取消了联邦政府对据称应对同性恋和滥交活动所提供的资金，并强调未经父母同意，不得向未成年人发放避孕套。尽管公众广泛地支持更为自由化的教育运动（有 60% 的美国人喜欢看电视上播放的避孕套广告），而且某些州也有能力分发易于理解的资料，但宗教领袖和社会保守人士等少数人士仍然持续发声，想方设法地阻止有此倾向的教育运动的快速发展。[50] 与此同时，媒体也拒绝清楚地表达态度，在描述那些危险的性行为上不遗余力。总的来说，美国早期的教育项目被认为没有达到目标，因为它过分地强调禁欲这一无法实现的目标，而忽视了安全性行为的实际作用。此后，直到 20 世纪 80 年代末，特别是在克林顿政府时期，社会才重新掀起了更为激进的避孕套运动。[51]

很明显，没有一个全国性的运动能够用某个公认的惯用词来概括与总结。面对文化多元的社会，美国的规划方案必须针对不同的种族、宗教以及各民族的亚文化特征。此种境况下，公共卫生服务部很快得出结论，针对社区的宣传活动是达到目标的首选策略。总统委员会也认识到，地方有必要对教育运动进行控制，从而使某些棘手信息的处理能根据基层习俗与惯例进行相应调整。它总结说，联邦政府不应该向当地社区强加价值观，而是要让少数群体和其他群体的代表越来越多地参与到此类运动的制定过程中。[52]

在英国,始于 1986 年的全国艾滋病宣传运动是最早也是涉及面最广的。尽管英国人更钦佩荷兰人的努力,但英国运动还是因坦率、大胆和有效而备受赞誉。这场运动中,尽管吸毒者也受到了特别关注,但主要关注点还是社会大众,而不仅仅是那些高风险群体。男同性恋者也得到例外对待,尤其受到特伦斯·希金斯信托基金会的启发。[53] 与美国赫尔姆斯修正案类似,1988 年英国颁布的《地方政府法》禁止宣扬同性恋群体。这项法律再加上各地的诸多限制,极大削弱了教育运动的成效。涉嫌淫秽材料的制作人有时甚至会受到起诉,来自国外的同性恋出版物也会遭到没收。为此,特伦斯·希金斯信托基金会只能利用私人慈善基金的资助,为男同性恋者提供确保其性行为安全的材料,试图避免被人指责政府资助色情作品。[54]

瑞典的教育运动也以对公众的关注而闻名。批评者认为它煽动不必要的焦虑,并妖魔化据称生活放荡的丹麦人等群体,而这些群体在瑞典以外的环境中看起来并不是那么暗中为害。[55] 意大利、荷兰和法国的教育运动也主要面向社会大众,不过为了防止污名化,重点关注的是高风险行为,而不是某些群体。[56] 在法国,主张普世价值的共和党认为定义群体的身份是不合法的,阻碍了一切被认为和所有人都相关的信息顺利传播。不管怎样,到 1990 年以后,这些努力更加关注那些高风险人群。[57] 反过来,德国则将教育活动分成两部分,联邦政府主要侧重于关注普通公民,而准私营化的德国艾滋病研究所则偏重于关注同性恋者以及其他容易发生病毒感染的高危人群。[58]

与此同时,文化差异也影响了各自的教育运动。比如在美国,保守主义者就阻止讨论其他国家比较常见的诸如避孕套等话题。公共广告普遍都对性话题感到胆怯，唯恐避之不及，这也充分反映在预防工作中。[59]
与之类似，在诸如法国、意大利、奥地利以及其他许多天主教国家，最初的宣传活动也是同样乏味和令人感到莫名其妙，总体而言，教会倾向于鼓励一种相较而言不如北方那般暴露的宣传方法。[60]德国和斯堪的纳维亚地区尽管有着对身体直率坦诚的悠久传统，但教育活动却更加坚定。市政当局即便是较为保守的基督教民主政府，也鼓励使用避孕套，这在美国是不可想象的。然而，即便在这里，公众在讨论性话题中体现出的神经质仍然令人震惊。德国陆军禁止使用带有避孕套照片的宣传册，但海军士兵认为相当平淡无奇：和大多数国家一样，海军士兵长期以来都是反性病运动的主要目标。[61]

　　家长在不让孩子接受性教育（至少与艾滋病息息相关的部分）方面，能力有大有小。在美国，由于实行联邦制，学校教育是由当地决定的，家长有时可以让学生退学，有时则不能。在纽约，父母可以要求孩子在接受艾滋病防治教育时回避分发避孕套的环节。[62]在英国，1986年的《教育法》允许学校选择完全不参与性教育，1988年的《地方政府法》则禁止提倡同性恋，且不鼓励讨论这类问题。在20世纪90年代初，一位天主教工党议员还试图将有关艾滋病防治的教育从学生必修课中删除，1993年颁布的《教育法》又将有关艾滋病防治的教育从科学范式转向性层面的教育，后者是完全不同于前者的主题。此外还规定父母有权让子女退学，不接受这方面的教育。[63]相反，在欧洲大陆，至少在天主教国家之外，这种争端是比较少的。

　　由于信息对新的公共卫生防控至关重要，越来越多的人士陆续加入这个领域。包括同性恋报刊在内的媒体，现在被视为政府信息传播工作的合作者，而且是免费合作者。[64]在英国，它们与政府的合作太过密切，以至于媒体都开始担心自己的独立地位。企业为引进新品牌所采用的那种广告技术也受到关注，据说也为公共卫生宣传活动所效仿。[65]事实上，一个能够传达卫生当局关于行为改变的信息的媒体饱和的社会环境，是实施信息传递与教育的先决条件。当然，对于学校来说同样如此。总的来看，一个社会的平均教育水平越高，那么传播信息的方法就越有成效。[66]

行为的改变

建立于宣传教育、信息资源和主动咨询等基础上的自愿方式，有效性主要取决于人们对它的期望。如何看待这种作为与无所事事的区别？它与可能有效但在政治上无法容忍的限制相比有怎样的优势？与其他风险群体过去的行为变化相比功效如何？你又是如何衡量这些行为的？避孕套的使用是评判的唯一指标吗？用口交等代替肛交到底会怎么样呢？如果更仔细地挑选伴侣，或采取所谓协商安全策略，是不是就可以与一个值得信任、经过筛检的伴侣进行安全性行为呢？[67]

在20世纪80年代和90年代初两个时间段，普通人平均拥有的性伴侣数量变化并不大，但是避孕套的使用频率却更高了。[68]不过，对于同性恋人群来说，艾滋病是否会促使他们的行为发生改变没有确切的相关证据。[69]一般来说，在艾滋病流行过程中，普通男同性恋者的行为风险开始降低。一些人甚至断言，更安全的行为是早于流行病暴发的。之所以出现这种状况，有可能是滥交的乐趣已普遍地退却，或许也与同性恋人口的老龄化导致病毒传播的能量开始逐步减弱有关。但不管怎样，艾滋病显然是促进了目前正在进行的这些发展趋向。[70]对此，很多观察家坚持认为，与以前在个人卫生、吸烟、锻炼以及饮食等各方面都试图去改变自身的行为决心和现状相比，同性恋者的表现确实发生了前所未有的变化。[71] 不仅是观察家，其他人士也较为欣喜地注意到：大量男同性恋者确实开始表现得更加谨慎了。[72]

非进入式性行为常被认为没有什么吸引力。在澳大利亚，虽然危险的性行为热度在下降，但是男性之间随意的性行为却仍然广泛存在。[73] 这也毫不奇怪，毕竟人们在行为改变方面有着巨大差异。与城市地区相比，农村地区在安全性行为方面的变化要小，少数族裔的变化也比美国白人的更小。此外，亲密同性恋者之间的变化更小，下层阶级与年轻人的变化相对而言也不多，国家与国家之间的差异较大。[74] 不过，在很多国家，实际表现往往掩盖了进行更安全性行为的宣传，这一差异勉强逃过了社会科学调查问卷的多重考察，只能通过深入的人类学实地调查才能最终发现。有证据表明异性恋者的性行为有着明显改变，人们确实也对安全性行为大加赞扬。但是，人们同样也有着寻求出格与突破的意愿。[75] 时机的选择也很重要，因为大多数的变化都发生在 20 世纪 80 年代中期。这是因为流行病一旦开始变成日常生活的一部分，就会让某些善意改革的热情渐趋磨灭（比如让避孕套不再是不太情愿使用的物品），此种情况下，尝试冒险行为的意愿就会再次出现。而且，曾经有效的抗逆转录病毒治疗也让人类产生了些许自满情绪。[76] 事实上，关于这一趋势的文献很少，争论的一个问题是是否将其视为"复发"，如果是的话，人类社会堕落前最初的安全性行为标准是什么。[77]

预防性教育把个人行为的预警性变为阻止艾滋病传播的主要手段。不过，这就像把吸烟者的乐趣剥夺会极大降低患肺癌的风险一样，需要个人放弃此前的那些乐趣，因为它正是避免艾滋病的关键，这可能意味着要做到完全禁欲。理所当然的是，人们对此并不会总是表示欢迎和支持。而且，据某个具有良好洞察力的社会科学调查样本显示："值得注意的是，独身并不是同性恋者应对艾滋病风险的首选策略。"[78] 不仅如此，行为方式的改变也意味着需要减少伴侣数量或更为谨慎地选择伴侣，除此之外还有可能包括避免无保护的性行为、月经期间的性行为，或者任何情况下不戴避孕套的性行为。对于后者，避孕套（或者叫作安全套）才真正起到了完全符合字面意义的功效。在 19 世纪，它的出现意义重大，被认为是一项足以和詹纳天花疫苗作用相媲美的伟大发明，因为正是采用了亚麻布、兽类盲肠、硫化橡胶或避孕套乳胶等构成的微薄屏障，才为人类的健康安全与寻欢作乐提供了最后一道保护性栅栏，使其免受有害微生物的侵袭。

避孕套（无论是传统的还是现代的）是有效应对流行病威胁的关键，也是降低风险性价比最高的方式，然而却并不太受人欢迎。对此塞维涅夫人（Madame de Sévigné，1626—1696）有句名言："像轻飘薄纱般地对抗风险，如坚硬盔甲般地阻挡欢乐。"这种描述不可谓不贴切。因为现代人避孕主要服用避孕药丸，避孕套的主要意义已变为疾病预防。毕竟，避孕套的使用表现出性伴侣之间的不信任，容易产生情感不和谐。[79] 对此，人们不断进行技术创新，试图让这一层屏障更契合人体的本能享受。所做的创新包括喷雾避孕套、振动避孕套、女性避孕套，以及针对天主教徒的只阻挡病毒无法避孕的避孕套等。但是，除了玩弄色彩、形状和味道等小把戏之外，几乎没有什么可称道的成就。[80]

总部位于俄勒冈州的宗教团体拉杰尼希教（The Friends of Rajneesh）制定了或许是目前为止最为激进的安全性行为准则，包括在性交时需要同时戴避孕套和橡胶手套，并禁止接吻。具有讽刺意味的是，女同性恋者其实是最了解安全性行为信息的，也最清楚乳胶避孕套的预防功效，但她们却很难用到这些信息。她们之所以热衷使用乳胶产品（避孕套、手套等），不仅仅是因为长期以来都敌视女性的教育灌输对性阴暗面的厌恶，也是因为她们希望女性不至于在整个社会针对男同性恋群体的持续关注中被遗忘。她们被称为艾滋病嫉妒者，或者也叫艾滋病孟乔森（Munchausen）症候群。对于女同性恋者来说，这可能也是她们现在正尝试接受的一种生活方式，即男同性恋者早已熟悉的性自由可能。女同性恋者似乎让乳胶变得色情化，而这在此前是不可想象的。[81]

除了明显抑制快感的效果之外，观察家们质疑避孕套只不过是一种不道德的纯技术手段，根本无法规避滥交和性行为传播疾病的潜在风险，事实上，正是避孕套让一切如常。[82]正如纽约的枢机大主教约翰·奥康纳（John O'Connor）在拒绝使用避孕套防治艾滋病时所说的那样："教会不能容忍向公众提供避孕套，因为最大的身体伤害也远不如最小的道德伤害重要。"[83]道德保守主义者以及那些倡导对于艾滋病采取广泛社会干预的人联合起来，共同促成了极端联盟组织的诞生，这让人们对实现生活方式的改变有了信心。首选的解决方案就是压制同性恋，回归"传统"家庭价值观。对于后者，这意味着有可能会出现同性恋婚姻和同性一夫一妻制。两者都预示着唯一真正的解决方案是结束同性性行为的匿名滥交。[84]此外，由于乳胶屏障的避孕效果，这类防控方法也卷入了相关的其他争论。

避孕套的使用会因各地区文化、经济以及宗教环境的不同而有显著差异。对于某些群体，比如军人，避孕套的使用几乎是强制性的。法国政府为驻扎在非洲的军事人员全部分发了避孕套，并鼓励他们使用。美国士兵也被要求这样做。[85]与此相反，对于囚犯群体，给他们分发避孕套就是对非法活动的纵容。对于妓女等其他群体，最好的方法是进行有远见的成本效益分析，因为她们的长期健康比直接利润更重要。此外，在那些因宗教信仰而反对避孕的地方，即便只是单纯地用避孕套来预防疾病，也会导致社会文化的偏见。在法国，和所有天主教国家一样，教会长期以来都反对避孕。在 20 世纪 80 年代末，美国天主教徒也有类似的经历，此后教会才慢慢被说服，逐渐接受了避孕套可以对抗疾病的理论，不过它也强调避孕套的使用只是两害相权取其轻。[86] 即便是这样，天主教的伦理学家还是花费了大量精力，泪水涟涟地同情那些戴避孕套的人，着力解释为什么避孕套会让人类远离真实的感受。[87]

不同国家的避孕方式也很重要。[88] 在日本，避孕套的使用远比避孕药广泛得多，这使得无保护的性交以及性传播疾病的案例相对较少。加勒比海地区与日本截然相反，那里的艾滋病感染问题较为严重。[89] 在英国和瑞典，避孕套目前也是一种常见的避孕方法。但是在法国、立陶宛和俄罗斯，人们普遍不喜欢使用避孕套。[90] 在法国，只有 6%—7% 的夫妇会选择使用避孕套，而在日本和英国，这一比例高达 70% 和 37%。总体来看，避孕套市场相对较小，以进口为主。[91] 正因为避孕套在很多国家都不受欢迎，所以如果是在药店购买（1986 年以前这是很必要的）的话，通常会被视为承认了自己的同性恋身份。[92] 除了教会的影响之外，法国鼓励生育的政策也使得避孕成为社会难以解决的棘手问题。事实上，这种观念根深蒂固，以至于当改革者试图改变避孕套广告宣传策略时，他们认为通过使用避孕套来限制 HIV 的传播实际上是通过降低死亡率刺激了人口的增长。[93]

不过，即便避孕套已在某些地区被广泛接受，它们也引起了各种稀奇古怪的反对。比如，美国的性学家马斯特（Masters）、约翰逊（Johnson）

和科洛德尼（Kolodny）就认为：安全的性行为只不过是权宜之计。他们谴责使用避孕套是过分谨慎了，且是对人类尊严的侵犯。在美国，黑人比白人更加不愿意使用避孕套。这导致拉丁美洲的同性恋者非常讨厌美国黑人，一旦有选择的主动权就会拒绝他们。[94] 但是，习惯很容易改变，也确实在发生改变。虽然法国较为保守，但就最年轻的消费人群来说，避孕套的使用在 20 世纪 90 年代初有所增长。在大多数国家，艾滋病大流行期间避孕套的销量有所增长，之后趋于平稳。[95]

在避孕套已得到广泛使用的地方，即便政府以免费或补贴方式承诺保障避孕套的供应，也不会促进它的使用。与之相反，在非洲的大部分地区，这些承诺根本无法实现，也不太受民众欢迎，避孕套的供应成本也令人望而生畏。比如，如果每周给所有性活跃的非洲人提供二至四次性行为所需的避孕套的话，即使每个避孕套价格只有 3 美分或 4 美分，捐助机构每年的支出就会高达 10 亿美元。[96] 但这不仅仅是第三世界存在的问题，民主德国（曾因开发世界上最大的微芯片而倍感荣耀）也出现过避孕套和性润滑剂短缺的问题。在 20 世纪 80 年代末的苏联，每年所生产的避孕套具体到每位成年男性只够分三个。在西班牙，虽然市场需求很大，但避孕套供应不足，导致价格高于欧洲平均水平。[97]

出现了许多问题：是否以及如何在大众媒体上宣传避孕套？是否向未成年人分发避孕套？是否承认避孕套就是卖淫的证据从而阻止它的使用？ 1990 年，美国的纽约市率先在高中提供避孕套。在瑞典，即使保守派通常对此类问题很宽容，但当在校的孩子收到艾滋病信息和避孕套时，他们也会感到不安。[99] 经过长时间的辩论，法国终于在 1986 年允许避孕套通过自动售货机销售，而不是只在之前限定的药店销售。第二年，当广告最终被允许投放时，它们只能兜售避孕套的防病功效。[100] 然而，许多欧洲国家，包括英国，开展了机智的宣传活动以提倡使用避孕套。在法国和瑞士，许多咖啡馆和酒吧都会随酒水免费提供避孕套。[101]不过在美国，这个问题引发了可以预见的痛苦。1986年，《今日美国》首次刊登一则篇幅为半页的避孕套广告，但它遭到《纽约时报》《时代》《新闻周刊》等的拒绝。有鉴于此，美国众议院提出一个问题：为什么美国机构在非洲和海外其他地方支持的避孕套推广计划在本国却寸步难行？[102]

正如19世纪人们关于梅毒的争论一样，现在人们发现（证据来自非洲地区）包皮环切术降低了HIV感染率。[103]毫不奇怪的是，当这个话题同时涉及性别和反犹太主义时，有人提出了相反的观点。比如法国右翼国民阵线就声称，在非洲整体卫生条件较差的情况下，包皮环切术反而会加速HIV的传播。因此，即便在发达的工业化国家，犹太人的这种做法也值得质疑。[104]和19世纪一样，人们对病毒通过圣餐杯传播的恐惧较大，因而对这种做法进行了限制。[105]因此，作为信徒友谊的象征，共用的圣餐杯现在已改为个人专用的杯子，这也集中展示了人类是如何逐渐彼此隔绝的。与此同时，民众对病毒传播的恐惧推动了消毒材料的销售，人们都指望它们为日常用品进行消毒。[106]

注射针头以旧换新计划

从公共卫生角度来看，吸毒者产生的问题并不在于毒品本身的影响（尽管滥用对身体造成的伤害不会有助于促进卫生），而主要在于这些毒品的摄入方式。从艾滋病防控角度看，虽然禁欲可能是合理的，但并不一定能完全阻止疾病的传播。不管怎样，吸毒者都应避免共用工具。对于某些不知情的人来说，避免共用工具可能看起来只是一个技术性问题，最多只需要增加少量成本。但是，很多证据却表明，吸毒者们看似在分享，其实这是一种自我保护（以此支走不愿深入调查的便衣警察），也是一种拉近关系的做法。[107] 还有许多人则更务实地认为，共用注射针头仅仅是因为通过合法方式得不到更多的针头而已。[108]

从流行病学的角度来看，确保针头清洁相当于霍乱流行时将水煮沸或使用避孕套，是一种简单但却能带来高收益的预防病毒传播的方式，几乎不需要人们改变行为或态度。然而，在实践中，为吸毒者提供工具容易在政治和道德上引来争议。艾滋病的流行更使得吸毒者与双性恋者以及囚犯一起，成为 HIV 感染人群中最令人恐惧并被妖魔化的群体，因为他们有可能是高危人士和社会主流群体之间的桥梁。[109]（不过这种规则也有例外，比如美国黑人就倾向于认为吸毒要比同性恋带来的耻辱感低得多。）[110] 这种恐惧也有例证，例如在纽约，在 87% 的异性恋传播病例以及 80% 的围产期病例之中，吸毒是感染 HIV 的明显途径。[111]

尽管如此，针对艾滋病的研究数据表明，即便是吸毒者，通常被认为顽固不化的这个群体，也令人惊讶地成为理性计划的最大获益者。[112] 尽管很难确切地了解怎样去量化和比较这些问题，但吸毒者确实比一般人更多地改变了自己的行为。例如，在英国，注射者之间共用针头的比例从 20 世纪 80 年代中期的 60%—90% 下降到 10 年后的 20% 左右。[113] 虽然人们或许能够改变注射习惯，但吸毒者也像其他人一样，很难改变他们的性行为方式。[114] 在某些方面，艾滋病的流行有助于整个社会重新认识那些吸毒者。尤其是在欧洲地区，注射吸毒在下层社会中的地位相对于美国并不那么低下，毒品使用者普遍对于病毒传播风险反应积极，且有证据证明他们能够以理性的态度保障自己的身心健康，不是所谓反社会者。这些有助于人们重新看待吸毒者，并让他们的形象更人性化。[115]

尽管有这些好处，但通过以旧换新或消毒使针头无害却是最具争议的公共卫生问题之一。反对的观点主要来自实践：尽管该项目在理论上很有说服力，但事实往往证明它是无效的。这主要是因为很难证明无菌注射器的获得确实与 HIV 在吸毒者中的传播呈比例关系。在爱丁堡，注射吸毒者之所以患病率较高，与注射器供应受限相关联。在意大利，针头很容易获得，但 HIV 也在吸毒者中迅速传播。[116] 正如有人指出的那样，通过减少滥交带来的严重后果，避孕套在客观上促进了不道德的性行为。同样道理，注射器以旧换新也因为鼓励或至少暗中纵容了吸毒行为而饱受某些人的攻击。对此，美国参议员杰西·赫尔姆斯嘲笑道：如果存在安全的性行为的话，那么也应该允许存在安全的药物滥用。[117] 不过这也只是一种程度上的差异，因为在大多数西方国家，滥交已经不再是非法的了，甚至通常不会受到轻视，但吸毒却仍然是非法行为，相对于不正常的性关系来说，吸毒是一个更为严重的社会问题。[118] 但是，在具体的针头以旧换新问题上，两条重要的政策轨迹相互交叉又相互矛盾：一是打击吸毒成瘾，二是尽力让注射习惯符合流行病学上的无害标准。在许多情况下，这两个目标的实现是由不同的政府机构具体负责的，此种境况强化了两者以制度为基础的根本性理论的区别。执法机关主要致力于打击毒品的进口、销售和消费，相应地，公共卫生机构要对吸毒所造成的流行病的糟糕后果负责。[119] 因此，对待毒品至少有两种不同类型的政策，它们通常是相互冲突的，即毒品管控和尽可能地降低危害。

不同国家注射器以旧换新的政策是存在差异的。为应对艾滋病这种流行病，德国联邦从 1987 年起就开始慢慢调整毒品政策，并讨论了注射用品以旧换新以及减少风险的其他措施的必要性。[120] 1987 年，德国联邦卫生部长承认一次性注射器不会增加使用毒品的诱惑，可作为防治艾滋病的一种辅助措施。[121] 到 20 世纪 90 年代初，许多德国城市已经确立了注射器的以旧换新方案，相关自动售货机也已配备到位。在此乐观发展形势下，到 1992 年，德国最终修订了之前的《麻醉剂法》(*Narcotics Act*)，允许向吸毒者分发一次性注射器。[122]

在英国，这场流行病也推动了禁毒政策由惩罚越来越严的状态回归至追求危害最小化。1987 年，注射针头以旧换新项目被引入试点，药剂师被鼓励销售注射器。注射针头交换所很快建立起来，没有引起太多争议。[123] 在苏格兰地区，与吸毒有关的艾滋病传播在地理上相对集中，这也导致人们的反应有所不同。1986 年，麦克莱兰委员会支持在苏格兰进行注射器以旧换新的建议在威斯敏斯特引发了一场风暴。但是，两年之后，新出版的《朗西曼报告》(*Runciman Report*)支持设立注射器以旧换新服务处，并确立了注射器的药房销售渠道，这标志着官方态度开始发生变化。[124] 苏格兰地区所面临的紧迫问题促使那里于 1987 年 1 月开展了第一个官方计划，在此之前利物浦和伦敦市区已实施了非官方的规划。尽管如此，虽然在苏格兰地区进行针头交换显得尤为紧迫，但事实上注射针头以旧换新计划并没有像边境以南地区那般得到较为广泛的实施。[125]

虽然在一开始，如果没有处方或身份证明的话，法国当局反对药店无限制地销售注射器，但是保守的希拉克政府从 1987 年起正式允许了这种做法。[126] 此后，到 20 世纪 90 年代中期，对于是否在巴黎郊区的桥梁下安装注射器自动售卖机的讨论如火如荼地进行着。尽管如此，法国社会中有关拥有注射器可构成轻微犯罪的推定却从未明确解除，警方可以此为理由继续批捕吸毒者。[127] 这种背景下，法国只有很少的注射器以旧换新服务处得以成功创建运营，1989 年只有 3 个，相比之下，此时的英国则多达 100 个。直到 1995 年，这些服务处的运营才最终合法化，并开始扩张。[128]

在瑞典，官方也强烈反对注射针头以旧换新计划，担心这会释放不良信号，意味着政府对吸毒行为的容忍。在这方面，发病率较低的国家似乎都不喜欢那些更为自由宽松的政策，丹麦作为瑞典曾经的小跟班，就典型地反映了这种趋势。[129] 在瑞典，购买针头需要有单独的处方，这使得它成为欧洲少数几个无法在药店柜台购买注射针头的国家之一。但在 1985 年，一群医生联合起来，开始争取更为自由地获取注射针头。[130] 此后，注射器以旧换新的试点项目陆续提出，但它们要么完全无法获得官方的财政支持，要么也只是勉强获得了批准。[131] 在隆德地区，政府要求吸毒成瘾者要么停止吸毒，要么每个季度接受一次疾病检查。政府还规定，他们只有与毒品执法部门保持密切联系，才有机会从医生那里获得交换项目下的注射针头。[132] 这种情况使得那些倡导自由管制方案的人很是焦虑，认为瑞典和德国巴伐利亚州一样，都在这些问题上被欧洲地区孤立。[133] 与之相反的是，在丹麦（对毒品的管制比瑞典或挪威更为宽松），注射器是可以从药店和自动售货机上直接购买的，同时也免费分发给吸毒者。[134] 荷兰在此领域是欧洲大陆的例外，也是最为著名的典范，这主要取决于人们对如何才能达成危害最小化的看法。为此，荷兰极为广泛地推行注射针头交换计划，政府也间接支持安全注射讲习班等活动，这些都没有遭到公众明显的反对。[135]

美国大多数州都允许在没有处方的情况下销售注射器具。几乎所有州都制定了吸毒用具法，规定注射针头的交换不需要经过联邦法庭审判。[136] 不过，注射针头以旧换新项目在美国并不像欧洲某些地区那般受欢迎，现有的那些项目要么是秘密的和非法的，要么压根就是非法的但被容忍的。而且，即便是合法的，这些项目也始终缺乏联邦资金的扶持。[137] 对此，1990 年的《艾滋病综合资源紧急法案》还予以特别规定，要求政府资金不能用于提供注射针头或注射器。由于这种政治上的限制，美国相关政策通常都是"消毒漂白与教育学习"，而不是像某些地区那样鼓励实施注射针头以旧换新计划。[138]

在美国，反对注射针头以旧换新计划的人士不仅有常见的各种社会保守派，他们反对将危害最小化的道德中立性，此外还有少数族裔，尤其是黑人。纽约市的注射针头以旧换新计划从 1988 年一直持续到 1990 年，引发了极大的争议，这很大程度上源于黑人活动家的反对。他们批评道：这些交换计划代表着白人主导下的公共卫生当局放弃了它们打击吸毒成瘾行为的责任。哈莱姆区的议员希尔顿·B. 克拉克（Hilton B. Clark）甚至指责它们这是种族灭绝。此外，这种抗议部分源于和白人保守派类似的针对罪恶的宗教谴责，部分源于人们不信任政府，认为政府的任何规划似乎都是在专门针对黑人群体进行试验，比如臭名昭著的塔斯基吉梅毒试验 *。吸毒也被认为是比艾滋病更为严重的问题，而艾滋病在当时仍然被视为主要是白人同性恋者专有的疾病。[139]

在某些情况下，执法技术也加剧了这一问题。例如，在美国东部海岸地区，以拥有吸毒用具为由起诉吸毒者是惯常做法，这反而催生了在西海岸地区几乎无人知晓的吸毒场所，吸毒者在那里租用或与人共享注射针头。20 世纪 80 年代初，苏格兰的洛锡安地区也出现过这种情况。1986 年，英国对《缉毒法》（*Drug Trafficking Offences Bill*）进行了修

---

* 自 1932 年起，美国公共卫生部以 400 名非洲裔男子为试验品秘密研究梅毒对人体的危害，隐瞒当事人长达 40 年，使大批受害人及其亲属付出了健康乃至生命的代价，人称"塔斯基吉梅毒试验"。

订，调整了对可卡因吸毒用具的认定，专门剔除了注射器和注射针头，以最大限度地避免它们遭到重复性滥用。在德国，由于拥有多个注射针头的吸毒者更可能会面临法律指控，所以大多数吸毒者只随身携带一个注射针头，这直接导致注射针头的重复使用和普遍共享。[140]

与此同时，注射针头以旧换新计划也深受影响面更广泛的戒毒政策的影响。自 20 世纪初以来，在美国的大力推动下，国际社会采取诸多措施控制毒品的使用，不过主要偏重于对其生产以及供应进行限制。[141]在 20 世纪中叶，某些国家（以英国为典型代表）采取了更为宽容的做法。20 世纪 60 年代，当药物成瘾披上医学外衣，开始由一种犯罪变成一种疾病时，那种旨在彻底消灭毒品的政策，与试图引导不可避免的吸毒行为实现危害最小化的政策之间就出现了紧张关系。艾滋病这种流行病正是在这种背景下出现的，并在一定程度上加剧了这种紧张关系，使得疾病防控的策略开始恢复为以刑法为基础。大多数国家对毒品供应的态度变得越来越严格。制裁、压制并惩罚国内使用毒品的相关人士与产业；严格控制边境，防止毒品进入；准军事入侵生产国，试图在源头上切断毒品供应。在这方面，美国最先采取了一系列主动措施，欧洲国家基本上也与其保持一致。

在德国，防控毒品政策早在 20 世纪 50 年代中期就朝着这种激进方向发展了，并于 70 年代末和 80 年代针对海洛因采取了越来越严厉的压制性措施，甚至用与当时正在进行的反恐斗争相呼应的术语对之进行描述与定性。所以，德国这种针对毒品的严格防控策略，在艾滋病流行之初就已经定下了基调。[142]在意大利，经过 20 世纪 70 年代的自由放任之后，到 80 年代末和 90 年代初，药物政策在实际执行上越来越受到限制和约束。到了 90 年代中期，这种政策开始受到地方行政部门越来越多的关注，致力于将之用于降低疫病感染风险的策略规划。[143]

　　在诸多国家中，瑞典针对毒品问题采取了最为激烈的限制性政策，是激进国家的典型代表。1988 年，政府就正式将单纯地使用非法药物定为刑事犯罪，而不仅仅局限于制造、销售或持有非法药物，这样做极大扩展了针对药物滥用的刑法追责。目前，在瑞典即便拥有最小数量的毒品，也可作为被起诉的充分理由。如果民众因为毒品犯罪而入狱，就会受到特别严厉的惩罚，可能只有谋杀罪、严重抢劫罪以及严重纵火罪等重型犯罪的刑罚，比定为正式毒品犯罪的刑罚更重。这些规定使得瑞典与丹麦、德国、英国的相关立法截然不同，就这些国家而言，拥有毒品，而不是使用毒品，才是真正非法的。尽管如此，挪威也与芬兰、瑞典一样，将使用毒品定为犯罪，并为毒品犯罪保留了可处以最长刑期的重罚的可能性。此外，挪威还允许强制收容和治疗那些吸毒成瘾者。[144] 在法国，使用麻醉品在 1970 年被定为犯罪行为。不管是硬毒品还是软毒品的使用者，理论上也包括首次犯罪者，都可能被起诉或接受治疗。而在瑞典，吸毒者可能会受到强制性的对待和处理。[145] 尽管英国在 20 世纪中叶一直采取自由主义的政策，但是在 20 世纪 80 年代引入了更多的刑罚。到 20 世纪 80 年代中期的时候，人们日益认识到 HIV 在吸毒者中的快速传播，以及这种传播对于更大社区的严重威胁，英国部分地调整了原来针对毒品的温和防控策略。荷兰也反其道而行之，针对毒品实施了更为严厉的管控政策，不过它拒绝将持有少量、仅供个人使用的软毒品定为犯罪行为，偏重于针对硬毒品实施刑事制裁。[146]

　　尽管在艾滋病流行的时代，毒品政策通常会变得更加激进，但问题的另一个方面的发展却无法取得一致：毒品控制策略的目标是要吸毒者完全戒除非法药物，还是让他们转而依赖合法且危害较小的化学品。各国的情况截然不同，重要的区别在于将危害最小化和零容忍这两种不同的态度。简略来说，这种区别可以在欧洲大陆（荷兰与瑞士部分地区除外）以及英美那里分别找到对应。前者坚持认为，对硬毒品的依赖是完全不能容忍的，解决上瘾的办法就是彻底断绝毒品供应。而以英国为代表的国家，则更倾向于尝试使用药物替代技术，让吸毒者过上近似于正常的生活，即使他们的成瘾在临床上依然如故。

在 20 世纪 20 年代，英国率先采取将毒品危害降到最小的策略，允许医生开具鸦片制剂处方，让社会上的吸毒成瘾者远离黑市，减少与法律禁令相关的犯罪行为。政府的这种策略借助了医务人员的专业帮助，与他们为社会上选出来的民众代表，亦即中产阶级吸毒群体所开的处方是一致的，但这种策略并不认同执法当局的理念，它们试图彻底消灭这种基于行为改变的流行病。由于此种策略所寻求解决的问题相对于政府来说并不重要，继续维持还是有可能的。药物通常是凭处方才能获得，不过到 20 世纪 60 年代，只有经英国内政部授权的医生才能分发海洛因和可卡因。[147] 到 20 世纪 80 年代，英国的毒品应对政策摆出了双面出击、共同应对的策略，官方的做法是侧重于抑制吸毒，而禁毒政策则倾向于降低风险。远在艾滋病流行的早期，苏格兰就曾传来令人沮丧和不安的消息，即 HIV 在药物注射群体中广泛传播。这种背景下，预防 HIV 的传播越来越引起人们的关注，减少吸毒相对而言就没那么重要了。尽管在这段时间内，人们没有发明出让吸毒危害降到最低的具体方法，但源自艾滋病大流行的恐慌却无形中鼓励了人们对其重新认识。美国和其他地方的替代疗法主要是口服美沙酮，英国仍然保留了注射毒品的可能，尽管采用率越来越低。[148]

在解决社会毒品问题上，美国在许多方面都以英国为学习榜样。

1919 年后，《哈里森法案》(*Harrison Act*) 被解释为禁止为吸毒者提供救助，但某些州已经按照医学模式接受吸毒为某种身体疾病，受害者需要服用鸦片类药物来维持生命。在两次世界大战期间以及 20 世纪 50 年代，针对吸毒问题，严格禁止政策占据主导。但是，从 60 年代开始，某种形式上更像是医学化的处理方法，包括维持吸毒状况或实施替代疗法的英国模式又重新出现。在尼克松政府的领导下，作为降低犯罪政策的重要组成部分，美国着力创建了包括替代方案在内的公共药物治疗系统。尽管如此，在艾滋病流行的时代背景下，最大限度地减少身心危害的做法仍然受到抵制。实际上，美国也针对此领域采取了相互矛盾的手段：一方面，它有针对毒品的零容忍处理方案，还试图通过发动毒品战争，让毒品始终处于非法地位，限制其供应；另一方面，虽然注射针头以旧换新的计划并未获得广泛实施，但相对于欧陆国家来说，美国民众现在已普遍接受了这种针对吸毒者的替代方案。[149]

在法国，毒品处理的危害最小化方案长期以来一直受到抵制，其目标是彻底地戒除毒品依赖，而不是单纯降低毒品的危害程度。从这个角度而言，毒品政策是法国公民观念形成过程中的核心要素，其共和平等主义的意识形态更是规定，任何一个社会成员都不能染上毒瘾。公民一旦上瘾，就将被囚禁在自己的私人领域，不得参与公共生活，若想重新融入社会，就必须让身心元气恢复到此前未上瘾的状态。所以，法国在化学药品依赖方面是不可能妥协的，必须在二者之间做出抉择：要么是公民身份，要么是依赖成瘾。人们可以强调这种意识形态的普遍主义与平均主义，它坚持认为，即便是那些最为绝望的吸毒成瘾者，平等主义共和国也不可对之不管不问。或者也可这么理解，这种意识形态为所有国民设置了某个共同的行为标准，这套标准确立后，所有人都必须遵守，不管其意愿和能力如何。[150]德国和瑞典也出现了与法国类似的理由。这两个国家的民众认为，替代疗法意味着道德上的分类，即决定哪些吸毒成瘾者可被拯救到正常生活中，哪些吸毒成瘾者要被扔到持续依赖化学物质的阴沟里。虽然毫无希望战胜毒品依赖的少数吸毒者可能会接受替代疗法，但是，如果只是将这种依赖从某种药物转移到另一种药物上，那么此方案也就可被视为不道德的。不管是在德国还是在法国，人们对缓解吸毒成瘾者痛苦而采取的措施并不认可，认为它削弱了吸毒成瘾者内在的那种势必戒除毒品的信念，这种信念需要用非常坚定，或者确切说是较为残酷的做法来实现。[151]

从这个角度而言，将社会利益置于受害者个体利益之上，试图将毒品危害最小化的方案在很多人看来是不道德的。毕竟，毒品危害最小化的方案实施后，并没有为社区成功地消除毒品上瘾的威胁，反过来却将上瘾者作为失败人士而放弃，它只是想确定这样一种事实：如果他坚持伤害自己的话，那就任由他去，至少不会对社会造成伤害。对此，批评者指责道，在艾滋病流行的社会背景下，正是出于对吸毒者向普通人群传播 HIV 的恐惧，人们才会普遍支持针对毒品的风险降低或危害最小化方案。这样一来，社区虽然变得安全了，但它是以牺牲毒品成瘾者为代价实现的，这些成瘾者虽然会变得无害，但却不会被治愈。[152]进一步来看，降低风险的政策也对公民概念产生了影响，因为它们默认了不同类型的亚群体之间不同的行为规范。替代疗法接受毒品上瘾只是单纯的上瘾，并不代表公民禁欲的失败。对于广大民众来说，这种现象意味着某种先前得到普遍认可的固定衡量标准的崩溃，还是预示着不同类型衡量标准的繁荣勃兴，主要取决于宏观层面上的社会凝聚力，以及多元主义文化理论的接受程度。欧洲大陆的批评者支持降低风险的论据通常都是较为务实的，这一点是正确的：既然吸毒成瘾者的存在是不可避免的，那么最好是尽最大努力降低其对自己与他人造成的危害。[153]

这种基本的意识形态差异影响了针对吸毒者实施的替代性治疗方案。在法国，美沙酮甚至直到 1995 年才最终合法上市。[154] 不过，从 1988 年开始，卫生部长就因支持替代疗法而被迫辞职，那时候美沙酮产品的使用已引起争议，之后这种争议又因 HIV 传播的风险而进一步激化。[155] 在此社会背景下，法国尽管自 1973 年以来已开展了两个实验性的美沙酮项目，但治疗的病人却很少：大约只有 4 万人。相比之下，单单在 1979 年，美国的这个数字就多达 20 万人。迟至 1993 年，法国只有三家机构为 52 名吸毒者开出了使用美沙酮的处方。[156] 医生开具非法处方的能力也受到限制。1992 年，政府还曾严厉打击医生，阻止他们为了替代目的配发丁丙诺啡类止痛药。[157] 不过，到 90 年代初，法国出现了一个温和的提议，被称为亨利计划，正式提醒法国人，整个社会都需要以认真的态度去解决吸毒问题。之后的 1993 年，法国艾滋病委员会开始支持危害最小化的防控政策，并夸张地描绘法国当时已落后于邻国的糟糕境况。[158]

现实情况有助于法国在毒品政策上达成共识，先前的官方政策开始受到质疑，民众普遍支持让危害最小化的应对方案。这样，从 1993 年到 1994 年，降低危害逐渐成为卫生部的政策，维持治疗计划最终得到规范并开始扩大。[159] 现在人们也认识到，共和思想拒绝给吸毒者贴标签，这不仅未能让所有人都获得公正平等的对待，反而使得吸毒者迫切需要的援救措施无法顺利实施。[160] 尽管法国地方上执行的毒品管制政策很有效果，一旦用于国家层面的中央系统以后，就削弱了地方的原创性，降低了地方政策的效果。[161] 而且，在法国这片具有共和主义意识形态传统的土地上，未能做到像荷兰那样，鼓励吸毒者为争取自身利益而联合起来。这主要是因为，不管在何种情况下，法国社团的政治化倾向都会受到抵制，除非是那些抽象和具有普世意义的公民权利组织。

德国的做法与此类似，不过德国在更早的时候就开始调整其毒品政策，将毒品的危害降至最小。不过尽管如此，在艾滋病流行的初中期，德国的毒品替代计划也一直受到抵制。此后，德国相继在法兰克福、汉堡、北莱茵－威斯特伐利亚、巴伐利亚和下萨克森等地区开展了地方性的替代项目，不过这些项目经常受到其他州以及医学界和药物学界治疗团体的反对。[162] 在 1987 年的柏林，有 700 名吸毒者接受了替代疗法，但是，五年后在慕尼黑，却只有区区 86 名。[163] 在 1988 年，艾滋病委员会建议将替代疗法作为一项附加措施，但不能取代针对毒品的最终戒除规划。1991 年，最高法院放松了对医生的管制，使其有可能为上瘾者配置毒品替代品。[164] 不过，尽管有这些变化，毒品戒除模式仍然占据主导。如果仅仅是为了维持生命而给吸毒者开药，仍然被视为犯罪，在整个 20 世纪 80 年代，医生经常为此事受到起诉。这样一来，美沙酮的使用无法获得法律认可，但其同源类药物可能已得到广泛使用。[165] 不过，即便是批判戒除模式的德国人（他们在其他地方的同人通常支持替代疗法）此时也支持戒毒，并提出被称为"戒毒治疗"的替代方案，试图提供咨询和帮助，为吸毒者解决日常实际问题，但不提供毒品的化学替代物。[166]

在斯堪的纳维亚半岛，分歧是明显的。虽然丹麦已经普遍实施了美沙酮替代计划，但其北欧邻居未跟进效仿。挪威完全没有这么做，瑞典也只是小规模地进行了这种类型的实验规划，1988 年，这种规划接受的吸毒者人数扩大到约 300 名（相比之下，接受药物滥用强制治疗的却有 1100—2000 人之多）。[167] 实际上，瑞典在 20 世纪 80 年代的整体趋势是朝向一种更为注重刑法惩治的激进路径。在半岛的其他地方，这种情况较为普遍，不再追求毒品风险的最小化管控道路。因此，瑞典当局的目标仍然是建立一个完全没有毒品的社会，他们认为艾滋病流行是加强而不是削弱这种国家理想的理由。由于地处边远地区，瑞典有机会通过边境检查以及严厉限制的政策来阻止毒品上瘾。当局推断，致幻毒品的滥用会促进疾病传播，因此国家不应该让那些受病毒感染的吸毒者继续维持他们的习惯。[168]

瑞典长期以来都对吸毒成瘾者采取严格的、通常具惩罚性的措施，酗酒者也必须接受强制治疗。从 1981 年开始，上瘾者被列入这种治疗方案。保守派呼吁进一步强化强制措施，延长吸毒成瘾者接受治疗的时间，并确保为其提供足够的治疗机构与场所。[169]这样，在 1986 年，一个强制治疗吸毒者的机构成立。两年后，通过颁布新法，瑞典正式确定了采取这种非同寻常的做法，法律涵盖了针对酒精与毒品成瘾的诸多人士，部分原因也在于应对 HIV 血清阳性的吸毒成瘾者的威胁，试图采取略带强制性的措施，尽力让其自愿与政府合作。法律主张在早期以及不甚严重的阶段实施戒毒治疗，延长强制措施的期限，并规定除了警察机构以外，其他社会管理部门也可做出类似决定。[170]尽管这部法律受到左翼党人与一些社会民主党人的反对，但还是通过了，反对者主要是担心这会增加滥用强制性手段的危险，甚至在社会领域也是如此。目前，瑞典是唯一一个仍在强迫吸毒者接受治疗的西方国家。[171]

因此，这种流行病改变了药物政策，尤其是注射针头的以旧换新。在欧陆国家，完全禁欲被视为戒毒的解决办法，对其进行概念重建后，现在人们开始认识到危害最小化方案的价值与意义，从经验主义的角度接受了替代疗法，视之为较为轻微的罪恶，而非浮士德契约（Faustian pact）。[172] 然而，各国之间的分歧仍然存在。英国和荷兰在危害最小化方面领先，尤其是在注射针头以旧换新方面。而其他欧洲国家，尤其以法国为代表，也在进行着适当的革新式效仿。与之相反的是，美国和瑞典是工业化国家中最为顽固地抵制注射针头获取自由化的国家。然而，在其他危害最小化的毒品应对政策方面，特别是美沙酮替代方案规划，英国、美国和荷兰执行得最为彻底。除了瑞士之外，其他欧陆国家都坚持以完全戒除毒品为目标。美国为何对注射针头以旧换新计划与实施管制严苛，而又不针对毒品替代物进行严格管控，以及除瑞典之外的欧陆国家为何都在逐渐背离这种政策走向，其动机和行为是非常复杂的。毕竟，对毒品使用态度的变化不能光以清教禁欲主义的价值观来解释，除非我们愿意承认无论是路德教还是天主教，都存在着独特的清教价值观。不过这样一来，清教主义就变成某种类似变色龙般善变的概念，无法解释任何事物了。[173]

各国针对吸毒问题的解决方式之所以存在巨大差异，与社会的吸毒成瘾发生率密切相关。比如，就吸毒成瘾现象而言，它是否要比吸毒者向普通人群传播 HIV 的威胁更为紧迫，很大程度上就取决于毒品的泛滥程度。英国之所以采取毒品危害最小化策略，是因为英国的毒品问题相对于其他国家不那么紧迫。[174] 总体看来，欧洲和美国在应对硬毒品的成瘾问题上并没有明显差异，各自都有差不多超过 100 万的成瘾者，主要的差异在于吸毒者的地域分布以及社会地位和经济状况。在美国，大多数静脉注射吸毒者是非洲裔或拉丁裔。而且，相对于白人来说，黑人更容易通过注射或与某位注射者发生性接触而受到感染。[175] 吸毒成瘾与弱势群体密切相关这一现实某种意义上也是美国特色，毫无疑问，这种状况不利于自由获取注射针头策略的实施。[176] 从逻辑上讲，假如危害最小化策略的批评者对此种策略背后所隐含的动机的抨击是正确的话,那么吸毒成瘾者属于社会弱势群体的事实就应该重新判断。这样来看,针头以旧换新计划就不值得鼓励,因为它更有可能导致社会其他人受到更大的健康威胁,成为安全祭坛上的受害者,根本无法将伤害减到最小。毕竟这也正是促使黑人领袖提出种族灭绝指控的原因:危害最小化策略可以理解为政府在公共政策制定与实施上对少数族裔进行差异化对待。在这个问题上,美国黑人的态度也是针对危害最小化策略的一种批评。这种批评意见在欧洲大陆更为常见,在英美则并不多见。他们坚持认为,决策者应该让吸毒者戒掉毒品,而不是让社会安全地使用毒品,对于个人来说,这样做仍然是危险的。在美国,这一立场与少数族裔和弱势群体的相吻合。在欧洲,它仍然是一种较为抽象的意识形态立场。

第七章　预防策略的多样化

　　发达国家针对艾滋病的流行问题采取了比预期差异更大的各种策略，虽然这个领域的每个问题都有广泛的相似性，科学与流行病学知识也实现了全球化连接，但各国的反应并不同步。英国对此很早就做出了有效反应，政府在此领域发挥了关键性的主导作用，并遵循先例，决定以共识和自愿为基础，为艾滋病的防控指明某种自由主义的方向。为增加防控效果，从 1986 年开始，英国掀起一场规模宏大的艾滋病公共教育运动，并专门为此成立一个由首相以外的政府所有相关人士组成的内阁委员会。不仅如此，英国卫生部还特别设立了一个议会特别委员会以及一个艾滋病防控小组，政府也为伦敦艾滋病病例最多的医院提供了额外的补助资金，卫生当局更是专门针对艾滋病防治任命了相关领域的特聘医生。[1] 但是，英国几乎没有通过立法方式来保护那些感染 HIV 者免受社会歧视。此外，尽管这些措施基本上未被使用，但政府还是对此进行了限制，出台了制裁诸如强制将顽固不化的血清阳性者送往医院等激进行为的法规。[2] 与其他地方一样，由于 20 世纪 80 年代后期更多治疗艾滋病的方法逐渐出现，受害者中那些没有多少能力捍卫权益的少数族裔及吸毒群体逐渐增多，传统的公共卫生技术在医学与流行病学方面越来越有意义，所受的抵制也在不断减少。这使得英国艾滋病防控工作的重点从先前的协商一致，逐渐偏向于更为果断的政府干预。不过，总的来说，英国和荷兰还是以自愿原则为主导。[3] 也许，对于英国艾滋病防控政策来说，"无为而治"非常契合。在性病立法方面，英国所采取的策略也可以这么概括。[4]

英国之外，瑞典对此做出反应的时间也很早，但方向上却与英国截然不同。为做好艾滋病防控，瑞典遵循社会民主党政府所制定的崭新纲领，受到大多数政党的欢迎。值得一提的是，瑞典还是第一个在1983年3月就针对艾滋病进行立法的欧洲国家。两年之后，瑞典又决定将艾滋病纳入性病范畴，从而让之前《传染病法》中所沿用的公共卫生条款同样适用于艾滋病防控。由于针对艾滋病并没有最终的医学解决方案，因此政府做出判断，那些经过实践检验的真实有效的疾病预防策略才是解决艾滋病问题的关键。[5] 于是，在传染病防治法律允许的情况下，瑞典针对艾滋病采取各种干预措施，其中许多举措在其他国家是不可能付诸实践的。

除了东欧国家之外，瑞典针对血清阳性者以及艾滋病患者所采取的限制性措施是无与伦比的，包括强制检查、对可疑接触者实施强制追踪、授权无限期隔离拒不听从者，并且警察和社会各部门紧密配合，全国普及性地监测血清阳性者。此外，瑞典还有另一个较为例外的防控举措，那就是针对所有的确切感染者实施完全实名的严格监测。为达到防控效果，瑞典关闭了所有的同性恋桑拿浴室，注射针头以旧换新的做法只允许在一定范围内使用，毒品政策仍然是以完全禁止为中心。但在其他地方，将危害减到最低程度的措施已经受到了越来越多的欢迎。正如政府自己所说的那样，瑞典针对流行病控制的立法主要原则是与其他国家不一样的，它要确保其有权强制公民不得采取自以为是的行动，自己的身体是否适合就医也不能由个人自主抉择。[6] 此外，瑞典的艾滋病教育工作虽然也在实施，但主要对象是感染 HIV 风险群体以外的普通民众，而对于艾滋病最值得担心的外在对象，瑞典人也怀有特别强烈的恐惧，这些人不仅包括同性恋者、妓女和吸毒者，还包括丹麦人以及其他的外国人。

相比之下，法国则采取了基本上可以说是自由放任的做法。不过，与其说这么做是出于自由主义的传统，不如说是因为国家无力采取其他措施，只不过是通过不采取行动这种方式，披上了自由主义的外衣而已。[7]法国人的突出特征是理论强于实践。在公共卫生领域，他们一直采取得过且过的放任态度，主要把希望寄托在疾病的治疗上，将所有资源与国家声望都投入科学研究中，以尽力寻求一种生物医学的解决方案。如果成功的话，他们就不需要采取强制果断的替代性干预措施了。于是，他们回避其他任何形式的预防性举措，既不要求也不鼓励进行广泛的病毒筛检，甚至也没有针对药物滥用及其引发的功能失调状况采取果断的干预措施。而且，除了抽象的公民身份之外，他们非常不确定要以什么样的方式来对待同性恋者以及其他遭受病毒感染的群体。[8]

尽管观察人士通常都会声称，美国针对艾滋病防控采取了某种自由放任的做法，但事实上，与瑞典（还有德国巴伐利亚地区）一样，美国可以说是在此领域采取了最严格措施的发达国家之一。早在 1988 年，总统艾滋病委员会就在其报告中明确提出了一个高度干预的艾滋病防控计划。如果该计划得到充分执行，它将与瑞典和德国巴伐利亚州一样，实施最严格的干预措施，包括要求对血清阳性者进行报告，通告病毒感染者的伴侣，并积极追踪病毒感染者的所有接触者，同时也希望医务人员与狱警获得授权，可对病人和囚犯进行详细检查，还允许针对那些屡教不改、顽固不化者采取有限隔离措施，并试图将潜在的病毒传播行为定为犯罪。[9]由于美国实行联邦制，很难对之下一个概括性的结论，但不管怎样，干预主义的方法是经常被各地区采用的。尤其是联邦政府针对许多受试人群都进行了 HIV 专项筛查，主要包括军事人员、外交系统工作人士以及就业服务团计划的应聘者等。国会也要求针对移民群体进行病毒检测，并禁止感染者入境。此外，无论是联邦监狱、州监狱还是地方监狱的囚犯，都需要经常接受 HIV 筛检。

美国还特别积极地利用刑法来打击潜在的 HIV 传播行为。对此，那些政策严格的州制定了与瑞典类似的措施。例如，1986 年，佛罗里达州就构建了一个适用范围极广的性病预防性管控系统，它完全禁止感染者在不通知伴侣的情况下发生性行为，并要求上报疾病的具体状况，追踪和检查所有接触者，还规定如有必要，可以强制治疗感染者和采取隔离措施。此外，该系统还要求所有孕妇接受病毒筛检。[10] 不过，除了针对孕妇进行检测以及必要时实施直接的强制治疗外，瑞典和德国巴伐利亚地区也采取了其他措施。另一方面，美国针对感染者与病人的公民权益保护是较为充分的，是其普及性民权制度不可分割的部分。在此制度下，许多较为激烈的干预措施会被法院推翻，或者在实际运用过程中有所削弱，比如伊利诺伊州试图强制进行婚前筛查和犹他州禁止血清阳性者结婚等措施都受到了抵制。[11] 也许最准确的说法是，美国的反应很难用一个模式来描述，更像把所有欧洲国家的反应融合在了一起。但是，从比较的角度看，美国的防控政策对于传统策略的继承还是较为明显的。在美国，总体而言，无论是病毒的筛查、报告还是隔离，以及其他传统疫病防控措施的运用，都比大多数西欧国家更为普遍。

最后，考虑德国历来的倾向，它或许是最为明显地回避此种做法的国家。德国所采取的措施通常比自由主义倡导者所关心的那些做法更为严厉，因为会对所有外国人（包括留学生）、公务员申请者以及囚犯进行病毒筛检。虽然巴伐利亚地区已经做出证明，如果像瑞典那样直接继承传统立法，再将之应用于艾滋病防控，德国就可以做些什么。但可惜的是，除了巴伐利亚州以外，德国其他地方普遍拒绝了传统做法，转而选择共识化策略。

尽管各国在防控方法上存在着这样那样的差异，但在防治艾滋病以及鼓励各国积极采取相关政策的助推力方面还是存在许多相似之处，显而易见还是包含着许多共同要素。所以，我们在讨论各国具体分歧前，可以先简略地看一下各国在这方面的趋同与融合性，这对于深化该领域的认知是有用的。

民权运动

影响艾滋病治疗方法的一个重要因素，是战后所有西方国家个人权利的扩展。政治环境发生了巨大的变化。曾经被认为是符合进步主义、民主主义、平等主义以及女权主义时代潮流的措施，现在被认为是不宽容的、不自由的、侵略性的，甚至是极权主义的。[12] 大多数传统的公共卫生立法都是在 19 世纪末进行的，最晚是在两次世界大战期间制定的。两次事件客观上扭转了社区优先于个人的传统观念：第一次是法西斯运动；第二次就是战后民权运动，对权利的争取自美国黑人开始，延伸至学生、妇女、同性恋者和残疾人，最后甚至包括了动物的权利。这些运动强调个人权利以及对于幸福的追求，渐渐使其成为社会秩序改良的重大目标。20 世纪上半叶，梅毒患者通常被禁止性生活。但是，对于 HIV 血清阳性者来说，类似的限制根本不可能做到。人们对性的态度发生了变化：它不再仅仅被视为一种快乐，更不只是为了繁衍，而是被视为一项基本人权。[13]

优生学就是这种态度转变的典型例证，即便在两次世界大战之间的时段，这一学科也被认为是一种进步的、开明的，致力于改善社区健康与民众福祉的方法。它能让个人免受遗传疾病的折磨，不必遭受自卑尴尬的耻辱，同时还能减少社区因可以避免的残疾而付出的非必要代价。但是，纳粹掌权后，优生学开始被视为一种对个人自主与神圣不可侵犯的权利肆意践踏的歪理邪说，由此而论，那些让个人自由屈服于集体利益的做法是独裁的和不人道的。两次世界大战期间，美国和瑞典的优生政策受到了纳粹时代的破坏。[14] 最近，关于安乐死的争议也不可避免地与那个时期产生共鸣。安乐死是不是一种开明的尝试，以避免普通人在一个迷恋技术但道德盲目的医疗机构手中遭受不必要的痛苦？或者，它是否揭示了我们对疾病带来的负担与代价过度功利主义的关注，以及对人类生命绝对价值的漠视？现在对用人来进行科学实验有着严格限制，主要是因为在世界历史发展过程中，无论是在达豪集中营还是在奥斯威辛，都存在滥用人体进行的极端主义实验。这种罔顾道德伦理的做法体现出有时候人类仅仅被当作小白鼠惨遭利用，其典型案例有塔斯基吉地区针对未经治疗的黑人梅毒患者进行调查，以及阿尔穆尔·汉森（Armauer Hansen）尝试为不知情的挪威麻风病患者接种疫苗。[15] 目前对使用动物进行实验的限制也越来越多。一般来说，病人越来越强调对其照料者的权利主张，这也体现为一种民权运动，它支持病人拥有被告知诊断结果的权利（哪怕是治疗无望），以及参与治疗决策的权利，而不再是无条件服从医生的意见。

然而，无论是极权主义还是民权运动，它们本身都不会自动地带来公共卫生领域的重大变化。在美国，正是在 20 世纪的第二个和第三个十年，法律判决开始出现个体化转向，淡化了社区对公共卫生的关注，更加聚焦于公民的身体自主权。[16] 在其他国家，一直要到 20 世纪 60 年代，战时和"冷战"的经历才被作为警告提醒着政府。在德国，传统的传染病立法仍然有效，并在 20 世纪 60 年代得到了更新。艾滋病大流行时代到来后，它在政治上变得不可行。第二次世界大战的结束也并没有为新的方法扫清障碍。1950 年，欧洲委员会的《人权公约》做出决定，允许在防止传染病传播时，适当限制精神病患者、酗酒者、吸毒者和流浪者（很难精确分类，可能也包括了罗姆人和辛提人）以及其他任何人的公民权利。[17]

今天，许多这样的问题依然存在。对动物权利的倡导，以及将人类视为世间万物之一种平等地进行道德考量，已经提出了在灵长类动物和残障人士之间进行功利权衡的可能性。当伦理平等跨越物种界线时，人类的绝对道德平等开始受到质疑。基因测试和治疗则提出了这样一个问题：虽然作为国家政策，优生学的主体推动力量已然缺失，但现在它是否会随着父母们对完美婴儿的个性化渴望而重新出现呢？一个国家希望拥有雅利安人后代是可怕的。但同样令人担忧的是，个人生殖选择的集体结果可能是男性、金发女郎或其他某类人数量过多。

尽管个人权利在"二战"后有所扩大，但其发展却并非只有一个方向。正如艾滋病，甚至最近的流行病所提醒我们的那样，目前传染病的威胁仍然很强，我们现在的自由与其说是对公民自由的尊重，不如说是对医学界抗生素及其相关技术性胜利的过度依赖，进而导致各种漫不经心。因此，这些自由可能会随着科技发展的挫败而迅速消失。[18] 我们尊重个人幸福和自我实现的权利，允许适当的享乐主义与良性的社会分层聊以自我安慰。但是，我们也被越来越推向集体主义的方向。作为商品和服务的消费者以及实际生产过程中的劳作者，我们发现国家越来越成为我们唯一的利益守护者。约翰·密尔笔下的"自主性公民"让我们感到太过天真且早已过时：作为消费者，他有责任在购买食物时做出正确选择；作为劳作者，操作重型机械时，采取何种预防措施全凭自己选择。除了国家之外，没有人能及时地掌握所有需要的相关信息。[19]此种背景下，即便在生活方式与话语表达上已经越来越自由，我们也需要了解我们的无知并积极寻求拯救方法。个体化领域已被逐渐限制在生活方式选择等方面，其他一度被视为至关重要的领域都已被剥夺自主权，诸如抚养孩子、签署有约束力的合约、承担管理风险的个人责任等。

个人曾在公共卫生领域服从于社会，而民众权利的大幅度提高改变了这一立场，但不同国家改变的程度有着显著的差异。尽管针对艾滋病的治疗方法现已改进，防控策略也随之逐渐转向更为传统的病毒检测和受害者追踪，但在许多国家，艾滋病的治疗还是过多地倾向于强调维护个人权利，且比此前防控其他流行病的举措力度更大。对此，公共卫生专家也表示认同，他们的口头禅是：对于艾滋病而言，一方面，个人权利与人的尊严是紧密联系的；另一方面，公共卫生与社区的自我保护也是相辅相成的，两者之间没有任何矛盾和冲突。[20]很明显，这种说法是否正确要取决于作为主体的两边是如何定义的，因为无论是个人权利还是社会对其成员的约束，都不是永远不变的。而如何维持两者之间的平衡，是政治哲学的经典困境，它主要通过公共卫生领域体现出来。该领域或许是平衡困境最为普遍、具体的表现形式。毕竟，在此领域，社会是要求对个人生活进行干预的，但这种干预并非没有代价，有时甚至会危及个人生命。那么，这就要牵涉许多问题的博弈，比如说，如何将社会干预的风险控制在合理范围内？到底有哪些疾病可允许社会采取措施限制感染者的公民权利？

　　随着时间的推移，个人权利与社会需求之间的界限发生了巨大的变化，而且它在任何特定时刻都是因国家而异的。在启蒙运动时期，官方学派（cameralism）及其政策的制定，都将公共卫生作为政府的主要职能之一。[21] 在这种体系中，个人利益服从公共福利。但是，随着 18 世纪民主革命的普遍开展，把民众与其健康联系起来治理的想法应运而生。比如，托马斯·杰斐逊就认为，民主制度可以促进公民健康，而专制制度则削弱了公民的身心力量。[22] 随着法国大革命的爆发以及现代民主政治的开启，健康开始成为公民的一种权利和责任。国家要确保公共卫生，但新赋权的市民也有责任维护他们的健康，从而维护国家的公共利益。[23]

　　封建时代，国家在试图限制臣民的个人行为和生活习惯时会受到阻碍。毕竟，臣民们为什么要同意改变呢？但是，国家还是宣称自己有权利与疾病进行斗争，必要时也可以确切地定位病人，将其隔离在专门的医院，追踪他们的所有接触者，并销毁受感染的物品。相比之下，现代民主政体则对公民的控制程度较低，前提是他们要负责任地行事，比如养成良好的个人卫生习惯，避免随地吐痰或排泄，改变流行病学上令人反感的恶劣风俗，还要注意避免性行为或其他可能导致疾病传染的身体接触。社会和国家提出的直接性以及外延性的要求减少，但这也只是局限于个人对自己施加控制的程度。它意味着一面是民主权利的扩大，另一面是公民责任的增加。外部控制被内部控制所取代，这是诺伯特·埃利亚斯提出的核心观点之一，米歇尔·福柯和其他学者进行了扩展，亦即"治理术"（governmentality）。[24] 现代国家将其臣民（现已提升为公民）作为自身治理的参与者。在这个过程中，它将控制点转移到了内部。尽管国家与公民社会，公共与私人，现在已经明显地相互区分，但也更加相互交织。公民不仅在政治方面治理自己，还在道德、本能、情感、经济方面进行自我管理。他们需要在事实发生之前自主地限制行动，缓和冲动，控制行为，不再需要国家严苛的管控。现代国家管理的方式不再是指挥、命令以及惩罚，而是偏重于教育、告知、说服和劝阻。[25]

现代国家控制的内化和日益非正式化一直持续到今天。病人或受病毒感染者不再被视为罪犯而受到排斥和约束。与之相反，他们开始被视为公共卫生管理工作的伙伴。社会希望通过他们自愿的行为改变来避免流行病的侵害。既然需要他们的合作，他们就必须在所有预防性举措中被平等对待。[26]

但是，也有许多人不愿意遵循当今医学界所定义的健康生活规则。比如，拒绝一夫一妻制的人士常会遭到排斥，被视为人民公敌。吸烟者、过度肉食者（也包括纯素食主义者，他们都被指责为造成孩子营养失调和发育缺陷的罪魁祸首）、肥胖者、经常喝一杯夏布利酒的人、吸毒者、滥交者，这些都被视为新时代的社会弃儿、克制精神的悖逆者。不过，那些渴望回归到实施严格外部控制的旧体制，心甘情愿沉溺于坏习惯中的人，将这种自我限制行为的风气抨击为"健康法西斯主义"。[27]虽然有点夸大其词，但他们也不无正确地指出，国家对民众的控制力并没有全面减弱。如果说有什么区别的话，那就是身体的限制和约束变得更为明显。卫生逐渐成为我们的信仰。没有体液，没有气味，没有污点，甚至连毛发都不允许有：胡子已被刮掉，在下一代女性中，阴毛也将同样罕见。

公共卫生过去常常把社区当作病人，让个体利益服从社区利益。最近的做法扭转了那些传统的优先事项，甚至拒绝将流行病的威胁作为限制公民自由的理由。[28]公共卫生观的这种变化，主要基于人类流行病已经从急性传染病转为与生活方式相关的慢性病。流行病学的这种发展超过了法律。但传统的公共卫生立法仍然存在，尽管对它的需求越来越少。直到艾滋病成为民权运动后第一种主要的传染病时，人们才发现，在某些国家，现行的法规在政治上已经完全过时了。[29]

人们潜意识中认为可以接受的政策也发生了巨大变化。即使在或许是最有公共政治文化传统的发达国家——瑞典，这种变化也是极为显著的。1936年，瑞典的人口委员会还将人们应该自由处置自己身体的想法当作"一个极端个人主义的概念"加以驳斥。然而，到了1974年，瑞典的绝育委员会已经得出结论，原则上认可了所有人都有权决定自己身体的理念。[30] 在美国，1905年雅各布森诉马萨诸塞州案件的判决意义重大，意味着国家对强制性接种天花疫苗制度的接受，让个人自由附属于社会的总体安全。[31] 在这段历史时期，对旅客进行检查和隔离被认为是正常的，妓女与犯有通奸和乱伦罪行的人有时会遭到拘留，特别是在战时。在20世纪初流行病暴发期间，患有小儿麻痹症的孩子也被例行隔离，肺结核患者和麻风病感染者则会遭到无限期隔离。[32]

这种限制性措施在20世纪末发生了显著变化。1983年，得克萨斯州作为美国首批实施限制性措施的地区之一，对传染病法规进行了彻底改革，新版本仍然允许对各类疾病感染者进行隔离，但如果这些人接受指示，愿意改变自身行为，就可以免除隔离，如果他们拒绝遵守指示，经过起诉及出庭后也可免除隔离。在洛杉矶县，卫生官员此前可以在不做复核的前提下，发布指令监禁肺结核病人。但是现在，病人可以要求出席听证，60天后再次于陪审团面前出席听证会。[33] 此后，个人对身体自主权的追求，以及不受集体束缚的要求越来越强烈。这种境况下，医务人员与病人的权利都得到了维护，精神病人的权利获得扩展，避免了非自愿的无限制承诺。吸毒成瘾者和酗酒者也都被视为正常的患者，而不是异类人士，残疾人也得到了与其他公民一样的平等对待。[34]

20世纪60年代和70年代开启的性革命也是促进公民权利得到扩展的一个主要因素。抗生素和可靠的避孕措施培养了较为宽容的道德规范。人们通过追求性满足实现所谓的个人自由。比如，在乔治·奥威尔《1984》一书中，爱情及性方面的表达就是对极权专制的反抗。在20世纪60年代，特别是随着同性恋运动的兴起，政治逐渐变得越来越个人化（尽管它也受到女权主义诸多要素的影响，这种主义拒绝将性放纵视为男性专有的权利）。经过这些运动，性成为公民的一项基本人身权利。[35]

从更技术的意义上来说，权利革命要求法律的执行尊重手段与目的之间的合理关系。[36]除非较为温和的干涉无法完成既定目标，否则严厉的措施不应轻易启用。比如，隔离同性恋者有可能会违反美国宪法第十四修正案中关于法律平等保障的规定，毕竟这些人当中只有部分人是血清阳性者，且大多数血清阳性者也未必是同性恋者。一般而言，如果能通过鼓励肇事者主动改变行为方式来切断病毒传播链，就没有必要针对血清阳性者进行隔离。此外，禁止受病毒感染者结婚的现实也威胁到他们更深层次的权利，无法进行充分合理的补救。因此，在大多数国家，旧式公共卫生法规中允许的许多措施被当代解释排除在宪法保护之外。[37]1987年，美国刚刚处理完吉恩·阿琳案后不久，就迅速确立了一个新的原则，即公共卫生措施只有在医疗行动迫切需要时，才能限制宪法所规定的公民权利。[38]

尽管各国之间有许多共同点，但这种倾向在某些国家体现得要比其他国家更为明显一些。在美国，这方面的议论与斗争也许是最有针对性的，两种矛盾的倾向彼此交织。一方面，人们很重视国家公民的个体特质，包括性别、种族、宗教、性取向、缺陷，或之前影响就业的其他因素。20世纪60年代及以后的民权立法进一步推进了这种倾向，宣称任何基于种族、宗教、性别和残疾的歧视都是非法的。人们关注的焦点从群体认同转移到个人价值实现。另一方面，对特殊人群予以特别照顾也会带来恶劣影响。当特殊人群被赋予了就业、教育以及其他社会福利方面的特权，社会其他正常的成员会处于不利地位。这种平权行动计划可能与精英主义原则相抵触，所获得的公众或政治支持相对较少，没有经过深思熟虑就贸然通过了相关立法。[39]不过，尽管如此，他们还是顺应并鼓励了民族认同的同化模式积极向巴尔干模式转化，在后一模式下，种族、族裔、宗教和性别正越来越决定着个人的身份以及政治定位。一方面越来越个性化，另一方面关注群体认同，这种双重变化是如此具有戏剧性，以至于不仅是传统的保守主义者，甚至许多女权主义者和老派陈腐的左派人士都担心，无论是对于社会的诋毁、对于权利而非责任的刻意强调，还是对于公民政治身份的分裂性影响，这种文化都已远超合理的幅度，做得太过分了。[40]

　　法国人错误地将美国的政治意识形态解释为完全依赖身份政治的多元文化分裂，忽视了这种政策所依赖的是普世主义精英政治这一传统社会根基。例如，无论是法国同性恋者还是女权主义者，都反对基于美国模式阐释而形成的具有亚文化色彩的群体政治，赞成传统共和党以及大一统主义对公民身份的定位，即所有的社会成员都能按照相同的抽象原则予以同等对待。[41]然而，与大多数其他欧洲国家相比，法国更多地效仿美国，正式宣布基于种族、宗教、性取向和残疾的歧视为非法。

　　所有国家都在提及纳粹主义（一部分涉及对个人权利的关注）的危害甚至无耻。伦敦国王学院医学法律与伦理学教授伊恩·肯尼迪曾强烈反对盲目的血清学研究，纳粹曾用以论证血统的优点。他声称，如果获取知识的唯一途径（如 HIV 传播的流行病学调查）是不道德的话，那么我们从纽伦堡试验中吸取的教训就是：最好不要知道。[42] 在德国人那里，这种类似的警告尤其能引起共鸣。这在另一个语境中被称为大屠杀效应，反复多次地出现在公共卫生的辩论中。[43] 各式各样的辩论家也都将纳粹的镇压与艾滋病法规相提并论，认为 HIV 筛查就类似于第三帝国要求的雅利安人血统证明一样。就像公开谴责极权政权那样，这种筛查揭示出内在的可怕秘密。巴伐利亚地区的措施唤起了令人不安的回忆，受害者认为这是"最终解决方案"，终将导致独裁的、极权的"瘟疫体制"。如同纳粹政权一样，反艾滋病措施也在迫害同性恋者。同性恋者与抵抗筛查和隔离措施的血清阳性人士团结在一起，让人联想起在纳粹占领期间那些戴着大卫之星的丹麦外邦人。[44] 1987 年，记者们对联邦德国八个小镇的主政者搞了一个令人伤心的恶作剧，说服他们模仿纳粹政权在萨克森豪森集中营的规划设计为艾滋病患者单独构建封闭的医疗机构。[45] 总的来说，德国人对疾病检测报告过于敏感，即便是匿名的，这主要源于他们对独裁政权的恐惧。[46]

然而，就德国后纳粹时代早期来看，在相关的立法机制中，从传统的公共卫生模式完全转变为更加具有共识的公共卫生模式还显得远远不够。事实上，直到针对艾滋病大流行现象进行辩论后，德国人才解决了这个问题。确实，战后的德国宪法，或称作基本法的法律体系，明确规定了人的身体具有完全自主的权利。现在，这已经被人们认为是防止国家滥用暴力的必要性保护条款了。这种滥用主要表现在：当国家判断公民不值得存活于世间或生育后代时，他们会被绝育或谋杀，还有国家主导下难民营中进行的医学实验。因为这些创伤的影响，德国在战后讨论传染病立法时，都致力于采取各种措施保护个人权利，明显排斥强大的政治权力。[47] 然而，在抗击流行病的名义下，宪法也对个人权利进行了合法的限制，因此，在这个层面上，其他国家留给行政法规或地方立法的干预措施已经是合理的。[48]

　　德国 1961 年颁布的《传染病法》基本上沿袭了 1900 年的《传染病法》。如果所有地区都像巴伐利亚那样将其应用于艾滋病防治，它将允许对任何理论上有感染风险的人进行强有力的干预。但是，1961 年的法律在实践中根本实施不了，因为它规定的受害者类别与先前法律确定的变化很大，这意味着只有政治极端分子才会提出不加删减地适用该法。为此，艾滋病防治委员会进行了调查，阐明了该法律适用于艾滋病的影响，之所以这么做，可能也是希望破坏对任何此类行动的支持。[49] 德国的辩论是在传统公共卫生策略的拥护者（主要是巴伐利亚人）以及那些支持自愿方案的人之间展开的。最终结果不仅是温和派获胜，而且在具体的病毒测试以及上报调查等方面，德国也比其他大多数国家都更为谨慎。

　　相比之下，在瑞典，公民权利的增长没有改变人们对于流行病的传统态度。新宪法在 1968 年《传染病法》颁布六年后首次得以实施，明确提出保护公民的基本权利乃是其根本目标。只有通过法律，或者追求可接受的民主成就，抑或使用与此目标成比例的手段时，才能限制公民的权利。尽管如此，当《传染病法》将传统公共卫生防控措施应用到艾滋病防治领域时，社会事务部认为，整个社会有必要保留传统的有效措施以应对共同威胁。[50] 除了德国巴伐利亚州以及奥地利之外，欧洲国家中，瑞典是唯一一个在某种程度上与美国做法相似的国家，对艾滋病这种流行病采取了较为传统的做法。早些时候，瑞典被认为是进步的，因为它将性病与其他传染病一样对待，并对所有的病人，而不仅仅是妓女，采取预防措施。在 20 世纪 40 年代，这种不偏不倚的做法被誉为瑞典社会民主党在公共卫生领域平等对待公民的象征。[51] 但是，世界其他地区都发生了一系列变化，瑞典却没有做任何改变。它过分依赖 20 世纪 30 年代以及 40 年代整个国家所赢得的桂冠，认为没有理由改变。所以，曾经看起来非常公平的事情，现在却给其他人留下了较为沉重的印象。

民权运动鼓励对公共卫生采取更为一致的做法。对待艾滋病这样一种特殊类型的疾病，也鼓励采取相同的做法。尽管如此，虽然各国面临的压力大致类似，但不同国家的政府与体制却对艾滋病这种流行病采取了令人惊讶的差异性做法。我们现在必须认真地面对这个问题，深入探究为什么会形成这样特别的状况。

第八章　相关群体和利益集团

　　理论上来说，我们可以轻易地找出与某一类疾病相关的利益群体，因为其成员大都可能会是该疾病的患者。因此，某种疾病的患者或相关风险人群显然都是可以受益于针对该疾病的研究、治疗与具体赔偿实践的。而且，从实际来看，相关政治动员也是在此基础上发生的。对此也有明显例证，比如它可以解释为何乳腺癌已从研究不足的窘况中摆脱出来，获取了社会大量资源的注入，而前列腺癌可能还需要更长时间才能达此目标，也能解释为何像莱姆病这种困扰郊区通勤者的疾病备受关注，而那些主要发生于第三世界、导致大多数人丧命的常见且容易预防的疾病却仍然不受关注。[1] 但是，生病也会带来耻辱，这可能会阻碍一个团体动员起来，即便是为了自身的医疗利益。比如，在20世纪70年代，当乙型肝炎在同性恋人群中传播时，受感染者对于组织起来对抗这种疾病就不感兴趣，担心会引起人们关注他们较为异常的性习惯，而医生也没有特别的兴趣去宣传这种疾病对病人所造成的危险。[2]

　　对于艾滋病来说，最关注的人是血清阳性者与风险最大的未感染者，他们显然对更多的研究、医疗补贴和尊重个人自由的预防措施感兴趣。[3] 这些人主要包括静脉注射吸毒者、血友病患者、输血接受者，以及同性恋者和那些与多个伴侣进行无保护肛交的异性恋者。除了潜在的感染风险外，他们是否还有其他共同的动员基础？在过去，某些疾病已经引发了共同行动，即便除了容易感染疾病和针对疾病的限制性措施较为敏感之外，那些潜在的受害者几乎没有共同点。比如，在19世纪末，强制接种天花疫苗引发了大规模的抗议，现在已基本被遗忘了。妇女们也组织起来，共同反对那些为解决梅毒问题而采取的卖淫限制性举措。她们的行动是女权运动兴起的原因之一，甚至早于投票权，而且是基于同性别跨越阶级而自觉自发组织起来的。[4] 因此，动员潜在的病人并不是没有先例。艾滋病是第一种既能定义患病者身份又获得新名称——艾滋病患者（PWA）及各种类似称呼——的疾病，部分是因为艾滋病无法治愈，部分是因为我们现在可以通过疾病来定义自己（这一趋势是由匿名戒酒会开创的）。[5]

对于美国和欧洲的男同性恋者来说，他们是流行病学意义上有暴露风险的群体。这些人有自知之明，口齿伶俐，社交能力强，有政治影响力。为此，他们能够求得社会关注，获取相应资源，实现自我帮助。因此，从一开始，人们就不把艾滋病这种流行病看作仅仅是针对吸毒者和少数族群的特殊疾病。正如梅毒折磨着范围广泛的受害者，其感染者根本找不到共同特征一样。在发达国家，由于艾滋病最初是在一个有组织的、动员起来的群体内进行传播的，因此这种流行病被前所未有地政治化了。在那些HIV主要是通过异性恋传播的国家（主要是发展中国家），艾滋病更像是梅毒，没有一个集中的、政治上活跃的团体来承担其流行及暴发的责任。[6]

公众对这种流行病的反应非同寻常，这使得疾病防控及时地获得了慷慨的资助，从而有助于形成一个由生物医学研究人员、社会科学研究人员、社会工作者、医生以及其他护理人员组成的艾滋病防控行业。他们都与这一流行病有着职业的和个人的利害关系，无论是在国家机构内，还是在为迎接挑战而出现的广泛的志愿部门内，以至于最尖刻的观察者甚至抱怨说，依赖艾滋病而存活的人比死于艾滋病的人还要多。[7]因为微生物学与病毒学革命将治愈原则提升至预防原则之上，公共卫生专家一度被排斥在艾滋病防护体系之外，现在他们赢得了新的生命和声望。对他们来说，缺乏生物医学解决方案是一桩意外的幸事，能将防控重点转移到他们的预防性战术装备上。他们在泌尿生殖医学方面的同事则从默默无闻中脱颖而出，重新回到聚光灯下，以前只有那些专门研究不那么令人尴尬的身体部位者才能成为关注焦点。CDC（疾控中心）突然成为全世界都认识的缩写，这个中心专注于疾病控制，在 20 世纪 70 年代中期一度饱受质疑，尤其是错误估计了猪流感疫苗的需求量而让大家虚惊一场，直到艾滋病流行时才重新恢复了名誉。此外，这场流行病也使得英国的同类机构——传染病监测中心不再前途未卜。[8] 随着人类社会其他"新兴"传染病的出现，以及艾滋病时代民众对于传染病的再次恐惧，流行病成为惊悚小说或影视剧青睐的素材。美国疾控中心成为新的美国中央情报局，自"冷战"结束到"9·11"恐怖袭击事件发生之前，微生物等因素成为美国诸多机构寻找对美国产生威胁的嫌疑敌对者的热门话题。[9]

　　制药公司靠艾滋病药物发了大财，因而受到将瘟疫转化为利润的谴责，自混合出首批药膏以来，医生群体也一样。在没有正统生物医学疗法的情况下，替代疗法蓬勃发展。往昔的江湖郎中群体再次出现，他们总是乐于向绝望者兜售自己的秘方，不过现在他们也与时俱进地套上了后现代主义生物医学的外衣。[10] 德国正统医学界虽然有不少传承，代表人物包括伊格纳兹·塞梅尔维斯（Ignaz Semmelweis，1818—1865）、罗伯特·科赫以及威廉·伦琴（Wilhelm Röntgen，1845—1923）等却令人惊讶地偏爱替代医学，允许所谓"异类疗法"（Heilkündler）代表官方话语在治疗艾滋病患者方面发挥作用。[11]他们的论点是，既然正统医学体系对艾滋病受害者的帮助微乎其微，那么让非正统的医学去尝试对受害者又有什么害处呢？[12]考虑到生物医学无法帮助受害者以及少数有效药物的副作用，人们自然会同情那些宁愿听天由命，也不愿依靠人类聪明才智帮扶的可怜人。[13]那些自称是持不同意见的人士，认为艾滋病通常是由各种各样的辅助因素引起的，他们进一步扩大了与科学观点的偏离。[14]

各国如何应对这种流行病，还取决于受病毒影响者的反应，这当中既有消极与被动人士，比如同性恋者、各种少数族群、妓女、静脉注射吸毒者以及血友病患者，还有积极与主动人士，比如公共卫生专家、制药研究人员以及相关公司、科学家和医生群体。这些团体经常进行和谐互动，协调彼此的利益。例如，科学家就发现，争取同性恋权益活动有助于迫使医疗保险公司报销实验性药物，否则这些费用只能依靠研究预算。[15]

在其他很多时候，患者考虑问题的角度是有区别的。他们无论在治疗还是在治愈方面，都有利害关系，而预防性策略似乎对那些不在流行病防御最前线的人士更有说服力。[16]同性恋者和血友病患者在是否允许不涉传播性行为的同性恋者献血的问题上发生冲突。血友病患者最终从许多国家的政府和机构获得了补偿，但他们没有兴趣联合血清阳性者组织更多受污名化、受歧视的团体。出于显而易见的原因，他们最初试图在无辜的和有罪的受害者之间划清界限。[17]事实上，在很多国家，他们是唯一因受到病毒伤害而获得赔偿的群体，这个事实也使得所谓无辜和有罪之间的区别意义重大。[18] 英国的女权主义者试图将女性描绘成艾滋病流行的主要受害者，但却低估了一种状态，即大多数血清呈阳性的女性都是非洲人。此外，发达国家的同性恋者不满于人们对第三世界流行病问题的关注，认为这是一种试图将艾滋病"去同性恋化"的操作实践。黑人则抨击同性恋群体，认为他们对于艾滋病起源于非洲的理论太过敏感。不仅如此，同性恋者还拒绝接受少数族裔的观点，即在他们的社区中，与男性发生性关系的那些男人并不会将自己定位成"西方"文化中的同性恋。而且，同性恋者也很讨厌人们只向他们推荐"非进入式"性行为，却从来不向异性恋者推荐。[19] 女同性恋者对于把钱大部分都花在男性的病痛，却以牺牲女性的幸福为代价感到痛心。在关于女性和女性发生性关系感染艾滋病的风险有多高的争论中，女同性恋者被指责嫉妒艾滋病，感觉自己被忽视了，因为人们的注意力集中在一种疾病上，而她们主要是作为其他风险群体的成员而遭受这种疾病的折磨：对她们来说，主要风险来自和男性肛交。[20]

　　美国的同性恋者和少数族裔群体曾经多次相互争斗，例如，在华盛顿特区，对于这两个被剥夺部分权利的群体来说，无论是种族主义的指控，还是对同性恋的恐惧，都给他们带来一种不体面的挫折与失败。[21] 女权运动与同性恋运动之间存在着难以厘清的紧张关系，主要表现在以下方面：同性恋男子是按照传统男性规范行事的，他们喜欢滥交、匿名性交，认为克制就意味着压制。从性别分离主义者（lesbian separatists）的角度看，男同性恋者比异性恋者更为糟糕，尤其是皮革男（leathermen）和他们仪式化的大男子主义，他们过于热衷色情，对青春、美貌以及身体某些部位的尺寸过分沉迷，在性方面具有程式化的权力分级。对于异性恋男士来说，如果他们对所蔑视的对象有着强烈的肉体欲望，可能偶尔会在上述方面做出妥协。而女同性恋者会以团结为名义，拒绝攻击男同性恋者。不过，女权主义者也分为反对色情出版物与反对审查实践两大派别，双方经常对于露骨的艾滋病防控宣传意见不一，因为此类宣传即便不涉及男性主宰，也通常会与男性生殖器相关。[22]

这也导致两性之间的古老战争再度爆发。那么，性是否意味着一方生殖器进入另一方的体内，同现在人们所担心的传染病和男性主宰一样有害呢？或者到底是否存在能给人带来快乐并且得到合法认可的非进入式性行为，从而让人们不关注阴茎以及连带所谓要求阴道服从其管理呢？对此，不仅是保守的道德学家，还包括部分女权主义者，都发出社会生物学理论的呼声，声称性行为乃是由社会建构的，并不是生物学意义上的自然行为，例如，艾滋病就是由男性滥交造成的，而女性则更倾向于遵守一夫一妻制的婚姻协议。[23]

不过，同性恋者也不是一个完全同质化的群体，比如白人中产阶级同性恋者就不同于有色人种的同性恋者。[24] 还比如，代际差异也有影响，年长的同性恋者曾经历过性放纵时代，此后的年轻一代只知道安全性行为的义务。未出柜的同性恋者与公开承认的同性恋者之间也存在巨大差异，前者只会偶尔偷偷摸摸地出去约会，后者则经常光顾公共澡堂且酗酒无度。在艾滋病前期，同性恋政治组织者担心，公众对艾滋病的过度关注可能会损害其更为宽泛的主张，如同性恋者的法律平等问题。[25] 而且，尽管到目前为止很少有人正式承认或诉诸讨论，但是，对于血清阳性者与未感染病毒的同性恋者来说，他们在艾滋病的预防与检测，尤其是涉及义务性地使用避孕套等问题上确实存在不一样的立场。[26]

这种情况下，任何边缘群体都会遇到的典型两难问题也出现了：是选择与既定的权威机构合作，还是坚持与其他自治组织站在同一阵线？那么，怎么算是合作，怎样算是合谋呢？官方机构究竟怎样做算是出于善意，怎样做算是强制呢？一旦超越了两者的界限，争论就开始了。同性恋者自助的时候，他们是不是减轻了国家的负担与责任呢？或者他们是真的像他们声称的那样，要求一个完全属于自己的无权威空间吗？艾滋病群体的"异类化社团主义"是代表服务于基层的组织胜利，还是标志着福利国家的最终破产呢？社会运动在什么时候变成了制度呢？这是不是就像艾滋病活动家拉里·克莱默（Larry Kramer，1935—2020）用他惯用的夸张言辞所描述的那样，自助化组织就是艾滋病患者的死亡集中营，所有即将死去的患者都已做好标记，随时会被送去那里等死呢？[27] 尽管摆出一副无政府主义者的姿态，但"积极行动"（ACT UP）组织要求政府采取主动，实际上是在尊重政府吗？齐多夫定是制药行业大力推广的毒药呢，还是一种尽管不完美但却是合法的治疗方法呢？[28]

反应机制

当然，这些团体都无法单独影响国家决策。对这种流行病的反应主要是由受害者及其盟友、医疗界（包括公共卫生当局）、法定权力机构（不仅包括公共卫生部门，还包括军事、刑事和外交部门）三方关系演变而来。每一方的成员都有不同的兴趣和抱负，有时甚至是相互矛盾的。病毒受害者希望将更多资源投入疾病研究、护理以及治疗中，不愿意受到当局过多的干涉，他们对于立即取得成果的高度渴望有时是与既定的科学程序相抵触的。而医疗和公共卫生机构则更渴望获得资源、声望，以及有效解决一个重要社会问题所带来的强大力量，但它们也希望以自己的方式来完成这项任务，不要受到民众和政治舆论的诸多困扰。政府和政界人士都希望人们看到他们有效解决了一个重大问题，而不是迎合那些受害者，在许多选民看来，受害者的生活方式应该受到谴责。这三方的力量大小在各国表现并不相同，主要取决于各国的政治体制和政府制度。

在所有发达国家，该流行病的受害者，尤其是男同性恋群体，以及其他受影响人士，都正式参与了最终决策的制定。政府也创设了专门的艾滋病防控机构，以协调与规划相关的应对措施。在英国，官方支持成立了国家艾滋病信托基金会，目的是资助志愿机构，并协调其相关活动。在法国，国家艾滋病委员会也向政府提出有关决策意见。[29] 受艾滋病影响最大的群体（首先是同性恋群体）动员起来成为主要力量，实际上是得到鼓励和补贴来完成大部分工作。通过这种方式，同性恋者及其组织都被纳入决策机制。此外，私营和基层的志愿者协会，以及国际性非政府卫生组织都在艾滋病大流行的对抗中发挥了显著作用。[30] 仅在美国，1994 年就有 18000 个艾滋病服务组织在国家艾滋病信息中心注册成立。对此，有人认为，志愿精神在抗击艾滋病的战斗中是如此重要，以至于我们投入的最大资源都是无偿劳动。据估测，如果算上 1400 名志愿者的劳动价值的话，男同性恋健康危机（Gay Men's Health Crisis，简称 GMHC）组织 1988 年的预算远不止 700 万美元，实际上将高达 3000 万美元。[31] 即使在传统上更多依赖于法定倡议，较少听从民间社会自建社团的非洲大陆，艾滋病的流行也激起了不同的反应。德国人则是天生的联邦主义者，比法国人更依赖志愿组织。相反，法国人通常会怀疑这些组织，认为它们与集权调控下依法行事和领导的本土传统格格不入。

德国的艾滋病研究所和法国的艾滋病防治协会艾迪丝都受到鼓励，并在很大程度上得到政府的资助，当局希望成立一个拥有绝对权威的社会主流组织，来协调与同性恋群体和其他受害者之间的关系。相比之下，在联邦制的美国，这种集权制的设计既不切合实际，也无太多必要。最具可比性的组织是艾滋病行动委员会（AIDS Action Council），它征集了约 1100 个群体性组织，作为国家游说以及资源供给团体。而且，即便是在法国，公私混合的局面仍然是一种新鲜事物，1989 年成立的隶属于卫生部的艾滋病预防机构，也是一个私营组织，这样做是为了模糊它与政府的关系。英国有像国家艾滋病信托基金会这样由政府资助的志愿组织，也有倾向于取代更纯粹的私人组织但却仍然获得官方支持的特伦斯·希金斯信托基金会等。[32] 北欧的同性恋自助组织获得大量的政府补贴。在德国和斯堪的纳维亚地区，大部分预算都来自国家，而在英国和法国，这方面的公共财政预算只占 30%—40%。在美国，公共补贴自然是要少一些的，即便如此，男同性恋健康危机组织 1986 年预算的一半来自捐赠以外的其他方式，而香提计划（Shanti Project）在 1988 年所获的资金支持中 40% 来自旧金山市政当局。[33]

现实生活中，这种流行病的性质对那些受社会鄙视和疏远的群体影响较大，他们通常都是不喜欢国家管控的。因此，他们更为重视自己组织起来的中介性机构，以能够享有自主决断的权利，与中央政权保持距离。而政府则适应这种形势，与这些机构一起面对这种隐含道德色彩，又与性、毒品和死亡密切相关的流行病，并逐渐学会鼓励那些直接而有效且在政治上也是处于可接受范畴的志愿行动。这些组织受到国家重用，参与相关政策的深层次规划，并就当局倾向于保持适当距离的主题进行讨论，比如，对于普通公民来说，同性恋性行为较为令人讨厌的方面有哪些，或是同性恋性行为的风险因素是什么。在参与政府决策的同时，这些组织也在尽力避免因过于强调同性恋群体的利益而引起道德上的反弹，同时也致力于消除同性恋者对相关政策的抵制，因为在他们看来，最终决策来自遥远的、受忽视的资源。[34] 不过，从另一方面来说，当社会发展需要构筑一个较为官僚化的结构体系时，抑或组织需要在主要服务于同性恋群体的同时也能第一时间接触更多潜在的客户时，艾滋病组织非正式的、草根的性质就会带来困难。[35]

不过，把责任下放给不受当局直接控制的中介性自治组织，有时也会导致冲突，比如法国艾迪丝就坚持要致力于为所有的艾滋病受害者服务，而不仅仅是针对同性恋者，形成了与中央政府的竞争态势，或者德国艾滋病协会的做法也可以视为导致冲突的典型案例，它无视官方意见，号召大家反对自愿性的 HIV 检测。所以，基层的投入并不意味着当地利益集团看待问题的方式与专家群体保持一致。[36] 这种自愿动员行动的价值主要取决于国家和意识形态背景，人们可以将其视为民间社会令人欢欣鼓舞的复苏现象，使得社会能在远离医学与科学专业知识的境况下，赋权给那些公民权利濒临缺失的社会边缘群体。或者也可将其视为权宜之计，本应由当局主导，但因其无能才有必要这么做。[37]

志愿组织的成功确实也有时候给当局提供了不作为的借口，长远来看，自愿行动与法定实践之间的共生关系寓意明显，不仅是对某个紧迫问题的一种激进与临时应急反应，而且也是流行病暴发时保守党政府私有化思想的具体体现。[38] 与欧洲大陆的各国相比，里根与撒切尔政府的这一特点更为明显，两国都在努力削减福利国家政策。但欧洲大陆所受的影响也是非常明显的。在原本是社会民主党堡垒的汉堡地区，同性恋组织自我采取的措施就非常成功，以至于市政当局认为这个问题已经获得圆满解决，进而忽略它的存在。[39] 在这种截然相反的观点下，极端的政治联盟有时候会出现，尤其是在英美保守派和激进的自由主义者之间，保守派的目标主要是缩小国家规模以及权力掌控的范围，激进的自由主义者则受到葛兰西的启发，寻求个人从国家管制中完全解脱出来，而不是通过国家采取行动。

艾滋病流行最初的受害者在这种融合和抵抗中取得利益的平衡，至少有两个方向。一方面，医学研究人员始终无法治愈该疾病，巨大的投入导致民众开始有了不耐烦的情绪，更为激进的防控策略进而得到青睐。与此吻合的是，流行性疾病暴发开启了"去同性恋化"的争议性话题，这得到同性恋运动中某些人的鼓励，但也遭到更多的抵制。"去同性恋化"意味着，在 20 世纪 80 年代末和 90 年代初，志愿行动的倡议逐渐不再由同性恋自助团体发起，以艾滋病专家为主体的公共卫生专业机构开始越来越多地负责此事。[40] 与此密切相关的是，流行病的感染对象开始发生变化，在美国表现得尤为明显，逐渐由同性恋群体转到少数族裔群体，后者最常见的感染途径是药物注射或异性传播。随着同性恋者日益被稀释成一个较大的受害者群体，以及 20 世纪 90 年代初出现更为有效的治疗方法，针对艾滋病采取的那种协商性、差异化防治方案逐渐失效，越来越让位于更为传统的公共卫生管理策略。[41] 这导致同性恋激进主义的再度抬头，他们拒绝与当局密切合作，且致力于采取较具挑衅性的策略，旨在吸引媒体关注，让艾滋病防治机构难堪，并让知名的同性恋者公开自己的性取向。英国的"身体自爱团体"（Body Positive Group）以及"愤怒"（OutRage）等组织，还有美国和其他国家的"行动起来"与"酷儿国度"（Queer Nation）等组织，都在推行这种私人的即政治的策略。[42]

然而，同性恋组织也发现自己陷入了官僚主义的铁律之中。即使是那些为着力反对对流行病采取一切照旧做法而特别成立的组织，也被纳入了既有机构的管辖范围。在丹麦，最为重要的同性恋艾滋病组织成为一个与政党和公务员联系密切，且符合社会主流思想的组织。即使是1987年作为一个自治的另类组织首次闪亮登场的"行动起来"，也没有选择长期与政府保持完全对立的姿态。它很快就学会了如何与科学会议的组织者协调其"自发的"插话，以求最大限度地减少干扰，并尽可能地扩大相关的新闻报道。积极分子也出现在宝来惠康（Burroughs-Wellcome）的宣传广告中，提倡进行早期检测或采取相关措施。[43]

尽管许多组织都可以找到共性，但各国在同性恋群体的组织、动员以及融入决策机制等方面差异都较大。与瑞典和法国等中央集权国家相比，美国、德国和瑞士等联邦政府服务体系对基层组织的反应更为灵敏。[44]在美国，对受影响社区的投入在政策实施的过程中逐渐制度化：最初是20世纪80年代末美国疾控中心开始为社区组织提供资金，然后，到90年代初期，《艾滋病综合资源紧急法案》正式颁行，允许以各类群体代表汇聚在一起组成的规划委员会的名义提供相应的活动资金。[45]在荷兰，同性恋群体从一开始就参与到国家政策的具体制定进程中。在德国，1986年议会委员会邀请同性恋组织参加艾滋病听证会，也为他们参政议政开了先例，而德国的艾滋病研究所同时还是政府的准公共部门，在国家艾滋病理事会以及政府调查委员会中占有一席之地。[46]在澳大利亚，医疗保健系统的联邦化特征很早就鼓励了与同性恋组织的合作，目前合作框架业已构建，相关知识储备也较为充分，在这个领域非常活跃。[47]

相比之下，英国的政党和政治机构则显得更为单一和集中，不同的利益群体赢得立足点的机会较小。同性恋组织在艾滋病流行初期就获得国家与社会的重视，而且同性恋游说团体也有相当好的机会去接触政府的公共卫生管理部门。但是，1986年，英国政府成立了一个处理艾滋病问题的内阁委员会，将管理权力从卫生和社会服务部分离了出去。到 20 世纪 80 年代中期,管理权越来越落入医疗与公共卫生当局那些决策精英之手,来自基层的服务与投入越来越少。[48] 在英国,无论是同性恋组织和其他的艾滋病受害者组织,还是在其他地方较为活跃且有一定影响力的保守派宗教团体,在政治上都没有太多的发言权。斯堪的纳维亚地区专门创建了艾滋病管理局,与政府的公共卫生机构相关联。同性恋组织积极参与算是一桩新奇事。除此之外,它们没有找到与艾滋病病人进行合作的正式方式。而法国的公务人员则拒绝放弃对艾滋病预防和教育工作的直接掌控,在与同性恋和艾滋病中介组织进行合作时也犹豫不决。与其他地方一样,崇尚自助的团体,比如法国艾滋病防治公益机构艾迪丝,也派代表参加国家艾滋病委员会。但是,法国的利益集团并不像其他国家那样直接参与政府决策,通常是以斗争的方式表达自己的立场,坚持认为它是艾滋病所有受害者而不仅仅是同性恋群体的代表。所以,艾迪丝实际上是与国家进行竞争而不是合作。[49]

同性恋群体及其社会组织

在艾尔韦·吉贝尔(Hervé Guibert)的自传体小说《给没有救我命的朋友》(*To the Friend Who Did not Save my Life*)中,有一个角色名叫穆齐尔,以米歇尔·福柯为原型,当他听到从美国那里传来的消息,说是有种新型癌症只青睐同性恋者的时候,惊呼道:"这种情况不可能是真的,真是笑死我了。"或许,只有发出一阵狂笑,才算得上是对这种奇葩言论的合理回应。尽管同性恋者是受迫害的少数群体,但在艾滋病来袭前,他们终于摆脱了几千年来的束缚,并在此过程中彻底改变了西方社会对身体与性的看法，找回了婴儿时代特有的多形态的性变态（polymorphous perversity），即恢复最初未分化的自恋感官，而不是越来越压抑与聚焦于身体的某些具体部位，尤其在成人时代更是过于关注生殖器官。同性恋群体呈现的新组合，如将高于平均水平的社会经济指标与性欲的放纵、尝试相结合，超出了异性恋群体的想象，打破了新教徒认为纯洁乃是世俗成功之关键的信仰。但是，现在来看，西方世界的同性恋群体将会独自面对等待他们的悲惨命运，惩罚他们敢于挑战自然和道德的行为。普罗米修斯的神话用在这里似乎再合适不过。从保守的道德家视角来看，男同性恋者像兔子一样私生活混乱，现在像苍蝇一样悲惨地掉下来，这两种现象确定是相关的。

　　从更深层次来看，了解人们对于艾滋病的反应，也就意味着可以借此了解每个国家的同性恋群体及其组织情况、动员状态、政治影响力。[50]德国的同性恋运动可以追溯到19世纪。1969年，同性恋正式得到承认，但纳粹时期对待同性恋人群的先例却一直延续到"二战"之后。1945年以后，这方面的起诉比例确实有所提升。[51]在法国，这方面的法律显得更为自由。在《拿破仑法典》中，同性恋并未被定为犯罪，不过佩坦政府规定了不同性同意的年龄，同性恋者为21岁，异性恋者为15岁。这种相对宽容的处理方式可能延缓了同性恋运动的发展。即便如此，同性恋者在法国仍然比在北欧地区普遍要遭遇更多的羞辱。相比法国，意大利也出现了同样的情况，比如就有人认为，正是由于1889年首部国家刑法中未能将同性恋定为犯罪行为，所以同性恋运动才因没有歧视性法律而保持抗争态势从而力量薄弱。[52]在芬兰，严厉的反同性恋态度非常盛行。尽管芬兰在1971年已承认同性恋合法，但法律仍然禁止传播与同性恋有关的正面信息。[53]

英国对待同性恋的态度一直以来都比欧洲大陆更为挑剔。中产阶级与贵族对这种肉身罪恶的宽容做斗争，工人阶级则把同性恋群体视为上流社会的堕落，认为有钱人正在色情欲望的促使下捕食无产阶级的孩子们。1967年，政府规定21岁以上的成年人自愿的同性恋性行为是合法的（而异性恋者的限制年龄是16岁）。公众场合进行性骚扰仍然是一种犯罪行为，专门有条款将"公众"定义为两人以上。1989年，有178名男子因这种行为被监禁。总体来看，英国对同性恋的法律限制比大多数欧洲大陆国家更为严厉，包括禁止同性恋者参军以及将同性恋定为刑事犯罪（一直持续到2000年）。1988年《地方政府法》颁行后，还专门设有禁止地方当局提倡同性恋的条款，为此引发了针对此话题的激烈辩论。另一方面也有缓解，比如在2000年，由于上议院反对，同性恋者性同意年龄定在16岁，与普通人士平等对待。[54]

与往常一样，美国的情况并未发生改变，这是由辽阔的国土以及多元文化决定的。它针对任何性别的态度都比北欧要显得保守。刚开始，19世纪同性恋运动是比较弱势的，直到20世纪50年代才得到强劲发展，不过同性恋性行为在许多州理论上仍然是非法的。迟至1986年，在当时的鲍尔斯诉哈德威克案中，最高法院拒绝将隐私保护扩大到同性伴侣之间的自愿性肛交活动中，不过这一判决还是于2003年撤销了。此外，在激进的基督教徒谴责同性恋的同时，世界上最有组织、最引人注目的同性恋运动使得同性恋行为越来越公开化。总统比尔·克林顿无法兑现他在军队中结束针对同性恋者实施军事禁令的承诺，这些都表明针对同性恋群体的两极分化态度仍然存在。[55]

除了国家差异之外，不同文化群体对于同性恋行为的理解也多种多样。最近在北欧和美国（白人）逐渐流行起来的看法中，性伴侣的性别是判断同性恋的决定性因素，而地中海和拉丁美洲地区则广泛存在着许多美国黑人都认同的较为传统的观点，强调性行为才是最为重要的判定要素。[56] 在第一种情况下，与同性发生性关系的男性有时是主动方，有时是被动方。而在第二种情况下，只有持续被动的男性才被认为是同性恋者，而做出其他性行为的男性即便偶尔被动，通常也会被视为异性恋者。在实际中，某些文化确实也认为，与男性和女性都发生性关系的话特别具有男子气概（尽管此观点毫无疑问是荒谬的）。[57] 传统的判定方法源于父权制下的性别划分。在这种文化体系中，"真正的"男同性恋者（通常是被动接受型）被归类为女性，而积极主动型则被视为男性，只要其性活动与角色保持不变，都可这样归类。[58] 与之相反，北欧地区的做法符合两性更大范围的平等，这种理念在伴侣婚姻中得到制度化，它适用于男性和女性，无论其伴侣是什么性别。

这种差异影响重大，意义深远。在传统的方法中，根据定义，严格意义上的同性恋者人数会更少。某种程度上，只要伴侣双方性角色固定，病毒的传播就会受到阻碍。不过，同性恋者不会与主流社会完全隔离，单纯地作为社会上某个可识别的亚群体而存在，原因不仅在于文化偏好，还在于住房市场紧张、家庭生活神圣不可侵犯等世俗因素，夫妻多在子女成年后才会离婚。北欧国家同性恋者的角色转换和性行为的复杂多样——有时为主动型，有时为被动型，允许性行为双方较为对等。但是，从流行病学的角度而言，北欧地区的做法是最危险的，它会使性行为双方（而不只是一方）都容易遭受病毒感染，而且也更容易造成病毒的传播。[59]

但是，在南欧国家中，病例的总数及男同性恋者在其中的占比有限，这降低了该问题的重要性。相反，以北欧地区的观点来看，双性恋行为造成病毒传播的可能性更大。通常在北部地区只有同性恋行为表现的男性，在拉丁美洲与地中海文化中性取向则摇摆不定，此情况也同样发生在美国黑人身上，黑人群体中的双性恋或隐秘的同性恋（主要取决于人们如何进行判断）比例普遍高于白人群体。很显然，北美地区的拉丁裔群体也是如此。[60] 从另一个角度来看，正是对于同性恋性行为的排斥，以吸毒方式传播 HIV 的事实在这些国家中显得更为重要，而性传播则不如事实上那么重要。由于伴侣双方存在角色区分，主动角色很难说服自己有病毒感染的风险，理应使用避孕套。[61] 相反，随着艾滋病的流行以及人们对安全性行为的更加重视，南方地区较为僵化的角色区分特征已经部分消失了。正如一位哥斯达黎加性工作者所抱怨的，伴随着手淫现象的普及，很难分辨到底谁是主动型、谁是被动型。[62]

当然，同性恋和艾滋病之间的关系，肯定是试图了解艾滋病流行的关键所在。在西方，同性恋人士是受艾滋病影响最为严重的群体。为此，有着共同的居住和娱乐模式（在性以及社交方面相对隔离）、自我意识强烈的同性恋社区已经形成。但在这样的背景下，同性恋群体的这种行为却给了 HIV 反常的有利生存环境。一旦知道了病毒传播的机制，那么很明显问题根本不是出在同性恋，而是某些做法，尤其是肛交。可以说，正是男男性行为促进了 HIV 的传播，就像 19 世纪女性卖淫者成为梅毒传播的十字路口，或者信仰印度教的印度人在恒河里肆意排泄、沐浴与饮水导致他们成为霍乱的完美传播者一样。[63] 毋庸置疑，肛交和滥交并不是同性恋人士所特有的行为，但是，这些行为仍然是男男性行为的基本特征。这种认识促进了异性恋人群对同性恋者原本就普遍存在的反感情绪。[64] 在 1982 年冬天，议员罗伯特·K.多南（Robert K. Dornan）首次在众议院提出这个问题，他提醒人们注意同性恋者的性行为（据他统计，每人每年要接触 1000—1500 次）是他们易感染 HIV 的主要原因。对此，美国卫生局局长埃弗雷特·库普说："据我们了解，迄今为止，同性恋者的性行为很少被人们提及，我们也许是第一次真正了解同性恋者滥交到了怎样一种程度。"[65] 尽管血清呈阳性的篮球明星"魔术师"约翰逊夸耀自己异性恋情结的做法未能给予同性恋群体切实帮助（不过这个事实也验证了白人心目中的黑人男性都是性欲亢奋者，以及黑人都是性病病毒携带者的刻板印象），但至少证明异性恋者的性生活也可能是混乱的。[66]

在艾滋病流行之前的几十年里，被证明在流行病学上是有风险的同性性行为在西方文化中已经很常见。在 20 世纪中叶，随着同性恋身份在社会上趋于稳定，新的性行为成为其身份认同的一部分。20 世纪早些时候，男同性恋关系通常涉及与假装异性恋的男性接触。而现在，男同性恋者的纵欲风气引人注目，包括拥有多个性伴侣、聚众淫乱、肛交、虐恋等性行为。从流行病学的角度来看，此类行为似乎是专为促进微生物便捷高效传播而设计的。[67] 促进艾滋病蔓延的另一个关键因素，是有着不同性习惯的同性恋者多样的互动。高风险群体是滥交的公共浴室常客，中间风险群体大多数是男男性接触者，低风险边缘群体是秘密的同性恋者，有时是已结婚却偷偷摸摸的双性恋者。普通的同性恋者偶尔闯入同性恋聚居区，也会加速疾病的传播。这些聚居区的色情娱乐机构是高效的病毒传播场所，直接造成血液传播的吸毒场所当然就更不用说了。[68]

同性恋者的这些行为恰巧在艾滋病流行之前的时代就存在了，这为 HIV 的传播铺设了良好的道路。他们还形成了一个基本上与外界隔绝的社区，这使得 HIV 在社区内部传播迅速，在社区外部则扩散较慢。正是北方地区同性恋群体的这些行为（自我隔离、肛交、角色转换以及滥交等）定义了现代同性恋的身份认同，从而带来了这样的风险。如果同性恋者的生活方式和20世纪初完全一样，或者继续过着地中海与拉丁文化中倡导的秘密双性恋生活，在性别上有着明确的角色分离，那么艾滋病对其所造成的损害会更小。相反，艾滋病古已有之，并不是缓慢地扩散到异性恋人群中的，只不过当它像在非洲那样大范围肆虐时，由于相对封闭的同性恋群体在社会上的表现难以获得包容，才被定义为一种单独的疾病。所以，同性恋者很早就向同情他们的医生寻求治疗，这些医生也对他们的问题很关心。直到20世纪80年代中期，流行病学家回顾过往，才发现吸毒者因感染艾滋病而死亡的比率也出现了类似的增长。男同性恋群体就像矿工带进矿井的金丝雀，他们第一次向世界发出了危险的预警，否则人们将会更长时间看不到这种危险的存在。[69]

从这种疾病首次侵袭和蹂躏同性恋群体以后，公众最初的反应少得可怜，且通常是惩罚性的。提供的研究经费很少，一开始还对病毒感染者与风险人群实施严厉的制裁。人们认为艾滋病的暴发证明了对亚非少数族裔，尤其是性少数群体的持续偏见是正当的。在此观点的引导下，对这种流行病的厌恶和对这种疾病的医学理解共同决定着公共卫生策略的走向。所实施的预防传染病的传统措施，不加更改地延续了整个社会对同性恋群体的排斥。[70]这种普遍的反感情绪在应对艾滋病的过程中作用重大，这一点太明显了，无须细说。一开始，世界各地的舆论都乐于接受对病毒感染者采取更为严厉的限制，而不是接受他们拥有社会主流身份。有人提议将同性恋重新定义为犯罪，对患病者和病毒感染者实施隔离检疫，一个普遍的想法是对血清阳性者文身以警示其潜在的性伴侣。人们普遍认为：吸毒者和"性变态者"是造成艾滋病流行的原因。[71]

反同性恋情绪被煽动起来，不仅源于社会上一直普遍存在的对同性恋的恐惧，也有来自性取向正常的男性群体的敌意，他们不像同性恋群体那样生活放纵，而是承担起结婚生子、忠诚于配偶、抚养孩子等义务。[72] 这种敌意也很可能是性取向正常的男性面对当时妇女解放运动以及这种运动在结束男女双重标准和商业性行为普及化等方面取得巨大成功的心理反弹，这些是早先促进两性关系的关键。社会科学调查的不懈努力似乎证实了社会生物学的观点。男同性恋者似乎是 Y 染色体性需求的化身。[73] 他们是好色之徒，远超以风流著称的异性恋者唐璜。与之相对，女同性恋者被认为是流行病学上最安全的群体之一，因为她们体现了关系稳定、节制、单配偶、"筑巢本能"等特点。其他所有人，无论男女，都发现自己像旅客舱的乘客一样，被随意地安置在这两个极端概念之间。（总有一天，关于艾滋病态度的报告也会涉及白人男性对非洲男性放纵式一夫多妻制所表现的蔑视、嫉妒的复杂情绪，以及这种情绪是如何促使他们对于非洲大陆遭受病毒蹂躏漠不关心的。）

反过来说，关于同性恋者的这些传说，大部分都是异性恋群体的幻想。每一个被鄙视的群体都被自以为高其一等的群体视为性欲旺盛一族，比如美国的黑人以及纳粹德国时期的犹太人（希特勒在《我的奋斗》中将其描绘成对雅利安少女的贪婪掠夺者）。再想一想东方学家对东方的幻想，他们认为东方是性欲过剩和异国情调的源泉，穆斯林对西方的看法也是如此，苏联也认为（许多非洲人也表示赞同）资本主义西方在性方面是淫乱和堕落的，尤其是同性恋方面。[74] 但是，如果用社会学经验主义的可靠方法追问细节，他就会透露，大部分这种淫乱行为都是以单独自慰的形式出现的。[75]

一种观点指出，对艾滋病这种流行病的反应既不积极也不慷慨，是考虑到它给受害者带来的耻辱。另一些人则憎恨同性恋群体作为一个组织良好的利益集团能够赢得特权，比如，不受社会应对其他疾病所规定的限制，政府为艾滋病的研究、教育以及治疗提供了大量资金，与这种流行病所导致的死亡率极不相称。[76] 德国的观察人士认为，政府主要顾问是同性恋者，这是德国采取协商一致的策略的原因。瑞士医生也抱怨道，同性恋游说团体妨碍了针对艾滋病实施传统防控举措。[77] 英国著名的医生约翰·塞尔（John Searle）在议会委员会上做证说：男同性恋群体中存在一个令人难以发觉的阴谋，只有彼此才能识别，甚至连他们的妻子也不知道（！），他们不愿意改变可能感染艾滋病的高风险行为，现在正试图把其他人也拉下水。[78] 对此，有人宣称，艾滋病是第一个受到政治保护的流行病。[79] 如果他们不是那么刻薄的话，人们甚至可能会把保守派群体抱怨同性恋游说团体权力和影响力的事实，看作对其实力的间接夸赞。[80]

不管人们如何看待这些观察背后的动机，它们都确实包含着对于真相的讽刺。不过，与其他流行病的受害者不同，同性恋者是高效的行动者。[81] 他们虽然不受尊重，但受教育程度以及收入状况高于社会平均水平。当作为一个群体受到打击时，他们有能力对此采取行动。[82] 比如，美国的同性恋者，即最初的艾滋病受害者群体，主要集中在两个选票数最多、国会影响力也最大的州——纽约州和加利福尼亚州。受此影响，1983 年，亨利·韦克斯曼（Henry Waxman）和西奥多·韦斯（Theodore Weiss）主持了国会听证会，开始增加联邦用于艾滋病研究的经费，这两位代表的选区内就有大型且明显的同性恋社区。[83] 同性恋群体还影响了艾滋病治疗临床试验的基本程序，有助于削弱双盲研究（指研究人员和参加试验者均不知对方的相关背景），简化从试验到市场的复杂流程。1993 年，美国国家卫生研究院艾滋病研究办公室成立，这在很大程度上归功于"行动起来"和艾滋病行动委员会的施压。[84] 美国对血清呈阳性的人施加的公共卫生限制，即使是最严厉的，也很少接近对其他传染病的要求。比如，对肺结核患者的强制检查与隔离措施，就远比南加州对血清阳性患者的严格。[85] 尽管与某些理论上的标准相比还不足，但生物医学研究和治疗最终为艾滋病争取到了比大多数其他疾病更慷慨的资金。在艾滋病流行的头十年里，联邦政府用于艾滋病研究和治疗的预算就增加了 50 倍，这很难得出结论说社会敌视同性恋、有意忽视其相关问题。事实上也确实如此，最近较为细致的社会调查得出结论，官方对同性恋群体的反应大多不是敌对，甚至不是冷漠。[86] 声称发生了种族灭绝或大屠杀（蓄意杀害，甚至任由艾滋病流行的受害者死去而不管不问）的说法，都是不可原谅的夸张言论。[87]

如果说还有一线希望的话，或许可以从这一流行病帮助同性恋群体融入社会的方式中找到，它将他们面临的诸多问题列入日常政治议程，使他们的身份在流行病灾难中合法化，并且与大多数异性恋者的关系正常化。[88] 正如最乐观的观察家所说的那样，这种流行病可能已经将同性恋群体从"一群被鄙视的无组织的个体变成了一个自我肯定的群体和一场成熟的民权运动"[89]。尽管在艾滋病大流行期间，公众舆论有可能变得更加仇视同性恋群体，但事实上却朝着不同的方向在发展。也许正如某些人所说的那样，说艾滋病提高了同性恋者的存在感是愤世嫉俗的，但毫无疑问，如果没有纳粹大屠杀，以色列也就不会存在。[90]

在艾滋病流行之初，同性恋群体被边缘化（当然现在也是如此），这不仅体现在主流社会的普遍厌恶中，也体现在确切的法律条款中。因为无法结婚，即便是稳定的同性恋伴侣，也难以获得法律针对异性恋者所规定的基本权利。在很多国家，同性性行为根本无法得到法律的认可，即便是认可，允许此行为的法定年龄通常也是偏高的。[91] 但是，随着艾滋病的流行，有时也是流行的结果，许多事情发生了变化。同性恋不再被归类为精神疾病。同性婚姻成为一个热议的话题，在同性恋者之间更是如此：这意味着同性恋在模仿异性恋的行为举止，或者从法律和制度上承认所有的伴侣吗？[92] 一些国家（比利时、丹麦、荷兰、冰岛、瑞典以及 2000 年之后的法国）正式承认了同性恋结合（尽管通常都不包括婚姻）。[93] 尽管在 1997 年，美国有近半数的州宣布同性联姻为非法，但有些州承认同性恋伴侣关系，这至少给予其部分法律利益。到 2004 年，马萨诸塞州允许同性恋者结婚。同性性行为逐渐很少被追究法律责任。虽然 1986 年在鲍尔斯诉哈德威克案中，最高法院拒绝保护双方都同意的同性性行为，但这项判决在 2003 年被推翻。无论如何，美国只有 7 个州保留了与同性恋有关的鸡奸法，且没有一个州因鲍尔斯案而恢复鸡奸法。在许多国家，同性恋者法定的性同意年龄与异性恋者等同，或者至少缩小了差距。[94] 同性恋者的福利保障在社会保险中也变得越来越普遍。

尽管同性恋群体为应对艾滋病的流行而动员了起来，但群体本身的意见分歧也造成了他们内部的分裂。性滥交到底是同性恋身份的关键因素，还是面对致命疾病时的鲁莽行为呢？同性恋者可以分为两类：一类是技术官僚式的，希望通过生物医学疗法，避免对其行为施加进一步的限制；另一类是道德说教家，寻求摆脱自我毁灭的习惯，转而追求"更健康"的生活方式。第一类人成为医疗机构的盟友，而在此前，这些机构被视为同性恋群体的主要管制者以及敌对者。[95] 第二类为道德规训派，偶尔会与那些倡导异性恋的卫道士们勾肩搭背，都相信同性恋的某些行为容易导致感染艾滋病。策略上的差异分化了城市与农村中的同性恋群体，后者中许多人已经和异性结婚，且害怕性取向被曝光。生活在低发病率地区的同性恋者有时会将艾滋病视为大城市的问题，并通过避开其他地方的同性恋者（欧洲人遇见美国人，牛津人遇见伦敦人）来寻求流行病学上的安全。[96]同一国家的同性恋群体也各不相同：旧金山的大都是白人、中产阶级，社群组织完善，而纽约的则来自不同的族裔，彼此之间差异很大，组织管理与政治凝聚力也相对薄弱。[97]

不同国家的同性恋群体也各不相同。除了前文提及的南北差异之外，美国同性恋亚文化（自愿自助的组织，风格夸张的居住区，以及基于性行为、消费模式、居住方式、行为方式和衣着等所确立的身份认同）与中欧和北欧国家的同性恋社群也有区别。在美国，同性恋群体是一种自觉的、有组织的、可识别的社会力量，有别于地中海地区或东欧的同性恋者。尽管后者的性行为与美国同性恋群体相同，但他们仍然更能融入社会，较少按消费方式或居住地分层。总而言之，他们不是一种亚文化。[98]但是，这种分类并不见得完全正确，各国之间也存在诸多差异。比如，英国、德国和北欧地区的同性恋运动就与美国相似，而法国则与之不同，坚持以半共和主义、半地中海风格的方式消除差异。随之而来的是无休止的政治辩论，首先关注的问题是，应该强调普世民权，寻求公正对待同性恋者，还是应该强调差异，接纳同性恋者与主流社会的区别。

各国同性恋运动的组织技巧与自助能力也各不相同。能力最强的一端有美国、北欧、荷兰等国家和地区，中间地带则主要是中欧国家，另一端是地中海地区与那些天主教国家，具体包括法国、意大利、西班牙、爱尔兰、希腊以及葡萄牙等国。[99]第一梯队的同性恋组织发展较早，可以追溯到 20 世纪四五十年代。中欧地区，除了德国之外，同性恋组织一般在 20 世纪 70 年代以前很少。在 20 世纪 70 年代，同性恋运动在英国与法国较为激进，但不久后就陷于瓦解，很少有机构持续至艾滋病流行时期。第三梯队的天主教国家，同性恋运动更是分化严重，缺乏资金支持。

美国介于中间，其大规模的同性恋运动有着值得自夸的历史，但并不将强有力的公共卫生干预视为理所当然，也不那么依赖国家力量。

同性恋者首先在美国动员起来应对艾滋病，在 1969 年纽约市的石墙骚乱（Stonewall riots）*之后，一场有组织的运动开始发展。加拿大、澳大利亚和北欧地区效仿了这一先例。[100]1982 年，"男同性恋健康危机"在纽约成立。紧随其后成立的是洛杉矶的艾滋病基金会与旧金山的香提计划，后者虽然一开始并不是专门针对艾滋病的，但致力于照顾艾滋病感染者。[101]旧金山地区拥有组织最完善、政治影响最大的同性恋社群。尤其是艾滋病刚开始流行时，旧金山地区的受害者几乎都是同性恋者，很少有城镇底层民众、少数族裔、吸毒者等。除了对公共澡堂的处理意见不一外，这座城市的同性恋者积极动员起来，致力于推行协商一致、自由主义的防治模式。[102]旧金山建立的自助性组织——它们强调伙伴关系、门诊护理和临终关怀，以及美国的其他项目在欧洲广受推崇。[103]

北欧与美国的同性恋组织在艾滋病流行之前就已经得到发展，并按自己的意愿组织起来应付这一流行病。在其他国家，如英国、德国，情况恰恰相反。艾滋病的流行和政府应对疫情而成立的组织在先，相关的同性恋者动员在后。英国的同性恋运动在 20 世纪 70 年代声势浩大，但不久后就声势衰落，一直到艾滋病开始流行才有所恢复，特别是为了抗议 1988 年的《地方政府法》，该法禁止宣传同性恋。"石墙"，重要的同性恋维权团体，于这一年成立。《粉红报》（Pink Paper），一份全国性的同性恋群体报纸，也是直到艾滋病已大肆流行的 1987 年才开始创

---

* 这次骚乱始于 1969 年 6 月 27 日一家名为"石墙"的同性恋酒吧，持续了一周左右。它是同性恋者维权历史上的一个标志性事件，其影响很快由美国扩展到世界，促成了维权组织"行动起来"的成立。

办。[104] 与英国类似，法国的同性恋运动很晚才出现，而且效果也不好。在20世纪70年代创建的组织中，无论是"同性恋行动革命阵线"（Front homosexuel d'action révolutionnaire），还是"同性恋者反压迫行动联盟"（Comité d'urgence antirépression homosexuelle），都自称为左派。从20世纪80年代开始，党派色彩较淡、持续时间较长的同性恋组织才陆续出现。[105] 不过，法国的同性恋组织普遍对政府不信任。在英国与瑞典，同性恋组织愿意和政府的公共卫生当局合作，试图说服它的成员不要去献血。而在法国的同性恋组织看来，这种建议根本就是歧视，应进行抗议。[106]

艾滋病组织与同性恋社群的关系在各国也各不相同。在北欧、荷兰、美国和英国（表现并不明显）等地，主要的艾滋病组织都与同性恋社群关系紧密，虽然这些组织也代表其他群体，但主要还是为同性恋者发声。在欧洲大陆，特别是在法国，艾滋病组织的目标是代表所有艾滋病受害者，尽管事实上同性恋者是主要的受害者。毫不奇怪，美国"男同性恋健康危机"的关注对象主要是男同性恋者，"瑞典性平等协会"（Swedish Association for Sexual Equality）与都柏林"同性恋健康行动"（Gay Health Action）都自觉将自己定位为同性恋组织。相对而言，法国的艾滋病防治公益机构艾迪丝将自己定位成一个普遍利益团体，将关注对象扩展到所有艾滋病受害者。不过，法国、德国、英国与瑞士的艾滋病组织的关注对象都不限于同性恋者。在这些国家，以同性恋身份认同为核心的动员与抗击艾滋病的组织是独立的。[107]

法国身处局外，拒绝支持同性恋组织抗击艾滋病。法国启蒙运动提倡普世的自由主义，主张主权在民，并声称对种族、宗教、性别与性取向等的差异毫不在意。这种思想极大妨碍了同性恋身份认同的推进，以及在此基础上的政治动员，它也同样削弱了英美模式的女性权利运动在法国的发展。这也符合法国人的偏好，即让移民彻底融入法国主流社会，而不是让他们保留自己的原始文化，法国大革命期间斯坦尼斯拉斯·德·克莱蒙－托内尔伯爵（Count Stanislas de Clermont-Tonnerre）为解放犹太人而提出的原则——"作为个人，给予他们一切；作为社群，什么都不要给"，现在被法国人用来对待同性恋者。[108] 法国人认为自己的模式可以弥补英美模式（尤其是美国）的巴尔干化与部落化。[109]

米歇尔·福柯、居伊·霍昆盖姆（Guy Hocquenghem，1946—1988）以及其他反本质主义的后现代主义哲学家的论点也深刻影响了法国政治。他们支持法国同性恋者拒绝接受某种程度上是由其敌对方来定义的身份。事实上，法国人试图破坏对身份所作的所有定义。[110] 随着 20 世纪 90 年代早期酷儿理论的出现，上述观点开始产生影响。在他们看来，以性为基础建构身份认同其实就是一种本质主义，并因此质疑英美国家的做法。传统左派拒绝了同性恋者想要得到承认的要求，除了普遍存在的对同性恋的憎恶（或恐惧）之外，另一个理由就是同性恋者似乎不加批判地接受了资产阶级道德观所建构的性取向二分法。酷儿理论出现后，同性恋者不再靠赞美受抨击的事情来颠覆价值观，转而质疑二元化性取向的正确性。[111] 如果固定的性别认同因为多形态的性欲倒错（所有人要么是男、是女，要么是或男或女等）被抛弃，那么曾经建立在所谓"颠倒的性取向"基础上的政治利益也必定会被削弱。后现代主义内部也存在着这样的矛盾：一方面，其认识论从根本上否认了具有较为一致身份认同的主体的存在，另一方面，其政治动员又乐于去接受那些具有凝聚力的，实质上是还原主义者和本质主义者的身份认同模式，以便更好地武装他们的团体进行政治斗争。[112]

对法国政治文化的研究已经超越了传统的说法，即法国与英美等国相比在自我组织方面很弱。[113] 但是，法国历史上有关抗击艾滋病的应对比比皆是，而且是事实。法国的社会运动，不论是以族裔为基础还是以性别为基础，都比其他国家疲弱得多，尤其是远远比不上美国。1979 年成立的"同性恋者反压迫行动联盟"关注的重点也是政治，而非生活方式。这个组织愿意和工会以及政党进行协商谈判，更在弗朗索瓦·密特朗当选总统后强烈要求进行改革。在艾滋病出现之前，法国排斥美国的那种运动模式，不愿意发展独立的同性恋亚文化，而是支持泛异性恋与同性恋群体的性解放运动，这种运动的基础是某种政治上的弗洛伊德主义——宣称同性恋状况普遍存在，任何人都有可能性欲倒错。[114]

一直到 20 世纪 70 年代末，法国本土的"新社会运动"都极为盛行。到艾滋病流行之时，尽管生态运动、保护动物权利运动、女权运动与和平运动等在其他国家出现且逐渐制度化，尤其是在莱茵河和英吉利海峡两岸，但在法国它们却逐渐销声匿迹。导致这种状况的部分原因是传统左派仍然占据主导地位，压制了竞争对手。1981 年，左派政党及其相关组织更是因密特朗成功当选总统而取得胜利。密特朗所属的社会党上台时确实答应过同性恋者的主张，废除了针对他们的各种歧视性规定。但是，不论是传统左派还是现代左派，都对同性恋议题明显没什么好感。[115] 激进的左派政党工人斗争党（Lutte ouvrière）甚至认为，同性恋问题只不过是小资产阶级在工人阶级认同的异性恋之外所寻求的额外消遣而已。他们指出，同性恋者就像性工作者一样，会在工人革命后自动消失，因而也没有必要改变工人阶级对于同性恋者的偏见。20 世纪初的法国女性运动不仅受到保守主义者的阻挠，左派也是重要的阻力，他们担心女性参政议政会让右派得利，也害怕教权会借此扩大影响力。基于同样的政治考虑，在 20 世纪 30 年代，许多左派人士认为同性恋组织和法西斯主义在政治上同流合污，这一观点现在很少得到激进分子的支持。[116] 但是，因为右派基本垄断了堕胎和避孕这两个问题的发言权，所以社会党有策略地试图利用同性恋这个议题并表明立场，以提升政治威信。同性恋群体的选票也是一种政治力量。密特朗成功当选后，警方不再骚扰同性恋群体，也不再突袭其聚会场所。同性恋不再被认为是某种精神疾病，其性同意年龄调至 15 岁，与异性恋等同。上任一年之内，密特朗领导下的社会党迅速修改了法国法律中那些歧视同性恋的条款，给予同性恋群体久违的平等权。[117]

之后，艾滋病来袭。同性恋组织经历了一段艰难的时期，性取向只被视为纯粹个人的、隐私的选择，亚文化群体被视为国家和公民之间非法的干预，强大的旧式左翼政党和组织在一个新的社会运动（现在归为右翼）可能发挥作用的领域里乱作一团。[118] 作为全球化的结果，法国的同性恋运动不可避免地受到美国的影响，因此法国人认为同性恋亚文化是可疑的，且普遍害怕失去他们的民族特性。[119] 由于地中海地区倾向于用性角色（而非伴侣的性别）来定义同性恋身份，因此许多在其他地方可称为同性恋者的男性在法国却不是同性恋者，这会损害同性恋组织的发展。地中海地区的艾滋病患者主要是静脉吸毒者而非同性恋者，所以艾滋病并不能成为同性恋群体的动员武器。[120] 即使进入 20 世纪以后，法国社会也坚定地鼓励生育，这让无法生育者处境更加糟糕。[121] 法国的极右派组织也反对针对同性恋群体的相关措施，不支持动员同性恋群体。国民阵线就谴责同性恋群体与移民群体感染了法国社会，倡导对这二者都采取严厉的管制措施。作为回应，公共卫生当局试图将艾滋病描绘成一种威胁所有法国人的疾病，避免民众将注意力聚焦于高风险群体，也不愿意在职权范围内采取可能的措施，比如将传播行为定为犯罪。[122]

有人认为，在同性恋运动组织有序、力量强大、很有自信的地方，在主要问题并不是社会对同性恋进行污名化的地方，同性恋者较少担心国家的干预，他们欢迎而不是害怕新的法律规定。[123] 不过，这并不是事实的全貌。即便是在同性恋运动影响较大的国家和地区，比如美国、北欧、荷兰等地，同性恋者对待政府的态度也不一样。同性恋组织的组织力量和能力因国家而异。政治动机同样因国家而异，他们首先是美国人、德国人或法国人，其次才是同性恋者——如果在政治意义上有这样一种说法的话。但是，不管国籍背景如何，所有的同性恋运动都不信任官方机构，会记得以往多年法律禁止他们的性习惯、关闭他们的聚会场所、常常侵扰他们的生活。德国的同性恋运动就是典型，他们尤其警惕官方，甚至对异常保守的医疗界的动机也持怀疑态度。[124]

美国同性恋运动的主要成员是中产阶级白人，他们有能力照顾自己，不信任官方组织，尽力维护自己的隐私权，保障公民社会免遭国家干涉。[125] 因此，美国的同性恋运动较为特殊。尽管美国有组织有序、力量强大的同性恋运动，但政治倾向却是自由主义的。与民权运动或少数族裔发起的政治运动不同，美国同性恋者较少通过国家寻求救济，不太关心让当局补救过去的疏忽，更希望得到进一步的法律关注。的确，同性恋群体寻求政府对艾滋病研究和治疗的支持，但在其他方面，其道德定位是自治的团体组织和自我提供基本服务。同性恋群体的这种志愿服务被视为美国独特的文化传统，但也有人批评它助长了政府的渎职与管理的缺位。不管怎样，同性恋群体的志愿服务精神极大地激发了同性恋者的集体意识和团结意识。[126]

然而，即使是在美国，所有同性恋运动的普遍经验法则是，在艾滋病流行期间，他们逐渐克服了对于政府的不信任，要求国家更积极地采取应对措施。[127] 各国同性恋运动的差异对其艾滋病的防治工作有着深远影响。法定举措与同性恋群体的倡议是互助互长的。在同性恋组织出力不多的地方，比如法国，公共卫生部门就必须填补这一真空。相反，在同性恋组织积极介入的地方，其他机构就不用过多费心了。从具体的例证中，我们可以觉察到这种差异带来的影响。关于公共澡堂关闭还是开放的论战很大程度上反映了这些机构的性质。在英国，公共浴室在20世纪70年代就已经关闭；在旧金山或纽约，公共浴场是同性恋者身份认同和活动的焦点，激烈的战斗并没有发生。[128] 在柏林，公共澡堂虽然未被勒令停业，但是其中三分之一在20世纪80年代中期因生意惨淡而关闭，同性恋者经常光顾的"皮革酒吧"也自主关闭过一段时间。在法国，因为假定同性恋者会采取安全性行为，公共澡堂等场所一直在营业。[129] 不过，要到20世纪90年代，法国的公共澡堂才像北美地区那么普遍。[130] 福柯1975年在旧金山的经历表明，比起在加州的所见所闻，巴黎的俱乐部凯勒（Le Keller）太过普通。[131]

各国的同性恋组织都坚信，会吵能闹才能吸引公众和国家的关注，于是不断采用决死示威、用死者的衣服缝制纪念被子、血液喷洒、公开出柜等博人眼球的宣传策略。自20世纪60年代始，这种抗议方式已广为人知——由反文化人士艾比·霍夫曼（Abbie Hoffman）和所谓青年国际党（异皮士）最先开始，不过具体的执行细节是后来定的，它通常遭到更传统的政治活动人士的反感。同性恋政治运动刻意违反标准的游说规则，更不用说那些良好的品味和传统的行为了。比如，异皮士在纽约证券交易所的交易大厅肆意抛撒金钱。"行动起来"还向药品制造商们泼洒血液。黑人自称黑鬼，刻意反抗他们的盟友——自由派白人在用语上的谨慎。为求得宣传效果，同性恋者主动使用贬低同性恋的称呼，于是满嘴脏话不再是偏执者的专利。德国同性恋组织将所有公民都称为"桀骜不驯者"（Recalcitrants），即使是对最不合作的血清阳性者，也要表现他们的团结。[132]

对许多同性恋者来说，这样的运动在政治上是不成熟的，比起艰苦的游说、倡导和说服工作，他们更感兴趣的是做戏。正如昆汀·克里斯普（Quentin Crisp）曾说过的那样："就因为性取向问题要人听一辈子的迪斯科舞曲，这代价未免也太大了。"在美国，第一位自愿公开同性恋身份的国会议员巴尼·弗兰克（Barney Frank），也批评同性恋群体的政治运动过于激烈，不如民权运动那般有纪律和严谨。[133]在法国，可能成为同性恋组织盟友的法国左翼政党也不赞成这种文化挑衅策略。法国的"同性恋行动革命阵线"效仿美国的同性恋游行，在参加1971年的"五一"游行时，其队伍和写着口号的横幅夹在女性解放运动与某高中的行动委员会之间，这让左派人士更加反感。工人斗争党中的许多工会激进分子认为这样的行为愚蠢而幼稚，默认了资产阶级社会将同性恋者定义为边缘人的荒谬论断。在工会激进分子看来，任何以性取向为理由成立的组织都是不可接受的，只有"客观的"社会经济地位才能成为创设相关组织的依据。[134]

同性恋群体能得到好处吗？

同性恋群体主要以性取向来自我认同，这就像犹太人的宗教一样，对其成体系的政治信仰方面并不做具体要求。但是身为受到迫害和鄙视的少数群体，同性恋者竭力想去寻求包容，追求平等公正。在艾滋病流行的时代，同性恋者一方面试图寻求社会大众的协助，同时也致力于阻止官方对其施以法律限制。所有国家的同性恋者都希望有大量的资源投入艾滋病的研究、治疗与护理事业中，同时希望能有不带惩治性的公共卫生举措来防治此类流行病。

与其他艾滋病患者一样，同性恋者希望在进行艾滋病起因等严肃的基础性研究的同时，也能寻找到缓解 HIV 感染最严重病症反应的方法。但是，临床实验的技术性问题却显露出了科学家群体和患者之间的紧张博弈，毕竟，前者担负着构建艾滋病相关知识的长期性工作，而后者只希望尽快找到治疗方法。这种情况下，当齐多夫定于 1985—1986 年间展现出艾滋病治愈成功的曙光时，相关议题开始不再单纯地涉及学术领域了。在艾滋病治疗的双盲试验中，会有一组人服用安慰剂，但是没人知道是哪一组，这在道德问题上显得十分棘手。科学家只是简单地想知道哪种药物会产生效果，但是医生的义务不止于此，他要为所有罹患致命性疾病的患者提供有效的照顾与治疗，这样两者之间就会产生冲突。[135]没有人想要被分到服用安慰剂那一组，因为不会有人想成为小白鼠，通过牺牲自己来成就未来的新疗法。尽管研究者反对打破试验程序会妨碍科学进步，难以产生有效药物，导致更大痛苦，但患者急切需要得到治疗的渴望，以及"行动起来"等团体不断施压的政治信念，往往造成标准化研究程序在政治上很难合理可靠地运作。毕竟，虽然美国尚未批准使用诸如利巴韦林（ribavirin）与葡聚糖硫酸钠（dextran sulfate）等药物，但同性恋者可以从墨西哥或者日本获得，或干脆铤而走险地走私入境。[136]

同性恋游说行动影响巨大，结果之一是放宽了美国食品药品管理局原本较为严格的安全保障程序：试验时间缩短、快速通道研究使得试验药物更早上市，允许进口个人使用的外国药物，并许可那些罹患致命性疾病的不幸人士通过"双轨制"（Parallel Track）获取药物。[137] 虽然这些应急措施受到一定程度的支持与赞赏，但其负面影响也极为显著。缩短试验时间，并以患者为药物的测试对象，这种做法可能会让患者服用有害药物，使其原本病弱的身体遭受二次伤害。在此背景下，美国和德国都有人主张降低新药使用所产生的法律责任，但如果这么做的话，药厂因医生治疗而引起的法律责任也会大为降低。政府一方面要保护患者，为其提供安全的新药，一方面也应该尽量减轻其痛苦，尽快供给新药，要在这两者之间找到平衡非常困难。同样，同性恋者与保守派人士的合作关系也需要采取更为谨慎的政治策略，因为后者在意的不是催促针对同性恋群体的有效药物问世，而是想尽力减少法律规限。[138] 从更为宏观的视野来看的话，可以说艾滋病一定程度上推动了包括消费者与患者在内的较为广泛的权力运动。在艾滋病流行期间，试验药物的流程简化也扩展到癌症、阿尔茨海默病以及晚期多发性硬化症等疾病。人们毫不质疑医生意见的年代已经过去，因为每台家用电脑都可访问 Medline（美国国家医学图书馆开发和维护的一个医学文献数据库）和其他成千上万的信息来源。[139]

针对艾滋病防治所投入的庞大资源显示出同性恋群体的组织优势，也推翻了人们一贯支持的某种说法：边缘群体无法吸引社会大多数人士的普遍关注。[140] 实际上，有不少文章致力于分析用于艾滋病的经费投入是否与该疾病所造成的伤害不成比例，不过也只有最悲观的经济学家才会做这种成本效益分析，这些文章间接承认了同性恋群体说服大众的能力是不容小觑的。保守派人士更是直截了当地指出：艾滋病所获得的资源超过其理应获得的份额。[141] 20 世纪 80 年代早期美国在每例死亡中用于艾滋病研究的费用远远赶不上用于中毒性休克综合征（toxic shock syndrome）和军团病等的经费。但到 20 世纪 80 年代末，艾滋病至少已获得足以支持研究的保障性经费。1990 年，联邦政府用于艾滋病研究的经费达到 16 亿美元，在前一年整个美国有 4 万人死于艾滋病。当时用于癌症研究的经费约为 15 亿美元，而 1989 年美国死于癌症的人数为 50 万。因心脏疾病死亡的人数约 75 万，其研究经费却不足 10 亿美元。用于艾滋病的研究经费是糖尿病的四倍，但每年美国死于糖尿病的人数达到了 3.6 万，至于其他可治愈的疾病，比如军团病，所获得的经费就更不及了。[142] 如果不以每个死者平均获得的经费来考察成本，而是统筹考察疾病是否会导致早逝、是否会对生活品质造成损害等要素，艾滋病带来的灾难确实要严重些，因为多数患者都是年轻人。这样来看的话，艾滋病所获得的经费支持其实与心脏病和癌症差不多，并没有得到偏袒。不过，艾滋病在出现后的 10 年内就获得了这些资源的支持，即使在国际上也大致如此，人类社会对于艾滋病这种新型流行病投入的经费可以媲美其他任何传统疾病，现在来看，只有 20 世纪 70 年代消灭天花所进行的国际宣传活动获得了类似规模的经费支持。[143]

　　积极的区别对待政策只是同性恋者的努力目标之一，避免歧视性待遇对于他们来说同样重要，包括阻止将 HIV 血清阳性者排除在传统福利体系之外、遏制政府采取传统激进的公共卫生举措等。在同性恋者看来，艾滋病防治方式应该以自愿和共识性原则为基础，不应该将早期常见的流行病防治措施张冠李戴地套用到艾滋病防控上。这当中的理由毋庸详述，但细节上还有几点模糊之处需要阐明。

　　一个是关于同性恋者与医学界的关系。1973 年，美国医学界不再将同性恋视为某种疾病，其后，20 世纪 80 年代法国与其他国家也陆续如此，这对于同性恋者来说是个胜利。具有讽刺意味的是，艾滋病的出现重新给了医生群体处理同性恋问题的机会，但这一次是受欢迎的角色。[144]艾滋病不再被当作一种生活方式的选择或私人习惯所导致的恶果，它不再牵涉个人责任问题，只不过是不小心碰上了病毒而已，与道德无关。[145]一直以来就有人呼吁看待疾病时不要带有道德预判。在18世纪晚期，约翰·瓦伦丁·穆勒（Johann Valentin Müller）就认为：假如上帝要通过梅毒来惩罚世人的话，那么他的管教就很没有原则，因为有人没有犯什么过错就感染了梅毒，而且，上帝忽视了更为严重的罪恶，那就是手淫和肛交。19世纪的改革人士也关注到，无辜的梅毒患者之所以无辜，是因为他们不是通过非法性行为而感染的，比如在点钞过程中不小心舔了手指而嘴唇上生梅毒疮，但在道德上却毫无瑕疵的银行职员。针对这些人，改革者希望能减轻其道德负担。[146]细菌学革命发生之后，人们对于疾病的认知开始越来越关注其微生物成因，而不再聚焦于某些据说有害的生活习惯，这也有助于患者摆脱污名化困扰。促使艾滋病患者摆脱个体责任污点的做法也是这种传统的延续，就是将疾病单纯地视为医学与生物学界的某种正常现象，不带有任何道德或伦理色彩。进一步而言，就是要将处理疾病的所有事务托付给医学界。

另一个模糊之处在于，到底传统管制策略的替代方案是什么呢？公共卫生的自愿、以共识为基础的策略将重点放在信息收集与咨询上，以促使患者改变行为，但是，对于很多同性恋群体来说，改变行为具体指的是什么呢？因为在男同性恋者看来，他们当然会坚决反对政府重新实施过去的那种鸡奸法等倾向于限制同性性行为的法规。在20世纪六七十年代，男同性恋者形成了具备族群特征的性习惯，要其改变行为，就得让他们抛弃这种性习惯。对此，很多人认为，男同性恋性行为是与异性恋性行为完全不同的，差异不仅在于对象的性别，更涉及欲望表现的本质、变化、强度和频率，假如降低风险指的就是禁欲、维持单一性伴侣或放弃较为狂野的行为，那么其实就是等同于限制男同性恋者的性行为。假如男同性恋性行为本身已经超越了异性恋的标准，那就只有完全禁欲才算得上是安全性行为。[147] 如果真像福柯与霍昆盖姆所说，男同性恋性行为的目标是要打破性愉悦的固有认知，那么安全性行为就像是买了站台票，然后目送其领导人去争取革命的德国社会党人那般从容不迫了。不过也有人认为，改变当代社会男同性恋群体多样化及无比混乱的性行为只不过是其中一种解决方案而已，这种性行为总体而言只是源于某些特定的历史背景，因此，导致这种背景的幕后意识形态也应接受系统化的清算变革。

这样看的话，行为改革其实牵涉更为宏观的问题，比如同性性行为的本质是什么？同性恋的身份认同又是什么？其中最为关键的问题是：滥交到底占什么样的地位？是不是同性性行为的核心呢？是否就像作家约翰·雷支（John Rechy）所说的那样，性生活的混乱是一种"革命的正当形式"，我们会接受这种说法，从而使得男同性恋者成为性相关领域的法外之徒吗？[148] 或者当我们在面对这种流行病威胁时，应该改变那种只追求自我享受却充满自我毁灭的行为吗？这又会引发针对肛交问题的探讨，其实早在人类了解到有 HIV 存在之前，肛交就已经被认为是流行病学上的高风险行为了。但是，肛交是不是男同性恋性行为的明显目的呢？毕竟，它打破了传统性行为中主动与被动的性别主义僵化模式，这是异性恋者和女同性恋者无法做到的。[149] 不过，也有人认为，肛交只不过显示出男同性恋者没有能力去创造新颖的性爱模式。"二战"后，这种性行为在男同性恋者之间广为流行，现在却成了高风险行为，引起了很多难以处理的冲突。许多人彻底地戒掉了这一行为，而没有戒除这种行为的人，假如又没有使用避孕套的话，就需要接受伙伴们的批评，因为他们沉浸于追求不合时宜的放纵狂欢，需要冒天大的风险。[150]

此外，如何处理澡堂、酒吧里的"小房间"以及桑拿浴室这些病毒感染风险高的场所，也容易引起争论。那么，与陌生人或多人性交等放纵活动，是不是男同性恋身份认同的核心要素呢？又或者既然这种混乱的性生活是自我毁灭的，那么理性人士在面对致命疾病威胁时会不会主动避免呢？[151] 一般来说，赞成关闭这些场所的人都以公共卫生为主要理由。因为澡堂是商业性机构，在公共场合行为不检，官方是理应对其进行管辖的。但是反对关闭这些机构的人则认为，一旦关闭的话，就会疏远那些真正需要改变行为的高危人群，迫使高风险行为回归私人场所，因而丧失一个可合理管控以便倡导进行安全性行为的重要场所。[152] 除了公共卫生因素之外，对此问题的考量还可扩展深化。毕竟，澡堂发生的性行为与一般性及私下发生的性行为是完全不一样的，它象征着男同性恋者对于性爱共识性价值的反抗与颠覆。[153] 因此，关闭澡堂不单纯是公共卫生问题，而是去掉男同性恋身份认同的核心要素，如同禁止结婚以对抗性病的措施那般激进，又或者像 1832 年波森地区（Posen）的宗教人士下令关闭净身池，让遵循传统习俗的犹太妇女在经期结束后无法净身，进而不能与丈夫发生关系，以此来防治霍乱那般"富有创意"。[154]

许多美国的男同性恋者反对旧金山与纽约地区关闭澡堂的做法，谴责那些关闭澡堂的人是"法西斯主义者"，这是带有明显贬义色彩的。[155] 更过分的是，兰迪·希尔茨因为写了《世界照常继续：政治、民众与艾滋病的流行》（*And the band played on: Politics, people and the AIDS epidemic*）这部反映艾滋病问题的大众历史书，而在旧金山的卡斯特罗街区（Castro）被人吐口水，理由是反对兰迪将男男性行为作为艾滋病起因的观点。此外，拉里·克莱默也因为批评男同性恋者的性泛滥问题而引发争议。1982 年，理查德·伯克维兹（Richard Berkowitz）与迈克尔·卡伦（Michael Callen）发表的文章《我们知道我们是谁：两个同性恋男士向混乱性生活宣战导言》（We Know Who We Are: Two Gay Men Declare War on Promiscuity）也引起巨大反响，导致谩骂声四起。[156] 在德国，电影制作人罗莎·冯·普汉（Rosa von Praunheim）通过扮演男同性恋群体中的著名人物——意大利修士萨佛拉罗拉（Savonarola），反对世俗化的享乐。相对而言，此时法国的同性恋自我批判浪潮并未出现，待到其显露苗头时，国家为保障社会稳定已不敢轻易批判了，甚至文化批评也常以美国为批判对象。针对男同性恋的抨击也转移到了美国，不过美国那里对于安全性行为的批评只不过是它自己发明的清规戒律而已。[157]

对此，马丁·丹内克尔（Martin Dannecker）等著名同性恋性学家认为，性革命中倡导将性与爱分开的做法有点矫枉过正了，不管是同性恋还是异性恋都是如此，而同性恋群体早在艾滋病流行之前就已经准备好让两者紧密联系起来。瑞典政府对此原则给予了认可，指出男同性恋性行为令肉体与情感分离，并以此为关闭澡堂的行为辩护。一本和此主题相关的书籍也探讨了这个问题，作者加布里埃尔·罗特罗（Gabriel Rotello）声称，男同性恋的生活方式是他们成为艾滋病主要受害者的重要原因。[158] 新贞操观的批评者认为只有讨厌自己的同性恋者才会批判滥交，在心理上认同异性恋压迫者，接受异性恋文化中一夫一妻制、忠诚和性节制等观念。公共性行为与公共卫生必然是相互冲突的。[159]

在美国，佐治亚州与纽约市的澡堂都被勒令关闭，旧金山则是严格管制了一段时间之后才最终关闭。即便如此，旧金山湾区几个较小的集镇以及洛杉矶的澡堂至少还维持运营了一段时间。[160] 虽然瑞典的同性恋组织一开始试图为澡堂确立安全性行为的准则，做好诸如重新装潢以改善照明、设置没有门的交往公共空间以及堵塞用于寻欢的厕板洞等，但是政府还是没有批准这种做法。于是，瑞典关闭了所有能允许相识的访客有机会进行性接触的场所，不管是同性恋还是异性恋都是如此，其中也包括澡堂，这种机构于 1987 年正式全面停业。[161] 除了德国巴伐利亚州以外，瑞典几乎是整个欧洲唯一一个实施了这种措施的国家（地区）。此前的 1984—1985 年的冬天，法国警方曾以刑法中禁止在公共场合行迹放荡为由，关闭了巴黎以及部分省份酒吧的"小包间"。[162] 但总体而言，除此之外法国并未采取过多管束同性恋者的措施，这点与荷兰的做法较为相似。

安全性行为是要求高风险人士自愿改变行为的最终目的，但这也容易引发争议。对于安全性行为来说，最关键的就是要在肛交中使用避孕套，这虽然或许并不是性爱中最诱人的附加条件，但人们通常都承认使用避孕套是在追求相对较低风险的娱乐时所必须付出的微小代价。支持者们认为，与限制性伴侣人数等防治方式相比，安全性行为在不强求剧烈改变原有行为方式的前提下，就能够达到预防艾滋病的目的，只需要戴避孕套而并不要求忠诚。因此只要每个人都做好保护措施，将自己或他人当作 HIV 血清阳性者般谨慎对待，那就不需要其他介入性措施或改变原有习惯，也能做到洁身自好，避免疾病。[163] 不过，也有许多人想以更为普及性的方式去规范和约束同性性行为，在他们看来，避孕套恰恰是问题的关键。在他们看来，正是因为避孕套的使用，人们才认为肛交是同性恋的一种特有习惯，并得以维持强化。对此，荷兰的公共卫生当局表示反对，认为肛交本身就是一种恶劣的高风险行为，希望同性恋者能彻底戒除这种习惯。此外，也有人认为需要降低进入式性行为在同性恋性爱中的地位，强调需要推广所谓的安全性行为规范，因为在他们看来，不一定非要将在爱人体内射精视为同性恋性行为的最终目标，其他非进入式的性行为也可以适当倡导，摆脱其只能作为前戏或替代品的附属地位。[164]

　　澡堂、滥交与安全性行为等问题构建出同性恋动员核心中更为普遍性的问题，那就是追求解放与合法化。那么，究竟同性恋者动员起来的目标是要发展出一种独特的身份认同，以挑战异性恋占主导的社会现状，还是要自觉融入主流文化所定义的基本社会语境中呢？[165] 同性恋婚姻清楚地昭显了这种两难境地。除了法律上需要追求平等待遇之外，同性恋婚姻更是牵涉到了继承、移民、保险、租赁、医疗、领养等系统性的实际与技术上的诸多难题。对大多数同性恋者而言，艾滋病悲剧性地突出了这些权利的重要性，因为濒临死亡的同性恋者人数众多，他们最后竟然发现自己无法履行彼此守护的诺言，合理合法地照顾伴侣。[166] 不过从另一个角度来看，问题的关键或许不在于财产或其他婚姻规定的权利，而在于单一性伴侣和忠贞。同性恋婚姻是否能够让社会接纳同性恋者，将其当作一般公民，与异性恋者享有同等的权利与责任呢？或者同性恋婚姻妄想将资本主义社会的规范套用到业已跳出主流社会的边缘群体身上，无论怎样做最终只是徒劳吗？有关这个问题的争论是多元文化主义的常见议题，多元文化主义的意义就是融入越来越同质化的群体吗？需要徒然地积极维护那些日益边缘化的差异，就像是在一群主流公民都普遍有着说英语、去迪士尼乐园游玩、无固定宗教信仰、上公立学校等特征的平淡如水的文化中，坚持加入大蒜，保留收音机频道里的墨西哥班达音乐，偶尔也诵读几篇民间传说吗？又或者是不是可以这样认为，其实多元文化主义代表了不同部落之间的冲突，它们彼此之间的习俗惯例本质上就完全不同，甚至还互相仇视与厌恶呢？比如，难道宽扎节（Kwanzaa）*就是指穿着非洲传统的肯特布料衣物来庆祝圣诞节吗？而所谓光明节（Hanukkah）**难道就是戴着犹太男子的圆顶小帽来庆祝圣诞节吗？还是两者从本质上就是完全不同的？

这种争论使得人们对于同性恋社群的本质问题提出新的疑问。从流行病学的视角来看，同性恋群体爱好迪斯科舞曲、变装秀、排扣型牛仔裤等特征显然不是传染病风险提升的因素，高风险人群也不见得外在表现都像是同性恋的身份认同者。尽管改变相关高危行为的宣传有必要从同性恋社群内部开始，但也必须牵涉到社群外的人士才能达到较好效果。而假如有人不愿意承认自己是同性恋，有意隐瞒自己的性取向，那么试图通过同性恋组织来进行预防艾滋病的宣传反而会起到负面作用。为让宣传范围覆盖全体与男性有过性行为的男士，到20世纪80年代中期，目标对象较为狭窄的美国同性恋群体越来越受到忽视，以至于政府开始将不同文化背景的社会运动者统筹纳入较为宽泛的艾滋病服务体系中。[168]美国之外，其他国家的艾滋病组织尽管也大都以同性恋运动人士为主导，但通常也包括其他群体。

还有个问题是，如果改变行为就意味着需要劝导同性恋者选择较为符合主流社会文化认同的性行为方式，并将之作为其所追求的非惩戒性公共卫生措施的交换条件，那么这笔交易对于同性恋者来说划算吗？委婉点说，这就等同于官方在发布要求，试图约束同性恋群体的兽性欲

---

* 非裔美国人的节日，又叫果实初收节，庆祝活动持续七天，从12月26日至1月1日。

** 犹太教的一个节日，又称哈努卡节、修殿节、献殿节、烛光节、马加比节等，是为纪念古代以色列人反抗希腊侵略者并取得胜利而设立的。

望，换取政府采取以共识为基础的艾滋病防治策略。那么，在让同性恋者参与决策和规范行为的过程中，政府是否会赋权给他们，让他们成为政府决策的伙伴呢？还是要使得他们变成犯罪典型呢？保守政府让同性恋者参与决策，是否代表着同性恋群体业已成为一股新型政治力量呢，还是政府只是在做做样子拉拢他们而已？右翼谴责肛交等有违自然主义的行为，而公共卫生机构虽然披着开明、自由与民主的外衣，却仍然设法劝阻这些行为，或让他们至少要使用避孕套等来隔绝风险。传统的传染病防治手段会想方设法强迫同性恋者杜绝一切有风险的行为，而现代则以共识为基础，在进行公共卫生管制时适当接纳同性恋者的意见。一旦同性恋者进入主流社会，他们也会面临抉择，这是所有公民在民主政治初始状态必须回应的问题：是保持健康还是接受被公众排挤？法国革命者甚至将健康的生活状态定性为民众有资格获得民主国家公民权利的前提，并以此为基础建立了公民权利与义务关系的阐释体系，规定人们要想获得公民资格，必须接受普遍征兵制，还要保持健康。在此，清醒、禁欲与坚持适度原则成为民主国家获取公民权利的必要箴言，这种非官方形式的管控，使得此前绝对主义政权需针对民众施加外力限制变得全无必要了，因为过度的食欲和性欲最终成了罪恶的表现形式。那么，男同性恋者现在愿意像异性恋与女同性恋者那样，培养一种在性方面忠贞且节制的美德吗？这也是因人而异的，对于许多同性恋者来说，流行病学上的诸多坏习惯对他们而言也是一种公民与个人自由，但对另外一些同性恋者来说，他们是愿意为能较为充分地融入主流社会而做出改变的。

正是因为同性恋社群本质的模糊不清，才多少可以解释为何在公共卫生视域下，同性恋者对于艾滋病的反应会缺乏相应的判断力，且不能对之持理性态度。各国同性恋者都很自然地认为，政府最初抑制艾滋病的种种做法都是针对他们的借口，目的是要将他们推到社会的角落与边缘处。许多同性恋者为此甚至低估了艾滋病这种流行病的危害程度，准确来说是大多数人都持这种看法，部分同性恋者更是认为根本没有必要小心翼翼地限制某些高风险行为。[169] 由于同性恋者的身份认同与其性行为紧密相关，因此改变他们性行为的设想不只是要谨慎地劝导同性恋群体规避风险，更是要求他们扭转对于正统同性恋概念核心本质的理解。[170] 米歇尔·福柯的相关论点非常明显地体现了这种做法的难处：是要臣服于追求世俗愉悦的冲动呢，还是要小心翼翼地采取中产阶级所倡导的那些诸如谨慎、禁欲、风险规避等美德，以延迟最终死亡时刻的到来呢？[171] 因此，同性恋运动对于现代化、着力克制自我欲望的中产阶级生活方式构成了挑战，借由性革命而受惠的远不止同性恋群体。

艾滋病的"去同性恋化"

艾滋病作为流行病的特点是先袭击了某个特定的群体，然后从那里向外扩散传播。这就意味着即便预防措施最先是针对同性恋群体的，之后的目标也要相应扩大。不过，我们这里所说的艾滋病的"去同性恋化"究竟指的是什么呢？

一个方面，"去同性恋化"意味着要从正常化、普世主义、异性恋主流文化等角度来重新认识艾滋病，让一般民众也做好针对此疾病的预防性措施，了解其危害，让那些原本饱受鄙视的少数群体获得更多同情与宽慰，确保艾滋病的照料、治疗与研究能够获得更多支持，尽可能减少不受主流社会待见的边缘群体受到不平等的严苛对待，并可回避当政府专门针对同性恋性行为发表意见时所面临的尴尬处境。不过，也有人以尖酸的口吻强调，这其实是将艾滋病贴上"大家都有风险"的标签，无非就是想求得更多的金钱支持而已。[172] 在 1986 年，英国的公共教育宣传就刻意地将艾滋病普世化了，希望以此种方式降低民众对于高风险少数群体的厌恶。瑞典也有很多人支持将 HIV 筛查对象扩展到高风险少数群体之外的其他民众，比如怀孕的女性和军人群体等，目的是让大众能够以平常眼光看待艾滋病，减轻它所带来的耻辱感，也就是将"蓬蓬头彼得"效应（Struwwelpeter effect）* 放置于特定的公共卫生语境下，将相同规定扩及所有人来弱化针对某些特定人士的负面想象。[173]

不过，也有人指出艾滋病的"去同性恋化"分散了注意力，使得大家不再关注艾滋病的主要受害者，而是将资源浪费在那些并无必要但却又偏偏杞人忧天的健康民众身上，而且许多教育宣传的对象其实都是已有艾滋病相关认知或感染风险极低的人群，压根没有必要这么做。[174] 比如，英国针对艾滋病的教育宣传就很少专门针对同性恋者，但在通报的最终染病病例中，却有八成是同性恋者。[175] 与之类似，瑞典的教育宣传也几乎没有专门针对高风险群体，通常大多数参加大规模 HIV 筛查的是感染风险最低的民众，美国针对最低风险人群所花的教育经费也高达 1 亿美元。[176] 这样，艾滋病认知与应对策略普世化所造成的两难局面非常明显：一方面是因为照顾对象的扩大而得到了更广泛的政治支持，另一方面又因为目标对象模糊，导致了防控效果的弱化。[177]

---

* 《蓬蓬头彼得》（*Struwwelpeter*）是德国家喻户晓的经典儿童绘本，最初是德国心理医生海因里希·霍夫曼亲手绘制送给儿子的圣诞礼物。说是礼物，但其实里面都是吓唬熊孩子的招数。虽然有人认为此书残酷对待犯错儿童有些臭名昭著，但它对后来的许多儿童读物都有影响。

不仅如此，艾滋病"去同性恋化"的政治影响与背后理念也是极为复杂而难以阐明的，它虽然有可能会增加资源的投入，但也极有可能让同性恋群体成为民众集中发泄不满的憎恶标签，促使整个社会将他们视为"传播新型瘟疫的老鼠与跳蚤"，认为他们对所有人都造成了伤害。[178]在20世纪80年代晚期，英国曾有人怀疑同性恋者试图要维持自身的诸种习惯，因此反对将艾滋病威胁进行普世化宣传的政策。法国政府于1986年宣称防治艾滋病乃是举国共同关注的大业，以此来制衡右翼政治势力将艾滋病政治化的策略。[179]一般说来，如果有人看到艾滋病会通过日常生活而接触传播，可对所有人造成威胁，那么也就有足够理由去实施严格的防护性措施了。为强化此类举措，主流的艾滋病防治运动会让保守且带有基督教色彩的右派分子与激进人士等水火不容的势力联合起来，组成向着同一目标前进的政治联盟。[180]对这些保守人士来说，艾滋病威胁的普世化倾向是分量很重的道德大锤，可以严惩导致现代社会堕落的真正罪魁祸首。在他们看来，罪恶的报应并不只是降临在诸如同性恋者等无可救药的人身上，也会殃及普通民众，因此有必要鼓励所有人遵守特定规则，服从权威引导。

因此，就西方世界来说，一旦牵涉艾滋病，同性恋群体就成为重要的利益攸关团体。比起那些同样饱受艾滋病摧残的少数族裔群体，同性恋更有机会发挥其强大的政治影响力。相对而言，欧洲的少数族裔更少，又有许多移民甚至都没有取得正式的公民身份，于是大家都不指望这些在政治上并无组织的人能取得什么样的成就，实际表现也确实不佳，相关斩获很少。但是在美国，少数族裔的无所作为并非可以预见的，但无论怎样，同性恋群体与包括少数族裔等势力的差距还是太过显著了。而且，以黑人和拉丁裔为典型代表的少数族裔并不认为他们需要就艾滋病问题进行组织和动员，以便争取相关权利，在他们看来，艾滋病只不过是他们所有悲惨遭遇的微小组成部分而已。此外，艾滋病与同性恋某种程度上密切联系的事实，也使得同性恋群体与少数族裔之间无论是在政治、社会还是在性行为等领域都容易发生冲突。运动主导者通常蓄意给那些从属性团体贴上性欲高亢的标签，黑人就深受这种负面形象的困扰，不过尽管许多黑人都否认这种标签，但也有部分人士以这种特色为荣。毕竟，虽然早期不管多么高超的性技巧，或者多么优越的身体素质，这些特质都是受到贬抑的，但是，随着文化风气呈现色情化倾向，近年来这些特质越来越受到赞赏了。不过，当有人指出黑人选民特别容易感染性病时，主流社会的黑人社群领导人的反应通常都还是比较激烈与敏感的。

总的来看，黑人对于自身群体中出现的同性恋者怀有矛盾复杂的心情，拉丁裔的表现更是如此。从某种程度上而言，黑人与拉丁裔的文化都是以传统的眼光来看待同性恋者的。在他们看来，同性恋者不属于有着男子气概的男性群体，也不属于被动顺从的女性角色。在黑人和拉丁裔群体中，即便自己因和男性发生性行为而感染了艾滋病，他们也坚持认为自己属于异性恋者，这个比例要比白人高出数倍之多。[181] 在大多数同性恋群体看来，黑人与拉丁裔厌恶同性恋的情绪似乎比白人还要厉害。[182] 而从另一方面来看，少数族裔组织者都知道同性恋群体的资金充足，对于争取他们这些少数派选民兴趣显然不大，因此很难因共同的流行病学困境而结成联盟。比如，当同性恋群体游说保险行业，避免排斥那些 HIV 血清阳性者正常投保时，华盛顿特区某个由六百名基本教义派黑人组成的团体就旗帜鲜明地拒绝了同性恋群体的倡议。[183]

除此之外，还有令人头疼的静脉注射吸毒问题，这在少数族裔群体中显得尤为严重。不过，艾滋病与毒品之间的关联很可能会造成误解。毒品注射针头的以旧换新计划主要目标是降低吸毒者传染接触对象，实际上默许了吸毒者的行为，因此民众可能会认为这项计划压根不愿意协助吸毒上瘾者彻底戒除这种自我毁灭的恶劣习惯。而黑人与拉丁裔对此的解读更进一步，强调这种计划带有默许吸毒成瘾的成分，明显地昭示出整个社会对于少数族裔的蓄意忽视。还有一种极端看法认为针头的以旧换新计划是某种形式的种族屠杀，意味着政府会对少数族裔吸毒者的死亡坐视不理，只要保证他们不危害社会其他人就行。即便是持温和立场的少数族裔群体领袖，也认为政府之所以突然开始关心毒瘾问题，并不是完全出于利他主义的考虑，不过这也是可以理解的。[184]

人们很难相信毒瘾者能够理性地追求社会利益的最大化，更何况他们是较少拥有组织才能的，毕竟，假如他们能够为自己供应针头，容易引发争议的针头以旧换新计划也就没有出台的必要了。[185] 但从某种程度上看，毒瘾者也有可能会组织起来，接受为其提供治疗与咨询意见的专业人士指导，尽力实现他们所关心的目标。最早的毒瘾者组织在 20 世纪 70 年代的荷兰创建，替代疗法也是那时候出现的，此后德国与澳大利亚也发展出了较为强大的毒瘾者组织，法国这方面的势力则较为弱小。美国也出现了类似的组织，比如巴尔的摩的"街头之声"（Street Voice）与纽约的"针对药物滥用的预防和治疗协会"（Association for Drug Abuse Prevention and Treatment）等团体都是这种类型，后者主要是由立志戒毒者与充满同情心的卫生专业人员共同设立，目的是为艾滋病相关处理方案与政策讨论提供补充信息和参考意见。更加值得一提的是，在 1992 年，亦即"毒瘾者欧洲利益团体"（European Interest Group of Drug Users）成立后不久，全球性的毒瘾者组织也开始出现，被称为"国际毒瘾者网络"（International Drug Users Network）。[186]

　　虽然现代科学能够检测出血液中的 HIV，但是仍然有许多血友病患者被输入带有 HIV 的血液，为此众多血友病患者也陆续组织起来。不过，跟男同性恋群体一样，血友病患者的目标也不是很明确。就像同性恋群体希望维持其原有的性行为模式一样，血友病患者也希望能确保维持他们所看重的行为模式，那就是可以正常输入血液制品来治疗血友病，尽管越来越多的证据显示这种行为可能是有害的。血友病患者还需要面临这样一个看起来令人感到绝望的困境：使用凝血因子Ⅷ和Ⅸ与其他血浆浓缩物可使他们免于低温沉淀物的不便，更不用说全血输血了，从而有望过上类似正常的生活，但是这项技术也会带来极大隐患，让他们感染艾滋病的风险增加 1000 倍。从流行病学角度而言，血友病患者是所有艾滋病高风险群体中血液交换最为频繁的群体。1982 年，美国血友病组织还曾拒绝接受疾控中心所展示的证据，否认艾滋病与血液交换有关，害怕如果承认这项证据的话，他们会回到此前较为原始的治疗方式。法国与德国的血友病患者协会还试图争取普及性地使用血液浓缩制剂，将之作为血友病的现代治疗模式，认为这是血友病患者理所当然的权利，而在当时，关于血液有可能会带来风险的警告性提示已然开始出现。事实证明，法、德等国血友病患者出于政治考虑而选择的立场最终演变成一场流行病灾难。[187]

　　血友病患者组织通常都非常依赖医疗机构，并与之联系紧密，害怕与其他社会地位较低的患病群体归为同一类型，这也阻碍了它们潜在的激进主义。法国等国家消费者争取权益的方式还不成熟，这也导致血友病患者无法争取有利于其权益的改革。尽管西方国家的血友病患者组织就输血所造成的伤害提起过集体诉讼，但并未围绕艾滋病展开更广泛的动员。由于日本规模相当大的艾滋病感染者都是血友病患者，因此日本的血友病患者组织有力地影响了政府的决策。其他国家也逐渐发展出越来越激进的组织，针对医药企业和医学界发出愤怒的呼声，认为它们背叛了患者的相关权益。[188]

在艾滋病流行之后，不管是荷兰与德国等性产业完全合法且获得规范管制的国家，还是诸如美国与瑞典等基本上性产业受到严格禁止的地方，形势的发展都使得那些性工作者可能需要发展出能争取自身权益的代表。许多人都认为性工作者成为 HIV 携带者的概率非常高，因此理应对他们进行特殊管制，但性工作者却不认可这种观念。在他们看来，无论是撇开性工作者额外花钱去实施无保护性行为的客户，还是本身就性生活混乱的放荡不羁人士，他们的染病概率都不比性工作者低。[189] 在艾滋病流行之际，性工作者也趁着人们普遍关注他们的机会，重申了他们长久以来的诉求：避免警方的骚扰，享受与普通职业同等的个人权利与社会保险福利等待遇，当然他们也承认自己有向国家缴税的义务。

女性群体同样受到艾滋病的极大影响，艾滋病甚至可能是促使她们进行动员的基础性前提。随着整个社会开始认为艾滋病会对所有人产生威胁，女性群体通常会为此受到批评，这在不发达地区表现得尤为明显，因为那里的艾滋病通常都是通过异性性行为而感染的，且这些地方还是以父权制为基本价值观。[190] 处于受压迫的地位使得女性较容易感染艾滋病，而贫穷也会迫使她们通过色情服务来赚钱。[191] 她们无法要求性行为对象采取保护措施，即便害怕染病也无法拒绝不安全性行为。除非有办法迫使男性保持忠贞，那么不管劝导有多么艰难，女性都必须要求其伴侣使用避孕套。这种情况下，发展出与避孕套不一样、专为女性服务的肉体阻隔工具或阴道消毒产品等新型预防技术显得很有必要，有利于女性合理地根据身体需要而自由选择。[192] 接触者追踪也和女性息息相关，男同性恋者与毒瘾者可以很快就发觉自己属于高风险群体，而女性则是因为伴侣存在着潜在的感染风险而成为高风险群体，但她们自己可能毫无察觉。这样来看，女性群体是实施性伴侣身体情况通报原则的最大受益者。[193] 而且，一旦感染艾滋病，女性也会受到其他各类妇科疾病的侵袭。但由于相关机构害怕承担怀孕分娩问题的系列责任，药物的测试通常不允许女性群体参加。更糟糕的是，由于现有研究大都专注于艾滋病对于男性的影响，女性的相关症状时常会被忽视或低估。有时候，女性甚至无法享受到正常的社会保险福利，因为这些福利是根据男性的相关症状制定的。[194] 针对女性的安全性行为宣传缺乏针对男同性恋群体的那种锋芒和大胆，究竟造成这种状况的原因是由于女性权益主导者的胆怯和性别歧视，还是由于女性本身就对与性相关的话题不感兴趣，抑或是担心引起反色情化女性主义者及其他保守派人士的批评，仍未有定论。[195] 当然，如同第四章所探讨的，围产期的感染也让女性成为受害者。

第九章　民众的利益是最高的法律

公众舆论会影响政府应对艾滋病的方式，但公众舆论的效果反过来又受政府体制的影响。普通民众对于艾滋病的恐惧到底对政府后续举措有多大影响呢？如何抵制以牺牲弱势的少数群体为代价而采取的简单粗暴的解决方案？

从过去来看，面对流行病，公众毫无例外都会感到恐惧与担忧。民众通常要求当局采取果断甚至严厉的措施，也急于去寻找和指责替罪羊：中世纪时，把鼠疫归咎于犹太人；18世纪90年代，把黄热病归咎于住在费城的日耳曼移民；19世纪30年代，将霍乱大流行归咎于穷人、耶稣会士与医生；19世纪90年代，将天花归咎于澳大利亚和美国加利福尼亚的华人劳工；1914年，将脊髓灰质炎归咎于美国的意大利裔群体；世界各地都将梅毒归咎于性工作者。[1]这种习惯一直延续到艾滋病流行，外国人、黑人、同性恋者、海地人、性工作者、双性恋者、吸毒者和其他各类"他者"都受到敌视和指责。艾滋病刚开始流行时起源不明，又被认为是致命的，会使这种情况更为严重。艾滋病常常侵袭社会底层弱势群体，且通常与肛交、性交易、吸毒等受人谴责甚至违法的行径有联系，因此大大助长了人们对其的偏见与污名化。血友病长久以来都是饱受污名的疾病。这种新型的、非选择性的疾病所受待遇并没有更好。正如一位社会观察家所言，许多疾病已经使患者成为某种被污名化的群体，但艾滋病是第一个选择已经被污名化的群体作为受害者的流行病。[2]

　　这种关于疾病起源的阴谋论通常非常引人入胜但毫无根据。在极右派人士看来，艾滋病是同性恋人士生活劣习的恶果，或是现代生活整体性堕落的代价。狂热的左派分子更愿意相信：HIV 是美国中央情报局或五角大楼研发的生化武器；艾滋病是政府针对同性恋群体与非洲人的种族屠杀企图；政府有意识地在囚犯群体中扩散这种病毒以削减开支；这种病毒是医药公司为开发新市场而发明的。[3]共和党众议员威廉·丹内迈尔在 1985 年宣称，为了抗议艾滋病有效疗法研究进展缓慢，同性恋群体故意捐血对血库造成污染。这种牵强附会的指控变得更加可信，主要还是由于当时确实存在某些同性恋群体领导人向社会发出了"血液恐怖主义"的威胁。此外，德国的恐怖组织"新癌症力量"（New Cancer Power）试图利用 HIV 来对抗重要的政治人物。[4]这些病毒阴谋论的解释也常常与上帝扯上关系。各国的宗教原教旨主义者都相信艾滋病是某种形式的天谴，主要用来惩罚那些不道德的行为。美国基督教福音派领袖杰瑞·法威尔（Jerry Falwell）和道德多数派（Moral Majority）、丹麦的内在使命派（Inner Mission）、英国犹太教区的首席拉比以及各国的天主教会，都宣称艾滋病揭露了自我实现这种现代价值观的腐朽本质。[5]

　　每个国家为艾滋病所选择的替罪羊不尽相同，就像当年各国针对梅毒的定义相差甚远一样。在北美，艾滋病最初被认为是海地人特有的疾病；在苏联，艾滋病是西方和资本主义特有的疾病；在印度，艾滋病是非洲人的疾病；在日本，艾滋病是所有外籍人士的疾病。瑞典则忧心生活散漫的哥本哈根（北欧的淫城"索多玛"）的居民。东欧和冰岛警告本国公民不要与国外人士发生性关系。挪威女性则被告诫不要与非洲人发生性行为。[6]不过这种寻找替罪羊的现象也有其讽刺之处：美国人急于针对国外人士进行病毒筛检，试图将艾滋病御于国门之外，但其实自己就是 HIV 的净出口国，被大多数国家视为危险的病毒载体。美国同性恋者常被欧洲同性恋酒吧拒之门外，沙特阿拉伯也会针对美国游客进行病毒筛检，里约热内卢的公共卫生官员担心那些前来参加狂欢节的美国游客会带来病毒。[7]不管这些做法有多少合理性，都反映出对于艾滋病的偏见无论在哪里都存在。不仅是白人害怕黑人，或第一世界害怕第三世界，西方人在亚洲、非洲人在印度、第二世界的公民在第三世界都常常被污名化。[8]非洲人与南美洲人对于国外人士满怀警戒的同时，其他地区的民众也对他们小心防范。每个西方人那里都流传着非洲人与绿猴性交的故事，有人怀疑发现艾滋病的美国科学家罗伯特·加洛（Robert Gallo）是同性恋者，因此蓄意抹黑非洲人，传言说变态的西方人用高价收买当地卖淫者与他们受感染的狗性交以促进病毒的传播。[9]

　　如同对待过去的流行病一样，社会大众一开始将艾滋病比作鼠疫，可通过不经意的接触传播，需要采取严格的预防性措施。各国的调查都显示出民众对于患者有着持续恐惧与不信任，倡导采取严厉措施。[10]1986年，美国著名的经济学家林登·拉罗奇对加利福尼亚州进行民意调查，发现相当数量的民众（29%）支持针对高风险群体进行严格管控。美国其他州的居民也有类似的恐惧。[11]在德国，大多数民众支持对高风险群体进行限制，强化移民管控，惩罚传播病毒的行为，强制通报患者信息。[12]1987年，英国的民意调查显示：民众普遍支持将同性恋定性为犯罪，强迫艾滋病患者绝育，筛检不忠诚的性伴侣，隔离那些病毒检测呈阳性的人士，将血清阴性视为外籍人士入境的基本条件，赋予健康民众拒绝与艾滋病患者共事的权利。[13]法国民众普遍接受针对高风险人群、即将结婚人士，甚至全体民众进行强制性的病毒筛检。[14]丹麦进步党（Progress Party）试图将艾滋病纳入旧的性病防治法，并承诺采取检验、监禁等相应措施。瑞典的保守派人士更是倡议在全国范围内对感染者进行登记，对所有公民进行筛检，并重申古典人文主义，以限制现代生活日益泛滥的自由恋爱、毒品普及与摇滚文化。[15]瑞典的社会事务部坚信，公众都支持对HIV携带者予以严格限制。[16]

欧洲评论者，尤其是左派的评论家，会庆幸自己国家没有采取美国清教徒式的严厉规定，管控措施相对来说较为理性和谐与稳重平衡。[17]实际上，极端立场在各国是大致相同的。澳大利亚的昆士兰与新南威尔士等地区，瑞典、德国巴伐利亚州、加拿大的几个省、美国的某些州，都实施了极为严格的措施。[18]甚至每个国家都有民众支持对血清阳性者进行文身，对感染者采取隔离举措。[19]（实际上，令人惊讶的是，非洲有特别多的人竟然想要处死艾滋病患者，以防其感染别人。1983年美国内华达州里诺的一位宗教原教旨主义传教士，两年后休斯敦的一位政治家，还有据报道来自加利福尼亚州的众议员威廉·丹内迈尔都持同样的观点。）[20]值得称道的是，德国卫生部长丽塔·苏斯穆特明确指出，由于德国早先曾对集中营的诸多囚犯文过身，这种策略现在完全不可能再实施。在芬兰（工业化国家中艾滋病发病率最低的国家之一），一位病毒学教授提议将所有病毒检测呈阳性者扣留在曾经麻风病人聚居过的荒岛上。在波士顿，哈佛大学的一位神经外科医生提出了类似建议，试图将血清阳性者隔离在马萨诸塞州布扎兹湾（Buzzards Bay）的一座小岛上。[21]在瑞典，议会曾对政府出资针对"皮革男"等特殊人士推行的安全性行为宣导感到愤怒，据称宣传中涉及大量露骨的细节描述。[22]1987年，美国赫尔姆斯提出修正案（1992 年被推翻），要求禁止政府资助宣传那些带有同性恋或混乱性行为特征的组织。一年之后，英国紧随其后，颁布《地方政府法》。再一年后，肯特郡议会勇敢地执行了法律，果断禁止学校出演本杰明·布里顿的歌剧《魂断威尼斯》(*Death in Venice*)。[23]

最极端的观点可以说是出现在法国。针对黑人和其他外国人的种族主义、针对同性恋的仇视与根深蒂固的反犹太主义交织在一起。[24] 法国人将海地人、非洲人以及那些在美国本土之外的美国人视为特殊威胁不足为奇。更令人震惊的是，无论他们与罪恶之间的联系多么难以置信，犹太人显然都曾被当作替罪羊。作为医生的国民阵线组织议员弗朗西斯·巴切洛特 (François Bachelot) 公开宣称，包皮环切手术可能导致艾滋病的传播，卡波希氏肉瘤 (Kaposi's sarcoma) 之所以好发于年长犹太人以及艾滋病患者并非巧合，巴黎犹太社区的许多人血清呈阳性。[25] 法国国民阵线一贯发表这种匪夷所思的言论。它不仅煽动针对外国人，尤其是非洲人与犹太人等群体的仇恨情绪，而且还倡议有必要针对高风险人群与许多普通民众（包括孕妇与已婚女性、输血者、医护工作者以及曾在非洲服役的士兵等）进行病毒筛检和限制。出人意料的是，国民阵线的主要打击对象还是国外人士，同性恋群体受到的冲击并不多。[26] 也是在法国，极端的言论毫不掩饰：艾滋病是非洲人与绿猴性交带来的后果，或者艾滋病会带来优生学意义上的种族优化等好处。而在法国之外的其他国家，这些言论通常政治不正确。[27]

根据以往的情况，世界各地的人们对于艾滋病的反应都会过于夸张，甚至有点歇斯底里：孩子班上有同学确认感染了艾滋病，家长就会拒绝送自己的孩子去上学；医务人员会拒绝治疗感染者；警察与消防人员在接触疑似血清阳性者时通常会例行穿着防护衣物；邮递员也会拒绝给患者送信。北欧航空曾拒绝一名艾滋病患者登机，达美航空更是提议拒载艾滋病患者，瑞典拳击手甚至不愿意跟肯尼亚选手练拳。爱丁堡一所小学的校长还给老师分发手套，以免受到学生的传染。[28] 有人担心冲到下水道的避孕套会通过供水系统传播 HIV。美国南部的西弗吉尼亚州一直流传这样的故事：某位意图报复的 HIV 阳性者在货架上拿出农产品舔舐后又将其放回，试图以污染产品的方式传播病毒。在柏林，据说吸毒者会将注射针头插进超市的柠檬里进行消毒。某些地方有人歇斯底里呼吁阉割那些容易感染艾滋病的高风险群体。[29] 在各个地方，黄媒（有话语权的偏颇媒体）纷纷激起广大民众对艾滋病的反感与恐惧情绪。甚至较严肃的媒体也未能免俗地嘲弄和污蔑同性恋群体。比如，颇受大众好评的德国《明镜》周刊就曾偏好报道同性恋者的滥交状况。[30]

因此，普通大众大都对流行病学一无所知，害怕接触传染，对社会上常见的病毒传播路径深感畏惧。那些支持严厉限制性政策的人大多是穷人和未受过多少教育的人，而赞成温和、开明与自愿性防治策略的人通常都是中产阶级。对此，已经落后于时代发展需要的社会学理论再度出现，欧洲的社会科学更是发现他们需要与古老的梦魇再度斗争，因为作为法西斯主义基础的小资产阶级思潮又一次显露出它们丑恶的嘴脸。调查发现，对艾滋病不宽容者出人意料地让人想起西摩·马丁·李普塞特（Seymour Martin Lipset，1922—2006）笔下日益衰落的中产阶级，根据一种长期受到尊崇但日益受到质疑的理论，他们中间的极端分子成为纳粹势力壮大的社会基础。[31] 这些人包括中产阶级群体中社会地位不高且经济条件差的人，以及蓝领工人、居住于小型社区者、教育程度较低的人和老年人。他们通常会高估艾滋病给整个社会带来的危险，也夸大了日常接触所造成的传染率，认为艾滋病会破坏社会的和谐与经济的稳定，同时害怕与移民及其他国外人士接触。因而，他们都倾向于支持采取强制性的防控举措。但是自由派人士的观点与之大相径庭，他们通常是一些受教育程度较高的单身学生或专家，对于艾滋病患者了解较多，不接受除了信息咨询与教育宣传之外的任何预防性策略。[32] 他们甚至认为存在某种"独裁人格"（authoritarian personality）的古老理论（就算没有完全遭到废弃，也已经久被遗忘）又重新出现了，调查发现这些人相对而言更容易歧视癌症患者与艾滋病患者。[33]

要很好地平衡公众舆论，需要具有专业的公共卫生知识和医学知识。确实，一些激进的患者支持团体看到，专家们和保守势力互相勾结，致力于寻求技术性或限制性的解决方案，而不是尊重患者的权利与自由。[34] 然而，一般来说，大多数公共卫生专家倾向于支持以共识为基础的自愿性防疫策略，他们了解 HIV 并不能那么轻易就发生传播，也知道争取那些病情最为严重者的合作多么重要，更加清楚过去执行的那些严厉防控举措效果有多么糟糕。[35]

如果我们能够区分医学界工会主义与普遍大众化的一般性思想动向，就会发现他们总体上还是倾向于支持自由派意见，将自己视为应对民众在艾滋病流行初期所生恐惧的解药。当然，医学界也会出现不少赞同实施管控的观点。[36] 许多较为极端的防控提议就来自真正的医务人员：英国医生约翰·塞尔以及此前提及的芬兰病毒学教授、哈佛的神经外科医生等。但他们只是不多的特例。因为此时医务人员根本无法提供更多的治疗方法，更别说治愈艾滋病，故而他们要求实施病毒筛检或其他严格管控的意愿并不高。[37] 不仅如此，职业保密的原则也鼓励医生们采取较为宽松的管控方式。从 19 世纪开始，公共卫生官员开始招募医生收集疾病与患者的相关信息，这就使得他们陷入两难境地：既要保护患者，又要履行维护所有民众健康的责任。医生们的本能通常是违背官方要求，比如通报传染病患者的规定。[38] 这在法国表现得尤为明显，因为保密原则在那里仍然是不容置疑的信念，但英国的医生不愿向当局通报血清阳性者的原因与自由派政治信念无关，主要是想保留其作为医生的传统特权。当可以在家进行 HIV 检测的技术发明后，欧洲各国普遍表示拒绝与禁止。[39] 反对居家筛检的人士对受检者的身心健康表示担忧（此类检测可能操作不当，在没有咨询的情况下获得检测结果将是不负责任的）。医疗机构从消费者手中抢走一种诊断工具，认为他们无法处理他们所购买的、显示他们想要结果的东西，这反映出医学界存在着职业保护的坚固壁垒。[40]

另一方面，医生们对于某些偏离自由主义路线的举措也颇感兴趣。医生会与患者密切接触，虽然理论上来说广泛适用的防护措施已能确保安全，但医务人员还是更加希望能够确切知道是谁感染了病毒。不过这种想法也是双向的。在医生想要筛检患者的同时，患者也要求能知晓医务人员的血清状况。针对这种诉求，双方利益的平衡十分重要。比如，英国医学协会拒绝将传统的预防性措施应用于血清阳性检出者，但希望接受手术的患者能够将自己的血清状况告知医生。它建议针对拒绝接受检验但又即将接受高难度手术的高风险群体采取防护性措施，例如可将他们安排在当日手术行程单的最后，以便在术后能进行额外消毒，并将患者拒绝检验的消息通报给手术室工作人员。德国内科协会试图进行尽可能广泛而频繁的病毒检测。[41] 从流行病的角度来看，医务人员与患者之间关系微妙，双方都想知道对方的底细又不愿意显露更多自己的真实状况，本书第五章就此话题进行了讨论。

将艾滋病政治化

　　流行病不仅仅是流行病，历来如此。尽管这些疾病显然是医疗事件，但却制造出尚未解决的政治与社会的紧张局势。它们揭示可能仍被掩盖的断层线，唤醒诸多潜伏已久的问题，揭开社会中那些普遍存在的伪善面目。就艾滋病的流行来看，这种情况表现得尤其突出。不过，并不是每个国家都对于如何应对艾滋病流行展开过激烈的政治斗争，在有过政治斗争的国家，斗争的基调与强度也有差异。在澳大利亚、美国的某些州以及德国的部分地区，争论十分激烈。法国在 20 世纪 80 年代后半期也是如此，当时极右派分子使这一问题的争论两极化，并设法在各个温和派组织之间达成一个原本不可能达成的共识。在北欧地区，无论是像丹麦依靠自由防治模式，还是像瑞典采取严厉的行政干预，通常都是由共识决定的。

　　在所有国家，公众舆论（尤其是在最初害怕采取严格预防措施的情况下）都会与公共卫生和医疗专业知识（能够抵抗这种本能和即时的反应）之间存在一定程度的紧张关系。究竟哪一方能够决定最终出台的措施呢？政治界与医疗界精英会试图拦截公众舆论，使最终决策远离公众视线以及议会和政治人物，将话语权转交给受到特殊任命的、专业的、没有多少政治野心的委员会，事先为政策制定者拟订相关方案。根据以往的经验，政府越倾听民意，就越有可能实施较为严厉的措施。自由的防疫政策通常与民主的决策成反比。当然，不光在艾滋病上是这种状况，在死刑、同性恋与堕胎等其他问题上同样如此，自由派精英在决策时会想方设法忽视更激进的公众舆论。[42]

　　关于艾滋病的争论一开始就被极度政治化，倡导采取严厉预防性策略的群体需要面对近年来组织和动员起来的试图捍卫自身权利的性少数群体以及少数族裔群体。难怪专家与政策制定者都希望让议题远离大众关注的焦点，交由较为温和的行政管理体系。在有些国家，议会也无法决定艾滋病管控政策的走向。直接利用民众的恐惧发起公投，在法国受到国民阵线的威胁（直接利用大众的恐惧心理），在美国加利福尼亚由林登·拉罗奇发起投票：这是专家要让此议题远离公众的另一个原因。[43]大多数与艾滋病相关的合法文件都不是法律（经由议会的辩论产生，且讨好观众或媒体），而是由官员发布的指令、部长令、官方通报（不需要与民选代表磋商或听取其意见），部分原因是公共卫生事务通常被委托给恰当的机构，由其通过行政程序做出决议（而不是作为高端政治议题及其立法表述），部分原因是政府希望政策制定流程尽可能远离公众的关注。[44]

针对艾滋病的决策被转移至政治舞台之外，特别是在英国，法国与瑞士更是如此。[45]在英国，为了避免针对同性恋者与黑人的迫害，宣教运动旨在让普通民众相信艾滋病与他们每个人都切实相关。[46]尽管1979年以玛格丽特·撒切尔为代表的保守党势力强大，温和自由派的传统决策精英们还是想方设法保住了应对艾滋病的决策权。撒切尔夫人确实也影响了部分艾滋病政策，比如她曾驳回一项针对全国民众进行性生活习惯调查的提案，这导致英国的卫生宣传只能以隐晦谨慎的方式进行。总体而言，她不想过多地干涉这些事务。她离开了艾滋病问题特别内阁委员会，由其他人担任主席，允许卫生部自由决策倾向占据上风。决策权交给卫生行政官员，基层组织几乎不影响决策，不论是患者及其盟友，还是克拉彭公交车上忧心忡忡的乘客（意指普通民众）。政策制定不受大众舆论影响。尽管能听见激烈的意见，但它们无碍大局。[47]政府不仅较少听取同性恋组织的声音，同样也对平民主义者与保守派的意见不予理睬。

在法国，右翼势力国民阵线不断为采取严厉的强制手段鼓吹造势。1987 年 6 月，国民阵线提议对艾滋病患者及血清阳性者登记造册。一些部门的地方办事机构也支持此项动议。在国民议会中，国民阵线议员支持应对艾滋病防治的一项统一规划，包括筛检高危群体、隔离患者和做好边境安检。[48] 虽然历经波折，国民阵线还是成功地联合了温和的右翼政党（特别是可能会同情他们想法的戴高乐党——保卫共和联盟）与中间偏左的对手，以抗衡极端激进的煽动性政见。一旦检测高风险群体等政策（以及在考虑中的政策）被国民阵线采纳，它们就会受到政治联盟的影响。[49] 1988 年 7 月，法国新社会党政府卫生部长利昂·施瓦岑伯格（Leon Schwarzenberg）大胆提出（未经协商）强制对怀孕女性与外科手术病人进行检测。因该措施让人回想起国民阵线所支持的政策，他在九天之后被罢免了。法国政府在当年晚些时候正式决定，筛查不是强制性的，只是建议潜在的风险群体去做。[50] 1987 年 6 月，法国通过法律从负责制定性传播疾病相关政策的地方政府手中收回了对艾滋病事务的管辖权。制定艾滋病政策的权力转到中央政府，让艾滋病相关话题从地方政坛转到幕后，因为地方政府较容易受到公众舆论左右，而国民阵线对它们可能会有很大的影响。这样做的结果就是，在法国，艾滋病问题受到无数媒体不那么仁慈的关注却很少在国民议会进行辩论，而在德国和英国等，议会的参与程度很高。[51]

在德国，巴伐利亚州坚持自己"特殊道路"的做法也产生了类似的效果，尽管不太明显。为此，德国联邦议会中的社会民主党、基督教民主联盟、自由民主党，有时甚至连绿党都团结起来，支持以协商一致的方式进行合作。整个社会普遍担心右翼民粹主义可能重拾纳粹德国时期的惩戒性公共卫生政策。[52] 在民众看来，巴伐利亚州是试图以明确简单但罔顾实际、高度民粹主义的方法来解决复杂问题的典范。一位社会民主党议员指出，负责任的政府必须抵制依据民意调查做出决策。[53]

相比之下，面对专家们坚持倡导温和的共识性原则与基层民意要求采取激进的举措，美国的政治家处境尴尬。[54] 对于筛检国外人士的争论就典型地反映了这一点。在 20 世纪 90 年代初，有人提议废除以血清阳性限制外籍人士入境。1990—1991 年，美国疾控中心与卫生和社会服务部门同意不再拒绝艾滋病感染者与其他所有疾病（具有传染性的结核病除外）患者入境。然而，在就这项法律征求社会意见时，共和党众议员威廉·丹内迈尔与达纳·罗拉巴赫的言论引发四万封请愿信涌入华盛顿特区。此外，1990 年旧金山艾滋病研讨会上出现的抵制浪潮也对此一提议的出台有一定影响。面对保守势力的抗议，美国维持了拒绝艾滋病感染者入境的规定，法律审议期也得到延长，同性恋权益活动人士则设法给疾控中心呈送了十余万封请愿信。[55] 筛检外籍人士的规定使得美国与其盟国的关系极大恶化，其影响超出了以往任何其他事情。这直接导致部分非美籍与会者拒绝参加旧金山艾滋病研讨会，并彻底抵制了两年后在马萨诸塞州剑桥市举行的会议（后改在阿姆斯特丹召开）。美国政府与政治精英都不希望发生这种情况，但双方的民间动员却推进了这种境况。那些支持血清阳性的外籍者入境的人士希望将最终决定权按政治程序交给公共卫生官员。其反对者认为政府应尊重民意，拒绝血清阳性者入境。[56]

同样，迫于焦虑的学生家长的压力，学校管理者也必须公开表态是否让受病毒感染的孩子留在学校。对此，芝加哥一所公立学校的管理者在强调让血清阳性孩童入学的公共性质时表示："我们不敢对学生家长隐瞒学校正在做的事。想想吧，一旦学生家长发现实情，会引发一场怎样的灾难。"[57] 但在英国，中央政府委派的官员缓和了家长们的担忧。在法国，教育部长则会告诫所有学校管理人员采取必要措施保护受感染学童，让他们远离歧视与非议。[58] 无论是行政分区还是土地使用，在美国也都很受民意的影响。民意掌控市政事务的历史较为悠久，早在 19 世纪，美国许多城市就受控于坦慕尼协会（Tammany Hall）等政治组织。在欧洲，此类事务有时由国家控制，有时由中央政府委派的机构管理，但通常都由不会受到激进民意巨大影响的机构管理。在美国，自 1858 年斯塔滕岛居民入侵当地检疫站，放出那里的居留者并烧毁建筑物以来，整个社会就形成了"不要在我家后院"（NIMBYism）的传统。在艾滋病流行期间，这种传统进一步强化，民众强烈反对在自己居住地附近建立患者收容与治疗机构。[60] 而在欧洲，民众则很少公开发表此类意见。[61]

与欧洲相比，持不同意见双方对于公众的动员加剧了美国政策进程的不稳定。就像风向标一样，政客们随着盛行的意识形态之风的力量和方向摇摆不定。基层动员在这里更为普遍与积极，部分是因为美国是受到艾滋病冲击最早且疫情较为危急的地区，部分也是因为美国的政治体系比较开放，容易受到其他声音的影响。不论是保守的道德捍卫者还是同性恋权益活动积极分子，双方的极端意见对于艾滋病政策都会产生影响。然而，在美国，专业人士甚至政客对意识形态的影响也很明显。民众起初普遍认为 1988 年创设的艾滋病总统委员会只不过是里根政府的一个附庸而已，但事实上，这个委员会对相关政策提出了尖锐的批评，并提出主要倾向于自由主义的防控策略。卫生局局长埃弗雷特·库普一开始也是支持捍卫传统道德右派人士的，但当艾滋病流行时，又开始倡导执行以共识为基础的防控手段。通常情况下，政客们会将迎合偏激民意的措施引至"死胡同"。[62]

国家及其反应

在应对流行病的过程中,各国的政治体制也发挥了作用。与不同防疫方法有利益牵扯的行为者和相关利益集团是重要的,但这些力量借以发挥影响的政治体制更是关键。大量文献(这里不再赘述)表明,分析政府的运作机制对于理解政策的制定非常重要,这种观念通常被称为新制度主义。[63] 由于学术观点不可避免相互对立,这种制度性的解释声称提出了一种替代"社会"解释的新观点,聚焦于可能因政策实施而得利或受害的社会群体,同时声称将国家及其附属机构当作中立且透明的媒介,各类群体都可公平地追求自己的理想。

不过没有理由支持这种错误的二分法,即统一的、中央集权的国家就能较为快速地应对艾滋病,而联邦制的、地方分权的国家通常就会反应较慢,前者包括意大利、挪威与奥地利,后者包括瑞士、丹麦和美国。那么,挪威和意大利有哪些共同点,丹麦与北欧其他国家又有怎样的关键差异呢?[64] 巴伐利亚州和德国其他地区的制度差异是它们采取不同应对措施的原因吗?如果英国不能对军人进行病毒筛检是因为由志愿官兵组成的职业化军队类似于自由市场的雇员,国家不能强制对其进行检测,那么美国为什么就可以呢?[65] 显然,国家政策不会因为政治体制相同就相差无几。不言而喻,社会团体会影响各国卫生政策的制定。同样明显的是,他们是在给定的体制框架内采取行动。体制的差异确实是采取不同政策的部分原因。这个话题并无定论,相关文献资料有时相互冲突且并不明确。简言之,这是研究艾滋病防控问题最难的部分。

先要明确一个相关的区别，即中央集权制国家与联邦制国家之间的区别。在我们调查的国家中，瑞典、法国、英国倾向于中央集权，而美国与德国则刚好相反。有些研究声称这种差异会影响政府应对流行病的时机，这是值得怀疑的。认为中央集权国家会比联邦制国家更早主动采取回应，这看起来很有说服力。但是，同样是中央集权，早在国内几乎很少有艾滋病病例时瑞典就开始着手应对。法国虽然面对的威胁比瑞典大得多，却反应缓慢。此外，中央集权制的英国与联邦制的澳大利亚采取应对的速度都比美国要快。[66]

不过，相比于回应的时机，各国政治体制的差异可能会更多地影响回应的性质。联邦制和分权制虽然可能需要更长时间才能做出应对，但做出的应对往往更有效。决策权掌握在寻求紧迫问题解决方案的地方当局手中，而远在中央的当局往往满足于象征和摆姿态。[67]公共卫生史上的许多事例表明，地方权力机构的行动比那些依赖遥远中央的指令的机构更灵活。在近代早期鼠疫流行期间，专制政权往往因此反应不力。在19世纪早期面对霍乱威胁时，德国等地方分权制国家就有能力迅速按照实际情况的变化随时调整管控政策。[68]同样，到了艾滋病流行的时代，最有效和最新颖的措施往往是在地方一级发展起来的，然后才一级一级向上渗透。

以旧换新的针头交换计划就是一个很好的范例。它们通常是在地方的要求下不顾来自中央的法令与指示独立设立的，比如巴塞罗那和法兰克福。欧洲大陆调整禁毒政策，强调英美模式的危害最小化原则，主要由市政当局制定并协调。[69]在美国，华盛顿秉持集中打击毒品的强硬态度，不支持以旧换新的针头交换计划。其地方当局经常我行我素，不受上层机构控制，甚至有时候还对其嗤之以鼻。即使在英国，中央政府虽然支持针头以旧换新计划并发布了指导方针，但实施与执行完全是地方事务。[70] 威尔士以旧换新针头交换计划的开展就是这种由下而上模式的集中体现。与此类似，苏格兰面临较为严重的静脉注射吸毒问题，也促使英国毒品管控偏自由化。[71] 相反，当法国阿尔卑斯滨海省地方议会宣布要登记 HIV 血清阳性者时，法国卫生部长立刻发令禁止。与巴黎自由主义路径不同的选择立即被压制：法国没有地方积极主导，也没有地方极端主义。[72] 1987 年，美国加州成立了自己的食品和药物管理局，允许当地制药公司比过于谨慎的联邦机构更快地销售艾滋病药物，这是另一项地方举措。[73]

在联邦制国家，地区多元化决定了很难出现过于严格的限制性举措。正如决定船队速度快慢的是最慢的船只，联邦制下公共卫生的介入程度也同样取决于最自由的地方实体。当伊利诺伊州 1988 年开始推出婚前艾滋病筛检时，当地的结婚率立马大幅下降，居民们都跑到邻近其他州结婚去了。[74] 同样，在德国，如果巴伐利亚州实施较为严厉的艾滋病防控政策，当地居民就会前往其他州接受艾滋病筛检与咨询而不会产生严重后果，形成一种"艾滋病旅游"[75]。相比之下，瑞典人有统一的医疗保健系统。瑞典人无法避免在不同医生处就诊时，他们的血清状态或疑似状态会记录在他们的档案中。基于相互渗透的立法上的一致性，其实是提高而不是降低了艾滋病管控的严格程度。因此，法国的保险行业担心，如果不能筛检被保险人，就将无法在今天的跨国市场中为其风险找到再保险。同样，当华盛顿特区当局试图阻止保险公司将艾滋病剔除出承保范围时，这些保险公司会抵制当地市场，最终赢得它们认为合适的承保人权利。[76]

联邦制国家能够更好地为不同的受影响的亚群体制定措施，而中央集权的国家更喜欢统一的、通用的方法。在美国、德国和澳大利亚，同性恋者对决策的影响比在法国、瑞典和英国更大。[77] 法国的情况说明了这一点。那里的中央集权方式与占主导的共和普遍主义密切配合，削弱了要求特别关注最受艾滋病影响的群体或让他们的代表参与政策制定的呼声。中央政府拒绝将此类决策权交给同性恋或艾滋病组织，但在其他国家，这些中间机构却被鼓励扮演重要角色。比如，德国的辅助性原则（Subsidiarität）指的是将任务下放给最适合处理相关事务的行政层级，而法国则倾向于将控制权掌控在巴黎当局，两者形成鲜明对比。在美国，国会讨论的一个主题是，决策权最好是留给地方政府，好因地制宜处理相关问题。从现实来看，很多人希望地方政府能够主导决策权，以规避中央政府某些方面的保守主义倾向。[78]

美国的情况最为分化。宪法一开始就将公共卫生的责任赋予各州，每个州都有不同的规定。特别是在艾滋病流行初期，相关政策主要是在州与地方层面制定的，而不是联邦。[79] 卫生与社会服务部和公共卫生署等国家机构负责协调与资助，具体执行大都由地方机构负责。比如是否通报艾滋病患者信息的决定，只能根据各州与地区流行病学家会议来决定。决定一旦做出，50 个州会以 50 种不同的执行方式予以落实。[80] 美国各州艾滋病感染率各不相同，且一开始联邦政府就将相关责任赋予地方，这就导致举国的统一行动很难实现。直到 1990 年《艾滋病综合资源紧急法案》颁布后，联邦政府才开始认真制定各州的防疫模式——将获得资源支持与满足特定条件挂钩。[81] 到 1996 年，按这部法律联邦政府每年支出都超过 7 亿美元，各州只有认真采取了诸如通告伴侣相关病情、将感染时发生性行为定为犯罪、筛检囚犯群体以及不将资金用于提供吸毒针具等特定政策，才能受到中央政府的资助。

其结果是，美国在某些问题上能够果断行动和实行统一规则，而在其他问题上则存在拖延、各自为政和不同做法。相对自由的立场（例如缺乏统一的血清阳性报告要求）可以部分地解释为公共卫生机构的权力下放。[82] 同样，医疗保密（尽管英美法律相对不关心这一点）在美国也不如其他地方那么到位，这可能因为它是联邦制国家，各州规定有所不同。美国的中央政府只在其控制的地盘上采取直接行动。具体到艾滋病防控，这些地盘主要包括军队、外交服务机构、职业培训机构以及移民政策等。在这些方面，中央政府要求采取措施，比如对申请人进行筛检，而法院与疾控中心是禁止私人雇主采取此类措施的。[83] 与联邦政府早些时候对商船海员、军事人员、管辖地居民、退伍军人和美国原住民采取的直接公共卫生行动类似，所有这些人都来自或可能来自华盛顿的直接管辖。总的来说，联邦政府在美国公共卫生政策的发展过程中一向如此。它们介入那些需要更多地跨地区付出努力的领域：在 19 世纪抗击黄热病和实施强制隔离，在 20 世纪初防控性病。[84]

德国在某些方面权力甚至更为下放。在国家层面实施的少数规定之一是《实验室报告条例》，一种法律效力很弱的通报。一开始，甚至连这项规定都是由地方先设立的。[85] 筛检外国居留许可申请人的政策是联邦各州的职权范围，它们往往以不同的方式执行国家法律。类似规范卖淫这样的事情由当地决定。因联邦政府通常对与它们无关或不属于它们管辖的问题不予理会，所以改革政策的努力通常会惨遭挫败。[86] 联邦政府许多针对艾滋病的举措都是种子计划，刚开始确实有大笔资金注入。这些计划本打算从负责公共卫生的各州获得替代资金，但随着来自波恩（当时为联邦德国首都）和柏林（当时为民主德国的首都）的资金枯竭，它们在 20 世纪 90 年代中期不可避免地中止了。[87]

相反，在瑞典，国家立法确保全国都执行完全相同的措施。医疗保健与保险一直由地方负责落实，但中央政府集中控制，确保政策的统一。[88] 法国则在艾滋病流行期间突然改变了传统由中央集中管辖的做法，于 1984 年将包括防控性病的传播等公共卫生相关事务管理权交由地方负责，这是当时中央政府普遍采取权力下放策略的一种尝试。[89] 将艾滋病归类到性病，意味着将其管控权下放给各个地方机构，需要采取诸如强制治疗、通告病情与病毒筛检等预防措施。正是为了避免这一点，并避免在国民阵线和其他右翼组织占据主导地位的南部地区（如罗讷省等）将这一问题政治化，法国中央政府于 1987 年收回了防控艾滋病的权力。[90]

尽管如此，各国之间的对比不宜被夸大。法国与瑞典采取的措施大体上能做到举国一致。相对而言，美国的应对有时显得杂乱无章。由于缺乏中央的统一指导，各种力量相互矛盾。然而，这种分裂的状况在欧洲也时有发生，尤其是地中海地区——例如意大利。在德国，巴伐利亚州的举措只适用于当地而已。即便在中央集权的国家，各个地方的措施也会有差异。比如，英国 1985 年颁布的《公共卫生（传染病）条例》就没有延伸至苏格兰，因为那里的当局已经拥有应对传染病方面的权力。[91]

国家机构各部门之间的差异也会影响艾滋病应对策略。艾滋病的防控具体归哪个部门负责至关重要。公共卫生部倾向于采取自由的做法，而负责移民和边境治安的内政部往往采取更强硬的态度。在巴伐利亚，当艾滋病问题由内政部而非社会事务部处理时，传统的防控方法得到支持。公共卫生部门往往支持针头以旧换新计划，而司法部门则抵制侵犯其毒品执法领域的自由化政策。在坚持戴高乐主义时期的法国，卫生部长米谢勒·巴扎克（Michèle Barzach）试图鼓励使用避孕套和针头以旧换新，而内政部长夏尔·帕斯夸（Charles Pasqua）则抨击同性恋杂志，尽管这些杂志有效地传播了公共卫生信息。[92]

　　行政管理手段的差异也会影响艾滋病防控举措。在欧洲大陆，对国家公务员进行医疗检查所导致的后果就与美国不同。对这些职位应征者来说，筛检不是强制的。官方对此并未有明确的规定，但如果应征者不接受筛检的话，是不可能被录用的。尽管进行了一些私有化，但作为雇主，欧洲大陆公共部门的规模和范围仍然是英美世界所无法想象的。这意味着通过筛检的方式把血清阳性者拒于广泛的工作之门外，从公立体系（几乎垄断）的教职员工到火车站检票员等岗位。美国对于公务员的定义则更窄，病毒筛检只针对诸如外交部门等职务特殊的人员。追踪血清阳性者这样的简单事务在有身份证的国家和没有身份证的国家（如英国和美国）是截然不同的。美国总统艾滋病顾问委员会建议记录顽固的血清阳性者地址的变迁，如果实施，这将是一个重大变化，同时很容易符合欧洲大陆的标准操作程序。[93]定位任何公民，无论血清是否呈阳性，在欧洲都比在英美容易得多。正如一位观察家指出的那样，只要德国统一实施相同的限制，就不用担心太多的公民会逃脱国家掌控隐藏于地下。[94]

　　法院、法律与诉讼所起的作用不同，也会影响政府对于艾滋病问题的应对。在美国，法院积极参与艾滋病相关政策的制定，德国与之类似，但积极程度不如美国。在议会至高无上的英国，很少有司法挑战立法者的决策，也没有成文的宪法来评判防控措施。[95]在美国，法院一直以来都是公共卫生领域的重要参与者。通过对宪法进行广义的阐释，它们创造了国家对于公共卫生的许多权力，否则这些权力将留给越来越倒霉的各州。这主要是因为美国在制定宪法时基本上不存在大都市问题，也不需要国家对这些问题做出回应。除了少数臭名昭著的例外，如在鲍尔斯诉哈德威克案中裁定隐私权的保护并不延伸至同性恋肛交行为，美国法院在艾滋病流行期间还是有效地保护了个人的权利。美国法院合理维护了血清呈阳性的儿童与其同伴一起接受教育的权利，要求必须有正当理由或经过正当程序才能够收押艾滋病感染者。法院也会协助推翻某些社区抵制在当地设立治疗中心或收容机构的决议。此外，法院也会抵御平民主义者要求政府采取快捷、简单与妨碍公正的解决方案，并积极制定应对政策的压力。比如，司法部门的工作就是凭借艾滋病出现之前的那些成文法规，将感染 HIV 定义为残疾。[96] 在美国和德国，法院与法学理论都讨论过传染疾病行为的法律责任，德国的分析最为吹毛求疵，其他国家望尘莫及。[97]

　　各国有关责任认定法规的作用也差异很大。在美国，医疗事故大都由受害者向医生提起诉讼，主要通过法院进行裁决。而在欧洲，这些事务通常是依据医学行业的自我监管或国家监管来处理。[98] 在欧洲，损害赔偿常常通过社会保险制度来解决。从 20 世纪 50 年代开始，美国侵权责任案例迅速增加，大多通过诉讼对制造产品征收隐性税，以补偿受害者和鼓励更安全的设计。它暗中完成了欧洲福利国家更明确地做到的事情，即全民医保和残疾人养老保险。美国倾向于将责任加之于工业品制造商，而非依赖意外事故保险，实行的是风险转移策略，而不是风险分散策略（即全民共同承担风险）。[99]

　　随着日常责任风险的扩大和保险公司承保范围的收缩，甚至美国也开始考虑由政府对受害者进行赔偿。鉴于多人在 1976 年猪流感暴发过程中受到了疫苗的伤害，10 年后，美国颁布了《国家儿童疫苗伤害法》(*National Childhood Vaccine Injury Act*)。[100] 同样，英国政府也没有专门机制负责赔偿医疗事故所造成的各种伤害，法院负责处理各种医疗纠纷。相比之下，瑞典则学习1975年的新西兰建立无过失保险体系，以国家公共基金赔偿受害者，切实减轻了医生们的责任。[101] 英美国家则仰仗责任法，评估造成实际伤害的商品或未能兑现承诺的财务责任，部分是因为医疗保险不完善，对伤残者的保障也不完善。[102] 欧陆国家能保障公民在生病或丧失工作能力的情况下获得医疗和生活保障，这就减少了追究责任和评估过失、疏忽和失职的必要。在美国，类似的法律调控是受害者避免陷入贫困的最大希望。在瑞典，医疗过失造成的经济损失通过社会保险得到赔偿，责任法只在赔偿身体损害方面发挥作用。[103] 相比之下，德国的情况更像美国。如果病人因医疗过失输入了受病毒感染的血液，法院通常判决责任实体（比如汉堡市对市立医院负有责任）进行赔偿。[104]

从血友病患者输入被污染的血液而感染艾滋病的事例，我们可以明确看出各国做法的差异。虽然瑞典政府比其他国家政府更早地进行了赔偿，但据指控，赔偿金的数额并不算高。对此，瑞典当局辩称：瑞典人均被纳入国家福利网络。感染艾滋病的血友病患者（生病、失业、残疾等）已以同样的方式享受了福利。[105] 对于许多国家，尤其是法国而言，政府会直接出面就因输血而感染艾滋病的受害者的赔偿进行协商，尽管赔偿金大部分是由政府及保险公司、药厂和血液储存机构等相关组织支付。在德国，感染艾滋病的血友病患者直接从制药行业获得赔偿。[106] 相比之下，美国长期以来没有国家赔偿计划。民事诉讼承受主要压力，直到1998年美国才通过一项赔偿法案。[107]

尽管如此，上述情况并非绝对。在美国和德国，政府机构会建议减少发展与测试药物人员所要担负的责任。在加利福尼亚，艾滋病疫苗的研发人员获得法律保护，免受诉讼。[108] 美国的法院与立法机构为保障血液供应，将社会利益置于少数受害者的个人利益之上，限制因输血而感染艾滋病的血友病患者及其他人士提起诉讼。他们认为血液是一种服务，而不是一种产品，因此不受销售和保修等的限制。[109]大多数州都颁布了"血盾法令"（blood shield statutes），以立法形式确立上述有关血液的基本原则。相比之下，德国法院将血液视为一种商品，允许原告根据商品责任的相关法律向供血者提起诉讼。[110]法国也将血液视为工业产品而非医药产品。因此，1992年就这一问题提起的诉松不得不强调血液是受污染的产品，而非强调它所带来的身心创伤。[111]

立法的一致性也会影响政府对于艾滋病的应对。那些历来限制个人权利的国家较有可能采取严格的防控措施。北欧地区执行严格的酒后驾车禁令与安全带法，有人认为实行这些措施与普遍要求进行HIV筛检在原则上是类似的。[112]像美国这样禁止卖淫嫖娼的国家，可以更容易地关闭同性恋澡堂。那些并不禁止的国家则不得不面对性别平等之类的问题。在德国巴伐利亚，妓院、桑拿俱乐部和其他有利于HIV传播（无论是同性之间还是异性之间）的场所都有可能被关闭。[113]这些措施虽然严厉，但至少是不偏不倚的。同样，对于通过针具以旧换新降低伤害的方案，巴伐利亚州也是极力反对，即使艾滋病这种新的威胁也并不能使之改变态度。

进一步来看，各种形式的立法有时互惠互利，有时互相抵触。比如，献血系统就会影响公共卫生政策的其他方面。英国人对自己的自愿献血制度感到自豪，自从理查德·蒂特莫斯（Richard Titmuss）在一本有影响力的书中告诉他们这体现了国家的公民团结以来，英国人就一直如此。[114]英国政府在艾滋病开始流行之初就辩称，由于没有资金鼓励人们献血，也就没有理由立法阻止那些高风险群体前来献血。[115]但是，即便献血没有经济诱因，高风险群体也有可能和其他人一样出于奉献精神而献血，因此问题并未得到解决。不过，严格的自愿献血制度确实降低了美国（以及加拿大和澳大利亚）通过此类法律的必要，即确定明知自己感染还去献血的行为是一种犯罪。吸毒者常会卖血给商业机构来赚取收入，用适当的法律惩罚来劝阻这种行为是非常有必要的。[116] 政策相互影响的其他例子还包括 1993 年之后美国联邦政府在分配经费时拓宽了艾滋病的定义，由此前身体出现明显症状扩展到 HIV 血清阳性以及体内 T 细胞数目低于 200，这就导致美国各州在通报 HIV 血清阳性者时有利可图。这种病例通报得越多，各州所能获得的联邦资源就越多。[117]

福利国家

社会政策体系也在很大程度上决定了政府应对流行病的措施。在所有国家，艾滋病流行的地区特性，冲击着都市中的同性恋群体和少数族裔，这意味着中央政府必须因地制宜重新分配资源。在大多数国家，疫情集中地区都需要得到额外的资源，比如瑞典的斯德哥尔摩、哥德堡、马尔默地区以及英国的泰晤士河周边区域。[118] 美国的《艾滋病综合资源紧急法案》会根据各地区艾滋病感染率分配扶持经费。但由于采纳的是疫情发生以来的受害者总数（其中许多人已经死亡），它将资金不成比例地倾斜到艾滋病流行之初的重灾区，而不是新出现的感染区域。[119]

各个国家的医疗服务体系差距甚大。欧洲国家中，要么像英国与北欧国家一样实施国家医疗服务体系，要么像法国与德国一样实行强制性医保。相对而言，美国的医疗体制并不统一，除了零星专门为老年人、穷人和退伍军人等群体出台的法定保险计划之外，其他所有人则可以自主选择私人保险。因此美国没有医疗保险的人数量庞大且在不断增长，最后只得依靠公立医院与慈善机构。[120] 艾滋病的流行引发社会上的很多人开始呼吁对美国保险制度进行广泛改革，包括实现全民医保。[121] 真正得到落实的很少。随着大众发现艾滋病没有最初担心的那样具有灾难性，利用它对医疗保险体系实现重大变革的希望灰飞烟灭了。美国 1990 年制定了《艾滋病综合资源紧急法案》，着力解决无保险的艾滋病患者问题。它为穷人支付私人医疗保险，资助那些服务无家可归者和移民群体的健康护理中心，为不能享受低收入医疗补助计划的人提供治疗。[122]

美国的健康与残疾保险并不统一，意味着它针对艾滋病的解决方案大都是权宜之计。只是感染 HIV 有时也被归类为患病或残疾，以便享受到相关福利。这有时会导致美国与欧洲在疾病定义上的不同——不是因为两地对于医学知识的认知有差异，而是它们的社会保险机制不同。当美国疾控中心在 1991 年提出将 CD4 细胞数偏低者算成艾滋病患者时，美国社会保障总署表示反对，因为这种更广泛的诊断不仅会增加它们所要处理的业务，也会提高管理成本。[123] 由于就业市场很重视健康保险，美国需要采取一些权宜之计，虽然这并不是针对艾滋病的，但艾滋病的流行确实提升了国家管制此类事务的紧迫性。截至 1985 年，美国《统一综合预算协调法案》要求雇主持续为离职员工提供健康保险。20 世纪 90年代初颁布的《艾滋病综合资源紧急法案》，要求美国医疗补助计划支付《统一综合预算协调法案》规定下员工离职后的保险金，用法定医疗补助（Medicaid）支持私人保险。为同性伴侣提供与就业相关的保险在美国常常引发激烈的讨论，因为与工作相关的福利至关重要，而同性伴侣则被排除在外。为此，美国在 1987 年实施了艾滋病药物补助计划（AIDS Drug Assistance Program），为各州提供经费专供穷人购买药物。许多州还为没有医疗保险的穷人提供援助，《艾滋病综合资源紧急法案》援助公立医院治疗那些贫穷的艾滋病患者。[124]

因为许多艾滋病患者失去了工作，从而不再受惠于私人健康保险，所以从 20 世纪 80 年代开始，医疗补助计划（联邦政府向贫困者提供医疗保险）的负担日益沉重。医疗补助计划（以及较小程度上为残疾人提供的医疗保险）实际上成为艾滋病患者的国家医疗服务。由于缺乏其他保险的保障，那些原本有工作也有私人健康保险的人会蓄意缩减其财产，以便通过资产审查。[125] 这种扭曲的社会现象会进一步缩减那些真正赤贫的人所能使用的稀少资源。由于私人健康保险倾向于避开高风险人群，越来越多的患者只能转而求助于政府设立的保险方案或者慈善机构。[126] 保险公司只面向那些能够给它们带来最大收益的投保人群，国家依靠税收建立的最后一道防线则必须接纳那些被保险市场拒斥之人。最终，保险公司试图将风险完全排除在外的做法受到法律限制，这种赤裸裸的歧视被禁止或至少受到遏制。不过，美国有大约五分之一的打工人所在的公司并不通过健康保险公司而是自行为员工投保，这就可以规避歧视风险。[127] 从本质上看，美国政府的做法造成了最糟糕的局面，将条件最好的投保人留给了私人市场，自己则接手了风险最高的人群。

美国医保支付体系的多元化导致了一些明显的蓄意忽略与回避风险的做法。比如，对监狱系统来说，尽早释放感染 HIV 的囚犯明显是有利的。感染 HIV 的囚犯由公共卫生服务部照顾。由于没有资格享受医疗补助或社会安全残障保险，随着流行病的暴发，监禁人数大幅增加，感染 HIV 的囚犯数量增长迅速。[128] 欧洲的体制很少会出现这样的问题，因为那里的囚犯与一般公民待遇一样。在法国，监狱与医院签订了支付护理费用的合同，囚犯获得与自由人相同的健康福利。[129] 而且，欧洲各国在究竟需要选择何种保险资金等问题上困扰较少。在其国民医疗服务体系中，私人保险主要提供额外的特殊服务，与应对所有艾滋病受害者这一基本问题无关。[130] 即便在私人保险与公共服务体系互相竞争的国家，如德国，其竞争的条件也受国家严格管制，两者的成本付出与利益获取大致相当。这样，如果商业保险过于苛刻地遴选投保人的话，那么它就很可能把客户拱手让给社会健康保险。[131]

但是，即便是在欧洲，要获得医疗服务也是非常麻烦的。一些国家有国家医疗服务体系，诸如英国与瑞典，愿意为所有参与者提供治疗。因此，那里的民众究竟能否获得医疗服务，主要取决于该国的移民管理局。[132] 而在德国与法国等实施强制保险的国家，由于对保费支付和成员资格有要求，一些人没有资格加入。比如，性工作者通常没有保险，或者至少不是以这种身份投保。此外，法国有三分之一的吸毒者完全没有健康保险。非法的外籍人士与各类移民群体通常也没有保险。[133] 在美国，除了公立医院的急诊面向所有人之外，其他机构都要根据实际情况才能确定就诊人到底有没有合法就医的权利。由于受感染的国外人士最终可以享受国家医疗补助计划，如果接纳他们就医，就意味着这是在增加纳税人的负担。[134] 国外人士的这种特殊福利引发了人们对于公平问题的探讨，毕竟美国还有约十分之一的公民没有医保。正如一位本身就是移民的国会议员所说：在部分美国公民自身都没有获得保险的情况下，国家有什么理由为国外人士的治疗费用买单呢？[135] 不过，由于移民条件通常都不允许有可能成为公共负担的外国人入境，所以照顾受伤或患病的国外人士的情况其实并不多见，只是当时克林顿政府正在试图改革美国医疗保健制度，这种话题有助于公众正视许多美国公民没有保险的问题。

从更广泛的意义上讲，各国福利制度的性质会造成各国在艾滋病应对方式上的差异。社会政策和艾滋病防控之间相互作用的基本法则是，承诺的福利越丰厚，支付费用的人——国家或其他方面（如雇主）——就越有权通过调查潜在的受惠者以最大限度降低风险。国家愿意付出的程度与它所能干预的权力是密切相关的。比如，瑞典在两次世界大战之间曾提出绝育政策，理由是国家慷慨地保障了生育与儿童福利，那么它就对其公民的生育习惯有发言权。[136] 如前所述，这意味着相对于美国雇主，欧洲雇主更有权利去质询并适当排除某些潜在的福利受益人。德国会彻底调查公务员应聘者的健康状况，以确保他们在退休前不会丧失工作能力，例如大学就很可能会拒绝聘用肥胖或有高血压症状者担任教授。尽管有人对此提出质疑，且联邦各州实施的政策也并不相同，但一般而言，公务职位不会聘用 HIV 血清阳性的人士。[137]

在欧洲，许多社会福利与就业息息相关，除了就业保障之外，还有带薪休假、带薪病假、生育福利等。在欧洲，雇主也有检测与审查应聘者的多项权利。在丹麦，应聘者必须告知雇主自己的艾滋病检测结果（就算血清检测不呈阳性）。不这样做的话，雇员会丧失带薪病假的权利，并可能在未及时收到通告的情况下遭到解雇。[138] 在德国，员工在生病时要求支付工资的条件是，他们没有导致自己丧失工作能力。如果一名员工因为没有保护措施的乱交而染病，他可能会失去这项权利。雇员有义务告知雇主自己的病情，放弃医疗保密权利。[139]

相比之下，美国雇主更有能力随意雇用或开除员工，这也意味着劳动关系中的利害关系更少。因此，正如反歧视法所做的那样，限制雇主随意调查应聘者的潜在缺陷意义并不大，因为他们在解雇员工方面拥有更大的最终裁决权。这样看来，反歧视法弥补了美国就业保障的漏洞，而欧洲相对而言并不需要这样的补丁。假如没有反歧视法，美国的 HIV

血清阳性者就可能很难找到工作，进而无法照料自己。由于缺乏其他福利的保障，他们必须坚持工作。这至少引发了洛杉矶国会议员亨利·韦克斯曼的担忧。[140] 这种担忧促使反歧视法扩展至残疾人。如果不让中度残疾者进入就业市场，不仅会降低劳工政策实施效果，耗尽相关税收，更会花费更多的经费来照顾那些完全可通过自己努力赚钱养活自己的人。[141] 在美国，关于就业福利的争论主要聚焦于健康保险，而欧洲这方面的话题通常是与就业市场无关的。与就业相关的病毒筛检在欧洲很普遍，也较为容易被民众接受，因为即便检测结果是 HIV 阳性，他们也可以获得较好的医疗服务，但在美国是不太可能的。通过工作安排医疗保险也意味着雇主更有可能了解员工的疾病状况。因此，保护隐私在美国很重要，而在欧洲并不总是如此。[142]

从更宏观的视角看，高福利的社会政策与宽松的公共卫生法规之间存在着权衡。瑞典虽然会隔离那些不配合的血清阳性者，但也会按标准给这些人支付病假工资。在德国，如果将《传染病法》适用于艾滋病患者，政府也必须给予这些人相应的补偿金。[143] 然而，这种权衡带来的问题并没有困扰美国当局。在公共卫生法规禁止她们工作时，欧洲那些没有健康保险的妓女（理论上可以对之征税）是否有权获得补偿？[144] 为了有效分配稀缺的社会资源，欧洲一些社会福利项目以血清检测呈阴性为条件，比如德国就规定在该国留学的非洲学生只有血清阴性者才能领取奖学金，还有那些血清阳性者因不可能活得够长而受益的高成本戒毒项目。[145] 类似的逻辑也影响到了法国政府的态度，它坚持毒品政策的目标就是要彻底禁绝毒品，所以并不愿意执行以旧换新的针具交换计划。吸毒者如想获得政府资助的治疗，就必须适当放弃自己的身体自主权。[146] 与之相反，由于美国政府无法保证每个人都获得治疗，所以也降低了它想实施干预措施的希望。如果许多高风险的孕妇和儿童都无法获得医疗服务，又有什么理由要求他们必须接受筛检呢？[147]

社会政策中"以牙还牙"的逻辑告诉我们，保险得到公共经费支持的民众，应该放弃个人的隐私权。在医疗服务体系中，第三方支付者的重要性日益增加，这意味着医疗保密原则比起 19 世纪来说更加宽松。那时，医生最应该对其患者保持忠诚，因为患者是医生的收入来源。而现在，即便是百万富翁，也需要通过保险来分摊意外死亡所造成的风险。这样，当第三方支付者想要知道他们支付费用的具体项目时，保密原则在事实上就被打破了。患者越来越经常地签署放弃隐私权的声明。[148]不过，要说保密原则究竟被打破到什么程度，各国之间还是有差异的。

在业已建成国民医疗服务体系的国家（所有公民都有权享受公共财政资助的医疗服务），医疗保密原则受到的破坏最大。比如，在瑞典，拒绝牙医要求进行 HIV 筛检的病人会被视为艾滋病患者，病历中会留下记录，以便之后的医务人员看到。[149]有时候，这种信息透明是无意中实现的。截至 1986 年，在法国，艾滋病是少数由健康保险系统全额报销的疾病之一。有这一权利的人需要向主治医生出示一张淡紫色的社会安全卡。银行和雇主也经常要求看这些卡片，他们很容易猜出持卡人患有什么性质的疾病。[150]但是，并不是说所有国家社会福利越丰厚，政府对其国民的掌控力度就越大。法律传统、政治意识形态等其他因素也发挥着作用。英美国家并不像法国那么严格地遵守保密原则，尽管其社会保障不如法国那般优厚。法国将保密原则视为国民特权，以对抗傲慢的政府权力。

不过，当一个国家普遍性的社会措施已足够完善，专门针对艾滋病患者的额外保障可能就没有必要了。美国直接将艾滋病患者纳入残障人士加以反歧视保护。德国和瑞典认为单独立法来保护血清阳性者与艾滋病患者不被解雇是没有必要的，因为雇主必须有正当理由才能开除员工。[151] 相比美国雇主，德国雇主有较大权力去审查应聘者的身体健康状况，但也更难解雇员工。住房立法也是如此。德国几乎没有专门的法规防止房东歧视艾滋病检测呈阳性的租客，但只要签订居住合约，房东就很难以血清呈阳性为理由驱赶房客。[152] 瑞典允许雇主拒绝雇用血清呈阳性的应聘者，但其社会保障体系会很好地保障这些未被雇用的人。失去一项公民权利的同时，通常会获得社会权利作为补偿。

需要考虑的另一个问题是，社会福利是由国家提供，还是由志愿服务团体提供。在应对艾滋病流行的具体举措中，志愿服务的参与是其主要特色。不过各国在这一点上情况各有不同。民间艾滋病志愿者活动之所以发展起来，部分原因是当时法定机构未能积极主动回应，部分原因是适应（与政府合作）艾滋病流行带来的新情况，尤其是受害者大都为边缘群体。政治团体之间结成了奇怪的联盟。对削减政府开支感兴趣的保守派，支持同性恋者争取将护理责任下放到自己社区的做法。在美国，民间志愿者的活动表现突出，战果也极为丰硕。在欧洲，人们对政府承担的期待越多，志愿者行动就越少。但是，英国、荷兰、德国自愿自助的相关行动是值得注意的，法国的志愿者活动要少得多。有时候，志愿者活动也会产生负面效应，比如在汉堡，同性恋人士组成的志愿者队伍十分得力，当地政府乐得坐享其成，不愿履行应有的责任。[154] 总而言之，自主自愿与法律强制是紧密相连的。

第十章 历史的回响：过去策略对公共卫生的影响

　　本书所考察的这些国家都是以不同的方式来应对流行病学上的相似问题，这样做的原因各不相同。然而，政策差异的不同原因不应掩盖本书的中心观点：各国应对艾滋病流行所采取的公共卫生策略，与其至少在一个世纪前的传染病管控策略惊人地相似。正如每个将军打的都是上一场战争，卫生总署以及相关机构在面对一种新疾病时，也推出了从上一代传下来的预防传染病的"火炮"。即使是针对艾滋病不同寻常的特点而提出的新观点，也无法掩盖它与过去传染病策略的连续性。唯一朝向新颖方向寻找应对方式的是德国（巴伐利亚州除外）。在其他各国，过去屡试不爽的旧办法仍占据主导。

　　在 19 世纪霍乱流行期间，瑞典是采取非常严格的干预措施的国家之一， 一直实行传统的防疫手段，诸如审查旅客、消毒物品、隔离患者、熏蒸住所，直到霍乱流行后期，此时大多数其他国家早已开始实施较为温和的管控措施。[1]为应对梅毒，瑞典还开创了此后为多国效仿的国家卫生体系。这种体系以其他地方只对妓女施加的限制来约束所有公民，包括健康检查、强制患者接受治疗、向有关单位和其性行为对象通报病情状况、限制可能会引致疾病传播的各种行为、监禁拒不配合者等。艾滋病广泛流行后，瑞典仍然是干预最严格的国家之一，对这种新流行病的受害者采取了与梅毒患者大致相同的措施。瑞典政府的精英们坚持认为，这种方式虽然稍显严厉，但却是有效且公平的，将全体国民毫无例外都视为危险与有罪的人。在其他国家不得不发展出一套专门应对艾滋病的模式时，瑞典官员们很庆幸自己的相关措施已准备到位。毕竟瑞典手头已有优质可靠的性病防疫体系，若不将其用于应对艾滋病则是愚蠢的。[2]

英国的情况与之不同。尽管它是个小国家，政府历来以崇尚自由放任著称，但相比欧洲其他国家，英国在公共卫生领域的行政体系建构却是最为完备的。虽然在 19 世纪中期由于公共卫生改革家埃德温·查德威克的野心大过了现实条件，中央掌控公共卫生的实践之路并不顺畅，但到 19 世纪末这已成为英国公认的基本原则。[3] 随着行政体系的到位，英国实施了特色鲜明的公共卫生策略。英国是第一批取消针对霍乱采取隔离举措的国家，更倾向于改善环境卫生来降低疾病的传播能力。卫生学家认为传染病在很大程度上是由受污染的环境引起的，尽管这种观点并不准确，却在英国产生了巨大的影响。英国城市当时是西方体量最大、人口最密集的城市，也是最为肮脏、充满恶臭的城市。认为恶臭与疾病之间有着密切联系是一种古老的直觉，在贫民窟的穿行更加激发了这一点。这种环境致病论主张通过修建公共工程来促进公共健康，包括建设卫生基础设施，制定法规以确保住房质量与食品安全。英国这种试图改善穷人生活的设想当然远非革命性的，但这是政府着力于通过公共卫生项目来解决工人阶级的社会问题的一种尝试。[4]

通过这种方式，英国在公共卫生方面的策略相比欧洲大陆的改革，涉及面更广，社会改革色彩更浓。整个 19 世纪，欧洲大陆一直都在实行旧式的隔离检疫法以阻止疫病的传播。对于梅毒，英国废除了传统的半强制体系，确立了以宣教和促进行为改变为基础的性病预防体系，再辅以全民皆可享受的免费医疗。欧陆国家要么坚定地维持对卖淫的管控，要么效仿瑞典对所有公民实施类似的管控措施，而英国在第一次世界大战爆发之前就已确立了性病的宣教与治疗体系。[5]英国这种偏重环境卫生与自由主义的倾向一直持续到艾滋病流行时，除了保留一些威胁效果大于实际效用的法律条款——威胁隔离不配合者，以及边境最初设下的一些限制，延续了以协商一致为导向，其宽容程度可能只稍稍落后于荷兰与丹麦。在英国人看来，对艾滋病的放任策略延续的是对性病采取自由主义应对的传统（1886年废除《传染病法》后形成）。人们有意识地从过去吸取教训，以强化自由主义的、以协商一致为基础的疫情防控策略。[6]比如，在艾滋病流行期间，过去的性病诊疗体系确实能够接触且帮助到同性恋群体。[7]英国医学协会在议会委员会面前辩论时，阐明英国防控性病的传统不同于欧洲大陆，不是基于强制、登记和对特定社会群体的管控，而是基于自愿治疗和教育引导。防控艾滋病也应该遵循此类历史经验。[8]同样，当英国讨论是否要实行艾滋病通报制度时，它们也从过去的性病防控经验中寻找答案，认为这样做会导致患者躲藏起来，让流行病陷入无法管控的盲区。[9]即便是持批判态度的评论家也认可，这种自由主义策略是正确的，是"罕见的道德启蒙"的结果。[10]

法国在19世纪针对卖淫活动的管制不断规范，但它在公共卫生领域却是出了名的声誉不佳，既无法采取有力的措施，也没有制定清晰的规划。法国处于地理流行病学视野下并不稳定的区域，具体来说是在两种流行病学观的断层带：一方面法国是地中海国家，害怕病毒自东方、加勒比海地区和其他地区输入，因而赞成实施较为严厉的管控措施；另一方面法国又是北大西洋国家，一般来说典型的流行性疾病要先进入欧洲才能侵袭法国，因此它可以采取相对宽松的策略。与往常一样，法国虽然在理论上很厉害，但在实际执行方面却极差。在 17 世纪和 18 世纪早期，法国是世界公共卫生防控领域的引领者；在 19 世纪，它也许更是现代公共卫生原则确立与发展的先驱。[11] 但与此同时，法国迟迟没有将形成的先进理论付诸实践。作为笛卡尔主义者，法国人过分专注于基础研究与科学确定性，而不擅长处理公共卫生问题的模棱两可与各种可能性。[12]

与查德威克极力主张英国政府采取强力干预（尽管短期内并不成功）不同，法国的卫生改革家路易斯－勒内·维勒姆则担心这样做会威胁个人自由，只寻求政府零星的法定干预。据他分析，穷人健康状况之所以糟糕，主要是由于个人缺陷，而不是穷人作为一个阶级所面对的社会问题。迟至 1902 年，法国才颁布首部《公共卫生法》，试图仿效在英国已实施五十多年的相关举措。直到今天，法国的公共卫生体系仍然力量弱小与"碎片化"，在政府组织机构中无足轻重。[14] 这种策略摇摆一直持续到艾滋病流行时。极端的政治言论要求政府积极采取强有力的行动。政府却对实施严厉的干预避而远之，乐于把自己的犹豫不决描述为宽容大度。

美国的公共卫生策略则较为复杂，值得在此详加论述，因为艾滋病相关文献中最为常见的假设就是，美国社会的自由主义传统及其对政府放任不管的态度，某种程度上直接反映在联邦政府应对艾滋病问题时所采取的协商一致的处理策略。正如一位评论家所指出的，美国艾滋病防治的自愿策略以宣教和行为改变为基础，正好"与我们对于公民自由、隐私权、自愿精神的坚定信念完全契合"[15]。但是与之相反的干预策略也与美国公共卫生管制的历史传统相调和，这就是矛盾所在。实际上，认为美国在公共卫生领域一贯追求自由宽松的防治策略在很大程度上只是错觉。尽管实际操作更多是由各地方和州政府而不是联邦政府落实的（这在如此庞大且区域分散的国家并不奇怪），但其实美国和大多数欧洲国家一样，都渴望行使公权力以确保社区的健康。在19世纪，为确保公众健康所采取的介入措施是广泛的、有力的、强制性的，有时也颇有成效。[16] 在公共卫生方面，美国是世界上干预程度最大的国家之一。纽约市卫生部的赫尔曼·比格斯（Hermann Biggs）这样描述他为对抗结核病在曼哈顿下城贫民区廉租公寓的移民中所采取的严格措施——转移儿童并将患者与不配合的家人进行隔离："美国政府是民主的，但采取的卫生措施有时是专制的，卫生机构的职责体现了父权制的权威。"[17] 比格斯本人代表了美国进步时代的社会改革者，这些人甚至比其欧洲同人更相信和看重政府的权力和责任。[18]

回顾过往，美国之所以选择以隔离检疫方式来防治流行病，是有诸多原因的。从欧洲、亚洲等旧世界带来疾病的移民，可以（也确实做到了）在入境的枢纽被阻拦、施加检查和管制。美国的地形和人口分布（密集的聚居区之间夹着广阔的空间）使得这种防治方式同样适用于国内。鉴于政府机构软弱无力（分裂的联邦和相对无能的中央控制），如果要采取任何措施来阻止疾病的扩散，只能在边界、入境处和其他少数几个地方发挥当局进行检查、隔离和检疫的权力。当细菌学在19世纪的最后几十年成为科学正统时，它也将公共卫生推向这个方向。细菌学以及伴随而来的防疫观念转变——由改善卫生环境转变为控制个人的传染行为，深刻影响了美国的防疫策略。[19] 美国接受了细菌学给公共卫生带来的影响，反应比其他任何地方都更热烈。美国的医生与公共卫生权威人士，尤其是纽约地区的，在柏林向伟大的生物学家罗伯特·科赫学习细菌学。因此，他们接受的是较为纯正的学说，没有受到路易·巴斯德及以巴黎学派为代表的环保主义方法的影响，这种理论认为疾病传播的"土壤"与"种子"同等重要。[20]

但是，自殖民地时代开始，美国就已经在朝着这个方向努力了。[21]作为一个以自耕农为主的国家，美国与其他国家相距遥远，为数不多的城镇之间缺乏像样的交通，这些城镇规模通常较小，难以支撑突发群体性疾病。这意味着天花与麻疹等疾病在欧洲城市普遍流行，造成了数量很大但较为稳定的死亡人数，在美国只会偶尔暴发于某些城镇，却会带来更为可怕的后果。[22]北美殖民地居民的直觉隐含着这样的逻辑与经验，即他们的国家不管是在政治、道德，还是在流行病领域，都没有沾染上来自旧世界的堕落与腐败，因此必须尽可能地抵御外来者。[23]殖民地独特的地理环境也特别适合实施隔离检疫。当时的道路是仅能容纳牛车经过的小道，无论是商人还是移民都需要通过海路到达。这就使得港口隔离检疫看起来非常有效。[24]整个18世纪，美国各城镇通常与外界相对隔绝，希望以此避开天花尤其是黄热病等诸多疾病的侵袭。比如，在1793—1794年，纽约切断了与黄热病盛行的费城的一切联系，为了达此目的，市民认为当局不够果断，专门组建了一个公民委员会。[25]在南部，黄热病肆虐，人们在开始知晓（在20世纪中期）这种病具有传染性以后，建立了一套隔离与消毒的完备防疫体系。从这个意义上说，南部在美国所扮演的角色极其类似于地中海国家在欧洲的角色。[26]

美国行政系统的风格也有利于隔离检疫实践的施行与推广。美国幅员辽阔，政府权力分散，导致其实施公共卫生限制措施的尝试只能在几个入境点得以进行。法律赋予应对外部威胁的权力大于应对内部威胁的权力。事实上，到目前为止，公民权利与正当程序的相关规定都极大限制了政府在国内的搜查和扣押，但在边境却并不适用。[27]长久以来，公共卫生也受到美国宪法确立的联邦和地方政府权力划分的限制。基于宪法，管理商业的权力被留给联邦政府，联邦政府的权力在对外贸易方面比在各州之间贸易方面更强。为保障 18 世纪有限的商业往来和公共卫生的强制措施，执行管制的权力则一直留给各州。但越来越明显的是，随着商业和公共卫生事务不再只是局限于地方，相关权力需要更广泛的以至国家层面的立法来进行保障。因此，通过对宪法与时俱进的重新阐释，联邦政府逐渐被赋予维护公众健康的权力，并将其作为管制商业与税收之权力的一部分。[28] 事实上，因为美国的地方公共卫生体系缺乏统一、参差不齐——比如实施隔离检疫方面，因此效率低下，急需国家进行统一的整合。在此背景下，美国于 1879 年成立国家卫生委员会，负责管理全国的隔离检疫。[29] 同样，相对严格的梅毒管制体系（普及性的婚前与产前检查，不定期针对所有成人进行筛检）之所以会在美国出现，也主要是因为这个国家缺乏能够覆盖全体民众的医疗服务体系，并且各地区的教育引导和医疗水平差距太大。相关机构只有在国民来办理结婚与出生登记等必要手续时才能顺势对其进行病毒筛检与治疗。[30]

实施隔离检疫最为明显的理由，是美国在 19 世纪接收了大量的移民。这解释了它为何执着于把这些外国人士看作疾病传播的媒介进行病毒筛检。[31] 所有国家都会面对文化适应对公共卫生领域产生的巨大影响，比如农民从空间开阔、现代化公共卫生设施缺乏的农村进入城镇之后，居住环境变得拥挤，生活在微生物、气味等互相关联的密集网络中，此前养成的卫生习惯必须随之发生变化。但具体到移民问题，并不是所有国家都会在相同的程度上处理相同的问题。在西欧，人们主要是对大城市中的下层阶级（住在拥挤贫民窟中的贫民和流浪汉）感到担忧、惧怕和反感，而美国则将对底层民众的这种情绪投射到了外来移民身上。移民问题是美国社会的主要关注点。显然，其他国家也有移民，但人数总体较少，比如英国的爱尔兰人，奥匈帝国和波兰的犹太人，德国的斯拉夫人，以及后来法国的北非人。

当然，这还得考虑美国国内的种族问题。在美国，黑人与白人在诸如梅毒、结核病等疾病方面发病率的不同，常被归因为种族与基因的差异。虽然这种解释有时也会提及环境与社会经济因素的影响，但通常提及的是南方与农村地区的黑人进入北方工业化城市时带来了诸如迷信民间疗法、质疑正统医学、宣称自己无法抑制性冲动等坏习惯。中国人、日本人和其他亚洲人一开始也被视为疾病携带者，慢慢地才被当成和其他人一样的卫生习惯良好的模范公民。[32]

针对移民的流行病学研究早在 19 世纪就开始了。19 世纪 40 年代，莱缪尔·沙特克（Lemuel Shattuck，1793—1859）向波士顿市议会报告时特别强调，近来移民的卫生习惯很差，很可能会对公共卫生造成严重影响。大部分移民都来自农村地区，其风俗习惯难以适应廉租房的卫生条件。[33] 于是，1876 年，联邦政府被全权委托处理移民问题。自 1879 年起，联邦政府可因健康问题拒绝移民入境。1891 年，联邦政府开始对移民进行检查，以发现那些患有"令人讨厌的或危险的传染病"（这一表达直到 1961 年才变为中性）或其他可能使他们成为公共负担因而没有居留资格的疾病的人。[34] 19 世纪末 20 世纪初，移民还会面临霍乱、鼠疫以及其他传染病的检查。埃利斯岛（Ellis Island）及其移民检查站的医疗检查成为美国历史的重要标志。鲜为人知的是，美国西部及西南部地区实施着甚至更为严格的强制检查，包括脱衣、淋浴和消毒。[35] 相比之下，对于欧洲各国间的往来，执行类似的检查措施很不现实，基本上已被放弃。不过，地中海地区国家通常还保留着边境处的检查机制。

然而，由于抵达美国的人员受到限制，这类检查得以继续进行。欧洲采取过的最为类似的措施，是针对东欧人——大都是犹太人——进行消毒与隔离，他们取道汉堡和不来梅，穿越欧洲大陆，特别是德国境内。这些措施的实行主要得益于美国的经验，美国移民管理局自1891年起要求航运公司想方设法在出发港口拒载患病旅客。[36] 美国尝试说服欧洲国家派代表在移民乘坐的船只前往美国前进行检查，这实质上是打着公共卫生的旗号侵犯国家主权。[37] 在美国人看来，不健康的欧洲移民会有带来流行病的风险，正如欧洲人担心每年从世界各地前往麦加的朝圣者把病毒带回家。[38] 为此，法国于19世纪60年代在中东地区创建了一套卫生监控系统，以便及时汇报当地的传染病暴发情况。美国也想遵循此例，针对欧洲人开启监控模式。由于美国对移民问题格外关注，自1878年起，美国领事官员每周都要汇报所驻地的卫生状况。第二年，每艘抵达美国港口的船只都必须出示健康证明。[39] 虽然美国在1881年召开的国际卫生会议未能说服欧洲人加入其国际疫情通报体系，但欧洲同意配合美国提供健康问题的相关证明。[39] 第一次世界大战结束之后，这种预防性的举措仍然在持续。为防止斑疹伤寒病的传入，美国政府要求所有乘客在离开欧洲之前都必须先灭虱。

在欧洲，流行病学上的"他者"居住的地区通常在国界之外，因此隔离检疫可以交由边境管理机构具体处理。无论在文化意义上还是流行病学意义上，美国都有许多外来者。主张隔离检疫者试图将之拒于门外，但这些外来者交融于整个社会，并非只是位于边境。1900年旧金山的唐人街暴发鼠疫，整个街区都被隔离和封锁，由治安警卫值守。[40] 当政府需要向外拓展隔离检疫时，传染病常常成为全面阻挡他者入境的理由。1892年霍乱疫情期间，面对来自南欧和东欧的新移民（包括很多犹太人）浪潮，排外主义者以霍乱为借口，好几个月禁止外来移民入境。[41]

美国不愿信任外来移民的卫生习惯，这就使国家监管公共卫生的强大权力合法化。美国人将传染病患者转移到医院，部分原因是认为穷人以及新来不久的移民群体所居住的廉租公寓根本无法达到居家隔离的基本要求。[42] 早在 19 世纪中期，波士顿的莱缪尔·沙特克以及纽约的约翰·H. 格里斯科姆（John H. Griscom，1809—1874）等改革人士就主张国家积极介入，以确保个人清洁与公共卫生安全。在他们看来，指望移民中的贫苦群体自己养成得体的卫生习惯是完全靠不住的。[43] 这种担心也促使美国公共卫生部门关注控制和引导个人行为。美国传统的公共卫生观认为疾病的源头在于个人行为，而不是社会环境。19 世纪中期，美国的公共卫生改革者并不认同英国流行的观念，即贫穷会引发疾病与死亡。他们更愿意相信这是由漫不经心的坏习惯所导致的恶果，这种不幸不值得原谅。[44] 当时，美国经济增长迅速，移民数量的增长更是史无前例，加之美国本身存在的奴隶制与种族主义的深层文化疤痕，以及政治民主与社会平等的意识形态，一种从行为上自我约束的风气逐渐形成，社会民众由此分化为两个群体：一种是体面正派的自己人，一种是名声不好的外来者。这种分层的关键因素就是自我约束、个人卫生以及节制。教导移民群体要整洁、持重和节俭，是为了让他们成为美国人。[45] 不过，在这些新移民完全接受美国价值观之前，美国有必要守护边界，阻止肮脏人群大量涌入。

到 19 世纪的最后几年，综合考虑地缘条件、行政机制与移民等相关因素，美国更多选择通过边境管控，而非在国内采取改善家庭卫生、监控和预防等举措作为防控流行病的主要方式。1894 年，爱德华·O. 莎士比亚（Edward O. Shakespeare）代表美国出席国际卫生会议时阐述了美国所面临的选择。一个欧洲人不了解的事实是，每年都有 40 万移民涌入美国。由于美国铁路系统发达，内部流动缺乏障碍，国内贸易活动频繁，这些潜在的病毒携带者四处扩散的速度非常之快。虽然当时纽约及泽西市等地区有较为完善的卫生设备，但仍然有许多城市只有最为基础的卫生组织。后来，大约到 19 世纪 90 年代早期，联邦政府才获得了在国家及各州边境地带实施卫生法规的权力。各州内部的卫生事务仍属地方管辖，故而在英国可以采取的一些措施，如挨家挨户地探访，在美国基本上是无法实行的。如果废除边境地区的预防措施，虽然有可能促进贸易的蓬勃发展，但美国将会面临来自欧洲地区霍乱的威胁。[46] 地中海地区国家将边境管制与隔离检疫视作穷国最好的疫病防控手段，因为它不需要付出巨大的行政与财政成本来监测国内卫生和疾病状况。美国也是这样，不愿意监测国内卫生，而赞成边境管制，这与英国的做法完全相反。

基于上述原因，美国针对霍乱采取了较为严格的检疫隔离措施。[47] 对于其他可传播疾病，美国的管控措施也比英国的更为严厉。对于移民及其不卫生的个人习惯，美国社会普遍存在恐惧心理。在 19 世纪 90 年代，针对白喉，纽约市政当局坚持对那些喉咙疼痛的儿童、他们的家人和接触对象进行喉部细菌培养。他们要求检验结果呈阳性者接受隔离（必要时强制隔离），只有两次检验均呈阴性者才能解除隔离，且规定两次检验的时间至少要间隔 24 小时。到 20 世纪初期，美国强制要求儿童入学前接种疫苗。巴尔的摩与普罗维登斯地区最先开始隔离白喉细菌携带者，即便这些人是健康的。相对而言，英国就没有果断地采取行动，因此白喉病发病率偏高。[48] 纽约市也自 1893 年防控白喉病开始首次进行大规模细菌筛检。赫尔曼·比格斯指出，相对于隔离所有疑似病例且消毒其住所而言，以这种检验细菌的方式来筛出真正病例的成本较低，因为当时治疗白喉病的医院中半数患者其实都并未患病。纽约带头开启的细菌检验后来成为应对公共卫生危机的重要工具。[49] 一个法国人于 20 世纪初就指出，美国严格隔离传染性疾病。医生会立刻打电话通报病例，患者被隔离的时间有可能长达五周之多。这个法国人的结论是，这种模式只有在新世界才可能被接受，法国是无论如何不会容忍此种做法的。[50]

1882 年罗伯特·科赫发现结核杆菌之后，人们不仅认识到结核病是一种传染病，还是一种穷人和移民特别容易受感染的传染病。[51] 罗伯特·科赫经常被同时代的人与历史学家刻画为普鲁士基于细菌学的公共卫生传统（严格干预个人生活以保护社区健康）的代表。他会惊讶地看到，纽约市规定的诸如结核病例必须通报当局等各种防控措施居然比普鲁士模式更加强硬。[52] 事实上，罗伯特·科赫于 1901 年给赫尔曼·比格斯写信，指出美国人虽然热爱自由，但是也能为集体利益而适当接受对自由的限制。他表示美国的经验值得借鉴，希望能够以此说服普鲁士民众同意将结核病列入法定报告传染病。[53] 相反，英国则反对通报结核病病例，担心导致患者遭到排斥或隐瞒病情。伯肯黑德（Birkenhead）的卫生医务官员对此发出警告，指出英国人不像纽约人那样能够容忍严密的监控措施。不过纽约其实并不是为自由做陪衬的大都市，柏林倒是常会扮演这样的角色。[54]

美国强制市民接种疫苗以对抗天花，这种做法在欧洲经常遭到抵制和推翻。[55] 在 18 世纪，美国许多市镇会阻挡那些来自疫病暴发地的游客进入。1850 年，纽约市卫生官员有时会下令要求自涉疫港口出发的船只上的所有乘客都接种疫苗。早在 1824 年，纽约市就聘请医生说服曼哈顿居民，并为尚未形成抗体的人接种疫苗。[56] 在 19 世纪 90 年代，密尔沃基的在校儿童都被要求接种疫苗，受感染的住所被贴上标牌，受感染者被隔离在市医院。虽然这些措施此后因遭到抗议而最终取消，但之所以会一度被采纳，很大程度上是因为当地居民对新移民的恐惧，尤其是德国人和波兰人，他们没有接种疫苗，也拒绝接种疫苗，破坏了市政群体的免疫力。[57] 对此，在 19 世纪，当移民从东海岸移居到中西部时，国家卫生委员会坚持着较为严格且复杂的跨州病例通报体系。美国有时还会针对加拿大在边境地区采取检疫隔离措施。[58] 从实际效果看，直到 20 世纪 60 年代，美国每年约有 20 万来自墨西哥的越境者接种了疫苗。

美国针对梅毒和其他性病的处理要相对特殊些。与英国一样，美国并未像欧洲大陆那样规范卖淫活动（圣路易斯曾短暂合法化，内华达州的部分地区继续合法化），而是直接予以禁止。与英国一样，美国各州为性病患者提供教育活动和免费医疗。不过美国采取了更为严厉的干预措施：对患者进行隔离和检疫，对明知患病还继续从事性行为者进行刑事处罚，对病例进行通报（加利福尼亚州于 1911 年开始实施），以及强制性婚前和产前筛检（许多州从 20 世纪 30 年代开始实施）等。截至 1943 年，亚拉巴马州要求对所有 14—50 岁的成年人进行梅毒检测。[59]

不过，美国公共卫生当局对于做好隔离检疫的最大冲动，是南方地区暴发黄热病之际。从 19 世纪 70 年代开始，美国民众慢慢认识到黄热病是传染性疾病，并对其进行隔离检疫。1879 年，孟菲斯市报告了一个病例，政府下令对所有离开受感染地的火车进行检查、清洗并熏蒸，离开 5 公里后将所有乘客和行李转移至新火车，把运送的货物运至 50 英里外，并将邮件袋加热至 250℃ 消毒。当佛罗里达州杰克逊维尔市于 1888 年暴发黄热病时，许多市镇都对该市进行隔离检疫，或者相互隔离检疫。尚未发现病例的地方拒绝疑似感染的火车通行，更别说让乘客下车了。得克萨斯的卫生官员阻留并消毒来自密西西比河以东地区的每一列火车和每一位乘客，还要求乘客出示健康证明。杰克逊维尔市的所有住宅都进行了蒸汽消毒，患者的床上用品和衣物也都用沸水蒸煮消毒，其他许多物品则由联邦政府负责买下并予以销毁。在 19 世纪 90 年代，火车上的乘客有可能被强行送至发烧营（fever camp）集中隔离。在强制检疫（shotgun quarantine）过程中，任何来自病区的列车都不允许停留在健康区域。联邦法规要求，从病区出发前往南方市镇（指马里兰州以南地区）的列车，乘客将被扣留，货物要进行熏蒸。[60]1888 年，佐治亚州和佛罗里达州之间首次建立了隔离营，前往北方地区的旅客要留在那里接受隔离观察，直到确定未被感染后才能离开，人们希望这种隔离机制可以终结那些非正式的、随意的强制检疫行动。1899 年美西战争结束后，因为害怕黄热病会随着部队的回归进入国内，美国政府开启了大规模检疫行动，对 3 万余名士兵进行了身体检查——约 1 万名士兵被隔离于检疫站，对 1.8 万吨行李进行消毒处理。[61]

直到现代，美国公共卫生应对体系中全面检疫隔离的念头仍然存在。进入 20 世纪后，患有小儿麻痹症、白喉病、脑膜炎、流感、猩红热、麻疹、水痘、肺炎、伤寒、痢疾、脑炎、脓毒性咽喉炎以及风疹等疾病的人禁止在各州之间旅行。患有结核病、麻风病、梅毒与淋病的人可以旅行，但必须事先取得出发地与目的地公共卫生机构的同意，且必须保证在旅行过程中得到适当治疗与隔离，包括抵达后对其旅行区域进行消毒。事实上，麻风病人还需要获得卫生总署的同意。[62] 这些规定无论在后来的实践中多么过时，传染病患者原则上仍被禁止随意在各州之间旅行，事先必须获得目的地卫生官员的同意。患有典型传染病的人必须向联邦政府申请，以获得州际旅行的许可。[63]

对外检疫局（Foreign Quarantine Service）是美国公共卫生部门中

历史最为悠久、最有威望的部门，1967 年被正式纳入美国疾控中心麾下。对外检疫局工作人员及其团队精神（其制服由华盛顿一名专职人员设计，并经常更新设计）的融入，大大增强了疾控中心的实力。这个时候，虽然技术上有所更新，但检疫局仍然履行着传统的职能，用 X 光检测抵达船只的乘客，查验疫苗接种证明，在飞机通道上查验乘客的眼睛是否有黄疸迹象，每年在墨西哥边境为入境者接种将近 20 万剂天花疫苗，对墨西哥移民工人进行梅毒筛检和治疗。边境地区的各种防疫手段过于传统，因此，在 1966 年，为报告检疫事务而特别成立的威尔委员会（Weir Committee）提出移民入境时才注射天花疫苗为时过晚，效果不大，主张效仿加拿大，开放墨西哥边境。这背后的道理与 100 年前大致相同，那就是我们不可能既允许国际交流，又人为地构筑一道传染病无法渗透的壁垒。那些试图将所有疾病拦阻在外的检疫企图很难实现，因为它忽视了喷气式飞机时代传染病的基本生态学事实。

美国的对外战争也加剧了整个社会对于国外疾病输入的担忧，比如朝鲜战争和越南战争期间流行的疟疾以及性病等。美国航空航天局担心太空计划可能会不经意间将地球微生物输入太阳系，并将太空生物带回地球。为此，登陆月球的宇航员们重返地球后被隔离了 21 天。[64] 就在 2000 年春季，美国国家科学院医学研究所中一个公共卫生专家小组还建议对来自墨西哥、菲律宾与越南等发病率较高的国家的准移民进行结核病检测，不仅要筛查出活动性肺结核病人，还要确定他们是否为病毒的潜在携带者。但这些人不会被禁止入境，只不过持有特殊签证，在成为美国常住居民之前要接受相关治疗。[65] 面对 2003 年春天突如其来的非典疫情，公共卫生官员有权隔离有疑似症状的旅客，必要时可使用强制手段。2003 年 4 月，一位从亚洲来的旅行者在纽约市遭到强制性隔离，这是美国 25 年来第一个被隔离的非结核病患者。[66]

美国隔离检疫的措施不仅适用于外国人，也适用于那些流行病学意义上的局外人——流浪汉、无家可归者和其他边缘群体，随着 19 世纪最后 10 年贫富差距的扩大，这些边缘群体的人数大幅增加。美国之所以对结核病采取严厉的干预政策，除了对移民这一"他者"群体的恐惧之外，也与此类疾病在社会的边缘群体中蔓延有关。最严厉的就是强制监禁，此种做法在抗生素出现后其实早已过时。[67] 直接督导下服药治疗（Directly Observed Therapy），要求患者在官方人员的见证下服用抗生素以确保疗程的完整，避免耐药性结核病毒株出现。这种疗法越来越常见地用于流浪汉与无家可归的患者。对于某些边缘群体，"遵医嘱服药"这种非正式的假定似乎不再成立。自 1993 年始，由于耐多药结核病在受主流社会排斥的边缘群体中扩散，纽约州开始隔离那些拒不配合的患者，隔离期限也不是之前规定的头几周，而是一直要等到他们完成整个疗程。[68] 同样，直至 20 世纪，路易斯安那州仍然将麻风病患者隔离在一家国家机构，相关的门诊治疗中心很晚才得到发展。[69]

这种隔离检疫传统能够帮助我们解释美国艾滋病政策的走向。尽管存在普遍的误解，但与其他发达国家相比，美国政府实际上相当干预公共卫生事务。只不过联邦政府的公共卫生权力比较分散且时断时续，所以政府只能在特定情况下采取行动。美国政府对移民、某些公职人员和军人进行 HIV 筛查，方式与 19 世纪大致相同，毕竟那个时期在边境隔离检疫是联邦政府可用的为数不多的有效防控手段之一。[70] 当国会讨论拒绝给予血清呈阳性者永久居留权（尽管国外和国内的抗议仍在继续）的政策时，弗吉尼亚州国会议员汤姆·比利（Tom Bliley）就搬出传统："我们以前从未允许那些在流行病期间被感染的人移民美国。现在也不应该放开。"[71] 有人或许以为，因为美国有移民传统，所以对于患者申请居留权的困境可能会有更多的同情，但是相反，许多美国人认为，对目前的移民使用曾适用于他们祖先或偶尔适用于他们自己的相同的规则才是公平的。[72]

　　与这里考察的其他国家一样，在艾滋病流行时代，美国防治传染病的手段延续了至少 150 年前霍乱首次流行时所确立的传统。实际上，只有一个国家改变了 19 世纪原有的传统防疫策略，那就是德国。正如 19 世纪 30 年代法国防治霍乱的模式决定了以后这个国家防疫政策的走向，德国也在这个时候发现自己处于地理流行病学上的过渡地带，各地区之间差异显著，无法统一管制。[73] 德国最东边的各州一开始实施的是严格的隔离检疫措施，而更远一些的西部各州则偏重于改善环境卫生。汉堡在文化上属于亲英的欧陆少数派，在防治传染病策略上奉行自由主义。[74] 罗伯特·科赫与公共卫生改革家麦克斯·冯·佩滕科弗（Max von Pettenkofer）之间的争论，体现了细菌学与环境卫生学两个理论的冲突。在柏林和慕尼黑争夺霸权的时期，这种议题还属于高层政治讨论。虽然此时有麦克斯·冯·佩滕科弗与鲁道夫·魏尔肖等人提出社会改革的策略，但环境卫生学的力量还是不如英国。到 19 世纪晚期，细菌学理论的重大突破［罗伯特·科赫、保罗·埃利希（Paul Ehrlich）等人的重大发现］强化了针对单一个体的生物医学疗法。[75]

　　后来，公共卫生被纳粹污名化。纳粹政权极为看重优生学，这破坏了公共卫生在促进民主与改革方面的巨大成就，暴露出其残酷进行干预的一面。虽然在两次世界大战之间的那些年里，对优生学充满热情的不只是德国人（例如瑞典和美国也通过了绝育法），但只有他们追求最为极端的种族主义，谋杀了数百万人。[76] 德国纳粹将对犹太人的灭绝说成是公共卫生的一次行动，类似于海因里希·希姆莱的"除虱行动"。通过这种方式，纳粹政权将公共卫生与种族灭绝扯上了关系。[77]

德国巴伐利亚州与瑞典所仰仗的防疫手段十分相似，但二者的政治环境完全不同。无论瑞典执行的策略相对于其他国家是多么古怪，他们仍然相信自己的做法是正确的（刻薄之人会认为瑞典人一向如此）。不过，外界对于瑞典防治策略的批评并不是很多，更多的是感到困惑：这样一个在公民权利与人道主义方面备受赞赏的国家，为什么会选择如此严厉的公共卫生手段？[78]

在 20 世纪 90 年代，瑞典曾针对社会民主党提出的福利国家的令人不快的排他性与边沁功利主义倾向进行广泛辩论，只有在这一背景之下，我们才能理解瑞典选择公共卫生"特殊道路"的原因。[79]这场辩论（并不局限于瑞典）的大部分话题都被夸大了，包括牺牲少数人的福祉来满足多数人的诉求，从科学和法律上巩固了政府介入哪怕最为隐私领域的合法性等。受福柯及其追随者观点的启发，参与辩论的人谴责政府推行的大多数社会政策其实就是某种形式的社会管控，将个人权益置于技术官僚及他们构建的官僚机构之下。谴责往往是不合时宜的，因为它无法想象福利国家的好处。[80]不过，有一点需要指出。最近发现，瑞典社会民主党实施强制绝育行动的规模只有纳粹德国能与之相比，这动摇了人们相信其福利国家本性绝对温和的认知。[81]同样，在艾滋病流行时代，瑞典针对血清阳性者的管制在西方国家中是最严格的。很少有瑞典人对此感到愧疚，其他大部分国家也鲜少关注到这一点。

相比之下，德国巴伐利亚州采取的策略与瑞典的大致相同，却受到了各方势力的猛烈抨击。巴伐利亚州同样以现有的传染病管制法来防治艾滋病。但是对于这个地区，外界更容易相信它是德国人性格中一些固有邪恶特性的再次浮现，或者更善意地说，这是人们可以从保守的天主教徒身上期待看到的。显而易见，对于瑞典和德国巴伐利亚州，差别不在于它们所采取的手段，而在于这些手段产生于什么样的背景。同样的做法，瑞典社会民主党人就可以不受责难，而德国基督教民主联盟中的天主教人士则会陷入麻烦。具有讽刺意味的是，瑞典人通常认为正是巴伐利亚的道德保守——谴责卖淫、吸毒和外国人——导致其选择了防疫的"特殊道路"。对此，评论者指出，位于北方的瑞典之所以选择与众不同的防疫路线，其原因与巴伐利亚州相同。[82] 正是为了避免受到和巴伐利亚州一样的声讨，德国其他地区转而选择以一致同意、自由主义为基础的策略防治艾滋病。

同样，为免遭孤立，巴伐利亚人坚持认为其防疫手段与其他国家一样寻常，但这种努力是徒劳的。在反对者看来，巴伐利亚州的处境非常尴尬，它令德国的社会阴暗面受到许多不怀好意的关注，不过巴伐利亚州及其支持者则宣称这种做法实际上并不罕见：它们正在实施的是现行的和传统的公共卫生策略，长久以来这些策略都被用于防治其他疾病，且为广大民众所接受。其他一些执政党不被民众斥责为保守派的国家，也都采取过类似的措施。[83] 巴伐利亚州指出，瑞典的社会民主党已经关闭了同性恋桑拿浴室。奥地利社会民主党也对卖淫者进行病毒筛检，若发现感染病毒就禁止其继续工作。意大利等许多国家已将艾滋病定为须依法向当局报告的疾病。[84] 美国也调整了较为纯粹的只提供信息咨询的策略，转向传统的流行病控制举措，且以全世界最为严格的方式来对待国外人士。[85]

对在艾滋病防治这条战壕中出谋划策的公共卫生当局而言，传统的公共卫生策略及其历史回响所产生的影响可能比所意识到的更大。每个国家对艾滋病的反应惊人地不同。各国基本都采取了类似于19世纪针对经典传染病的防治方式。唯一的例外是德国除巴伐利亚州以外的地区，它们谨慎地避免施行让人联想到纳粹政权的措施。德国人担心这些防治措施本身就有污点，但事实上，它们并非源于"二战"期间，而是源于19世纪。而且，面对艾滋病的流行，这些措施不仅巴伐利亚州实施过，瑞典、奥地利以及某种程度上美国也同样实施过。

第十一章　艾滋病时代的自由、权威与国家

在全球化时代，HIV 是最为国际化的病原微生物，在世界各地都有。尽管世界上最为孤立的国家都试图将其排斥、隔绝，艾滋病还是在世界各地带来了痛苦与伤害。不过，艾滋病的侵袭给每个国家带来的都是同样的苦难，但各国应对它的手段却截然不同。为什么会这样呢？

要了解甚至连文化与政治体制都相似的不同国家为何会选择不同策略来应对艾滋病，需要考虑诸多因素，比如每个国家内部各种政治力量的平衡、隐私权的重要性、对性问题的看法、个人自由的相对责任、历史与政治传统、政府与行政机构框架设计、与现有法律之间的交叉互动以及自愿自主的精神价值意涵，等等。不过，虽然这些当代因素确实非常重要，但各国其实主要还是依照国内的公共卫生传统来制定预防策略的。毕竟，处理传染病问题的基本原则最晚在大约 19 世纪 30 年代霍乱流行时就已经决定了。那时候，美国与瑞典等就在实施检疫措施，法国与德国也这么做过，但不怎么严格，其目的是不让病毒进入国内。一旦病毒突破边境防线，这些国家就会马上隔离患者，并积极治疗和消毒，尽可能让患者保持健康无毒的状态。而以英国为代表的其他国家则偏重于针对都市的清洁消毒工作，试图让各类疾病找不到容身之地，以此控制疾病，尽量避免采取隔离检疫的严格措施。这种基本的防疫立场差异影响很大，基本决定了 100 年后各国对艾滋病问题的应对方式。

过去决策的影响表明，历史与传统对于公共卫生的影响实在是太大了，可能比面临当下危机的决策者所意识到的还要大。它还表明，这些选择过去是，也许现在仍然是，根据每个国家的具体地形、地理与人口特点做出的。这些是与疫病防治相关的深层结构，甚至几个世纪以来一直影响着公共卫生。为针对此论点进行说明，我们先要探究各国以不同方式来应对艾滋病的内在原因。

艾滋病流行的性质

在科学标准化和全球化的时代，人们很难期望生物医学对艾滋病的理解会有如此大的变化，也很难期望这种差异会产生重大的影响。然而，在边缘群体，人们感受到了这种影响。艾滋病的病因多种多样，不仅需要考虑接触感染，还要考虑环境、社会、免疫以及更为宽泛的健康相关要素，这就使得传统社会偏重清除疾病根源与病原携带者的疫情防治策略可能无效。实际上，某个国家对于艾滋病病因起源范式的理解与其最终实施的防治策略可能并无关联，即使有关联，也只是偶然的。美国主要选择了以生物医学为主导的防治路线，即投入资源以尽可能找到治疗途径。法国也遵循这种模式，而德国与斯堪的纳维亚半岛地区则倾向于通过流行病学的社会管制来防治艾滋病。不过这属于艾滋病防治领域的二分法，治疗领域也有两条截然不同的路径。一般来说，在以英美国家为代表的英语世界，医生们较为重视微生物的致病原因，而在以法德为代表的欧陆国家，医学界则更为强调疾病的"地域分布特征"，偏重于关注患者身体受伤后的反应情况，重视患者的免疫系统。[1]

那些否定艾滋病是某种疾病的观点，以及这种观点为何会具有极为普遍的影响力，目前来说是一个无法解释周全的难题。那么我们是否要为这种微不足道的老套论点说点什么呢？比如说我们是否会指出许多持这种观点的人即便不是加利福尼亚人也大都住在加利福尼亚？更有意思的是，这些否定论者大都是美国人，而美国恰恰为生物医学投入了大量资金。这种否定论者最为核心的拥护者主要来自其他国家，尤其是英国，这又能说明什么呢？是不是否定论者坚持艾滋病源于社会因素的看法会促进人们思想领域的更新呢？人们对非洲的同情会不会导致此论点更为普及呢？

引发艾滋病的病因各个国家并不相同。比如非洲是因异性恋滥交现象严重而导致艾滋病多发，这与地中海国家艾滋病患者主要来自静脉注射吸毒人群的情况很不一样。在发达国家，艾滋病的感染者大都是同性恋者、吸毒上瘾人士或血友病患者，所面对的处理困境随之不同。一般而言，相比通过性行为的传播，与毒品使用相关的艾滋病传播速度更快，更为突然，且通常呈现地域聚集性特征，契合毒瘾人口所在的区域地图。不过吸毒导致的传播很容易将病毒带入各类人群，对女性和儿童造成感染，也更容易传播到异性恋人群中去。[2] 因同性恋而导致的艾滋病虽然基本上只局限于某个特定亚群体，不过如果感染者是双性恋就可将此病传至更广泛的人群，除此之外，艾滋病的传播速度主要取决于同性恋群体间各自不同的性行为模式。如果经常交换性伴侣，且公共澡堂滥交现象较为普遍，那么这个地区的疾病传播就会很快；如果性伴侣比较固定，同性恋人士又普遍不愿意公开性取向的话，那么疾病的传播就会比较慢。

艾滋病的性质不同，政府的应对也不同。比如，如果官方认定艾滋病患者大都局限于某些特定的高风险人群，那么政府针对这些群体所采取的预防措施就会极为合理，不论是提供资源的正面措施，还是限制自由的反面措施。相反，如果官方认为所有人都有感染风险，那么就会导致政府出台面向全体民众的防治规划，也会使得政府鼓励一般民众改变行为的劝导显得更为合理。[3] 此外，疾病传播的模式也会影响具体应对措施。刚开始的时候，传统的公共卫生防控举措受到同性恋团体的强烈抨击，这个群体很想有足够能力来争取公民权利。后来，当艾滋病开始蔓延到经济条件更差且组织更薄弱的群体时，这种抗议引发的担忧就没那么强了。随着医学界治疗艾滋病的能力越来越强，主要以筛检病毒和接触者追踪为代表的传统防治策略又开始被广泛采用。当 20 世纪 90 年代开始出现更多女性感染 HIV 的事例之后，这又引发了新的伦理与政治议题，比如是否该建议感染艾滋病的怀孕女性堕胎呢？针对新生儿进行病毒筛检是否需要家长同意呢？家长感染 HIV 是否会影响其对孩子的监护权呢？

但是，不管艾滋病的流行情况在各国的表现差异有多大，有一个定论是确定无疑的：从单纯实用主义的视角看来，病毒感染人数本身并不会激发某种更加快速或较为彻底的应对措施。比如法国的艾滋病感染率居欧洲之首，但法国政府的应对却很慢。而德国与英国发病率较低，但却较早就开始采取行动。第一项针对艾滋病的法律就是由不列颠哥伦比亚省于 1983 年颁布的，不久之后瑞典、奥地利与美国加利福尼亚州才陆续开始对此立法，但这些地区也只有加利福尼亚州算得上病情严重。[5] 在美国，针对艾滋病流行采取严厉措施的几个州基本上都没有直接处理艾滋病问题的经验。[6] 在全世界 50 多个限制染病外籍人士入境的国家中，艾滋病的发病率也是有高有低。在西方国家中，美国在执行筛查政策与排除患病外籍人士入境方面做得最为彻底，想方设法地阻止 HIV 传入本国领土，但是美国的艾滋病发病率却是最高的，还可悲地成为艾滋病患者的净出口国。[7]

有所谓公共卫生政治吗？

那么，该如何解释各国对艾滋病问题所采取的不同策略呢？对此，最为直截了当的做法就是深入考察各国的预防策略。毕竟，以公共卫生之名来遏制传染病的想法势必会引发某种最为持久的政治窘境，那就是如何在个人对自主与自由的要求和公众对安全的关注之间进行平衡。观察家们注意到各国的预防策略有所不同，通常将之归因于政治变量。然而，这些策略背后的政治理念是什么呢？撇开所有政治变量，很多差异就很容易解释通了。比如，在一些公民权益未得到足够重视的国家，要限制受感染公民的自由相对而言比较容易。[8]但是，就像我们所知的那样，并不只是这些国家的政府会去采用传统的公共卫生解决方案。

在保守派评论家看来，艾滋病患者根本没有理由要求不受传统举措的限制，这在某一点上来看是对的。差别并不在于专制制度或自由制度，前者要求患者严格遵守预防措施，后者则对所有公民一视同仁。这个选择比单单是否采取预防举措更为有趣。对于艾滋病来说，它究竟是否应该和其他疾病一样，必须受到立法管控呢？如果不是的话，那又是为什么呢？

一种观念认为，对付艾滋病的策略已经成功克服了既要遵守共同规定，又要尊重个人权利的两难困境，这种想法太过天真，但公共卫生专业人士却不断地予以重复，像喊口号一样。[9]确实，艾滋病有其独特性，比如它的潜伏期很长，主要通过非主流且饱受争议的性行为或吸毒活动进行传播，因此以共识为基础的应对策略不仅在政治上容易获得接受，从流行病学的角度而言也是正当合理的，有利于形成良性循环。但是，许多国家为了实施明显不同于此的策略，也会藐视这种看似普遍适用的逻辑。不仅如此，随着 20 世纪 90 年代艾滋病治疗方式的发展，所有国家再度有了采取传统策略应对艾滋病的理由。[10] 实际上，自由主义防治策略虽然确实因为艾滋病的特殊性而得以强化，但它并未改变疫病防控中传统约束性规定的合理性，这说明不管怎么样，总体的疫病防控趋势并未发生改变。[11] 所以，我们的问题不应归结于是否需要或多或少地改革公共卫生的整体策略，而是要追问是否需要为艾滋病破例。因此，随着公共卫生意识形态的不断发展，问题依然存在：预防的策略是什么？

一般而言，保守派都赞同用严厉措施管制患者，优先保障集体权益。[12] 里根政府、老布什政府、撒切尔政府、德国巴伐利亚执政的基督教社会联盟，都曾因应对不力，采取行动过少、过晚等饱受批评，而一旦局面得以控制，又会因针对同性恋者、少数族裔等边缘者采取过分说教和惩罚行动而遭到抨击。[13] 显而易见，在这一层面，政治肯定影响了政府应对策略的选择。里根政府、撒切尔政府、德国基督教民主党，都不太关心艾滋病的最初受害者。[14] 法国的社会党自 1981 年艾滋病刚流行时开始执政，对同性恋者一度算得上较为友好，但国民阵线就以非常极端的态度看待艾滋病，这甚至让左派都感到震惊。与此同时，瑞典与奥地利的社会民主党推行了发达国家一些干预程度最高的严厉措施。英美两国在艾滋病开始流行时虽然都由保守派执政，但应对措施却截然不同。实际上，世界公认的四个防疫措施最为严厉的国家，在政治上很难找出相同之处。自由主义的美国在艾滋病流行的中期执政党由民主党变为共和党，奥地利和瑞典（瑞典社会民主党自 1982 年重新执政后，除 1991—1994 年外，始终领导政权）则是社会民主党执政，德国巴伐利亚则由基督教社会联盟执政。[15] 反过来，始终如一采取达成共识防疫策略的国家也是情况各异，比如英国在艾滋病流行时执政党由托利党变为工党，法国于 20 世纪 80 年代中期开始了较具法兰西特色的左右派联合执政，荷兰原本也是由中间偏右派的联合政府执政，到 1989 年社会民主党开始上台执政。

　　总的来看，艾滋病防治手段上的差异与通常我们认为的意识形态并没有太大关联。比如美国自由主义者在其他领域都较为支持国家介入，但就是不支持进行 HIV 筛检，认为这侵犯了个人自由。而保守人士虽指控要求乘车系安全带或骑摩托车戴安全帽等法律规定都算侵犯了公民权利，但却能接受强制性普及 HIV 筛检。[16] 里根总统更是在 1985 年 9 月首次说出"艾滋病"这个词后，直到 1987 年 4 月的一场演讲中才再次提及。[17] 撒切尔夫人几乎从不在公共场合谈论艾滋病，就连回忆录也不曾提及。法国社会党人总统密特朗也几乎不在公共场合谈论艾滋病。直到 1993 年 12 月他才首次提到艾滋病，因过迟关注而受到法国"行动起来"组织的抨击。[18]

　　确实，可以肯定的是，在保守人士看来，艾滋病是让人们回归传统道德范式的机会，但此美好意愿被性革命颠覆了。可以预见的是，右派人士会抨击现代社会的不道德与堕落，认为这就是艾滋病出现的终极原因。这种言论不只是在美国能够听见，不过以美参议员杰西·赫尔姆斯为代表的诸多陈腐不堪的民粹主义言辞过于偏激了，给了欧洲民众嘲笑乡巴佬美国人不明事理的口实。在以法国为典型的欧洲，也有很多人持这种看法，这导致反犹太主义与种族歧视等丑恶现象再次露头。左翼人士也利用艾滋病来操控政治。传统左派（尤以法国为代表）摆出一副劳工阶级清教徒的姿态，认为性病就是资产阶级群体堕落的表现。左翼人士大都相信艾滋病既是美国生物战争实验室的产物，也是美国同性恋者性放荡的恶果，指出美国政府之所以对此应对不力，乃是由于过度资本主义化与极端清教主义。[19] 从法国对英国清教主义与美国道德批判（和美国同性恋享乐主义截然相反）的频繁攻击，我们可以更好地理解民间宗教暗中的持久争端，即地中海地区的天主教国家试图报复那些北方的新教国家。[20] 当然，真正怪异的还要数法国首位女总理伊迪斯·克里森（Edith Cresson）于 1991 年发表的相关评论。这位总理在职时间很短，且毫无政绩，但却表示英国人都有同性恋倾向，认为这点正好是与崇尚异性恋的健康法国人相反。相关词语的使用让人感到莫名其妙，不知道要表达什么意思，不过她也可能揭露出了某些隐秘事实。[21]

在其他地方，左派言论更是试图将艾滋病当作重振社会的工具。有同性恋者批评同性恋群体性生活太过混乱，试图将同道中人改造成正常人或者异性恋者，含蓄地认同保守人士的观点，认为同性恋群体的享乐主义应该受到谴责。[22] 名义上是左派的激进人士拒绝再去寻找艾滋病的生物医学疗法。在他们看来，既然艾滋病是社会因素造成的，至少是部分诱因，那么为了终结艾滋病，就必须进行重大的社会改革。[23] 对艾滋病防治策略持异议的人士则认为，现有的微生物防治路线将资源与精力分散在了诸如检疫、隔离、起诉传染行为等非必要性的预防措施上，但事实上艾滋病主要是由个人喜好、生活方式与社会环境等问题造成的。[24] 这些异议分子推崇环境致病论，认为没有必要针对艾滋病执行较为严厉的传染病法规。不过他们通常也对个人行为进行道德批判，谴责同性恋者与吸毒者糟糕的生活习惯。他们斥责美国女演员伊丽莎白·泰勒劝导年轻人使用避孕套、拒绝共用注射针头，而不是直截了当地谴责吸毒与滥交等恶劣行为。他们认为同性恋者要为自己的行为负责，强调并不是 HIV

导致了艾滋病，并针对这种道德中立的看法大加抨击。[25] 加州大学伯克利分校的微生物学家彼得·杜斯伯格是坚定的异议分子。他认为艾滋病的病毒学或细菌论解释减轻了艾滋病患者的责任，"他们感到欣慰的是，是上帝赐予的平等的病毒而不是他们的行为导致患此疾病"[26]。总体来看，不论是异议分子所认为的"同性恋解放时代放荡不羁的生活方式"，还是单纯如杰西·赫尔姆斯参议员所强调的"肛交行为"，这两种对于艾滋病起源的极端看法基本是一致的。[27]

这种邪恶的联盟也可以在同性恋者和保守派之间找到，同性恋者寻求以简化的方式使新药快速进入市场，而保守派以意识形态为由反对整个监管过程。[28] 一般而言，这种极端右翼和左翼的奇怪巧合源于跨越政治鸿沟的一种共识，即艾滋病是自由资产阶级在资本主义民主（以个人主义和沉迷肉体享乐为特征）语境下的产物。如同欧洲19世纪的反犹主义，以及"二战"到战后的反美主义是欧洲左翼和右翼共同的反现代主义的表述一样，艾滋病完全契合这种二元目的论。[29]

尽管如此，环境致病论与社会致病论是以两种不同的立场来定义健康的。环境致病论认为疾病是生态不平衡所导致的，进而批判工业化、科学技术与资本主义；社会致病论则强调疾病是社会习俗引致的，需要批判的对象包括个体行为与社会普遍存在的散漫、个人主义以及现代生活中的享乐主义倾向。[30] 对此，美国疾控中心在艾滋病刚流行时倾向于接受生活方式致病论，毕竟某些同性恋者的行为导致了感染艾滋病，不过确切来说，这也可能是该中心在20世纪70年代因完全专注于以微生物学理论解释退伍军人症而遭到批评之后的某种反思。如果将疾病归因于同性恋行为，就很容易产生偏见，筛查毒品上瘾者的举措也会带来同样后果。某位评论家估测，如果一开始感染艾滋病的人是异性恋的话，那么习惯与风俗在医学解释中就不会这么引人注目了。[31] 不过，生物医学理论对于艾滋病的解释同样含混不清。一般认为这是医学官员的立场，坚持严格应用罗伯特·科赫的定理来理解传染性疾病。就像过去经常发生的那样，细菌理论被认为是简化的和保守的。然而，生物医学承诺将艾滋病从与生活方式有关的道德暗示中解放出来。[32] 疾病不再被视为源于通常令人讨厌的行为，而是被视为不幸遭遇恶意微生物的结果——这种事可能发生在任何人身上，折磨特定群体的原因与流行病学无关，不能上升到道德谴责的高度。

公共卫生的政治文化存在吗？

如果狭义的政治无法解释为何各个国家会采取迥然有异的艾滋病防治路径，那么或许更为宽泛的政治文化可以帮助我们理解这一点。个人权利和集体利益之间的界限在不同的国家有不同的划分，但概括模糊在所难免。法国人赋予中央政府以强大权力，又往往对政府的许多作为反应过敏。相对而言，瑞典人就能轻易接受政府推行的范围甚广且非常严厉的干预措施。美国人呈现出两种面貌：在某些方面可以容忍政府的严厉措施，在其他方面又极为重视个人权利的保护。那么，特定的政治文化是否关注传统干预措施挽救的生命或侵犯的自由，关注患者或未感染者的权利？瑞典人认为他们的国家从根本上是良性的，这有助于解释为什么在瑞典能采取其他地方不可接受的极端措施，甚至得到同性恋者和其他受压制群体的支持。[33] 在 1988 年讨论《传染病法》草案时，瑞典社会事务部认为，传染性疾病患者无权决定自己的生活和行为方式。[34] 可以想象，如果德国相关部门这么说的话会怎样呢？英国相关部门说出这种话时又会导致什么后果呢？

　　法国人始终坚持共和主义思想，常以夸张对比的方式强调法国公民与英美公民的身份差异，认为后者具有多元化特征，这种意识形态使得法国倾向于把特定的干预措施施加到每个人身上，而不只是高危群体。[35]法国非常强调医疗保密原则，这就使得诸如通报感染者等很多国家都在使用的艾滋病防控策略很难在法国实施。为弥补此不足，法国比较重视自我通报，不切实际地设想感染者本人会像医生那样行事，抑或指望公民内在的责任感能督促感染者自愿将病情告知其接触对象，以尽可能避免感染面扩大。[36]国家干预和自愿行动之间的平衡在不同政治制度下差异极大，英美比欧陆国家更看重后者。[37]事实上，观察人士所采用的基准也影响了他们的结论。当德国人与法国人强调艾滋病流行之际本国志愿组织的空前活跃时，是不是因这种组织在其他领域并无作为而引发的视觉冲击呢？而英国人之所以痛惜特伦斯·希金斯信托基金会与其他志愿组织行动不力，是不是因为他们想象中的成就目标太过宏大呢？[38]

　　东欧就是一个生动的例子，说明即使政治体制明显多样化，政治文化也能持续存在。20世纪90年代，东欧剧变基本没有影响东欧各国的公共卫生基本策略，各国仍延续着以往的做法。苏联在1987年采取措施，要求针对某些外国人和公民进行严格筛检，包括吸毒者、性工作者、同性恋者以及感染者的接触对象。如果故意造成他人有感染风险，会被判入狱。1990年以及1994年，俄罗斯新制定的防疫政策与之前的一样严格，甚至还有过之。对疑似感染者（包括流浪者、孕妇、其他性病患者和接触艾滋病的医务人员）进行（不再是可能会进行）筛查，必要时进行隔离。另一方面，法律也提供了"胡萝卜"：承诺保密和免费医疗，保证其在就业、教育或住房等方面不受歧视。[39]在东欧的其他地方，尽管政治形势发生了变化，但措施仍然相似，而且非常严格：隔离传染源，严格规范行为方式，将危及他人健康和引起病毒传播的人定为犯罪，通报血清阳性检出者，筛查国外人士与高风险群体（包括患者的性行为接触者）。土库曼斯坦甚至规定性生活混乱都属于高风险群体。波兰和保加利亚会强制患者接受治疗。捷克特别针对血清阳性者制定了详尽的行为规范：及时向有关部门报备住所与婚姻状况的变化；禁止使用公共设施；只能有一个性伴侣，且需要签署忠贞声明；强迫使用避孕套；禁止性侵犯行为；禁止怀孕。[40]

不过，政治文化也可能会发生变化。政治环境改变了，比如第二次世界大战导致极权统治的崩溃，随后又发生了一系列追求公民权利的革命运动，某些曾经广为接受的措施，甚至在两次世界大战期间一度被认为是进步的、民主的、平等的措施，到"二战"后却被认为是不可忍受的、太过束缚的且充满危险的。在斯堪的纳维亚半岛，各国针对性病的防治体系一度被视为十分平等，受到肯定，对所有居民一视同仁，但随着政治文化的改变，这些措施开始因过于严厉而受到批评，不再因不偏不倚而受到赞赏。早在 20 世纪初，苏格兰人就赞成对性病采取更加强制的办法，现在也掉头附和英格兰人，采取以自愿共识为基础的防疫策略了。[41] 平等已不及自由重要，个人权利优先于集体利益。战后政治文化的享乐主义、个人主义在公共卫生领域得到了具体的立法表达。

德国的防疫路线与其政治文化一样，转变得十分彻底。尽管德国拥有较为严格的瑞典式疫病防控体系，但除巴伐利亚地区以外，并没有在其余地区采用。相反，德国采取了最为小心谨慎的体现自愿主义的防疫策略，例如并未将艾滋病作为需要通报的疾病，应对策略有点过于自由甚至松散。而瑞典是不允许匿名筛检的，所有血清阳性检出者都要予以通报。联邦德国的规定完全是另一个极端，几乎没有流行病学意义上的疾病通报体系。经历过纳粹集权统治之后，德国民众对于国家信息收集行为的合理性充满质疑，他们不仅排斥对血清阳性检出者进行通报，还对国家实施的人口普查规划忧心忡忡。另一方面，其 1953 年颁布的《性病法》承袭了 1927 年的法律，1961 年颁布的《传染病法》也延续了 1900 年的相关规定。可以看出，德国公共卫生史的转折点并非发生于 1933 年纳粹上台后，也不是始于"二战"结束的 1945 年，而是更晚些时候的 20 世纪 80 年代某个时期，也就是迟至艾滋病流行时代来临，才有意识地就公共卫生相关规定正式制定法律。

在这一点上，巴伐利亚地区是与众不同的，它坚持承袭了传统的防疫措施。最为讽刺的是，从历史上看，巴伐利亚州在疾病防治领域一直都是德国最为自由的地区。19 世纪 30 年代霍乱流行时，巴伐利亚率先执行着力于改善环境的防疫策略，而不是隔离患者，以刻意避免实施普鲁士那般严厉的政策，力求通过改善穷人与抵抗力较差人士的生活环境来消灭疾病。19 世纪后期，著名的流行病学家和改革家麦克斯·冯·佩滕科弗公开表示，巴伐利亚特殊的防疫方式拒绝接受罗伯特·科赫的细菌学和柏林各方的理论。佩滕科弗主要试图从改善卫生状况的角度防控疫病，但事实证明他对于霍乱的病因学认知是错误的。[42] 但在现代德国，采用传统普鲁士严格防疫手段的反而是巴伐利亚地区，其他地区则采取了较为自由化的防疫策略，当然，这么说首先要排除过去曾经是普鲁士领土而现在归属于德国的那些区域。对此，巴伐利亚的政敌们讥讽他们是在试图保存普鲁士官僚化的国家主义特征。[43]

这种状况使得巴伐利亚结成了奇怪的同盟。基督教社会民主党不仅因疫病防治策略趋同而和瑞典社会民主党联系紧密，且与东欧各国共产党关系亲密。在民主德国，人们几乎不需要为过去法西斯的统治赎罪，政府被视为善良仁慈、值得信任的，正朝向更完善以及意识形态正确的崭新道路前进，旧有制度未做太多反思得以继续实施。[44]民主德国延续了帝国传统（体现了德国历史上的反法西斯潮流），没有人质疑它仅仅是把常识和宝贵经验应用于流行病防控。1982年颁布的《传染病法》沿用了1900年颁布的传染病法的大部分内容，援引了传统措施。[45]与其他传染病一样，艾滋病患者的姓名是可以通报的，观察家们轻松地宣称，这一预防措施不仅得到大众的认可，而且患者自身也是受益的。[46]患者必须遵守医生嘱咐的规范行事，性交时始终使用避孕套，戒除任何有可能导致传染的行为，将自己的病情告知性伴侣和医务人员。患者近五年的性伴侣皆被视为追踪对象，邀请接受病毒筛查。政府对血清阳性检出者登记造册。[47]然而，联邦德国的政治文化发生了重大变化，不过这种变化对于公共卫生法律相关领域的影响要到艾滋病流行时代才得以显现。但巴伐利亚州和民主德国与之完全不同，前者是天主教党派执政，后者属于世俗国家，不过两者的防疫举措太相似了，几乎就像是联手合作一样。[48]

因此，政治文化和传统有助于确定公共卫生策略，不过两者之间却没有直接的对应关系。拥有相似政治文化和传统的地区也有可能选择不同的防疫方式。美国就完全接受针对血清阳性者的匿名举措，即匿名通报病毒筛查结果以确定艾滋病发病率，但英国对此有争议并最终拒绝。[49]美国各州防疫的技术差异巨大，比如纽约和加利福尼亚。[50]同为北欧国家，丹麦和瑞典采取的策略也大相径庭，前者要比后者自由得多。[51]欧洲大陆的"日耳曼三国"——德国、瑞士、奥地利选择了截然不同的防疫路线。德国政府明确反对奥地利关于通报艾滋病患者和对妓女进行医学检查的政策。[52]德国各地区的政策也有明显差异。反倒是政治文化迥异的国家或地区采用的策略大致趋同。巴伐利亚州与瑞典就是艾滋病防治战线中的奇葩联盟，奥地利有时也加入，它联合了社会民主主义与天主教教义，形成了非常复杂的组合。瑞典与美国也是出人意料的同盟，它们堪称世界上最为顽固地坚持采用传统措施的发达国家。

以病情通报这个话题而言，英国与德国认为，这么做会导致艾滋病患者或血清阳性检出者不愿意自主配合防疫行动，更倾向于隐瞒病情。不过，这种结论的得出理所当然地需要假设存在某种前提，那就是公民不相信政府，且害怕政府执行的防疫举措。美国人和瑞典人似乎有不同的想法。在美国，病情通报被广泛接受和实施。科罗拉多州虽然很早就开始严格执行通报制度，但自愿进行检测的比例却并未降低。美国疾控中心的一份研究报告也指出，通报制度并不会影响广大民众自愿进行检测的意愿。[53] 瑞典也是这样，虽然起初有人担心民众自愿筛检的意愿可能会因政府的强制举措而降低，但后来证实此种担忧毫无必要。[54] 瑞典仍然是世界上 HIV 筛检率最高的国家。

艾滋病的预防，乃至更广泛意义上的公共卫生，很难在政治理论和公认令人满意的实践之间划清界限。社会要求和个人权利之间的平衡不是零和博弈。强大的个人权利并不意味着疲软的社会干预。强大的社会责任感与团结精神有时会允许对个人自由进行限制，而在那些脆弱而分裂的社会，强加的限制似乎是无法容忍的。在 19 世纪有关此话题的诸多争论中，一个频繁出现的主题，就是一贯重视个人权利的英国人为何会接受政府以公共卫生之名对公民自由进行严格限制——不管是隔离患者还是强行检查私人住宅，欧洲大陆对此十分震惊。[55] 到艾滋病流行的新时代，此类困惑同样存在：为什么在撒切尔夫人执政下信奉新自由主义的英国，却能迅速、果断地针对艾滋病采取行动呢？为何在其他方面都秉持自由主义的英美等国会支持病毒筛检呢？[56]

疫病防控举措背后意识形态的不明确，常常令左右两个极端的意见类似。保守派人士与社会民主党内部的某些派别认为社会利益是优先于个人权利的，时常感叹现代社会过于重视个体患者的权利而忽视了社会利益。[57]在他们看来，虽然有些举措太过严格，但如果对所有人都一视同仁且富有成效，那么这也是一种民主。因此，在19世纪，人们普遍认为检疫是民主化的预防举措，不论是乘坐经济舱还是头等舱，全部旅客同等对待。强制接种疫苗被认为是民主的。没有人能够逃避对群体免疫做出贡献，即使是富人也不行，防止他们以支付罚款免除流行病学责任。通报梅毒患者（不单局限于医疗保险体系的成员）的名字也是民主的，一旦发现感染梅毒，患者的姓名就被通报到相关机构，以防有钱人聘请私人医生逃避法律限制。[58]这种对于平等的追求和贯彻一直以来都是瑞典性病防治举措的基本原则，所有公民（不仅仅是性工作者）都必须遵守相同的预防措施。

这种方式体现了那些倡议采取传统措施防治艾滋病人士的思想。在他们看来，如果国家不作为而将防疫事务交由私人和个体处理，那么有钱人和聪明人就会受到保护，社会大众的总体利益就会受到损害。[59]社会民主党很早就强调指出：由于艾滋病带来的死亡对公民的个人权利造成终极侵犯，因此即便是暂时取消公民自由，政府也应该尽力压制这种病毒的传染。[60]现在，很多国家的保守派人士与瑞典左派都持这种立场，这些地方将个人权利置于社会利益之下的传统还没有被战后兴起的个人主义推翻。一位瑞典社会民主党人反对匿名通报血清测试呈阳性者，认为瑞典自由党和瑞典共产党所采取的立场虽相反但都是个人权利的胜利。他认为当社会处于紧急关头时，社会整体利益的保障是更为重要且正当合理的。[61]

　　此外，现代公共卫生的个体化趋向也使得意识形态之间的分歧没有那么显明了。比如，在个人权利和社会利益两大层面做选择时，很难厘清左派代表了哪种倾向，右派又代表了怎样的定位。以共同过失问题为例，假如 HIV 感染者是由于没有采取保护措施进行了性行为，或是与他人共用了注射针头，那么应该受到何种程度的惩罚呢？自由派人士主张每个人都是自己的最佳检疫官，确保安全也是每个公民的责任和义务，使用避孕套已经付出了一定的代价，不再需要去执行严格措施了。这是自由主义的立场吗？或者这也是倡导风险自负的保守主义者应有的姿态，是传统左派说辞中社会团结的破裂？这样的话，如果染病者并未告知他人自身的病情，甚至不惜说谎，又该如何看待呢？在这种状况下，自由派人士还能认为自我保护也是一种标准做法吗？或者某些情况下可以依靠信任，指望违反法则者主动承担责任？[62] 因在澡堂发生同性性行为而感染的男子，与因丈夫外遇而被感染的婚龄很长且忠贞的女性，两者情况有什么不同吗？难道同性恋人士就不希望其伴侣坦承自己的血清状态吗？如果因为未能保护好自己而不幸被感染，自己会担负部分责任吗？起诉传染者以保护可能遭受传染的人士难道是反应过度的做法吗？只应起诉传染妻子的丈夫而不该涉及那些放荡的同性恋群体吗？如果要区分这种状况的话，是不是就等同于认可异性恋婚姻的特权，而将除此之外的其他关系都贬低为毫无意义的色情泛滥？如果不能用同样的过失标准来严格要求一个妻子的话，那是否暗示她是父权制度下可怜无助的受害者呢？或者说，这种针对她的观点是不是可以证明婚姻誓约中所隐含的信任要素呢？

技术化解决方案中的政治

　　正如每个人可容忍的风险程度高低有别，不同文化也会以各自特别的方式来处理种种不确定性问题。通常认为，美国对于个人责任的要求体现了自由放任的特征，但实际上美国将大量行为举止都确定为需要立法介入的社会风险，而这些行为在法国、德国等据称政府监管更严格的国家只是需个人负责的个体化风险。让人感到吃惊的是，瑞典和美国在这些方面的处理方式极为相似。各国在意识形态上的敏感之处差异极大。药品在美国上市前会进行比欧洲更严格的测试，此后在广告中也会受到更严格的监管。安全带法规的严格程度也各有千秋，总体而言是美国和南欧地区比较宽松，北欧地区较为严格。在美国部分地区，要求骑摩托车戴头盔被重新定义为侵犯更大、更重要的自由的象征。因而这项规定从原则上受到抵制，已不仅仅是一个安全问题。同样，限速规定除了美国北达科他州之外，对于德国人来说具有独特的意识形态内涵，德语中有"猛踩油门是每个公民的权利"这样的话，但德国以外的民众通常很难理解，正如除了瑞士和以色列之外，其他国家的民众无法理解为何美国人会将拥有武器视为民主、自由一样。美国对于限速的规定一般来说比欧洲国家（至少是艾德河以南的地区）更为严格。美国也将抽烟和饮酒视为社会公害。除了斯堪的纳维亚半岛地区对酗酒的管制外，欧洲其他地方都不像美国那般进行大规模教育宣导与政府严格干预行动。在药物滥用方面，北欧地区采取的措施也要比英国和荷兰更加强硬与严格。

　　当然，风险的界定本身就是一个社会问题。或许我们都承认，切尔诺贝利核电站是一种风险，那里有数百万人不知情地身处潜在的危险境地中，且压根无法采取预防措施。但是，在不同的文化中，核能是否被普遍视为一个问题存在着巨大的差异。法国人很高兴生活在核能发电冷却塔的阴影下，因为这些冷却塔为法国提供了约 60% 的电力。[63] 但莱茵河对岸的邻居则忧心忡忡，认为核能既是一种技术危险，也是破坏人类与自然和谐的罪魁祸首。欧洲民众很恐惧那些转基因食品，但故作无知的美国人却能开心地吃到肚子里去。对于艾滋病而言，各国政治文化也就其危害程度和社会风险表现出不同看法。有些国家将之视为社会风险，从而正当合理地要求国家大规模推进立法干预；有些国家认为这只不过是个人风险，不必费力开展集体行动，只要个人在行为上谨慎小心一些，就可以避免感染风险。[64] 德国绿党嘲笑那些为了经济发展而容忍工业社会施加的压制性举措的人，但在艾滋病问题上，他们希望通过接受管制、监控与镇压获得绝对的安全保障。[65]

公共卫生领域面临着两难：应该将艾滋病视为群体性风险还是个体化风险？如果是前者，应对方式就应该是限制患者，以免对社会其他人产生危害。如果是后者，防治策略就应该是鼓励所有人积极预防，促使他们有足够能力来对抗病毒感染，并调整自身行为以降低感染风险。如同之前讨论的那样，各国的策略不尽相同。具体而言，相比法国、德国和英国，瑞典、德国巴伐利亚州、奥地利、美国等更偏向于将艾滋病视为群体性风险。至于为什么会这样，则是本书所关注的焦点。

以寻求治愈艾滋病为例。尽管极端的观点是担心这样做会助长滥交或注射毒品等最初传播 HIV 的生活方式，但通过减少这些行为的后果，治愈艾滋病显然是最好的解决方案。不过，对于这种造福全球的公益行动，每个国家所投入的精力与资源是不同的。虽然美国和法国在生物医学研究方面投入了大量资源，但其他国家更喜欢搭便车。如能找到某种治愈方法，那会是启蒙运动般的伟大贡献，显示出人类可以驯服自然，并促进实现全球共同利益。法国宣称它进行医学研究是为寻求治愈全球民众的方法，以此重申启蒙运动的传统价值观。[66] 不管其他人对此怎么看，它确实反映了法国与其他国家之间的差异，比如瑞典和德国等就显然并未准备好从事这种造福全人类的工作。除了普世价值观之外，法国与美国之所以都对生物医学解决方案感兴趣，是因为这可能会让它们避免某些问题。这两个国家都有强调生物医学解决方案的政治动机和意识形态基础，都有采取用技术而非社会方法解决艾滋病问题的动机。

最为明显的原因是，美国与法国都是艾滋病疫情最为严重的工业化国家。法国强调面向全人类的生物医学研究，有意忽略在国内进行有效针对目标的社会科学调查，也有掩盖国内公共卫生体系中长期存在的弱项的考虑。[67] 法国做此选择，也与其文化传统倾向于将性视为个人化、隐私化选择有关。在英国、美国、荷兰与北欧地区，以性认同为前提而成立的诸如同性恋组织等民间团体在政治上是非法的。生物医学及其代表的技术解决方案可以有效避开这类问题。[68]

反过来，美国人在生物医学上下了很大的赌注，希望缩小健康保险体系中不断扩大的差距。自 20 世纪 30 年代起，美国在生物医学领域就比其他国家投入更多的资源。这样做除了追求普世的公共利益之外，也有政治上的回报。通过投票方式拨付研究经费可以让美国政治家们充分证明他们对于医疗卫生领域的支持，因为其他为所有人提供慷慨医疗保险的渠道都被封锁了。对此，正如 1960 年众议院议员梅尔文·莱尔德（Melvin Laird，1922—2016）所说的那样："对于美国人来说，医学研究是最好的健康保险。"[69] 对于拥有惠及全民与行之有效的医疗保险体系的国家，艾滋病流行造成的政治问题较少。只要公民有权享受标准合理的医疗照顾，疫情也并不严重，那么任何新型疾病只会是政治雷达上的微小亮点，不会造成重大影响。在这些国家，资助生物医学研究相对来说没有那么大的政治回报，为患病者建立安宁病房可能更受民众欢迎。即便在法国，国家用于赔偿受感染的血友病患者的年度预算也比生物医学研究经费高出数倍，美国的情况则刚好相反。[70] 比较而言，对美国来说，一种新疾病流行所产生的问题更难处理，因为它必须面对健康保险覆盖不足这个长期存在的问题，而艾滋病侵袭的恰恰是那些最为欠缺社会保障的群体（以及那些辩论技巧与政治手段都十分高明的性少数群体）。

一般来说，美国选择生物医学预防策略是与其认可多元化民主密切关联的。它特别呼吁建立一个多元文化（社会、文化和性认同等方面）的政体，不依赖种族和文化同质的凝聚力，甚至不依赖经典的同化理论。[71] 在这种道德与宗教具有多重标准的异质化国家，即便是提供同样的信息，也会存在究竟可以对谁说什么等微妙的问题。非官方的行为管控就更少被信任了。[72] 因此，在艾滋病被多数人视为不正当行为或生活方式使然的情况下，寻求生物医学来治愈或规避这种污名化色彩强烈的疾病，就成为社会与政治层面最为自由的选择。它几乎不需要调整公民社会以及与其相关的诸多互相排斥的生活习惯，也可以让美国避开许多棘手的政治抉择。只要让自然科学介入艾滋病的应对，人们就可以避开社会干预了。毕竟个体行为不大可能因非官方的社会影响而改变，法律法规的相关落实也很困难，而从生物医学角度着手防疫就能回避这些问题。[73]

尽管推广避孕套的使用与一般意义上的安全性行为似乎仅仅是个纯技术问题，但其背后是有某些政治考虑的，尽管往往是不明确的。首先，在避孕套业已成为主要避孕手段的国家，比如日本、英国等，能比较容易地说服性生活活跃的民众相信使用避孕套就可击败流行病。但在法国和其他天主教国家，由于民众对避孕普遍存在争议，避孕套很大程度上是受到排斥的。此外，对于高风险群体来说，做到尽可能每次性行为都使用避孕套就是胜利，相对于有着传统性习惯的普通公民而言，其防疫效果要好得多。避孕套是解决问题的技术性手段，不需要政府采取筛检、通报、行为矫正与隔离患者等诸多传统防疫措施。当然，使用避孕套也可以逃避要求保持忠贞或只可拥有单一性伴侣等普通性行为规范，更不需要禁欲了。

防治艾滋病关键的两点是，要么限制高危人群的自由，要么限制最初那些令大多数受害者处于危险境地的高危行为。当然，许多同性恋者性生活的确混乱，但他们并不是有滥交行为的唯一群体，且肛交也不仅是发生在男同性恋者之间。男同性恋群体的性行为及其与主流生活方式的差异确实是公共卫生决策的重要考虑因素，这些亚群体中的高风险行为与国家对公民的要求是相冲突的。对于同性恋群体及其盟友来说，要求所有人都采取安全性行为的规定使他们避免陷入别无选择的绝境。技术性的解决方案是面向社会全体成员的，目标就是让那些高风险群体不必遭到法律的进一步严格限制。由于艾滋病较为特殊的性质，以及随之而来部署传统措施的困难，这一选择在一定程度上是命中注定的。然而，这并不是全部。为了向来受到鄙视的少数群体的利益，所有公民都被要求放弃他们习以为常的快乐。

艾滋病防治当时的选择，要么是以法律限制来劝阻与管制危险行为，从而使大多数人都不需要采取个人化的预防举措，要么是要求所有人对自己负责，通过完善自身，构筑起防止感染的壁垒。正如德国内科协会（German Society for Internal Medicine）指出的那样，为什么我们强求大量未感染病毒的公民改变自身的行为，却忽略首先要去设法改变血清阳性者的行为呢？[74] 最初疾病的预防是一项公益事业，但民主化进程的发展与现代公民意识的强化却使之越来越具有私人化的特征。公民必须要为自己的坏习惯负责。公共卫生不是来自共同规范的实施，而是出自无数私人决定的相互作用，体现出某种意义上杂乱而不相统一的特征。安全性行为要求所有人都使用避孕套，以确保没有人受到排斥。这并不是仰仗公共法律对民众的普遍限制以规范私人行为，而是所有人都应该限制和调整自己的行为。

这种做法也许是非常值得称道的，但很少有人为此讨论过该领域的成本与收益情况。在 19 世纪，政府禁止传染病患者出入公共场所，法律也充分保障了居民外出散步时免遭传染病侵害的基本健康权利。不过，从理论上来说，政府可以要求所有人都做好个人防护，以此来避免传染病，就像大家只要自备好饮食就不必禁止伤寒患者从事餐饮行业一样。在非典肆虐期间，口罩成为亚洲城市的必需品。当时香港特别行政区行政长官董建华的夫人在视察一项住房工程时身穿的全套医护装备，被民众讥讽为"蒙面超人装"（Betty Suits）。[75] 应该选择个人负责还是集体化的疫病预防措施，并不限于艾滋病的应对。

不过，就艾滋病而言，相较于政府动辄实施法规阻止滥交、进行普遍化的病毒筛检以及将传染行为定为犯罪等情况，安全性行为通常被认为是个人所付出的最小成本。这种观点与美国枪支爱好者的观点类似：假如所有人都持有武器的话，那么犯罪就会减少。[76] 就像在得克萨斯州，每位公民都是护卫自己的警察一样，使用避孕套也促使自己成为自己的检疫官。这也如同英国首席拉比伊曼努埃尔·雅科博维茨（Immanuel Jakobovits，1921—1999）男爵所指出的那样，在将人们都送进受污染的社会环境的同时，也为他们提供防毒面具与防护服。[77] 对此，德国卫生部长公开宣布：所有公民不管染病与否，都必须尽可能地杜绝将疾病传染给他人的潜在行为。[78] 因此，与动辄筛检患者、禁止传播传染病的举措相比，还不如让所有公民都约束自己的行为，将自己视为感染疾病的高风险群体。换句话说，为了避免约束感染者，所有人都必须遵守限制性规则。

公共卫生的个人化

到艾滋病流行时期，公共卫生已经呈现出越来越明显的个人化和私有化特征。随着发达国家都已确立并完善公共卫生基础设施建设体系，慢性病已成为当前社会疾病王国里的主要敌人，现在的疫病防治日益聚焦于个人行为，包括着力培养温和节制、小心谨慎、适量饮食与规避健康风险等能使人保持健康的生活习惯，同时也试图让民众免受扰人法规的管制。经济的现代化发展更是强化了这种趋势，如今长寿已是社会常态，为获得这项福利，民众愿意主动规避风险。格列佛在拉格奈格遇到的长寿族就体现了这种古老、极端厌恶风险且无聊透顶的逻辑。随着寿命的延长，各种可预防的意外日益成为导致死亡的诱因，为此人们变得越来越胆小。此外，公共卫生的私人化也源于民主化，因为公民被赋予了更多的责任，不管怎样，只要威胁尚未显现，政府就不会轻易采取限制措施。比如，政府很难用枪来迫使民众爱上低脂食物与各种粗粮。

强调个人权利意味着公民要为自己的行为负责，他们被认为有能力控制自己的冲动。目前，前现代社会对性行为和其他行为的正式管控宽松了许多，不论是禁止通奸或婚前性行为的宗教规定和法律限制，还是农业社会中财产所有权和生殖繁衍之间的密切联系都是如此。居住、婚姻、着装等方面的规定变为了与这些领域无关或边缘化的法律规范。与旧时代依靠非官方的礼俗规约与官方的法律限制相比，现代社会的管理更注重由内而外。

在公共卫生方面，民主国家的公民应该自我约束，而不是受到限制。根据马克斯·韦伯、诺伯特·埃利亚斯、米歇尔·福柯等人的研究，控制应从外部管控转为内部约束。与其说放开意味着控制权的减少，不如说意味着权力的转移。外部控制变成了自我控制。20 世纪民权革命的观察家通常会注意到个人自由的扩大，强调个人的实现而不是集体的命令，强调自我表达而不是自我控制。[79] 虽然这种以牺牲群体一致性为代价推进个人自由的辉格派史学观是有道理的，但外部自由是建立在内部约束之上的。自由不是控制或监管的对立面。事实上，自由成为治理的首要纲领。我们是通过我们的自由来治理的。[80] 自我控制和约束是民主（不会用棍棒来限制行为）的先决条件。

随着这种转变，现代资产阶级社会出现了健康道德。[81] 早些时候，最为重要的行事准则是宗教戒律。现在，健康与清洁的生活逐渐成为最高准则，肠道取代了灵魂，成为焦虑滋生的最强根源。在美国作家辛克莱·刘易斯的《阿罗史密斯》（*Arrowsmith*）一书中，俄亥俄州齐尼思（Zenith）的卫生官员皮克博（Pickerbaugh）医生就提倡一种现代社会的价值观，包括"良好的健康、通畅的道路、繁荣的商业以及单一的道德标准"。用福柯的术语来说，"治理术"以一种自我接受和自我控制的非正式体系取代了外部监督。如今，在疫情环境下，内部的约束限制了外在的行为。以平等公民实行的非正式控制为基础，现代民主国家不再诉诸强制和胁迫，而是通过告知、教育来警示广大民众。不再动辄发布相关指令，政府更加注意用宣传技巧与广告营销等方式来劝服民众，只不过其最终目的不是推销产品，而是促进民众行为的改变。[82]

艾滋病防控方面的乐观派声称可以克服个人权利与集体特权之间的永恒冲突，防控策略不仅取决于个人自由的不断扩大，同样也取决于管控的本质与焦点的改变。[83]我们在外部更加自由，只是因为我们更加自律。但这种个体化的自我控制，以及自愿对行为进行限制，也意味着社会越来越依赖于个人的抉择。假如真能就艾滋病防治的模式达成共识，那么正如某位评论家所指出的那样，我们"依赖出现一种强调约束和责任感的文化"，这种文化最终将会终结传染行为。[84]换句话说，最终的解决方案就在于减少对艾滋病患者的官方控制，而提升对他们本身的非官方控制。[85]

在现代政治中，制裁传染性行为的官方规定仍然存在，但通常已经不再适用于所有人，而只会施加于那些在实践中违反了社会运行潜在规则的越轨者与拒不从命者。法律虽然会惩处那些抢劫银行的人，但却不会限制守法公民的自由权利。[86]正如以瑞典人民党为代表的自由派所指出的那样，限制某些行为的法律条款只对社会极少数人具有强制效力，因为他们不像诚实公民那般遵守相关规定。[87]这就像在牧场中央吃草的牛永远都不会被四周的电子栅栏击中一样，如果没有违反法律的冲动，那么就是绝对自由的。如同裸体主义者不穿衣服的前提是他们的性冲动已得到很好的抑制一样，现代公民如果想要尽情享受自由，就必须遵奉法律规定。

不过从另一方面来看，性旅游业的发展显示出内在化管控的阴暗面。非法的欲望现在可以通过海外的市场得到满足。[88]对个人自制的要求，以及越来越多禁止与未成年人发生性关系的规定，推动许多边缘化的性行为到国外寻求空间，正如汉娜·阿伦特所认为的那样：欧洲社会的种族歧视已通过冒险家的行李箱出口到他们的殖民地了。[89] 既然公民在国内受到来自官方与非官方的管控，那么有机会避免这种状况就成了出国的诱因。在此背景下，性旅游与对饮酒的非官方管制大为放松越来越成为大众旅游的特色标签。它不仅体现在独特的异国他乡，也体现在欧洲大陆足球流氓的狂热行为中。

让个人对自身行为与健康负责可以从两个层面来看，其一是民主体制下公民的个人责任，其二是将不幸染病归咎于患病者。在艾滋病时代，这两方面都得到了明确的揭示。共同过失就是指在进行无保护的性行为或共用注射针头时，每个人都有责任承担潜在风险，这就使得施害人与受害人之间的差别越来越模糊，即便是血清阳性检出者在未告知其伴侣的情况下发生了性行为。正如一位观察家所指出的那样，个人应该始终当好自己健康和幸福的第一责任人，不应该依赖第三方。[90] 内疚和过失都是过时的说辞，现代社会强调的是自主权与个人行为。不管怎样，当防控措施强调个人行动时，所有人都需要为自己负责，这就意味着如果还有人不幸染病，那么就只能怪自己。过错与罪责刚从前门被抛出，又从后门进来了。[91]

"文明的"和礼貌的行为——对无拘无束放纵本能的限制，避免亲密接触以及人与体液的分离——在现代世界中控制着日常行为，对于减少疾病有着明显的影响。吐痰过去曾被认为是无法抑制的本能，但是在世纪之交的结核防治宣传运动中，这种习惯几乎被完全消除，只有棒球投手才会偶尔这么做。即使进入 20 世纪，一般民众还是认为梅毒通过日常行为进行传播，而这些行为以现有标准来看堪称原始。正是个人卫生的改进与日常生活中的卫生处理，才导致梅毒现在成为主要通过性行为来传播的一种疾病。长期以来，人们都将性行为之外的性病感染与传播视为习俗过于原始及文化发展落后的标志。这意味着当地民众尚未达到城市中产阶级的基本卫生标准（我们向彼此展示干净卫生的一面，除了在性方面，尽管在这一方面也越来越注重除毛、去味以及采用乳胶阻隔肌肤接触）。因此，通过性行为传染的疾病就成了一种孤立而饱受污名化的病症，究其原因，乃是许多人都认为性是一种罪恶。除此之外，既然性接触现在看来已经成为这种疾病暴发的唯一路径，那么也就意味着个人卫生工作已经取得全面胜利。

不过从相反方面来说，性病也促使人们更加意识到有些疾病可以直接通过人际互动来传播，与单纯的恶劣环境无关，这种认识有助于文明和礼貌行为的内涵得到扩大与发展。[92] 从这个角度而言，麻风病患者是最早受到现代文明与卫生行为影响的群体之一。过去人们将针对麻风病患者的排斥与隔离视为合理现象，但现在却大都认为这种做法是残忍的，因为这是一种纯粹的单向排斥。但我们现在都有可能是麻风病人。德国社会学家诺伯特·埃利亚斯这样定义文明行为：所有人都是潜在患者而彼此排斥，正因为有了这种相互性，我们对彼此的暴力冲动才被驱散。因此，虽然我们的天性是海豹，每平方英寸都在寻求着肌肤接触，但我们已经学会了像鸟类般生存，在电线上注意保持彼此间的适当距离。

梅毒揭露了这个过程。因为梅毒很显然就是在人与人之间传播的，与诸如热病等不一样，跟地域和环境因素关联不大，故而人们防治梅毒的关注点主要集中在携带者身上。由于梅毒主要是通过自主性的行为传播的，因此有人提出人人都可保护自己免遭感染。国家不必采取最好留给个人的预防措施。[93] 同时，性本能在现代早期被认为是无法控制的。个人能否主动采取预防措施呢？直到 16 世纪，像法洛皮奥（Fallopius）这样的观察家才开始推荐某些预防性措施，诸如性交后清洗阴茎等。[94] 慢慢地，民众开始认识到，性行为也是可以通过卫生与流行病学理念进行指导和规范的。即便享受激情，也可以对抗传染病。自我控制和性欲本能并不是互不相容的。这就促使梅毒防治很早就开始从其他传统防控经验转向注重限制民众行为。早在 1529 年，伊拉斯谟就建议所有男性自己动手理发和刮胡子以免被理发师传染病毒，倡导抛弃共用酒杯的习惯，并劝说民众问候时不要亲吻。[95]

监管性工作者（妓女）的管理体系也是基于这样的逻辑，那就是关注商业性行为提供者等最明显的病毒携带者，其他嫖客的性行为可不用过多理会。在 19 世纪晚期，主张取缔性产业的人士很想找到一套能够遏制性病的替代方案，倡导将传染疾病的行为定罪，不论造成传染者是妓女还是家中的男性群体。他们的想法是，所有的公民都应该为自己的行为负责。将个人自由与责任意识相融合，即便受到出自原始本能的诱导也不放弃个人责任和义务的话，社会就不再需要旧制度（将某类人定为性不可接触者）了。[96]北欧地区的公共卫生体系（最终被大多数西方国家采纳）认为，普通公民都应该成为防范的对象，而不仅仅是性工作者。这就使得卫生行为的范畴大为扩展，不仅规范了与饮食和接触相关的行为——餐桌礼仪、个人卫生、限制他人接触等，还规范了性行为（在我们生活的这个时代进展迅速）。[97]到世纪之交的时候，儿童被教导不要与外界进行过多接触，到公共厕所时不要碰厕所设施和纸巾，远离垃圾，不要挖鼻孔，尽量与陌生人握手而不是亲吻，或者理想情况下根本不碰他们。最终，人们希望这样做能让男孩子内在地认定避免接触是最好的选择，从而完全没有兴趣与妓女发生性接触。[98]

这种以个人自主和自愿为基础的艾滋病防治手段，使得过去动用国家力量通过法律和法规来调控行为的方式，开始转向以个人服从、合理行为与自我控制为基础的公共卫生。[99]当艾滋病流行时，整个社会已经开始接受强调个人自我限制和行为改变的价值观。毕竟，现代早期的生活环境肮脏、方式野蛮、生命短暂，民众只得寄托于来世的救赎。随着时代的发展，现代人非常沉迷于物质丰盛的快乐，以至于他们愿意用禁欲与延迟享乐的做法来追求更为长寿、更为健康的生活。[100]

　　一般而言，如果民众能适当压抑自己的本能，行事不伤害他人，那么即便在流行病侵袭期间，其公民权利仍然是可以得到保障的。以自愿为基础的艾滋病防治手段意味着防疫重点不再是病毒本身而是个人的防护行动，从针对他人的集体行动和控制，到我们究竟能做什么保护自己。[101]对此，德国联邦卫生部长得出结论：国家无法豁免个人从事性行为所需担负的责任，也不能为他们提供保护。[102]绿党对此表示赞同：国家只需要保护诸如血友病患者等没有能力维护自己健康的人。至于其他人，因为所面对的威胁来自他们自主的行为，所以必须依靠自己采取防护措施。[103]丹麦议会也随之效仿，宣称个人应为自己的行为负责。在丹麦，这种理念原本不是公共政策的基准。[104]而在荷兰，这种理念可能会得到最为广泛的接受，其官方政策甚至不提倡高风险群体接受病毒筛检，理由是不论人们的血清状态如何，避免病毒传播的最佳方式就是所有人都改变自己的行为。[105]从某个角度来看，这恰恰体现出了民主制度下的个人责任。而从另一个角度来看，这是一种"各人自扫门前雪"的心态，代表试图以公共卫生名义动员集体进行社会改革道路的最终破产。以乳胶为掩体的安全生活成为所有人追求的新理想。

　　这种防护策略最为明显的案例就是规范避孕套的使用。这也意味着除非双方都确认彼此在流行病学意义上可靠，否则只能在避孕套的保护下才可发生性行为。对此，一位法国观察家说：作为负责任的公民和法律主体，除非百分之百能确定其性行为对象并未染病，否则就应假设伴侣是受感染状态，并据此调整自己的行为。[106] 著名的医学史家罗伊·波特（Roy Porter，1946—2002）宣称，对于所有人而言，发生性行为而不用担负任何责任的好日子已经结束了，早在20世纪60年代就已落下帷幕。著名导演、编剧和演员加布里埃尔·罗特罗对此也发出仿佛人类将要面临世界末日似的警告：同性恋者永远也无法回到20世纪70年代那种肆意滥交的生活状态中去了。[107]

不过，现在人们的防护部位不只局限于阴茎和阴道，社会中的阻隔相比以往更多了，以至于陌生人之间除非事先已经做好预防举措，否则不会发生接触。对此，德国绿党一位党员讥讽道：下一步人们将会全身都套上避孕套。[108] 就在几年前，看牙医几乎是非正式的医疗程序，但是现在的衣着防护已相当于贝塞斯达（Bethesda）国立卫生研究室最高防护实验室了。[109] 这种情况下，现在谁还知道牙医的眼睛是什么颜色呢？医院也不做病毒筛检以确定是否需要针对性地做好特殊防护措施，而是把所有人都当成潜在的病毒感染者，对每个病例都采取最高等级的防护措施。每个方案都按最糟糕的状况来应对。监狱也是如此，相关部门不对囚犯或被捕者进行病毒筛检，而是将每个人都视为风险群体，与之接触和互动时都需要戴上手套和口罩。目前来看，只有在流行病学以及神学领域秉持坚定信仰的人士才敢用嘴去触碰教会公用的圣杯。泛德国汽车俱乐部（类似于美国汽车协会）发布的车载应急套装，现在也包括聚氯乙烯手套，以便在发生意外时能够满足急救需要。随着避孕套的使用，人类对于天然乳胶的需求大为上升，与此同时，防护手套、口腔保护膜、注射器回收设备等市场也在急速扩张。[111] 自体血库的建立使接受手术的患者可以避免外来血清及其附带的风险。当公民个体都成了血清供体，过去共用的资源变得个人化了。[112] 避免混杂他人的体液乃是德国社会学家诺伯特·埃利亚斯倡导的文明进化论强调的重点，这个原则现在几乎已经不可破除了。从身体代谢的角度看，我们几乎将自己密封起来了。既然每个人都是潜在的感染者，那么所有人都需要改变行为，这或许就是受害者研究的最终状态。它创造了一个普遍"怀疑的社会"，使得任何身在其中的人都必须假设别人是潜在感染者，并以此为事实见机行事。[113]

现在来看，除了乳胶阻隔之外，禁欲（或至少忠诚于婚姻与保持单一性伴侣）在流行病学上也十分重要。对此，几乎所有政府都会推行公共卫生领域的道德改造计划，教导公民忠诚乃是预防病毒感染的最佳手段。[114] 正如一位德国自由派人士所指出的那样："避孕套虽然很好，但是忠诚更棒。"在美国，联邦政府出资支持的艾滋病教育计划也是鼓励公民选择负责任的性行为，并以婚姻中的忠诚关系为前提。1968 年英国颁布的《教育法》更是要求性教育必须强调道德与家庭生活的价值。捷克则直接禁止血清阳性检出者拥有一个以上的性伴侣。[116]

正确思考

这种重塑也显示出，现代公共卫生不仅需要依靠个人小心谨慎地行事，也需要公民相信这种做法乃是最好的选择。比如，瑞典医生就会针对高风险群体宣传维持单一性伴侣的好处，指导使用安全性爱技巧。拒绝这种建议的人就有可能受到强制性隔离。相关部门会对被隔离者进行心理与社会认知层面的指导，以促使其改变原有态度，并将之作为最终解除隔离的条件。[117] 法律并未明确规定隔离期限，需要评估那些拒不配合者的态度转变状况。这样，监禁期的长短主要就取决于当局对个人行为是否改变做出的预判。瑞典的社会部长还试图实施一项计划，观察隔离者并暂时性地释放他们，只有在确定他们选择了安全生活习惯之后才无条件地允许他们离开。在某位社会民主党人士看来，虽然鼓励使用避孕套以及洁净注射针头所花费的精力和时间是值得的，但总体来看，更为重要的是必须突破诸如吸毒上瘾者与性工作者等高危群体的心理防线，深入了解其行为准则背后的观念支撑，尽可能地促使他们乐意尝试去改变自己的原初想法和基本态度。[118]

19 世纪到来之际，在社会针对梅毒与卖淫的激烈争论中，德国性病控制协会一直充当改革的代言人。到了艾滋病流行的现代，这个协会也倡导做出行为改变，认为社会并不需要强制性举措，而是行为改变。要做到这一点，首先需要思想意识的革新。[119] 在公共卫生专家看来，只有某些特定的社会群体才会倾向于选择不健康的日常习惯与生活方式，因此系统化的防疫手段应设法去掌握内在本质与原因，改变行为只不过是个小目标，更大的努力方向还在于改变某类特定社会群体的集体特性。[120] 德国绿党是为数不多的反对这种观点的代表，他们主要担心社会民主党强调行为改变的主张有可能会变质，导致政府可以不经授权就侵入公民卧室，威胁个人自由。行为改变不应等同于重新回归到 20 世纪50 年代社会流行的价值观。[121]

在这里，绿党触碰到了最为核心的话题。相对于以法律惩处为手段来迫使民众遵守某项规定而言，自主选择的规范行为虽然可能较为温和，但仍然属于一种控制手段。这意味着需要遵守某种特定的行为准则，虽然这种准则通常是基于流行病学方面的考虑而获得官方授权的，但其实也很容易受到道德、伦理规范等相关价值判断的渗透和影响。正如一位观察者所指出的那样，所有的教育措施都包含了或多或少的限制性要素。[122] 比如，中断传染链是关键，是不是就意味着要维持单一性伴侣呢？还是需要降低性行为频率呢？抑或是只要在性狂欢派对上使用避孕套就可以了呢？对此，瑞典主要的同性恋组织抱怨：既然医生的目的不是防止性行为的发生，他们就不该要求患病的同性恋者禁欲或保持单一性伴侣，只要不进行体液交换就可以了。[123] 单一性伴侣与避孕套的使用虽然是可规避高风险性行为的方式，但这也会鼓励偷窥、个体或集体手淫、电话与网络性爱等其他非传统形式的性爱模式，尽管在流行病学上这是没有风险的。

有些大胆而富有冒险精神的人认为，确保性行为的安全，或许不应该将考察重点聚焦于传统性行为及如何减轻其危害等层面，而是要针对性行为的定义进行扩展。对其他人来说，同性恋安全性行为的问题在于，它试图净化和接受原本令人反感的同性性行为。[124] 随着人们对于肛交的厌烦与反对，男同性恋者是重新回到纯洁的调情呢，还是发展出新的性行为呢？爱抚是 20 世纪 50 年代性爱范式的回归，还是引领时代潮流的某种创新呢？[125] 由于害怕感染艾滋病，边缘性行为逐渐变得普遍。对此，英国公共卫生部长指出，除了捆绑和鞭笞之外，根本就不存在所谓安全的性行为。[126] 荷兰政府则着力打击男男性行为。瑞典长期坚持对性工作者进行宣传教育，后来又将性交易定性成犯罪。[127]

换句话说，以上这些就意味着自主性的行为改变其实包含了多种意义。那么，究竟是谁有权力来决定什么行为是可以接受的呢？毫无疑问，同性恋群体很害怕某些人主张的降低性爱频率的建议，担心这种建议的内在隐秘目标是打击他们得来不易的性爱自由权利。同样，也有人怀疑筛检 HIV 是异性恋主流群体的新仪式，主要目的就是污名化同性恋群体。[128] 不管宣传安全性行为的优点有多大，这种活动还是饱受抨击，很多人指责宣传强化了异性恋"正常"性行为与同性恋"反叛"性行为之间的区别，让同性恋群体的性认同变得固化。[129] 假如某些文化并不重视忠贞或使用避孕套，那么应该如何做才能推广安全性行为呢？比如，有些地区就非常看重精子是否进入体内，新几内亚地区甚至认为孕期中定期注入精子是胎儿成长的必要元素，还有些地区相信身体吸收精子会促进健康。[130] 此外，拉丁裔男性也认为避孕套可能不利于生殖功能。[131] 有人批判性地指出，安全性行为的宣传只是为了控制发达国家的同性恋群体，同时借口使用避孕套来限制非洲的人口增长。有人确实相信宣传活动是邪恶的，认为它向不发达地区的第三世界免费发放受污染的避孕套以传播病毒。还有人认为政府之所以用威胁顾客身心安全为由起诉性工作者，远不是单纯出于公共卫生防控的目的，主要是想隐秘地控制女性性行为。[132]

德国绿党警告说，如果由来自不同背景的顾问为高风险群体提供行为矫正方面的咨询，有可能引发道德说教和社会管控，使该问题的内在冲突暴露无遗。[133] 绿党提出的解决方案是让自助团体负责此类事务，而不是由天主教神职人员针对匿名性行为的问题向同性恋者提供建议。不过，理所当然出现的悖论是匿名性行为要么是危险的，要么是安全的，不存在中间地带。如果由同性恋人士本身而不是蒙席（Monsignor）等天主教神职人员告诫同性恋群体不要去公共澡堂的话，效果会更好一些，毕竟同性恋群体可能会比较容易接受其他同性恋人士的意见。不管用什么方式，最后的效果都是一样的，即让他们自觉放弃去公共澡堂。如果真要说有什么不同的话，那就是同性恋教导员比教会拥有的社会控制力量更大，无论其出发点是怎样的善意。同样，以社区为基础的应对这一流行病的自主化防控策略也存在类似矛盾。这主要是因为支持自主化防控举措的观点，假设特殊亚团体的行为准则既在流行病学视野下是安全的，又与一般性的大众标准不同。[134] 拆掉澡堂小隔间门板（营造出一个滥交的"全景监狱"）就体现了这种两难，本意是希望同性恋者能实现自我监督，利用自己的羞耻心来彻底戒除那些不符合异性恋性行为规范，又容易使他们感染疾病的行为。从本质上讲，问题在于，不管我们怎么试图调和多元的文化，某些行为的确是有害的，需要改变。[135]

由强势政府所施加的外在规定转移到内在的共识行为（福柯称为"治理术"）的变化，给同性恋群体带来了尤为深远的影响。当代的性自由，是以某种假定存在的内在自我限制为基础的。对于同性恋者来说，这有双重含义。反对自我限制不仅意味着高风险的行为。它与把安全帽丢在家里的摩托车骑手或不系安全带的驾驶员不一样。毕竟拒绝安全性行为、反对关闭澡堂或者继续性生活混乱表明，他们从根本上拒绝加入能够相互影响的自我控制网络，而这正是现代民主政体的基础。在艾滋病流行的初期，福柯曾于多伦多、旧金山等地进行多次性冒险，根据推断，福柯就是在这个时期感染上艾滋病的，其传记作者詹姆斯·米勒（James Miller）将此阐释为一种专门针对死亡的本体论豪赌。福柯明知道自己的生命已受到威胁，仍然选择参与各式各样的澡堂娱乐活动。[136] 艾滋病无情地扼杀了男同性恋性行为最显著的特征。不论是不是发生于公共澡堂，纵欲与多位陌生人发生性关系都是非常混乱的生活模式，它重新找回了在德国社会学家埃利亚斯看来已为文明社会所抛弃的触觉，一种不为中产阶级社会接受的肉体欢愉，一种从体液中获得的愉悦，——文明以消毒的方式将体液封闭和隔离：剃光毛发，驱除体味，擦干汗水和唾液，就连精液也被严密地隔绝在避孕套内。

从这个角度而言，最"进步"与最自由的政府努力让同性恋群体参加改变其行为的规划中，其实也是让同性恋群体实现自我监控。过去的手段试图以外在的社会规范来约束同性恋群体，而现在的"治理术"则让同性恋者对自己的行为负责。同性恋人士要么选择通力协作，执行较安全的性行为策略，要么就要遭到严厉打击，这也是"治理术"所隐含的规则。[137] 这样看来，自主化策略针对个人所施加的限制并不比强制性手段少，甚至还可能更加严密和全面，只不过体现方式不同而已。最明显的表现是，判断自主化策略执行效果需要有关领域更多更广的信息支撑，比如这种策略也许无法将可能染病的人隔离于检疫站，但它需要知道这些人最为私密的生活细节，包括他们过去几周是否和其他男性有过肛交行为。如果有的话，频率有多高？是不是使用了避孕套？假如未做包皮环切术的话，是否仔细清洗了包皮周边的污垢？所有此类流行病学相关细节都需要考虑到。虽然自主化的共识性策略不会针对某种行为进行处罚，看起来颇为宽松，但此种策略是想要去探查每个与所谓自主选择行为有关的细节，某种层面上算得上严格干预和介入了。[138]

传统的公共卫生方法将风险群体置于社区之下，也对哪些属于社会可接受行为的范畴做出了明确限定，并以法律法规的形式予以框定。违反法律法规的人士都知道自己可能会面临怎样的后果，但除了令人害怕受到惩罚之外，很少有管控具体行为的其他方式。相比之下，"大政府"模式公共卫生可能不会惩罚违法行为，但它不仅要求所有人以几乎相同的方式行事，而且让他们同意这是最好的，以此来确保遵守既定规则与相对健康的行为。避孕套和无菌针头是暂时可以避免这个问题的技术修复措施，但代价就是社会公认的有害行为会继续存在。"大政府"模式公共卫生能够提供更好的解决方案，致力于根除被视为问题根源的行为，不只是针对共用针头，而是禁止以任何方式使用针头，不只是禁止肛交行为，而是要禁止所有混乱的性行为。这样，虽然不会惩处违反法规的行为，但却能够彻底改变人们的态度，将这些行为彻底清除。在这里，所有公民被寄予厚望，整个社会都期望他们能培育出温和、禁欲、谨慎等具有资产阶级特质的良好健康生活习惯。由此，自我控制成为现代政府对成员的基本要求。既然艾滋病使得滥交、静脉注射毒品等行为变得非常致命，那么它就带来了这种社会机制下的一个根本性问题，即这些行为本身是否与体制内的公民身份相容呢？用约翰·瑞奇的话来说，进入艾滋病流行时代以后，同性恋者可能将自己视为"性越轨者"。[139] 但是，新的公共卫生管理策略以及不再受制于过去约束的同性恋群体的利益决定了他们必须遵从资产阶级与异性恋主流文明的社会规范，必须成为性方面的局内人。

多样的应对之道

现在，我们是时候回来探讨为何不同国家应对艾滋病流行方式存在差异的问题了。正如我们所看到的，那些依赖过去手段的国家与愿意尝试共识模式或"大政府"模式的国家之间存在着差异。由于公共卫生显然会对政治领域产生影响，我们也许可以根据直觉这样下个断言，那就是各国都会根据其政治意识形态与传统来选择相应的防治策略。尽管部分国家确实是这样做的，但我们会发现很难找到简单的相关性。号称自由放任的国家（美国）和关注公民权利的国家（瑞典）采用了最传统的策略。有着较长传统的国家（法国）和法律执行有时相当严厉的国家（德国）却非常放任自由。对于这种差异，我们审查了一系列相关要素，包括相关利益群体的力量、行政机构的性质、法律与法院的社会角色以及其他法律或公众舆论的影响等。

艾滋病首先侵袭的是少数族裔与性少数群体，这对预防措施的制定是有负面影响的。偏见与歧视导致一开始投入艾滋病防治领域的资源并不多，也促使有关部门采取比以往更为严厉的防疫策略。各国所认定的区别于大多数群体的"他者"（others）范畴不一：在美国，一开始是指同性恋者，后来是指海地人，最后又变成非裔美国人与其他少数族裔群体；在紧张焦虑的瑞典人看来，所有的丹麦人都是"他者"；在比利时，这个群体特指刚果学生；在整个欧洲，"他者"主要指的是非洲人；而在世界其他大部分地区，指的又是美国人；在东方，主要指的是西方人。

不过，偏见是不足以解释最终结果的。虽然保守人士对于这方面的疑问完全没有考虑许多国家的政治价值观都已发生较大的转变，导致现如今的政治环境已经很难再套用传统举措了，但应该承认他们的质疑还算公平：为什么要让艾滋病患者免除针对其他患者所采取的限制性措施？除此之外，一些极端的建议（主要由法国国民阵线与德国巴伐利亚州政府提出）不仅试图针对同性恋者、性工作者与外国人等少数群体，也针对了主流社会中的军事人员、已婚和怀孕妇女、接受输血者以及公务员等群体。巴伐利亚州政府不仅威胁要关闭男同性恋桑拿房，还宣称要关停服务异性恋群体的色情场所。旧金山地区的公共卫生部门主管也承认，之所以没有立即关闭澡堂，仅仅是出于同性恋群体较为敏感方面的考虑。假如澡堂的服务对象是性欲旺盛的异性恋人群，官方就会勒令这些机构马上关停。[140] 因此，偏见可能会对政策制定有部分影响，但显然不能呈现事情的真实全貌。

从另一个角度而言，正是艾滋病好发于同性恋群体，才导致这些高风险人群发动了史无前例的政治行动。对于艾滋病的研究和治疗最终获得慷慨的资助。有关部门的应对也由此变得小心谨慎，害怕对患者的公民权利造成负面影响。因此，同性恋群体运动的影响十分重要，尤其体现在北欧和美国。毕竟在艾滋病流行初期，只有北欧与美国的感染者主要是同性恋群体，南欧和苏格兰地区感染率高的群体则是静脉注射吸毒者。两个地方的感染群体特征完全不一样，这就导致双方的政治动员理所当然地不同。假如某地区的主要感染者是吸毒人士，那么当地的同性恋群体也不会拥有较为完善的组织。哪里的同性恋群体受害越深，哪里的同性恋群体所扮演的角色就越重要。但即便是在这些地区，其他因素的影响也会存在。在中欧和美国，同性恋组织的影响力促使政府采取较为自由的防控策略，但在以瑞典和芬兰为代表的北欧地区，即便强劲的同性恋运动也无法对抗政府管制公民的传统。后来，随着艾滋病的感染者开始扩展到少数弱势群体，同性恋群体对国家防疫措施的影响力也在逐渐减小。而且，尽管美国的同性恋群体动员能力非常强，但与之对抗的右翼和保守派宗教势力同样不弱，这是欧洲所无法企及的。[141]

行政制度的差异也很重要。理论上来说，中央集权国家可以很快采取应对举措，诸如瑞典等国家也确实反应迅速，但也有国家比如法国就对此迟疑不前。联邦制国家虽然可以因地制宜，但缺点是如果地方支持过于严厉的举措，中央将会难以干预。社会政策的运行机制也很重要。美国的血清阳性检出者没有国家医疗服务体系的照顾，也经常性地得不到私人保险的保障，必须依赖低收入医疗辅助保险这一社会最后防线的救助。而共识性策略的前提就是政府要承诺治疗或至少为患者提供照顾，哪怕这种承诺并未言明。假如患者病情严重，当局又不提供医疗救助的话，他们有什么动机和政府合作呢？19世纪瑞典性病防治体系得出教训，即在执行监控之前必须承诺提供治疗；英国"二战"期间的经验也得出类似结论，即如果可以随时提供护理，自主防控策略将会十分有效。在全民享有健康保险的国家，这是没有问题的。在美国，问题却很严重。事实上，美国倡导实施自愿病毒筛检的人士建议为血清阳性检出者提供医疗照顾，以此来吸引人们进行病毒筛检。[142]

在免受歧视的保障方面，美国血清阳性检出者享有现行的残疾人保护法所规定的待遇。美国对残疾人的法律保障是广泛的，这主要归功于平权行动和其他努力，以确保以前被排斥的少数族裔获得公平的机会。美国的医疗保障体系很大程度上是和就业挂钩的，而欧洲民众通常以公民而不是雇员身份来享受这方面的保障，故而与欧洲相比，美国在雇用和开除员工等方面必须制定出免受歧视的法律条款。反过来，欧洲雇主想要开除员工会受到较为宽泛的法律限制，但与美国相比，他们在针对应聘员工进行调查、问询与病毒筛检等方面具有较大的权力。而这些条条框框的就业限制在美国则显得不那么重要，因为美国雇主可以在其就业以后终止劳动关系。在这种情况下，个人的隐私也与公民期望从国家获得的利益成反比。

不管在哪个国家，艾滋病的流行都引发了各种类型极端舆论的熊熊火焰。在高风险感染人群核心之外，基层的民众往往是恐慌的。很多人支持就无流行病史的人士采取严厉措施。相对而言，疫病防控政策的决策者——专家群体通常持谨慎态度，淡化艾滋病的风险，若非必要不会执行严厉的干预措施。不过，这两种声音在不同国家有着不一样的影响。一个政体民粹主义色彩越浓，就越容易受到公众舆论的影响，极端意见的影响力就越大。如果说有什么不同的话，这扭转了公共卫生史上一个值得注意的观点，埃尔温·阿克奈希特（Erwin Ackerknecht，1794—1848）声称，专制政府倾向于严厉干预，很少关注个人权利，而自由政府则试图避免侵犯公民自由。[143]这种两难局面的核心就是民主和自由之间以及民意之声和适度开明之间的经典张力。那么，在制定政策的过程中纳入基层民意究竟是否合适呢？如果民意指的是艾滋病患者的心声，可能会有正面影响；如果民意指的是大众的心声，结果就不一定如此了。将决策权交给医学界人士和专家群体可以避免乌合之众的干涉，但这也容易忽略患者群体的意见。在美国，同性恋激进主义者就和道德原教旨主义者发生过论战。在法国，右派群体一开始就将艾滋病问题政治化了，之后这两个极端的声音几乎都被压制住了。相比之下，瑞典虽然关注公民权利，但却给予了专家群体不受拘束的决策权，这是其他国家的患者群体所无法容忍的。

社会异质性

我们业已探讨了各国采取不同防疫手段背后的特殊因素，现在要探讨的是某些较为普遍性的问题。针对艾滋病的防治，传统模式与"大政府"模式对于公共卫生手段的选择提出了不同政体应该怎样进行控制的问题，无论是正式控制还是非正式控制。这反过来又提出了任何社会都可以不加评论或讨论就能得出的假设。直觉似乎告诉我们，一个政体在族裔、宗教与社会方面越是同质化，就越能够依赖某些不需要明言的、非正式的行为准则。相反，一个分裂的、异质化的社会，则必须依靠法律与权威规定的正式行为标准。[144]在异质化的社会中，人们很容易对疾病进行道德判定，将疾病视为某些糟糕生活方式的后果。而同质化的社会则较少出现这种道德谴责，感染者与幸免者之间的差异，只不过是前者不幸遇上了某些有害的微生物而已。比如，在挪威，麻风病被视为单纯的医学问题，很容易得到科学公正的治疗，人们相信这一疾病是由麻风杆菌导致的，而与患者的道德、生活方式、个人抉择无关。在其他地方，某些少数族裔罹患麻风病的比例偏高的话，对该病流行病因的判定就容易受到其他偏见的影响。[145]艾滋病的状况与之类似。

如果一个社会大多数人的社会经济地位大致相同，那么构建共同的行为准则相对容易。不论是在第一世界还是第三世界，贫穷及其社会环境都是促进艾滋病扩散的重要因素。在非洲，男性滥交、一夫多妻制、性交易普遍且排斥使用避孕套等因素助长了HIV的迅速传播，而其背后深层次的原因则是女性群体经济地位的弱势。在发达国家，卖淫和吸毒是与贫困密切相关的流行病学行为。在贫富差距过大的国家，和在大部分公民都有机会获得相应的医疗保障、残疾救助及其他形式的社会保险的国家，艾滋病的性质与应对方式是不相同的。这种不同不仅存在于第一世界与第三世界之间，也存在于发达国家之间，比如美国与北欧地区。一般来说，下层社会（族裔特征得到强化，并受到贫穷的影响）是最为重要的原因之一。下层社会与主流社会的差距越大，应对主要流行于下层民众的某种疾病的困境就越大。[146]

不同社会在不同时期采用了现代个人卫生规范。18世纪80年代，歌德在意大利旅行时，吃惊地发现那里的民众仍然在街上大小便。即便到今天，不同文化中人们对于排泄的羞耻感也并不一样。任何人都可以证明这一点，只要将瑞典人在小便池前注重隐私保护的行为与法国农村普通存在的在公共场合小便的行为进行比较。20世纪初期，南欧地区的卫生改革家经常抱怨他们制定政策时面对的不是其北方同行所设想的社会状况。有人指出，废除对卖淫的管制只在尊重个人和公共卫生的文明国家有效。[147] 他们推测，地中海地区国家所执行的法律理论上十分严格，但违反规定者很多，遵守者较少。北欧地区则采取相对放任的政策，其策略基础是共同的适宜礼仪习惯、对法律的尊重、卫生与医疗基础设施的完善等。[148] 英国很早就开始向非官方的管制转变。以 19 世纪欧洲大陆的标准来看，英国人爱干净，城市也非常卫生。因此，英国可能是第一个取消患者隔离的国家。英国民众富有道德感，性行为谨慎，愿意约束自己，以免传播性病。因此，英国人不对卖淫进行官方管制。

移民使情况变得复杂，破坏了共同的行为规范与非正式管控。这一问题在美国尤为严重。由于公民大都来自不同的文化背景，没有统一适用的行为准则，美国经常需要采取严格的预防政策。美国的社会异质性影响了公共卫生政策，其下层民众在种族和社会经济方面与主流社会相差较大，容易为社会政策所忽略。比如，美国结核病的防治工作就是以暂住人口和边缘群体为主要对象的。感染者因被认为有可能传播疾病，常常受到监禁。这种措施在美国一直持续到"二战"后，那时结核病已可用药物治疗，而包括隔离在内的传统措施在其他地方已经过时。[149] 艾滋病流行期间，需要对短暂流浪和无家可归的患者实施直接观察疗法（在监督下使用抗生素以确保治疗过程完整）。到 20 世纪 50 年代，著名的公共卫生学者曾提出，预防结核病不再需要法律强制，因为他们已经"获得了常识令人信服的力量"[150]。在艾滋病时代，常识变得不那么普遍，这不足为奇。

进入艾滋病时代，社会问题和美国福利政策的缺陷引发了对某些议题（诸如医疗护理）的极大争论，比欧洲地区要激烈得多。无家可归者的情况变得更加糟糕，他们可能是毒品注射者，也可能患有性病或肺结核，很容易感染艾滋病。美国的艾滋病患者一般分为两大群体，第一是同性恋群体，第二是聚居的少数族裔人群。[151] 后者所受到的关注远少于前者。1993 年，美国国家研究委员会（National Research Council）发表煽动性言论，认为艾滋病感染者中少数族裔越来越多，这种流行病不久就要消失了。这并不是疾病终结了，而主要是感染者被社会忽视了。[152]

反过来，少数族裔对其所处的边缘地位做出了相应反应。黑人就质疑政府的干预，经常将艾滋病视为政府迫害他们的借口。但相比白人来说，他们更愿意支持采取强制性举措。[153] 黑人与其他种族存在阶层分化，其内部也存在阶层分化。旁观者所见的黑人的性习惯或吸毒行为，其实很多只是黑人下层阶级或边缘人士的行为。黑人同性恋者和静脉注射毒品者被双重污名化，不仅被其他人视为黑人，而且被视为少数群体中的少数者。[154] 注射针头以旧换新计划之所以在美国引起很大争议，部分原因就是黑人领袖认为这种将危害最小化的处理是以忽视（或用更激烈的言辞来说是种族灭绝）为原则来预防和对待毒品滥用问题的。反过来，由于黑人文化中普遍存在的对于同性恋的传统态度，黑人同性恋者所关注的议题往往被忽视。[155]

美国的种族异质性也使得围产期传播成为容易造成冲突的问题。堕胎的政治敏感性使得建议受感染的孕妇终止妊娠变得非常困难，除了北欧之外，美国和其他欧洲国家都会面临此类问题。在这些国家，堕胎（实际上对血清阳性妇女生育自由的任何限制）是非法的。黑人女性和其他少数族裔过去都是绝育与优生学政策的主要受害者。惨痛的历史加上现在对于女性生育权利的保护（即便已知晓胎儿有可能是残疾），导致 20世纪 80 年代中期纽约市相关部门向孕妇宣传自愿接受 HIV 筛检的好处时，引起了强烈的抗议。反对者谴责建议这些女性终止妊娠等同于种族屠杀。[156] 那时候，美国社会对于镰刀形红细胞贫血症的处理已开创了先例。虽然公共卫生官员一开始提议强制进行病毒筛检，但后来很快就改为自愿筛检，理由是容易有种族歧视（患者主要是黑人）之嫌，而且是无用的（目前尚无治愈方案）。[157]

　　美国社会的异质性也反映在其国家政策的其他方面。相比于欧洲尤其是欧洲大陆而言，美国社会的分层化特征使得中央更需要依靠地方（包括受感染的少数群体成员）来做出具体决策。专为少数群体而设立的项目和组织在美国更为普遍，按照欧洲标准的话，在自我感觉更为多元的英国又比在欧洲大陆更为普遍。（明确具有多元文化特征的澳大利亚也有许多类似组织。）而在其他欧洲国家，特别针对移民成立的艾滋病组织直到晚近才出现或根本没有。[158] 文化的异质性使得美国相关教育宣传需要考虑各个民族语言、宗教和文化的差异。随着欧洲地区穆斯林数量不断增多，其观念也与传统欧洲人有着明显差异，因此欧洲地区也逐渐面临类似问题。[159] 美国公共卫生服务部很早就敏锐地发现，他们的信息必须传递给特定群体，而不是全体公民。在美国，除了清教信仰以外还要考虑其他许多敏感因素（美国有很多人既不是新教徒也不是清教徒），这有助于我们理解为何美国的宣传教育相对而言较少露骨地涉及性，事实上连广告都拍得比北欧地区更含蓄、隐晦。[160] 拉丁裔群体大都是虔诚的天主教徒，比较抗拒在宣传过程中直言不讳地谈论性，小心拘谨的美国原住民也抱有同样看法。[161] 尽管如此，文化异质性并不是决定宣传如何进行的唯一原因。国家对于同化现象与公民身份特质的态度也会产生重要影响。[162] 法国有为数众多的少数族裔与宗教少数群体，它就采取了比较明确的同化策略。基于少数群体将被纳入主流的假设，他们认为没有必要针对小群体开展运动。

不过，这些文化异质性的明显案例并不能解释一切。瑞典在经济、社会、文化、族裔、宗教等方面都可以说是西方世界中最为同质的国家，理论上来说，这些都能使非正式社会管控和自主化行为改变成为可能，但瑞典为什么偏偏缺乏信任呢？瑞典尤其担心那些不配合者以及行为不受非正式管控举措影响的局外人士，害怕这些人坚持高风险行为，给社会带来极大危害，于是针对他们实施了严厉的制裁。瑞典在1985年坚持认为对于不遵守医生指示的患者必须采取法律行动，反驳了只有采取自愿性防控策略才能避免患者躲藏起来的说法。到后来，随着艾滋病可能会扩散到高风险群体以外，瑞典又实施了更多较为严厉的限制，包括关闭同性恋澡堂等。[163] 瑞典对于外来人士会威胁到普通民众的身心健康的担心，影响了该国的疫病防控手段。国外人士成为瑞典防疫的主要关注点，不管是常住的索马里人、来旅行的波兰人还是邻国的丹麦人。性工作者和吸毒成瘾人士也是其严格管制的对象，瑞典会隔离拒不配合的血清阳性检出者。[164]

在瑞典，艾滋病主要是通过吸毒者传播的。强制吸毒者接受治疗是瑞典政府的既定政策，从1981年颁布的《戒毒法》(*Treatment of Addicts*) 到1986年提出严格举措（政府试图建立更多的机构来隔离和治疗受感染的戒毒者），用时很短。当局针对吸毒者进行严格的治疗，限制其医疗隐私权，允许相关部门共享感染者的相关信息。吸毒者被官方认定为行为无法预料的、异常危险的人士。一位保守人士警告说：年轻女性与他们发生性关系可能会受到感染。[165] 这些人士，尤其是带有双重风险的吸毒性工作者，给社会所带来的威胁是瑞典防疫政策讨论的重点，官方对这些受害者几乎不抱同情。一位地方官员曾经说道：这些人沉溺于毒瘾或金钱利益，无视他人安危，毫不在乎可能会造成艾滋病的传播。这种亚文化群体缺乏正常的荣誉感或凝聚力。教育通常无法触及这些群体，他们也不大可能会遵从医生指示，因此需要对他们采取诸如隔离等强制性管控。甚至瑞典共产党（常常是公民权利的捍卫者）对现有措施的调整也比较满意，这些措施的管制目标已由同性恋群体改为吸毒者与性工作者，而这些人不是其党派的主要支持者。[166]

类似的担忧其他国家也有。德语中对于那些不约束自己的行为而导致疾病传染的人士也有类似妖魔化的描述。政府威胁要对那些因不知情或恶意行为致使他人产生染病风险的人实施较为严格的管控措施，这些鲁莽人士并不考虑行为的后果。[167]巴伐利亚当局基本仿效了瑞典模式，将它们的"特殊道路"予以正当化，重点管控其认为不服从管制的核心群体，包括性工作者、精神病人以及文盲，尤其是吸毒者和法外之徒，因为他们无视教育宣传，拒绝改变自己的行为。对于这些人而言，传统的严厉管控举措应该随时准备好。苏格兰人担心会出现"报复性性行为"。美国众议员威廉·丹内迈尔也预料可能会有"艾滋病恐怖分子"采取行动。参议员赫尔姆斯显然非常担心在饮食行业工作的艾滋病恐怖分子会往沙拉里吐口水。[168]然而，对于毒品上瘾者，人们基于类似的担忧主要推出了替代疗法与降低伤害等策略。这些策略的制定者也承认，这样的做法实际上是以牺牲吸毒者为代价来保障公共卫生权益。降低伤害策略是依赖化学药物以降低他人所承受的风险，瑞典拒绝这样做，在那里长期以来的节制与禁欲传统仍然有着深远的影响力。考虑到瑞典对吸毒者同样恐惧，这里得出的结论是：与其改变他们的习惯，不如对他们采取严格的措施，通过隔离使他们变得无害。

过去之手

这里探讨的主题之一是过去的决策对于目前的公共卫生政策来说有何影响。当然，历史学家总是强调过去的重要性。以艾滋病的防治而言，大部分直接应对这项重大危机的工作人员和政策制定者或许都没有发觉，原来过去的影响力有这么大。一位瑞典的地方卫生官员可能会非常自然地认为，不愿停止其潜在传播疾病的行为者当然需要被隔离。相反，英国相应的卫生官员声称这样做可能会促使感染者将自己隐藏起来，从而妨碍公共卫生更大目标的实现。双方都认为自己的观点是显而易见的常识，对所有善良的人来说是不证自明的事实。事实上，双方可能都没有意识到，他们的声音体现了他们国家各自公共卫生机构特别是政治文化中那些长期存在的、被民众广泛接受的、大部分未经系统阐述的各种设想。

这些基本性的、未经详细阐明但富有影响力的公共卫生设想起源很早，至少在艾滋病扩散危机之前150年就已显露雏形。在19世纪初期霍乱流行期间，西方国家就开始采取它们会长期继续下去的预防性举措。地中海地区国家因担心传染源会随着东方货物进入国内，因此采取严格的检疫预防措施，1869年苏伊士运河正式开通后更是严格。相反，英国距传染病源头和传播路线更远一些，并且往来贸易极为繁盛，因此拒绝对跨境的交通实施限制，而是采取了清洁大城市公共卫生环境的方式，以便提升人们对抗传染性病毒的能力。在英国看来，自由贸易与公共卫生安全可以兼而得之。法国地处流行病学意义上的交叉地带，它在地中海沿岸地区执行检疫政策，而在大西洋沿岸地区却赞同英国的自由贸易策略，结果就导致法国的防疫原则并不一致，且相互冲突。德国也同样在不断地改变原则，在 1832 年霍乱传入欧洲侵袭德意志东部边境时，当时政府采取了检疫措施。但后来它加入了英国阵营，拒绝同法国和地中海国家一起做好边境传染病预防措施。相反，瑞典令人惊讶地选择了地中海国家的防疫策略，其原因当然不可能是与这些国家地理位置邻近，部分是由于两者都是偏远之地，能够关闭关键的出入境枢纽点进行管控，更大部分的原因是没有英国那样的庞大商业利益需要顾忌。美国也采取了预防性的检疫举措，害怕接二连三涌入的移民会带来传染病。

这些 19 世纪关于公共卫生策略基本走向的选择，反映出各国在以下方面的根本差异，比如在传染病传播路径中的地理位置、地理特征（它们是否会关闭通道或边界本身存在漏洞）、人口流动等。所以，在 19 世纪面对流行病的侵袭时，地理、地形与人口统计（有时候我称为"地理流行病学"）等有助于确定各国的防疫策略。[169] 19 世纪 30 年代，它们是最早受到霍乱袭击的国家之一，是不是除了针对鼠疫的和一般性的预防性措施外，基本没有先例可供参考，例如德意志各邦，尤其是普鲁士？或者是否有些国家像法国和英国一样，享有学习曲线上令人称羡的有利位置，得以观测到其他地区实施的严厉措施是徒劳的，因而选择了更为宽松的方案？地形和人口特点鼓励了某些应对策略，比如美国就在移民抵达点设置了检疫限制，瑞典也决定采取类似的预防措施，因为两国的地理和商业网络对于防范流行病十分有利。

地理流行病学因素在一个世纪之前已经发挥了它的影响力，如果它继续发挥作用，也是不令人感到意外的。当然，过去的严厉防疫手段不一定会尘封于历史。某些传统虽继续存在，却也无法保证未来就可以持续有效。过去遭遇失败后，政策也可能会发生改变。20 世纪初期，美国拘留了数千名性工作者，同时严格管制性病患者，但这些政策取得的成效很差，给了现在尝试采取不同管制策略好的理由。纳粹统治的历史促使德国大部分地区（除巴伐利亚州）在艾滋病流行时改变了传统防治策略，尽管它们在立法上已经做好强制实施传统方案的准备。但是不管怎样，地理流行病学的影响力仍然非常强大。毕竟一国的地理位置和地形特点通常不会发生比较大的改变，即便是基本的人口因素也会在未来数十年保持类似的影响力。

在艾滋病流行时期，一个地理流行病学因素是一些国家仍然与其原初或现在的殖民地保持联系。1986 年，法国 11% 的艾滋病患者来自法属赤道非洲。虽然这个比例在后来有所降低，但法国与非洲的联系始终是个问题。国民阵线激起了人们对法国前殖民地士兵暴露于感染风险的担忧。[170] 比利时的情况则更加明显。HIV 在这里主要是通过与那些非洲前殖民地的异性接触惊人地传播。据统计，在艾滋病流行之初，非洲裔以外的比利时艾滋病患者中有高达四分之一的人是因为与曾经居住于中非地区的异性发生过性接触。在 20 世纪 80 年代早期，整个比利时有多至四分之三的艾滋病感染者都来自非洲。为此，布鲁塞尔地铁的墙壁上甚至出现了"黑人＝艾滋病"的涂鸦，这种方式在其他地方几乎是不可能见到的。[171] 因此，比利时和德国都会针对非洲学生进行病毒筛检。英国与非洲持续存在军事领域的接触，也很担心来自非洲的传染病，但却没有采取实际性的应对措施。[172]

广而言之，很多国家其实都很担心疾病从国外输入，不过有些国家的担忧相对有更多的合理性因素。希腊在艾滋病流行初期有三分之一的感染者居住在疫区。艾滋病刚发现时，东欧大部分病例也都是来自国外。保加利亚大约一半的艾滋病患者都是国际海员。[173]20 世纪 90 年代中期，在英国自愿接受病毒筛检人士中，主要风险因素是曾在非洲居住或到访过非洲，甚至高于与男性发生过性行为。在 20 世纪 80 年代和 90 年代初期，法国由于异性恋性行为而导致感染艾滋病的人中，有四分之三是患者自身或其伴侣来自非洲或加勒比海地区。[174] 多达 14% 的丹麦艾滋病患者是在国外感染的。丹麦所有的异性恋感染者中，至少有半数去过国外，尤其是撒哈拉沙漠以南的非洲国家。在瑞典，由于异性恋性行为而受到感染的患者中，半数以上是在国外感染的。挪威非移民的本土艾滋病患者中，也有超过四分之一的人是在国外感染的。[175]

在所有提及的国家中，瑞典最为重视将 19 世纪的那套理念予以重新调配，以便为其有别于其他国家的"特殊道路"给出正当合理的解释。当时，瑞典人认为自己在流行病领域受到四面八方的围攻，而不仅是需要防范俄罗斯和东边的"野蛮人群"。丹麦也是不可忽视的，早在霍乱流行初期，瑞典就将丹麦视为疫区而持不信任态度，现在更是将丹麦人视为生活放荡与精神颓废的代表。哥本哈根对于瑞典同性恋群体产生了强大的吸引力。尽管如此，和过去一样，瑞典始终认为它的地理位置从地理流行病学角度而言是有利的。正如之前出现的多次流行病一样，瑞典都因地处边缘而得以在学习曲线中占据有利位置，正如著名经济学家、"休克疗法"之父杰弗里·萨克斯（Jeffrey Sachs）所说：冬季是世界上最伟大的公共卫生干预措施之一。[176] 1985 年，瑞典政府决定像对待一般传染病患者一样对待血清阳性者时，曾乐观地分析了艾滋病在瑞典的情况：HIV 尚未扩散到有限的高风险群体之外，采取果断的措施就可防止病毒侵袭普通民众。瑞典人口密度较低，乡间地区广阔，大城市不多，不利于病毒扩散。完善的医疗服务体系使得瑞典比大部分国家更容易应对挑战。相对美国而言，瑞典遭受 HIV 侵袭要晚三年多，这种流行病发作上的滞后性使得它可以更好地借鉴别国经验。在瑞典政府看来，相对于幅员辽阔但秩序混乱的国家，它们这种"小型但组织完善的国家"更有希望高效地处理疫情。[177] 瑞典的情况就是这样，像那些尚未受到严重打击或根本没有受到打击的国家（伊朗、古巴和东欧国家）一样，关上国门也不是没有用。与已经受到感染的国家相比，严厉的隔离措施在这里仍然更有说服力。正是出于这样的原因，瑞典发行量最大的日报的头版头条，会模仿小报风格，以整个版面重点报道一位瑞典人到希腊旅游后感染脑膜炎而死亡的消息。[178] 简言之，流行病潜在感染者所引起的社会焦虑与促使政府做出应对的情况在很多国家都存在。在美国，这些潜在感染者主要是国内的少数族裔。而在瑞典，这些人主要是国外人士以及与国外有所接触的瑞典人。

地理流行病学因素的影响在其他方面也可感受到。比如霍乱流行时期，法国之所以在不同的防疫方式之间犹疑不决，部分原因就是地缘政治的现实。在 19 世纪，法国摇摆于两种防疫路线之间：一种是在地中海港口地区，更担心疾病的输入而不是保护贸易利润，故而采取检疫方式；另一种是在大西洋港口，优先级正好颠倒过来。正如法国融合了南欧人使用橄榄油而中北欧人偏好使用黄油涂面包的习俗一样，它在流行病学领域也有着迥然不同的防疫观。这在艾滋病流行期间表现得尤为突出，因为法国至少存在三种不同的病毒传染模式：第一种是主要通过同性恋群体传染的北欧模式，以巴黎为代表；第二种是以东南沿海地区为代表的主要通过吸毒相关行为传染的地中海模式，如马赛、戛纳、尼斯；第三种是以法属安的列斯群岛、法属圭亚那等地区为代表的第三世界异性恋传播模式。法国公共卫生官员认为，传染模式的多样化导致了法国艾滋病病例数量异常增高。[179] 这就提出了一个问题：法国针对艾滋病防治的反应迟缓，是不是也与 150 年前一样，反映了法国独特的地理流行病学位置呢？美国的情况也是如此，一个国家（虽然没有明显的南北分界线）存在诸多不同的艾滋病传播路径，其贫民聚集区更是混合了同性恋群体传播和第三世界异性恋传播的模式。[180]

在某些特定情况下，地理流行病学也发挥了影响力。收集感染者的信息，以及要求向当局通报血清阳性检出者的做法在一些国家行不通，这些国家要么过小，或者内部各个行政区域联系太过紧密，即便是匿名通报，也很容易就猜出被通报者的身份。在瑞士和瑞典，甚至匿名进行病毒筛检也会遭到民众质疑，因为在小型社会里非正式信息扩散渠道比较通畅。[181]艾滋病传播的不规律性（在都市地区往往呈区域性聚集，在偏远的乡间病例就会很少）也会影响到国家决策，从而加重乡村与都市之间早已存在的紧张关系。各地区所实施的防疫策略不一样，地方有时会对中央政府的相关指令产生抵触，比如波恩（联邦德国首都）和慕尼黑之间，巴黎和法国东南部之间，罗马和伦巴底之间，伦敦和爱丁堡之间。不过在这一层面上无法得出最终结论，毕竟地理特征并非决定性要素。还要看到不同城市有着不同的艾滋病传播路径：巴黎地区就以同性恋群体传播为主，马赛和地中海地区则以吸毒传播为主；旧金山的艾滋病感染群体主要是中产阶级的白人男同性恋者，纽约则主要通过少数族裔和吸毒者传播。[182]不过人们对于都市的恐慌可能被转移至国外，尽管瑞典的艾滋病患者大都集中于斯德哥尔摩、哥德堡、马尔默等大城市，但教育宣传却主要偏重于警示民众小心防范来自哥本哈根等城市的危险。[183]

很显然，无论是地理流行病学因素还是历史防疫策略都不能决定一切。我们已经细致考察了各种复杂的因素，这些因素有助于解释西方国家面对大致相同的公共卫生困境，为什么会采用截然不同的防控方式。不过，一个事实也是明确的，那就是除了德国，本书考察的每个国家现在基本上还是以 150 年前应对霍乱的大致方式在应对艾滋病。对此，人们可以认为，与一个世纪之前相比，相似的地理流行病学因素直到 20 世纪晚期仍然在发挥巨大影响，或者当时做出的决策获得了一种路径依赖，即便当初的情境已不可复现，但过去的决策至今仍然会持续地发挥潜在的影响。不管是哪种解释，以下事实都令人震惊：各个国家应对艾滋病挑战时的反应是如此不同，而在一个特定的国家，其公共卫生策略又能长期保持不变。

总体而言，各国的策略是在公共和个人之间进行着选择。那么，社会整体利益以及保护社会的需要是否有理由将个人权利置于次要地位？是否无须实施强制手段而单纯依赖个人自愿的行为改变也能解决问题？虽然针对艾滋病的防治普遍还是偏向于强调个人自愿的策略，但是各国的政治本能与预防疾病的本能差异甚大，有些国家更愿意将群体及其需求置于个人权利之上。艾滋病引发了终极意义上的两难问题，那就是在一个推崇个人主义，以个人享乐为最高价值，同时集体主义消解的民主时代，公共利益和集体应对还有可能存在吗？于是，当我们失去信心，怀疑后政治时代的民主国家是否还能进行哪怕是保家卫国的战争时，我们发现现在已经很难再要求特定公民为了集体而做出牺牲了。在崇尚个人的时代，我们是否有能力保护自己免受集体的威胁呢？

后话：新千年的艾滋病

这是一本描述当代历史的书，写作无论如何总有完成之时，但是艾滋病还看不到任何乐观的终止之日。在许多第三世界国家，艾滋病是最为可怕的公共卫生灾难。迄今为止艾滋病已造成 2500 万人死亡，4000

万人感染，且患者多为年轻人以及富有经济活力的人，这导致那些经济发展原本就落后的国家进一步衰落，更使得国民平均寿命大幅降低。这样看来，虽然在艾滋病流行初期，发达国家通常会认为用黑死病来进行比喻是夸大其词，但事实上，这一疾病的确给非洲等地区带来了毁灭性后果。因为这些地区对经济发展贡献最大的青壮年群体中 HIV 感染率急剧上升，艾滋病孤儿也大量存在，只有幸运者才有机会接受祖父母的抚养而长大成人。大量的公务人员与社会管理者不断染病身亡，政府也大受打击，难有作为，有些国家教师死亡人数已经超过已退休教师的人数。[184]

从另一方面来说，发达国家已经逐渐控制住了艾滋病疫情，虽然它的致命性并未改变，但它已经渐渐变为一种慢性病。在这样一个人人都知晓我们最终都会死去的时代，HIV 血清阳性者几乎成为个体命运的缩影。毕竟，人类现在已掌握基因的精确信息，进而很快就能预测个体的死亡日期和最终死因，这使得人类要在此种信息的阴影下度过余生，这种境况与现在的 HIV 血清阳性者所感受到的如出一辙。[185]艾滋病尽管无法治愈，但其治疗方法已经逐渐变得常规化了。齐多夫定抗病毒药是治疗艾滋病的第一个突破性成就，20 世纪 90 年代中期之后又出现了蛋白酶抑制剂新型药物和疗法。目前，随着能抵抗 HIV 的高效治疗方式的出现，艾滋病变得更像是癌症而非鼠疫。

与此同时，公共卫生也已从政治的边缘区域逐渐转移到中心地带。艾滋病与其他再次出现的传统传染性疾病使得公共卫生重回报纸头版位置，新型的与症状恶劣的传染病更是占据了头条。炭疽病甚至成为恐怖主义者的武器，而且在"9·11"恐怖事件之后，西方军事强国普遍害怕天花病毒传播者自杀式袭击事件的发生。为平衡个人权利和社会集体自我保护之间的冲突，艾滋病是否会给人类带来新的方向？即使没有独立的理由质疑这一说法，公共卫生的再政治化也会破坏这一说法。正如我们所看到的，很多人认为艾滋病是获得了特殊待遇，艾滋病患者并未受到传统限制性规定的约束，现代公共卫生策略也意识到必须尊重那些艾滋病患者的公民权利。[186] 不过我们也要看到，这种艾滋病例外论的观点实际上是不确定的。很多国家的共识性手段只不过实施了一段时间而已，更有些如瑞典与德国部分地区倾向于继续实施传统的防疫政策。即便是采取自主化防疫举措的国家，也有可能削弱其自主化精神的其他因素。比如，一旦同性恋群体不占艾滋病患者的主流，病人的公民权利相对而言就不再像以前那般受到重视了。且一旦出现适用于艾滋病的治疗方式，传统措施的实施就会变得正当合理，也会得到优先启用。[187]

此外，如果观察各国应对其他传染病的方式，可以发现即便艾滋病确实是获得了不同寻常的对待，也只能说是纯粹的例外，而不能认为这是公共卫生大环境改变的预兆。比如，当有关部门认定某位结核病患者无法自我完成长期疗程，就会派人对其服药行为进行监控，避免发展出抗药性的毒株。在 2003 年非典流行期间，传统公共卫生策略又被推上前台。新加坡海关要求所有旅客都必须通过热感器，检测他们是否处于发烧状态。美国的相关部门可以强制对认定染病者进行隔离，当时纽约市就有一位入境者因出现相关症状而被强制隔离。[188]

回顾历史并对比各国情况，我们会发现公共卫生部门以特殊方式应对艾滋病仅仅是一项例外而已。比如，有些国家可能只会在艾滋病发展的某一个特定阶段才去实施共识性的策略。那么，这种例外的防疫手段在以后还可能说是这些国家应对此疾病的特色吗？这种状况在我们调查过的国家以外呈现出什么样的特征呢？还有，共识主义策略是公共卫生管制策略转变的征兆吗？这些问题迄今为止还没有确定答案。更宽泛一点来说，世界上的其他国家究竟能从西方的艾滋病防治经验中吸取哪些教训呢？毕竟，民主与任何一种疾病防治手段之间都没有必然联系。在那些虽然对权利的定义不同但还算重视个人与少数群体权利的政治体制下，政府更可能会采用相对温和与谨慎的方式来防治疾病。但即便是这样，瑞典也展示出自由主义政治在疫病防治过程中面临的困境，美国也表现出类似现象，不过相较来说没那么严重。与其他发达国家相比，在瑞典和美国，多数人的安全需要更明显地居于个人权利之上。

在"冷战"之后的岁月里，民主化不可阻挡地以令人振奋的速度不断拓展，但它与以共识为基础的流行病防控手段普及并不能直接画等号。比如，在中东欧地区，一些国家承袭了历史遗留的以检疫隔离为主体的公共卫生预防措施，而且并不觉得有调整的必要。对于第三世界国家来说，问题的关键不是过去的法律体系，而是缺乏有效的政策。毕竟，世界上只有 17% 的国家专门为艾滋病人制定了相关法律，以保障他们免于受到社会歧视，具体到世界上受到法律保障的艾滋病患者的比例，仅占 5%。世界上仅有 11% 的国家为推广避孕套做出过努力。与之相反，世界上有四分之一的人口生活在允许隔离疫情受害者的法律制度下。[189]

艾滋病流行之际，很多发展中国家正在进行民主化建设，也有很多国家是即将开启民主化进程。那么政治上的变化对于公共卫生会有什么影响吗？反过来公共卫生的变化又会对政治产生什么影响？有两点需要明确：首先，处于合法地位的政府机构必须是透明且负责任的；其次，所有法律必须产生实际效果而且能够高效实施，才能落到实处。比如，肯尼亚就曾出现过类似批评，那里的国家艾滋病管控委员会（National AIDS Control Council）因过于自闭、拒绝和媒体对话而失去了公众的信任，导致它所采取的疾病预防举措效果大打折扣。[190] 不管怎样，如果要将教育与劝导作为疾病预防的核心的话，那么就需要有一个自由、独立且值得信任的大众传媒。此外还需要注意的是，因为非法行为现在仍然是艾滋病的主要传播路径，故而即便是在第三世界，针对艾滋病的相关民俗忌讳也应该予以破除。比如，当与艾滋病问题相关的印度侦探电视系列片《勇探维杰》(Jasoos Vijay) 上映后，观看此片的 1.5 亿观众中有40% 的人开始讨论和艾滋病有关的话题。[191] 再比如，假如共识策略实施的先决条件是要为患者摆脱污名，那么当某些发达国家的很多地区还在以极其恶劣的方式对待那些性习惯与主流社会有偏差的人，尤其是女性群体，这种恶劣的地方习俗会与共识策略相容共存吗？如果政府部门能够说服潜在的高危群体改变其行为习惯，那么当并无科学依据的地方传统医学宣称可以治愈艾滋病且得到民众信任时，政府部门又该如何处理此类事务呢？[192]

从更广泛的角度而言，如果现代公共卫生依赖公民自我监督，以及严格遵循规避风险的标准，那么这要求全球范围内民众的行为达到怎样的统一呢？其他的文化体系是不是一定要遵循工业化国家所制定的甚至可能是强制实行的行为准则呢？假如真是如此，这究竟是一种文化帝国，抑或仅仅是正在快速发展的良性全球化的一部分？美国式的公民自由在发展中国家行得通吗？那里的领导人会不会认为他们没有能力实现，又或者认为无法移植到当地文化中呢？[193] 关于此议题，甚至连母语为英语的教授级观察家也认为，在艾滋病流行时代，关注与重视公民权利，可作为更为彻底的社会与经济改革的次要替代，因为他们有幸不必在这种取舍中做出选择。[194] 话又说回来，如果发达国家的艾滋病应对政策都不再将严格捍卫个人自由视为主要原则的话，那么在发展中国家贯彻落实这种原则的概率会有多大呢？还有，当只有部分发达国家选择使用特殊政策的方式应对艾滋病时，那么有无可能所有的发展中国家都会放弃这种政策呢？

乐观一点来看的话，我们能否寄希望于艾滋病可促使第一世界与第三世界之间建立崭新的友谊？显而易见，整个世界已经越来越认识到艾滋病所带来的国际安全隐患，它令全球大部分地区有陷于秩序混乱的危险，这些事实促使工业化的西方国家不能再忽略发展中国家了。比如，虽然成效有限，但第三世界的新药定价运动还是显示出人类社会前所未有的国际大团结。不过中肯地说，从长远来看，人们已经越来越认识到将公共卫生问题局限于某国国境之内是无法解决的。比如，当切尔诺贝利核电站灾难使得整个中欧地区的蔬菜都受到污染的时候，核能就成了与所有人切身相关的问题。再比如，澳大利亚人也会吸入来自其他地方农民火耕冒出的浓烟，这就使得空气污染不再是某个单一地区能解决的问题了。于是，在我们这个大众旅游业兴旺发达的新时代，传染病不可避免地成为全球性的热门话题。毕竟，从流行病学的角度说，随着现代化交通工具的发展，全世界的相互联系相对以往更为紧密和频繁，而这种加速的全球化也有其副作用，尤其是催生了人们对于疾病肆虐的惶恐。[195] 而且，从近几次传染病流行情况来看，不管是由拉丁美洲传入美国加利福尼亚州的霍乱、自非洲传到德国马尔堡地区的马尔堡热病、从亚洲传播到加拿大多伦多的非典、由海地和多米尼加共和国传入美国旧金山的艾滋病，还是从泰国曼谷漂洋过海传播至日本东京和德国杜塞尔多夫的梅毒，高速列车、喷气式飞机、旅馆房间与折叠式沙发床等现代设施都成为疾病肆虐的主要催化器。

在 19 世纪快速成长的城市中，随着不同社会阶层间日益紧密的联系，上层阶级越来越认识到为了自身的安全考虑，不能对贫苦大众不管不顾，忽视其悲惨境遇。换句话说，早期的福利国家建构的内在驱动力并非靠的是利他主义，而是各阶层互相依存的关系与自我保护的心态使然，而且，相对于纯粹的慈善天性，让民众实现团结整合的社会改革也是其更为强大的动机。[197] 如果要说艾滋病在流行过程中有任何闪光点的话，或许可以说它最终使得发达工业化国家逐渐地认识到：无论如何也不能忽视那些较为落后的第三世界，否则就是在伤害自己。即便这种想法最终被证明是准确无误的，我们也不要去考虑针对此想法而付出的代价有多少，纠结于这个问题只会让现代有识之士徒劳地感叹于前人做法的愚蠢和疯狂。

译后记

疾病尤其是传染病在我看来最为深不可测，会非常突然地把人在世间的一切全部带走，让人在风雨中凋零。在传染病序列中，性病不仅具有传染特性，更带有道德色彩，反映了某种程度的堕落和邪恶。这类疾病以艾滋病最为典型，它是一种致命且不可治愈的疾病，身上背负了相对于其他疾病而言更多的污名，因为它与同性恋、性滥交、吸毒等问题紧密相关，不仅涉及性道德伦理，而且还涉及冲击社会规范、挑战传统秩序的大问题。

因致命性、污名化、不可治愈等特殊征象，艾滋病成为现代世界疾病中与文化、政治、社会关联最为紧密的典型病症。随着研究的进展，人们日益知道了艾滋病主要是通过人体的血液和体液传播的，于是很多人认为艾滋病患者都是滥交者、同性恋者或吸毒瘾君子，进而将家庭和社会秩序的混乱归结于他们，并将其与非正规用血、乱性、过早死亡、同性恋和毒品等一系列违背社会基本准则的行为联系在一起。此外，艾滋病还让人们联想到更多触犯社会禁忌的行为，毕竟有研究发现艾滋病可能源于黑猩猩，因此有人认为非洲人或海地人之所以感染艾滋病，是因为他们和黑猩猩性交或至少食用了黑猩猩。

针对艾滋病的不科学认知有很多。一些西方保守派政客将其视为"上帝的审判"，认为它是对同性恋行为的神圣惩罚；还有人指出此类病毒是混在彗星尾巴里由外太空进入地球的；阴谋论者甚至强调该病毒是由五角大楼、制药巨头和美国中央情报局合谋，在生物武器实验室中制造出来的。因此，在应对艾滋病问题上，各国政府的科学认知至关重要，不仅要借助科学视角，从病原学与传播学角度切断病毒传染，还要根除错误看待艾滋病的社会与政治环境。

为系统阐述艾滋病暴发进程及人类社会对这种疾病的认知和防控经验，彼得·鲍德温教授所著的《流行病的应对》采取比较方法，不仅描述了艾滋病暴发后西方发达国家的应对之道，还针对与艾滋病防治问题息息相关的婚姻家庭、法律惩处、公务警察、同性恋、血液病、吸毒等各领域进行了梳理评介，同时也从政治演进与文化革新角度对艾滋病的社会影响进行了剖析。

在写作方式上，鲍德温教授首先从生物学和医学史角度梳理了艾滋病防治的发展历程，但也指出医学发展很容易带来道德上的百无禁忌。因为既然感染了病毒也可治愈，那么这个社会就会继续鼓励滥交或在吸毒场所共用针头。这就导致很多人并不愿意通过纯医学手段彻底治愈艾滋病，而是要求进行较为广泛的社会改革和性文化革命，尤其是要根除静脉注射毒品以及同性滥交现象。

在具体的应对策略与方法上，鲍德温也指出西方各国表现截然不同，有的重视教育，倡导推行个体自愿性的行为改变，有的则偏重于对感染者施加严格限制。而在防控方式上，有的国家倚重生物医药，在此领域投资巨大，有的则选择关注对患者的照料。有些政府对艾滋病防治异常积极，有些政府则几乎没有通过新方案。很多政府强制要求进行血清检测，而有些政府则坚持自由放任原则。在限制外籍人入境问题上，各国表现也完全不一样。在其他方面，如公务员遴选、监狱管理、性产业和吸毒监督等，各国表现也完全不同。在文化观念上，各国表现也显著不一，比如患者隐私保密在法国贯彻严格，在其他国家则不受重视。

在鲍德温看来，西方各国应对艾滋病的不同表现主要源于其政治文化的差异，这就使得这本书的描述视野从单纯的公共卫生上升到西方各国的政治文化问题，将艾滋病应对和防控与西方各国政治发展和文化观念革新联系起来。这种超越国家局限的国际性对比视角极为新颖，目前国内外有关艾滋病的专著大都仅局限于某个国家或某种特定语言。

在艾滋病、新冠等流行病威胁仍然存在并可能长期延续的情况下，鲍德温的研究视角对我们现代社会的疫情防控具有启示意义，让我们能够看清楚西方发达国家认知和防控艾滋病的具体措施及其影响，有助于我们充分借鉴那些有利于艾滋病防治的举措，并反思错漏，寻求改进，同时也可启示各国当某种疾病非常可怕且具传染性时，政府应怎样平衡健康人士和感染者的权益，该如何对待生活习俗与主流民众不同的少数族裔和种群，需在即便违背个性爱好或文化习俗状况下具体做出哪些改变，通过怎样的方式进行改变，等等。

我的这次翻译尝试，缘于与硕士期间交往甚密的北京师范大学历史学院学长、现在岭南师范学院历史系工作的兰教材师兄的一次重遇。2019 年 11 月 30 日到 12 月 1 日，我所在的北京师范大学历史学院世界近代史研究中心主办了"全球时代的区域史与国别史研究"学术研讨会，吸引了兰师兄等国内外一大批学者参加。叙旧中，他说起自己美国的导师彼得·鲍德温教授有一本涉及美国和西方主要国家艾滋病防治问题的专著需要翻译成中文，我当时就很感兴趣。这主要是因为我曾经患过较为严重的"恐艾症"，怀疑自己得了艾滋病，整个人处于崩溃、难熬的状态。

具体而言，我有两次这样的经历。一次是 2014 年 6 月在厦门，我在路上遇到一个推销美容美发的小哥，他一直不放弃地跟了我一路，在大太阳底下游说了我半天。我有点不好意思，于是就抱着体验一下的心态到了他所在的美容美发店。门店接待的小姑娘测试了我的皮肤毒性，指出我的脸上黑头很多，去掉后会美观不少，并说很便宜，只要 198 元。我当时觉得自己一点钱不出似乎也有点过意不去，就说那你小心点给我把黑头去了吧。结果她刚拿起去黑头的工具，试图给我去掉第一个黑头的时候，我的脸就被弄流血了。我用手摸了一下，发现血还不少，无论如何也不愿意让她继续动我的脸了。我生气地到前台支付了 200 元后，径直离开了那家门店。回到家里却一直感觉脸部很不舒服，连带整个身心都觉得非常难受。于是上网查看在陌生场所身体被异物划伤导致出血的后果，不看不知道，一看吓一跳，很多人认为这有可能会感染梅毒、艾滋病等各类传染病。我对梅毒倒没那么害怕，毕竟现在能够治愈，但对艾滋病我则心怀恐惧，毕竟这种病仍无法治愈，而且在信息比较闭塞、文化相对落后的老家，这种病一直被视为奇耻大辱，患病者会被隔绝在外甚至死后都不能进入祖坟。

　　这次美容美发店的体验让我陷入了自己可能得了艾滋病的真切恐惧之中。刚好那几天我因为这种恐惧睡不好觉，身体有了发热的迹象，跟网上查到的艾滋病原初发作迹象非常相似，我整个人处于崩溃状态。我天性敏感多疑，开始担心我人生的后半段该怎么办。我是不是还能够抱抱可爱的孩子呢？我是不是还能够和正常人交往呢？我是不是还可以到医院看病、去公共场所办事呢？法律对艾滋病群体会有怎样的限制呢？我是否应自己确定规则以避免造成他人感染呢？我该如何自救呢？种种问题困扰着我，让我不堪其扰。接下来我连续做了三次 HIV 的抗体检测。好在三次都是阴性，我的恐惧感才略微减轻。

后来到了北京，2016 年的时候，我在路上和一个路人有刮碰，伤到了手臂，出了点血，我又怀疑自己可能被别有用心之徒传染了艾滋病，于是开始了新一轮的焦虑。我与艾滋病的"孽缘"使我对这种疾病抱有特别的兴趣。它是如何出现的呢？人们该如何看待它呢？法律对此有何规定呢？它主要影响着哪类人群呢？不同人士、不同政府、不同国家对其防治的态度又是怎样的呢？究竟怎样防治才比较科学呢？这些问题一直是我想要追问和解决的。

所以兰师兄提及彼得·鲍德温这本书时，我立刻觉得书中有关艾滋病的诸多话题就是我一直想要去研究但却没有践行的。虽然我的研究方向主要是英国公共卫生和医疗史，似乎和美国史牵连不大，不过转念一想，又觉得由我来翻译这本书似乎也颇有些优势。原因之一是这本书涉及很多欧洲疾病防疫尤其是英国防疫以及公共卫生管理的相关问题，而这正是我的研究专长。原因之二是我的研究工作本就需要阅读和阐释 19 世纪以来英国近代以及现当代时期的各类文献，作者的表述于我而言并不陌生，甚至某种程度上还较为熟悉。基于这两点考虑，我对兰师兄言明自己很想翻译这本书，一来想要解决自己对于艾滋病的种种困惑性思考，二来也试图为英语世界的艾滋病公共卫生与防疫政治史研究做出贡献。兰教材师兄非常支持，立刻跟负责这本书的编辑进行了推荐。

真正介入翻译，尤其是面对艾滋病研究这个对我而言相对较新的领域，我发现翻译的难度很大。本书内容涉及面宽，视野宏大地联系到了事关艾滋病问题的疾病、卫生、健康、科学、政治、文化、法律、犯罪、种族、民权运动、性别、妇幼、婚姻、避孕、性产业、优生学、吸毒、警务、监狱等有意思且非常值得探讨的话题。作者涉猎广泛，书中隐晦用语、专用名词繁多，很多词句需要结合相应的历史语境进行理解，对我的语言功底和文字阐释能力挑战很大。

不过，在仔细翻译了前两章之后，我逐渐适应了本书的写作语境和作者的表达习惯，后面几章的翻译渐入佳境，不知道这是不是所有翻译新手都需经历的蜕变。在翻译过程中，我对书中涉及的基本概念以及美欧等国的历史名词感到需要解释的，都通过查阅材料予以注释，主要涉及美国以及欧洲国家有关艾滋病案例、谚语以及法律审判的专业名词。为让读者了解书中人物及其所处的社会背景，我也尽力对其生卒年进行考订。

我在集中精力翻译本书的同时也在讲授一门本科生通史课——"西方医学史"，刚好能够搭配自己对西方医学发展过程中有关医学认知、医学观念、医疗机制、卫生制度等方面的思考，两者相得益彰，加深了我对于西方医学发展的思考。因为该书内容涉及大量的疾病文化学、疾病政治学、疾病社会学、疾病地理学、疾病族裔学、疾病外交学和疾病性别学等知识，更有许多涉及疾病生物学、病理学、基因学史发展等问题，使我进一步领悟到疾病尤其是重大传染病背后深藏的那些不为人知的科学、政治、经济、文化、社会层面的内容。因此，对正处于疫情影响之下教授"西方医学史"课程的我而言，翻译这本书让我发掘到了相对新颖的学术领域，促进了我的学业发展，令我受益匪浅。一个突出的表现就是当年的"西方医学史"课程得到了学生们很高的评价，这可能是翻译实践让我的思考深化，而我又不知不觉将这些思考带入课堂讲授中，进而引发了学生们的共鸣。

翻译初稿完成后，在编辑老师张杰的帮助下进行了修订和校对。编辑老师工作认真负责，将初稿的很多不足逐一提出，使我也得到很多知识的增进，在此表示真诚的感激。在书稿的翻译过程中，上海交通大学的刘士永先生、中国社会科学院的吕厚量研究员以及我的爱人刘玲女士也进行了帮助和指点，在此一并感谢。总之，翻译是一项考验译者语言写作能力和拓展功夫的大事业，难度之大不亚于专著写作，所幸一路上我得到了诸如兰教材师兄、胡群英师姐的推荐和鼓励，最终有幸得偿所愿：翻译一本深刻描述艾滋病问题的历史学书籍。受本人才力所限，本书的翻译肯定不能也不敢说是没有错误的，如有错漏之处，欢迎读者批评指正，本人一概接受并承担相关责任，如有机会，定会在以后将这些错误一一订正以臻完善。

王广坤

2022 年 5 月 28 日

注 释

中文版总序

1. Edward Baines, *History of the Cotton Manufacture in Great Britain* (np 1835); Sven Beckert, *Empire of Cotton: A Global History* (New York 2015).

2. Jorge Luis Borges, "On Exactitude in Science," in Borges, *Collected Fictions* (New York 1998) 325.

3. Heinz-Gerhard Haupt and Jürgen Kocka, eds., *Comparative and Transnational History: Central European Approaches and New Perspectives* (New York 2010) 研究了其中的一些方法。

4. John Stuart Mill's *Philosophy of Scientific Method*, Ernest Nagel, ed. (New York 1950), Book III, Ch. 8, pp 211-227.

5. 这方面更多的思想见 Peter Baldwin, "Comparing and Generalizing: Why All History Is Comparative, Yet No History is Sociology," in Deborah Cohen and Maura O'Connor, eds., *Comparison and History: Europe in Cross-National Perspective* (New York 2004)。

6. Michele J. Gelfand, et al., "Differences Between Tight and Loose Cultures: A 33-Nation Study," *Science*, 332 (2011).

7. Alistair Davidson, *The Invisible State: The Formation of the Australian State* (Cambridge 1991).

8. Lars Trägårdh, "Statist Individualism: On the Culturality of the Nordic Welfare State," in Øystein Sørensen and Bo Stråth, eds., *The Cultural Construction of Norden* (Oslo 1997) 253-82. 一个更详细的观点见 Henrik Berggren and Lars Trägårdh, *Är svensken människa? Gemenskap och oberoende i det moderna Sverige* (Stockholm 2015)。

9. Johan Anderberg, Flocken (Stockholm 2021).

10. Kipling, "The English Flag."

引言　做过去的奴隶

1. Lars Magnusson, "The Role of Path Dependence in the History of Regulation," in Magnusson and Jan Ottosson, eds., *The State, Regulation, and the*

Economy: A Historical Perspective (Cheltenham, U.K., 2001), p. 111.

2. Some of the classics of the field are Douglass C. North, *Institutions, Institutional Change, and Economic Performance* (Cambridge, 1990); W. Brian Arthur, *Increasing Returns and Path Dependence in the Economy* (Ann Arbor, 1994); Jack A. Goldstone, "Initial Conditions, General Laws, Path Dependence, and Explanation in Historical Sociology," *American Journal of Sociology* 104, 3 (1998); Stanley Liebowitz and Steven Margolis, "Path Dependence, Lock In, and History," *Journal of Law, Economics, and Organization* 11, 1 (1995).

3. Paul A. David, "Understanding the Economics of QWERTY: The Necessity of History," in William N. Parker, ed., *Economic History and the Modern Economist* (Oxford, 1986); Stanley Liebowitz and Stephen Margolis, "The Fable of the Keys," *Journal of Law and Economics* 33, 1 (April 1990).

4. Jacob S. Hacker, *The Divided Welfare State: The Battle over Public and Private Social Benefits in the United States* (Cambridge, 2002), p. 55.

5. James F. Tent, *Mission on the Rhine* (Chicago, 1983); Jerzy Hausner, Bob Jessop, and Klaus Nielsen, eds., *Strategic Choice and Path Dependency in Post-Socialism: Institutional Dynamics in the Transformation Process* (Brookfield, VT, 1995).

第一章　体液与公民身份

1. Nancy Tomes, "The Making of a Germ Panic, Then and Now," *American Journal of Public Health* 90, 2 (February 2000), p. 192.

2. Dorothy Nelkin, "Cultural Perspectives on Blood," in Eric A. Feldman and Ronald Bayer, eds., *Blood Feuds: AIDS, Blood, and the Politics of Medical Disaster* (New York, 1999), pp. 284–87.

3. Bernadette Pratt Sadler, "When Rape Victims' Rights Meet Privacy Rights: Mandatory HIV Testing, Striking the Fourth Amendment Balance," *Washington Law Review* 67 (1992), pp. 203–4.

4. Arthur and Marilouise Kroker, "Panic Sex in America," in Arthur and Marilouise Kroker, eds., *Body Invaders: Sexuality and the Postmodern Condition* (London, 1988), p. 10; William G. Staples, *The Culture of Surveillance: Discipline and Social Control in the United States* (New York, 1997), pp. 95–96; John Gilliom, *Surveillance, Privacy, and the Law: Employee Drug Testing and the Politics of Social Control* (Ann Arbor, 1997), p. 6; F. Allan Hanson, *Testing Testing: Social Consequences of the Examined Life* (Berkeley, 1993), pp. 131–32.

5. Jean-François Fogel and Bertrand Rosenthal, *Fin de siècle à la Havane: Les secrets du pouvoir cubain* (Paris, 1993), p. 364.

6. Henry E. Sigerist, "Kultur und Krankheit," *Kyklos* 1 (1928), p. 62. Similarly: Hans Halter, ed., *Todesseuchen AIDS* (Reinbek, 1985), p. 22.

7. Jean Baudrillard, *The Transparency of Evil: Essays on Extreme Phenomena* (London, 1993), pp. 63–67; Ian Young, *The AIDS Dissidents: An Annotated Bibliography* (Metuchen, NJ, 1993), p. 130 and passim; Susan J. Palmer, "AIDS as Metaphor," *Society* 26 (1989), p. 48; Kathleen Kete, "*La rage* and the Bourgeoisie: The Cultural Context of Rabies in the French Nineteenth Century,"

Representations 22 (1988), pp. 93–94; Boris Velimirovic, "NATC: A Delusive Approach," *AIDS-Forschung* 5 (1993), pp. 261–62.

8. Susan Sontag, *AIDS and Its Metaphors* (New York, 1989), p. 10.

9. Elaine Showalter, *Sexual Anarchy: Gender and Culture at the Fin de Siècle* (New York, 1990), pp. 188–90; Werner Thönnessen, *The Emancipation of Women: The Rise and Decline of the Women's Movement in German Social Democracy 1863–1933* (London, 1973), pp. 22, 37; *Sitzungsberichte der verfassunggebenden Preussischen Landesversammlung, 1919–21*, 25 February 1920, col. 9946–47; Fernand Mignot, *Le péril vénérien et la prophylaxie des maladies vénériennes* (Paris, 1905), p. 145; Norman Naimark, *The Russians in Germany: A History of the Soviet Zone of Occupation, 1945–1949* (Cambridge, MA, 1995), p. 97.

10. André Glucksmann, *La fêlure du monde: Éthique et sida* (n.p., 1994), p. 120; Marita Sturken, *Tangled Memories: The Vietnam War, the AIDS Epidemic, and the Politics of Remembering* (Berkeley, 1997), p. 167; Michael Pollak, "Attitudes, Beliefs, and Opinions," in Michael Pollak, ed., *AIDS: A Problem for Sociological Research* (London, 1992), p. 24; Johannes Gründel, "AIDS—eine ethische Herausforderung an die Christen," in Bistum Essen, ed., *AIDS—eine medizinische und eine moralische Herausforderung* (Nettetal, n.d.), pp. 39–40.

11. Baudrillard, *Transparency of Evil*, pp. 8–9.

12. Peter Baldwin, *Contagion and the State in Europe, 1830–1930* (Cambridge, 1999), pp. 284–86; Stephanie C. Kane, *AIDS Alibis: Sex, Drugs, and Crime in the Americas* (Philadelphia, 1998), pp. 55–56; Gayle S. Rubin, "Elegy for the Valley of the Kings: AIDS and the Leather Community in San Francisco, 1981–1996," in Martin P. Levine et al., eds., *In Changing Times: Gay Men and Lesbians Encounter HIV/AIDS* (Chicago, 1997), p. 111; Jenny Kitzinger and David Miller, " 'African AIDS': The Media and Audience Beliefs," in Peter Aggleton et al., eds., *AIDS: Rights, Risk, and Reason* (London, 1992), p. 40.

13. Stuart Close, "Vaccine Virus and Degeneration," *Anti-Vaccinator: Illustrated Annual of the International Antivaccination-League*, ed. H. Molenaar, 1 (1911), p. 30; Nils Thyresson, *Från Fransoser till AIDS: Kapitel ur de veneriska sjukdomarnas historia i Sverige* (n.p., 1991), pp. 32–33.

14. Nicolas Mauriac, *Le mal entendu: Le sida et les médias* (Paris, 1990), pp. 141–43; Renée Sabatier, *Blaming Others* (Philadelphia, 1988), p. 43.

15. Manuel Carballo, "Le rôle des facteurs sociaux et comportementaux dans l'infection par le HIV et dans le SIDA," in Jean Martin, ed., *Faire face au SIDA* (Lausanne, 1988), p. 70; Memo by David Miller, House of Commons, 1986–87, Social Services Committee, *Problems Associated with AIDS*, 13 May 1987, vol. 2, p. 157; Paula A. Treichler, "AIDS, HIV, and the Cultural Construction of Reality," in Gilbert Herdt and Shirley Lindenbaum, eds., *The Time of AIDS* (Newbury Park, 1992); Elizabeth Fee and Nancy Krieger, "Understanding AIDS: Historical Interpretations and the Limits of Biomedical Individualism," *American Journal of Public Health* 83, 10 (October 1993), pp. 1482–83; Tim Rhodes, "Risk, Injecting Drug Use, and the Myth of an Objective Social Science," in Joshua Oppenheimer and Helena Reckitt, eds., *Acting*

on *AIDS: Sex, Drugs, and Politics* (London, 1997), p. 60; Casper G. Schmidt, "The Group-Fantasy Origin of AIDS," *Journal of Psychohistory* 12, 1 (1984); David Caron, *AIDS in French Culture: Social Ills, Literary Cures* (Madison, 2001), pp. 96–87.

16. Daniel Borrillo, "AIDS and Human Rights: A Societal Choice," in Daniel Borrillo and Anne Masseran, eds., *Sida et droits de l'homme: L'épidémie dans un Etat de droit* (Strasbourg, 1991), pp. 222, 238, 248; François Bachelot and Pierre Lorane, *Une société au risque du sida* (Paris, 1988), p. 22; BT *Verhandlungen* 11/8, 2 April 1987, p. 427B; Eric Fuchs, "Le SIDA, réflexions éthiques," in Jean Martin, ed., *Faire face au SIDA* (Lausanne, 1988), p. 60; *RD Prot*, 1986/87:50 (16 December 1986), p. 7.

17. *Congressional Record* (House), 30 June 1987, 133, p. 18379.

18. Simon Watney, *Practices of Freedom: Selected Writings on HIV/AIDS* (Durham, NC, 1994), pp. 26, 49–52, 58–59, 118–19.

19. Christopher Hamlin, *Public Health and Social Justice in the Age of Chadwick: Britain, 1800–1854* (Cambridge, 1998).

20. Christopher Hamlin, "State Medicine in Great Britain," in Dorothy Porter, ed., *The History of Public Health and the Modern State* (Amsterdam, 1994), pp. 135–36.

21. Lion Murard and Patrick Zylberman, *L'hygiène dans la république: La santé publique en France, ou l'utopie contrariée (1870–1918)* (Paris, 1996); Anthony S. Wohl, *Endangered Lives: Public Health in Victorian Britain* (London, 1983).

22. Elizabeth Fee and Dorothy Porter, "Public Health, Preventive Medicine, and Professionalization: Britain and the United States in the Nineteenth Century," in Elizabeth Fee and Roy M. Acheson, eds., *A History of Education in Public Health* (Oxford, 1991), pp. 33–35; John Duffy, *The Sanitarians: A History of American Public Health* (Urbana, 1990), p. 206.

23. Elizabeth Fee, *Disease and Discovery: A History of the Johns Hopkins School of Hygiene and Public Health, 1916–1939* (Baltimore, 1987), pp. 20–21; Barron H. Lerner, *Contagion and Confinement: Controlling Tuberculosis along the Skid Road* (Baltimore, 1998), p. 170; Judith Walzer Leavitt, *Typhoid Mary: Captive to the Public's Health* (Boston, 1996), pp. 23–25.

24. Dorothy Porter, ed., *The History of Public Health and the Modern State* (Amsterdam, 1994), pp. 124, 237–39.

25. Margaret Humphreys, *Yellow Fever and the South* (New Brunswick, 1992), p. 122.

26. Paul Starr, *The Social Transformation of American Medicine* (New York, 1982), pp. 189–94.

27. From the now massive literature spawned by this approach, begun by Norbert Elias and elaborated most prominently by Foucault: Colin Jones and Roy Porter, eds., *Reassessing Foucault: Power, Medicine, and the Body* (London, 1994); Graham Burchell et al., eds., *The Foucault Effect: Studies in Governmentality* (Chicago, 1991); Johan Goudsblom, "Zivilisation, Ansteckungsangst und Hygiene: Betrachtungen über ein Aspekt des europäischen Zivilisationsprozesses," in Peter Gleichmann et al., eds., *Materialen zu Norbert Elias' Zivil-*

isationstheorie (Frankfurt, 1977); Nikolas Rose, *Governing the Soul: The Shaping of the Private Self,* 2d ed. (London, 1999).

28. Françoise Hildesheimer, *La terreur et la pitié: L'ancien régime à l'épreuve de la peste* (Paris, 1990), p. 24.

29. Jane Lewis, *What Price Community Medicine? The Philosophy, Practice, and Politics of Public Health since 1919* (Brighton, 1986), pp. 5–6, 19–20.

30. David S. Barnes, *The Making of a Social Disease: Tuberculosis in Nineteenth-Century France* (Berkeley, 1995), pp. 14–15; Nancy Tomes, *The Gospel of Germs: Men, Women, and the Microbe in American Life* (Cambridge, MA, 1998), p. 105.

31. Dora B. Weiner, *The Citizen-Patient in Revolutionary and Imperial Paris* (Baltimore, 1993).

32. Gunnar Broberg and Mattias Tydén, *Oönskade i folkhemmet: Rashygien och sterilisering i Sverige* (Stockholm, 1991); Maija Runcis, *Steriliseringar i folkhemmet* (Stockholm, 1998); Maciej Zaremba, *De rena och de andra: Om tvångssteriliseringar, rashygien och arvsynd* (n.p., 1999); Gunnar Broberg and Nils Roll-Hansen, eds., *Eugenics and the Welfare State* (East Lansing, 1996); Stefan Kuhl, *The Nazi Connection: Eugenics, American Racism, and German National Socialism* (Oxford, 1994); Patrick Zylberman, "Les damnés de la démocratie puritaine: Stérilisations en Scandinavie, 1929–1977," *Le Mouvement Social* 187 (1999), pp. 99–125.

33. Michael Burleigh and Wolfgang Wippermann, *The Racial State: Germany, 1933–1945* (Cambridge, 1991), p. 290; Mark Mazower, *Dark Continent: Europe's Twentieth Century* (New York, 1999), ch. 3; Robert N. Proctor, *The Nazi War on Cancer* (Princeton, 1999), pp. 124–25.

34. Jane Lewis, "The Public's Health: Philosophy and Practice in Britain in the Twentieth Century," in Elizabeth Fee and Roy M. Acheson, eds., *A History of Education in Public Health* (Oxford, 1991), pp. 198, 204.

35. Rüdiger Jacob, *Krankheitsbilder und Deutungsmuster: Wissen über Krankheit und dessen Bedeutung für die Praxis* (Opladen, 1995), p. 278; Daniel M. Fox, "AIDS and the American Health Polity: The History and Prospects of a Crisis of Authority," *Milbank Quarterly* 64, suppl. 1 (1986), pp. 8–12; Charles Rosenberg, "Banishing Risk: Continuity and Change in the Moral Management of Disease," in Allan M. Brandt and Paul Rozin, eds., *Morality and Health* (New York, 1997), p. 37; Barbara Gutmann Rosenkrantz, *Public Health and the State: Changing Views in Massachusetts, 1842–1936* (Cambridge, MA, 1972), p. 145.

36. Peter N. Stearns, *Battleground of Desire: The Struggle for Self-Control in Modern America* (New York, 1999).

37. Bryan S. Turner, *The Body and Society: Explorations in Social Theory,* 2d ed. (London, 1996), p. 210; Stephen Davies, *The Historical Origins of Health Fascism* (London, 1991); Proctor, *Nazi War on Cancer,* p. 12.

38. Allan M. Brandt, "Behavior, Disease, and Health in the Twentieth-Century United States," in Allan M. Brandt and Paul Rozin, eds., *Morality and Health* (New York, 1997), pp. 68–69; Jonathan Mann et al., "Toward a New Health Strategy to Control the HIV/AIDS Pandemic," *Journal of Law, Medi-*

cine, and Ethics 22, 1 (1994), p. 49; Richard G. Parker, "Empowerment, Community Mobilization, and Social Change in the Face of HIV/AIDS," *AIDS*, 10, suppl. 3 (1996), pp. S28–29; Tim Rhodes, "Individual and Community Action in HIV Prevention," in Tim Rhodes and Richard Hartnoll, eds., *AIDS, Drugs, and Prevention* (London, 1996), pp. 1–2; Paul Farmer, "Women, Poverty, and AIDS," in Farmer et al., eds., *Women, Poverty, and AIDS: Sex, Drugs, and Structural Violence* (Monroe, ME, 1996), pp. 28–29.

39. Admittedly an exaggeration. While smokers appear to pay for the external costs imposed by their habits via taxes on tobacco, the same does not hold for drinkers of alcohol. William G. Manning et al., "The Taxes of Sin: Do Smokers and Drinkers Pay Their Way?" *JAMA* 261, 11 (1989), p. 1608.

40. Chris Bennett and Ewan Ferlie, *Managing Crisis and Change in Health Care: The Organizational Response to HIV/AIDS* (Buckingham, 1994), pp. 37–39.

41. Dorothy Porter, *Health, Civilization, and the State: A History of Public Health from Ancient to Modern Times* (London, 1999), pp. 291–96; Barnes, *Making of a Social Disease*, p. 220; David McBride, *From TB to AIDS: Epidemics among Urban Blacks since 1900* (Albany, 1991), pp. 32, 48.

42. Elizabeth W. Etheride, "Pellagra: An Unappreciated Reminder of Southern Distinctiveness," in Todd L. Savitt and James Harvey Young, eds., *Disease and Distinctiveness in the American South* (Knoxville, 1988); Milton Terris, "The Changing Relationships of Epidemiology and Society: The Robert Cruikshank Lecture," *Journal of Public Health Policy* 6 (1985), pp. 19–23.

43. For lessons drawn for AIDS from this example: Joan Shenton, *Positively False: Exposing the Myths around HIV and AIDS* (London, 1998), p. xxix.

44. Baldwin, *Contagion and the State*, pp. 21–23; Dennis Altman, *Power and Community: Organizational and Cultural Responses to AIDS* (London, 1994), pp. 16–17; Neil Small, "The Changing Context of Health Care in the UK: Implications for HIV/AIDS," in Peter Aggleton et al., eds., *AIDS: Foundations for the Future* (London, 1994), p. 27.

45. Richard Wilkinson, *Unhealthy Societies: The Afflictions of Inequality* (London, 1996); Nancy Adler et al., "Socioeconomic Status and Health: The Challenge of the Gradient," in Jonathan M. Mann et al., eds., *Health and Human Rights* (New York, 1999), p. 182; Klaus Hurrelmann, *Sozialisation und Gesundheit: Somatische, psychische und soziale Risikofaktoren im Lebenslauf* (Weinheim, 1988); Richard Smith, *Unemployment and Health* (Oxford, 1987); Mel Bartley, *Authorities and Partisans: The Debate on Unemployment and Health* (Edinburgh, 1992); Andreas Mielck, ed., *Krankheit und soziale Ungleichheit* (Opladen, 1994); Finn Diderichsen et al., eds., *Klass och ohälsa* (n.p., 1991); Ralf Schwarzer and Anja Leppin, *Sozialer Rückhalt und Gesundheit* (Göttingen, 1989).

46. Martin J. Walker, *Dirty Medicine: Science, Big Business, and the Assault on Health Care*, rev. ed. (London, 1994), ch. 7.

47. Ulrich Beck, *Risk Society: Towards a New Modernity* (Newbury Park, CA, 1992).

48. Tim Rhodes, "Outreach, Community Change, and Community Empow-

erment: Contradictions for Public Health and Health Promotion," in Peter Aggleton et al., eds., *AIDS: Foundations for the Future* (London, 1994), pp. 49, 58–60.

49. John J. Hanlon and George E. Pickett, *Public Health: Administration and Practice*, 8th ed. (St. Louis, 1984), p. 4. Similarly: International Federation of Red Cross and Red Crescent Societies, *AIDS, Health, and Human Rights: An Explanatory Manual* (n.p., 1995), p. 31.

50. Jonathan M. Mann et al., "Health and Human Rights," *Health and Human Rights* 1, 1 (1994), p. 20.

51. R. S. Downie et al., *Health Promotion: Models and Values*, 2d ed. (Oxford, 1996), pp. 1–4, 19–20, 34–37.

52. Steve Kroll-Smith and H. Hugh Floyd, *Bodies in Protest: Environmental Illness and the Struggle over Medical Illness* (New York, 1997), pp. 1–2; Deborah Lupton, *The Imperative of Health: Public Health and the Regulated Body* (London, 1995), p. 50; Meredith Minkler, "Health Education, Health Promotion, and the Open Society: An Historical Perspective," *Health Education Quarterly* 16, 1 (1989), pp. 24–25; Bryan S. Turner, *Regulating Bodies* (London, 1992), pp. 130–31.

53. Erwin H. Ackerknecht, "Anticontagionism between 1821 and 1867," *Bulletin of the History of Medicine* 22, 5 (September–October 1948); Erwin H. Ackerknecht, *Medicine at the Paris Hospital, 1794–1848* (Baltimore, 1967), pp. 156–57; Henry E. Sigerist, *Civilization and Disease* (Ithaca, 1944), p. 91.

54. Saul Friedländer, *Nazi Germany and the Jews* (New York, 1997), 1:100; Burleigh and Wippermann, *Racial State*, p. 107; Marcel Reich-Ranicki, *Mein Leben* (Stuttgart, 1999), pp. 205–7; Paul Weindling, *Epidemics and Genocide in Eastern Europe, 1890–1945* (Oxford, 2000), pp. 273–74; Proctor, *Nazi War on Cancer*, p. 46.

55. James C. Scott, *Seeing Like a State: How Certain Schemes to Improve the Human Condition Have Failed* (New Haven, 1998), p. 155.

56. Baldwin, *Contagion and the State*, ch. 5.

57. Fee and Krieger, "Understanding AIDS," pp. 1481–83; Cindy Patton, *Inventing AIDS* (New York, 1990), p. 18; Tony Barnett and Alan Whiteside, *AIDS in the Twenty-first Century: Disease and Globalization* (Houndmills, U.K., 2002), ch. 3.

58. Jon Cohen, "The Duesberg Phenomenon," *Science* 266 (1994), pp. 1642–49; Steven B. Harris, "The AIDS Heresies: A Case Study in Skepticism Taken Too Far," *Skeptic* 3, 2 (1995).

59. Nancy F. McKenzie, ed., *The AIDS Reader: Social Political and Ethical Issues* (New York, 1991), sect. 1; Barry D. Adam, "The State, Public Policy, and AIDS Discourse," *Contemporary Crises* 13 (1989), p. 8; *Newsweek* 28 August 2000, pp. 54–56; James Monroe Smith, *AIDS and Society* (Upper Saddle River, NJ, 1996), pp. 26–28.

60. *New York Times*, 19 March 2000, p. 9; 23 April 2000, p. 10; 7 May 2000, p. 15; 14 May 2000, sect. 4, p. 4; *Economist*, 3 November 2001, p. 82; Chris McGreal, "Thabo Mbeki's Catastrophe," *Prospect* (March 2002), pp. 42–47; Catherine Campbell, *"Letting Them Die": Why HIV/AIDS Intervention Programmes*

Fail (Oxford, 2003), p. 158.

61. *Los Angeles Times*, 10 July 2000, p. A11; *New York Times*, 9 July 2000, p. A15.

62. Meredeth Turshen, "Is AIDS Primarily a Sexually Transmitted Disease?" in Nadine Job-Spira et al., eds., *Santé publique et maladies à transmission sexuelle* (Montrouge, 1990), p. 347; Michel Jossay and Yves Donadieu, *Le SIDA* (Paris, 1987), pp. 167–79; Mauriac, *Le mal entendu*, pp. 76–77; Rolf Rosenbrock, "The Role of Policy in Effective Prevention and Education," in Dorothee Friedrich and Wolfgang Heckmann, eds., *Aids in Europe: The Behavioural Aspect* (Berlin, 1995), 5:25–26; Rolf Rosenbrock, "Aids-Prävention und die Aufgaben der Sozialwissenschaften," in Rolf Rosenbrock and Andreas Salmen, eds., *Aids-Prävention* (Berlin, 1990), p. 18; Gene M. Shearer and Ursula Hurtenbach, "Is Sperm Immunosuppressive in Male Homosexuals and Vasectomized Men?" *Immunology Today* 3, 6 (1982), pp. 153–54; G. M. Shearer and A. S. Rabson, "Semen and AIDS," *Nature* 308, 5956 (15 March 1984), p. 230; Henri H. Mollaret, "The Socio-Ecological Interpretation of the Appearance of Really New Infections," in Charles Mérieux, ed., *SIDA: Épidémies et sociétés* (n.p., 1987), p. 112; Paula A. Treichler, "AIDS, Homophobia, and Biomedical Discourse: An Epidemic of Signification," in Douglas Crimp, ed., *AIDS: Cultural Analysis, Cultural Activism* (Cambridge, 1988), pp. 53–54; J. A. Sonnabend, "The Etiology of AIDS," *AIDS Research* 1, 1 (1983), p. 9; Peter H. Duesberg, *Infectious AIDS: Have We Been Misled?* (Berkeley, 1995), pp. 328–33, 539; Peter Duesberg, ed., *AIDS: Virus- or Drug Induced?* (Dordrecht, 1996), pp. 71, 78, 179; Peter Duesberg, *Inventing the AIDS Virus* (Washington, DC, 1996), chs. 7, 8, pp. 595–96; Robert S. Root-Bernstein, *Rethinking AIDS: The Tragic Cost of Premature Consensus* (New York, 1993), pp. 26–30, ch. 10; Jad Adams, *AIDS: The HIV Myth* (New York, 1989), ch. 4; Walker, *Dirty Medicine*, ch. 16.

63. *Nature* 406 (2000), pp. 15–16.

64. Young, *AIDS Dissidents*, p. 2; Bernard Paillard, *Notes on the Plague Years: AIDS in Marseilles* (New York, 1998), ch. 7.

65. Raymond A. Smith, *Encyclopedia of AIDS* (Chicago, 1998), p. 5; John Nguyet Erni, *Unstable Frontiers: Technomedicine and the Cultural Politics of "Curing" AIDS* (Minneapolis, 1994), pp. 8–12.

66. Duesberg, *Infectious AIDS*, pp. 333, 336–38, 539; Paul E. Pezza, "The Viral Model for AIDS: Paradigmatic Dominance, Politics, or Best Approximation of Reality?" in David Buchanan and George Cernada, eds., *Progress in Preventing AIDS? Dogma, Dissent, and Innovation* (Amityville, NY, 1998), pp. 123–27; Steven Epstein, *Impure Science: AIDS, Activism, and the Politics of Knowledge* (Berkeley, 1996), chs. 2–4.

67. John Hardie, *AIDS, Dentistry, and the Illusion of Infection Control: Questioning the HIV Hypothesis* (Lewiston, NY, 1995); John Lauritsen, *The AIDS War: Propaganda, Profiteering, and Genocide from the Medical-Industrial Complex* (New York, 1993); Harris, "AIDS Heresies," p. 48.

68. Elinor Burkett, *The Gravest Show on Earth: America in the Age of AIDS* (Boston, 1995), ch. 2; Epstein, *Impure Science*, p. 129; Joan H. Fujimura and Danny Y. Chou, "Dissent in Science: Styles of Scientific Practice and the Con-

troversy over the Cause of AIDS," *Social Science and Medicine* 38, 8 (1994), p. 1020.

69. Harris, "AIDS Heresies," p. 58; Jonathan M. Mann and Daniel J. M. Tarantola, eds., *AIDS in the World II* (New York, 1996), p. 430.

70. Mirko D. Grmek, *History of AIDS* (Princeton, 1990), pp. 157–58; William A. Rushing, *The AIDS Epidemic: Social Dimensions of an Infectious Disease* (Boulder, 1995), p. 39.

71. Marie A. Muir, *The Environmental Contexts of AIDS* (New York, 1991); Ute Canaris, "Gesundheitspolitische Aspekte im Zusammenhang mit AIDS," in Johannes Korporal and Hubert Malouschek, eds., *Leben mit AIDS — Mit AIDS leben* (Hamburg, 1987), p. 279; Rolf Rosenbrock, "AIDS and Preventive Health Policy," *Veröffentlichungsreihe des Internationalen Instituts für vergleichende Gesellschaftsforschung/Arbeitspolitik des Wissenschaftszentrums Berlin*, IIVG/pre87–208 (Berlin, May 1987), p. 22; Scott Burris, "Public Health, 'AIDS Exceptionalism' and the Law," *John Marshall Law Review* 27 (1994), p. 272.

72. Jean-Paul Lévy, preface to Jacques Foyer and Lucette Khaïat, *Droit et Sida: Comparaison internationale* (Paris, 1994), p. 5; Gerald M. Oppenheimer, "In the Eye of the Storm: The Epidemiological Construction of AIDS," in Elizabeth Fee and Daniel M. Fox, eds., *AIDS: The Burdens of History* (Berkeley, 1988), p. 291.

73. Fee and Krieger, "Understanding AIDS," pp. 1477–78, 1481–83; Jonathan M. Mann et al., "Health and Human Rights," in Mann et al., eds., *Health and Human Rights* (New York, 1999), p. 17; Paul Farmer, *Infections and Inequalities: The Modern Plagues* (Berkeley, 1999), p. 52.

74. Tamsin Wilton, *EnGendering AIDS: Deconstructing Sex, Text, and Epidemic* (London, 1997), pp. 51–52.

75. *Los Angeles Times*, 23 May 2000, p. A6; 10 July 2000, p. A11. However, antiretrovirals were allowed in state hospitals as of the spring of 2002. *Economist*, 27 April 2002, p. 78.

76. Mann et al., "Toward a New Health Strategy to Control the HIV/AIDS Pandemic," pp. 49–50; Jonathan Mann, "Global AIDS: Revolution, Paradigm, and Solidarity," *AIDS* 4, suppl. 1 (1990), p. S249. On Mann, see Peter Söderholm, *Global Governance of AIDS: Partnerships with Civil Society* (Lund, 1997), ch. 9; Scott Burris and Lawrence O. Gostin, "The Impact of HIV/AIDS on the Development of Public Health Law," in Ronald O. Valdiserri, ed., *Dawning Answers: How the HIV/AIDS Epidemic Has Helped to Strengthen Public Health* (Oxford, 2003), pp. 108–9.

77. P. Gillies et al., "Is AIDS a Disease of Poverty?" *AIDS Care* 8, 3 (1996), p. 353; Margaret Connors, "Sex, Drugs, and Structural Violence: Unraveling the Epidemic among Poor Women in the United States," in Farmer, *Women, Poverty, and AIDS*, pp. 92–93; Lawrence Gostin and Lane Porter, eds., *International Law and AIDS* (n.p., 1992), p. 263; Kane, *AIDS Alibis*, pp. 5, 33; Rolf Rosenbrock, "Strategie und Politik für wirksame AIDS-Prävention," *AIDS-Forschung* 2 (1994), p. 90.

78. Richard G. Parker, "Empowerment, Community Mobilization, and So-

cial Change in the Face of HIV/AIDS," *AIDS* 10, suppl. 3 (1996), pp. S28–30.

79. Frank Becker and Klaus-Dieter Beisswenger, eds., *Solidarität der Uneinsichtigen: Aktionstag 9. Juli 1988 Frankfurt a.M.* (Berlin, 1988), p. 14.

80. S. R. Friedman and D. C. Des Jarlais, "HIV among Drug Injectors: The Epidemic and the Response," *AIDS Care* 3, 3 (1991), p. 242; Samuel R. Friedman et al., "Multiple Racial/Ethnic Subordination and HIV among Drug Injectors," in Merrill Singer, ed., *The Political Economy of AIDS* (Amityville, NY, 1998), p. 120.

81. Nicholas Freudenberg, quoted in Scott Burris, "Education to Reduce the Spread of HIV," in Burris et al., eds., *AIDS Law Today* (New Haven, 1993), p. 87.

82. William Muraskin, "Hepatitis B as a Model (and Anti-Model) for AIDS," in Virginia Berridge and Philip Strong, eds., *AIDS and Contemporary History* (Cambridge, 1993), pp. 126–27.

83. J. Mann, "Worldwide Epidemiology of AIDS," and J. Mann, "AIDS Prevention and Control," in Alan F. Fleming et al., *The Global Impact of AIDS* (New York, 1988), pp. 5–6, 203; Söderholm, *Global Governance*, pp. 10–11, 23, 28.

84. Norman Howard-Jones, *The Scientific Background of the International Sanitary Conferences, 1851–1938* (Geneva, 1975); W. F. Bynum, "Policing Hearts of Darkness: Aspects of the International Sanitary Conferences," *History and Philosophy of the Life Sciences* 15 (1993); Baldwin, *Contagion and the State*, ch. 3.

85. Simon Watney, "The Spectacle of AIDS," in Douglas Crimp, ed., *AIDS: Cultural Analysis, Cultural Activism* (Cambridge, 1988), p. 83; Turshen, "Is AIDS Primarily a Sexually Transmitted Disease?" p. 347.

86. Baldwin, *Contagion and the State*, pp. 411–13.

87. Ibid., ch. 4.

88. Friedr. Alexander Simon jun., *Die indische Brechruhr oder Cholera morbus* (Hamburg, 1831), p. vii; Leviseur, *Praktische Mittheilungen zur Diagnose, Prognose u. Cur der epidemischen Cholera* (Bromberg, 1832), p. iii; *Hansard Parliamentary Debates*, vol. 88 (1846), col. 227.

89. Mann, "Worldwide Epidemiology," pp. 5–6.

90. Except, as in this case, perhaps to the French, among whom traditional boundaries between private and public are still more staidly maintained: Mauriac, *Le mal entendu*, p. 10.

91. In Britain, for example, the details of gay sex broached during policy discussion among ministers led to scenes described as "surrealist." This was an issue, after all, that prompted parliamentary questions to the secretary of state for social services for advice on the dangers of "the practice known as French kissing" (answer: a theoretical possibility of transmission, but no known cases). *Hansard*, vol. 107 (19 December 1986), col. 780; Patricia Day and Rudolf Klein, "Interpreting the Unexpected: The Case of AIDS Policy Making in Britain," *Journal of Public Policy* 9, 3 (1989), p. 346.

92. *Los Angeles Times*, 11 July 2000, p. A1, A18; World Bank, *Confronting AIDS: Public Priorities in a Global Epidemic* (Oxford, 1997), p. 25; *International Herald Tribune*, 8 July 2002, p. 7.

93. Center for Strategic and International Studies, *Global HIV/AIDS: A Strategy for U.S. Leadership* (Washington, DC, 1994), pp. 3–4, 26–28.

94. Jean de Savigny, *Le Sida et les fragilités françaises: Nos réactions face à l'épidémie* (Paris, 1995), p. 342.

95. Aquilino Morelle, *La défaite de la santé publique* (Paris, 1996), p. 88.

96. Gerry Kearns, "Zivilis or Hygaeia: Urban Public Health and the Epidemiological Transition," in Richard Lawton, ed., *The Rise and Fall of Great Cities* (London, 1989), p. 100.

97. Howard M. Leichter, *Free to Be Foolish: Politics and Health Promotion in the United States and Great Britain* (Princeton, 1991), p. 29, ch. 3.

98. Laurie Garrett, *The Coming Plague: Newly Emerging Diseases in a World Out of Balance* (New York, 1994); Arno Karlen, *Plague's Progress: A Social History of Man and Disease* (London, 1995), ch. 1; Madeleine Drexler, *Secret Agents: The Menace of Emerging Infections* (Washington, DC, 2002); Jonathan B. Tucker, *Scourge: The Once and Future Threat of Smallpox* (New York, 2001).

99. *Public Health in England: The Report of the Committee of Inquiry into the Future Development of the Public Health Function* (Cm 289; London, 1988), p. 1; Peter A. Selwyn, "Tuberculosis and AIDS: Epidemiologic, Clinical, and Social Dimensions," *Journal of Law, Medicine, and Ethics* 21, 3–4 (1993), pp. 280–86; Lerner, *Contagion and Confinement*, ch. 8; S. C. McCombie, "AIDS in Cultural, Historic ,and Epidemiologic Context," in Douglas A. Feldman, ed., *Culture and AIDS* (New York, 1990), p. 10.

100. Virginia Berridge, "AIDS, Drugs, and History," *British Journal of Addiction* 87, 3 (1992), p. 365.

101. Ronald O. Valdiserri, *Preventing AIDS: The Design of Effective Programs* (New Brunswick, 1989), pp. 24–25.

102. Jeffrey Weeks, "AIDS and the Regulation of Sexuality," in Virginia Berridge and Philip Strong, eds., *AIDS and Contemporary History* (Cambridge, 1993), p. 24.

103. Michael Pollak quoted in Emmanuel Hirsch, *Le SIDA: Rumeurs et faits* (Paris, 1987), p. 39; Michael Bartos, "Community vs. Population: The Case of Men Who Have Sex with Men," in Peter Aggleton et al., eds., *AIDS: Foundations for the Future* (London, 1994), p. 83; Baldwin, *Contagion and the State*, pp. 411–13.

104. Daniel M. Fox, "Chronic Disease and Disadvantage: The New Politics of HIV Infection," *Journal of Health Politics, Policy, and Law* 15, 2 (summer 1990), pp. 343–44; Virginia Berridge, "AIDS and Contemporary History," in Virginia Berridge and Philip Strong, eds., *AIDS and Contemporary History* (Cambridge, 1993), p. 3; Elizabeth Fee and Daniel M. Fox, "The Contemporary Historiography of AIDS," *Journal of Social History* 23, 2 (winter 1989), pp. 303–6; Virginia Berridge, *AIDS in the UK: The Making of Policy, 1981–1994* (Oxford, 1996), pp. 182–83; Daniel M. Fox, "The Politics of HIV Infection: 1989–1990 as Years of Change," in Elizabeth Fee and Daniel M. Fox, eds., *AIDS: The Making of a Chronic Disease* (Berkeley, 1992), pp. 125–28; Elizabeth Fee and Nancy Krieger, "Thinking and Rethinking AIDS: Implications for Health Policy," *International*

Journal of Health Sciences 23, 2 (1993), pp. 330–31.

105. Lucette Khaïat, "Nouveau virus et vieux démons: Le droit face au sida, une approache comparative," in Eric Heilmann, ed., *Sida et libertés: La régulation d'une épidemie dans un état de droit* (n.p., 1991), p. 73; Paul Farmer, *AIDS and Accusation: Haiti and the Geography of Blame* (Berkeley, 1992), p. 122; Alan M. Kraut, *Silent Travelers: Germs, Genes, and the "Immigrant Menace"* (New York, 1994), pp. 260–61.

106. J. Arras, "The Fragile Web of Responsibility: AIDS and the Duty to Treat," *Hastings Center Report* 18, 2 (1988), pp. 10–20; Shirley Lindenbaum, "Knowledge and Action in the Shadow of AIDS," in Gilbert Herdt and Shirley Lindenbaum, eds., *The Time of AIDS* (Newbury Park, 1992), p. 323; Mann, "AIDS Prevention and Control," p. 205; Shirley Lindenbaum, "Imagines of Catastrophe: The Making of an Epidemic," in Merrill Singer, ed., *The Political Economy of AIDS* (Amityville, NY, 1998), p. 50.

107. *Le Monde*, 29 November 1986, p. 11a.

108. F. Grémy and A. Bouckaert, "Santé publique et sida: Contribution du sida à la critique de la raison médicale," *Ethique* 12, 2 (1994), p. 20.

109. Dudley Clendinen and Adam Nagourney, *Out for Good: The Struggle to Build a Gay Rights Movement in America* (New York, 1999), pp. 484–85.

110. *Le Monde*, 1 July 1987, p. 15e; Michael Pollak, *Les homosexuels et le sida: Sociologie d'une épidémie* (Paris, 1988), p. 164; Pierre Mathiot, "Le sida dans la stratégie et la rhétorique du Front National," in Pierre Favre, ed., *Sida et politique: Les premiers affrontements (1981–1987)* (Paris, 1992), p. 192.

111. *Congressional Record* (House), 14 July 1983, 129, p. 19360.

112. Not until the early 1990s did the German federal health ministers note that a massive expansion from the original risk groups had not taken place. "Entschliessung der 63. Konferenz der für das Gesundheitswesen zuständigen Minister und Senatoren der Länder vom 22. bis 23. November 1990 in Berlin," *AIDS-Forschung* 6, 1 (January 1991), pp. 28–29. Similarly in France: Monika Steffen, "Les modèles nationaux d'adaptation aux défis d'une épidémie," *Revue française de sociologie* 41, 1 (2000), p. 23.

113. William H. Masters, Virginia E. Johnson, Robert C. Kolodny, *Crisis: Heterosexual Behavior in the Age of AIDS* (New York, 1988); William B. Johnston and Kevin R. Hopkins, *The Catastrophe Ahead: AIDS and the Case for a New Public Policy* (New York, 1990); Michael Fumento, *The Myth of Heterosexual AIDS* (New York, 1990); Gertrud Lenzer, "Aids in Amerika," in Ernst Burkel, ed., *Der AIDS-Komplex: Dimensionen einer Bedrohung* (Frankfurt, 1988), pp. 204–6.

114. Monika Steffen, "AIDS and Political Systems," in Dorothee Friedrich and Wolfgang Heckmann, eds., *Aids in Europe: The Behavioural Aspect* (Berlin, 1995), 5:38; Mann and Tarantola, *AIDS in the World II*, p. 58.

115. Aran Ron and David E. Rogers, "AIDS in the United States: Patient Care and Politics," *Dædalus* 118, 2 (spring 1989), pp. 46, 48; David C. Colby and David G. Baker, "State Policy Responses to the AIDS Epidemic," *Publius* 18, 3 (summer 1988), p. 115; Sandra Panem, *The AIDS Bureaucracy* (Cambridge, MA, 1988), p. 17; Omar L. Hendrix, "New York City Health and Hospitals Cor-

poration," in John Griggs, ed., *AIDS: Public Policy Dimensions* (New York, 1987), p. 141; Ira Cohen and Ann Elder, "Major Cities and Disease Crises: A Comparative Perspective," *Social Science History* 13, 1 (1989), pp. 45–46.

116. Philippe Pedrot, "La protection sociale du malade atteint du SIDA," in Brigitte Feuillet-Le Mintier, ed., *Le SIDA: Aspects juridiques* (Paris, 1995), p. 176; Lutz Horn, "Die Behandlung von AIDS in ausgewählten Mitgliedstaaten des Europarates—ein rechtsvergleichender Überblick," in Hans-Ullrich Gallwas et al., eds., *Aids und Recht* (Stuttgart, 1992), pp. 198, 200; Ronald Bayer and David L. Kirp, "An Epidemic in Political and Policy Perspective," in Kirp and Bayer, eds., *AIDS in the Industrialized Democracies* (New Brunswick, 1992), p. 2.

117. Françoise F. Hamers and Jean-Baptiste Brunet, "Différences géographiques et tendances récentes de l'épidémie de VIH/sida en Europe," in Nathalie Bajos et al., *Le sida en Europe: Nouveaux enjeux pour les sciences sociales* (Paris, 1998), p. 14; Jean Dhommeaux, "Les dimensions internationales de la pandémie de VIH/SIDA," in Brigitte Feuillet-Le Mintier, ed., *Le SIDA: Aspects juridiques* (Paris, 1995), p. 220.

118. Susan Kippax et al., *Sustaining Safe Sex: Gay Communities Respond to AIDS* (London, 1993), pp. 11–12; Barbara A. Misztal, "AIDS in Australia: Diffusion of Power and Making of Policy," in Barbara A. Misztal and David Moss, eds., *Action on AIDS: National Policies in Comparative Perspective* (New York, 1990), p. 190; Deborah J. Terry et al., eds., *The Theory of Reasoned Action: Its Application to Aids-Preventive Behaviour* (Oxford, 1993), p. ix.

119. Françoise F. Hamers et al., "The HIV Epidemic Associated with Injecting Drug Use in Europe: Geographic and Time Trends," *AIDS* 11 (1997), pp. 1365–66; J. B. Brunet et al., "La surveillance du SIDA en Europe," *Revue d'epidemiologie et de santé publique* 34 (1986), p. 132.

120. Vittorio Agnoletto et al., "AIDS and Legislation in Italy," in Martin Breum and Aart Hendriks, eds., *AIDS and Human Rights* (Copenhagen, 1988), p. 88; James W. Dearing, "Foreign Blood and Domestic Politics: The Issue of AIDS in Japan," in Elizabeth Fee and Daniel M. Fox, eds., *AIDS: The Making of a Chronic Disease* (Berkeley, 1992), pp. 327–28; Erik Albæk, "Denmark: AIDS and the Political 'Pink Triangle,'" in David L. Kirp and Ronald Bayer, eds., *AIDS in the Industrialized Democracies* (New Brunswick, 1992), p. 295.

121. *Hansard*, vol. 108 (20 January 1987), col. 536.

122. Berridge, *AIDS in the UK*, pp. 246–49; *Hansard*, vol. 110 (9 February 1987), col. 129; vol. 111 (26 February 1987), col. 408.

123. *Public Health Reports*, 103, suppl. 1 (1988), pp. 23, 91, 94; Fox, "Chronic Disease and Disadvantage," p. 345; Sabatier, *Blaming Others*, p. 7.

124. Meinrad A. Koch, "Surveys on AIDS in Europe (What Do They Tell Us?)," in M. A. Koch and F. Deinhardt, eds., *AIDS Diagnosis and Control: Current Situation* (Munich, 1988), p. 72.

125. A. Hiersche and M. Schrappe, "Clinical Course of HIV-Infected Adults in Europe," in Matthias Schrappe, ed., *AIDS-SIDA: A Comparison between Europe and Africa* (Stuttgart, 1993), p. 49; Farmer, *AIDS and Accusation*, p. 127; Samuel V. Duh, *Blacks and Aids: Causes and Origins* (Newbury Park, 1991), pp.

59–60.

126. Kathleen M. Sullivan and Martha A. Field, "AIDS and the Coercive Power of the State," *Harvard Civil Rights–Civil Liberties Law Review* 23 (1988), p. 150.

127. Albert R. Jonsen and Jeff Stryker, eds., *The Social Impact of AIDS in the United States* (Washington, DC, 1993), pp. 10, 25. But see also Burris, "Public Health, 'AIDS Exceptionalism' and the Law."

128. Edward King, "HIV Prevention and the New Virology," in Joshua Oppenheimer and Helena Reckitt, eds., *Acting on AIDS: Sex, Drugs, and Politics* (London, 1997), pp. 19–20; Fox, "Chronic Disease and Disadvantage," pp. 343–44; Ronald Bayer, "AIDS, Public Health, and Civil Liberties: Consensus and Conflict in Policy," in Frederick G. Reamer, ed., *AIDS and Ethics* (New York, 1991), pp. 43–44; Jonsen and Stryker, *Social Impact*, pp. 25–42; D. P. Francis, "Targeting Clinical and Preventive Care to and around HIV-Infected Persons: The Concept of Early Intervention," in F. Paccaud et al., eds., *Assessing AIDS Prevention* (Basel, 1992), pp. 257–62; Carol Levine and Ronald Bayer, "The Ethics of Screening for Early Intervention in HIV Disease," *American Journal of Public Health* 79, 12 (1989), p. 1661; BT *Verhandlungen* 12/12, 28 February 1991, p. 597A; M. A. Schiltz and Th. G. M. Sandfort, "HIV-Positive People, Risk, and Sexual Behaviour," *Social Science and Medicine* 50 (2000), pp. 1571–88.

129. Ronald Bayer et al., "The American, British, and Dutch Responses to Unlinked Anonymous HIV Seroprevalence Studies: An International Comparison," *AIDS* 4 (1990), p. 285; Swiss Institute of Comparative Law, *Comparative Study on Discrimination against Persons with HIV or AIDS* (Strasbourg, 1993), p. 139.

130. *LA Weekly,* 5 April–11 April 1996, pp. 13–14; Mann and Tarantola, *AIDS in the World II,* p. 335; Peter A. Selwyn, "Tuberculosis and AIDS: Epidemiologic, Clinical, and Social Dimensions," *Journal of Law, Medicine, and Ethics* 21, 3–4 (1993), pp. 280–86; Lerner, *Contagion and Confinement,* ch. 8.

131. Ronald Bayer, "AIDS, Public Health, and Civil Liberties," pp. 26–28; David L. Kirp and Ronald Bayer, "The Second Decade of AIDS: The End of Exceptionalism?" in Kirp and Bayer, eds., *AIDS in the Industrialized Democracies* (New Brunswick, 1992), p. 369; Fox, "Chronic Disease and Disadvantage," p. 349.

132. David Moss, "A Republican Framework for Comparing Policy Responses to HIV/AIDS: Two Roads from Machiavelli" (paper presented at a conference of the Council for European Studies Research Planning Group "Responding to HIV/AIDS," University of New Orleans, 3–5 October 1991), p. 3; Rolf Rosenbrock et al., "The Aids Policy Cycle in Western Europe: From Exceptionalism to Normalization," Wissenschaftszentrum Berlin für Sozialforschung, *Veröffentlichungsreihe der Arbeitsgruppe Public Health,* P99–202 (Berlin, 1999); Rolf Rosenbrock et al., "The Normalization of AIDS in Western European Countries," *Social Science and Medicine* 50 (2000), pp. 1607–29.

133. John C. Cutler and R. C. Arnold, "Venereal Disease Control by Health Departments in the Past: Lessons for the Present," *American Journal of Public Health* 78, 4 (April 1988), p. 375.

134. BT *Drucksache* 10/4071, 23 October 1985.

135. "Let us assume we can develop medicines able to do in an AIDS virus before it does any harm, indeed halt its emergence altogether" Andrew Hacker stated in the *Wall Street Journal* (21 May 1987), clearly worried at the prospect. "Will that mean we will go back to multiple partners and sharing bloodied needles?" *Congressional Record* (House), 9 June 1987, 133, p. 15113.

136. Norman E. Himes, *Medical History of Contraception* (New York, 1970), ch. 8; A.-J.-B. Parent-Duchatelet, *De la prostitution dans la ville de Paris*, 2d ed. (Paris, 1837), 2:534–37; Erica-Marie Benabou, *La prostitution et la police des mœurs au XVIIIe siècle* (Paris, 1987), p. 426; Jacques Donzelot, *The Policing of Families* (New York, 1979), p. 172.

137. Ed Jeanselme, *Traité de la syphilis* (Paris, 1931), 1:378.

138. Gordon T. Stewart, "The Epidemiology and Transmission of AIDS: A Hypothesis Linking Behavioural and Biological Determinants to Time, Person and Place," in Peter Duesberg, *AIDS: Virus- or Drug Induced?* (Dordrecht, 1996), p. 180; House of Commons, *Problems Associated with AIDS*, vol. 3, pp. 180–81; Jonsen and Stryker, *Social Impact*, p. 131; BT *Verhandlungen* 10/184, 10 December 1985, pp. 14068B-14069D; Charles Perrow and Mauro F. Guillén, *The AIDS Disaster: The Failure of Organizations in New York and the Nation* (New Haven, 1990), p. 7.

139. House of Commons, *Problems Associated with AIDS*, vol. 3, p. 35.

140. Michael L. Closen et al., *AIDS: Cases and Materials* (Houston, 1989), p. 182; *Congressional Record* (House), 1 October 1985, 131, p. 25521.

141. BT *Verhandlungen* 11/71, 14 April 1988, p. 4810C; Virginie Linhart, "Le silence de l'église," in Pierre Favre, ed., *Sida et politique: Les premiers affrontements (1981–1987)* (Paris, 1992), p. 128; Deborah Lupton, *Moral Threats and Dangerous Desires: AIDS in the News Media* (London, 1994), pp. 74–75; Gabriel Rotello, *Sexual Ecology: AIDS and the Destiny of Gay Men* (New York, 1997), pp. 10–13.

142. *Congressional Record* (House), 9 June 1987, 133, p. 15113.

143. Edmund Stoiber, "Kontinuität bayerischer AIDS-Politik," *AIDS-Forschung* 11 (1989), p. 573.

144. Philip M. Kayal, *Bearing Witness: Gay Men's Health Crisis and the Politics of AIDS* (Boulder, 1993), pp. 53–54, 92–95; Rotello, *Sexual Ecology*, pp. 109, 188–90, ch. 8; Patricia Illingworth, *AIDS and the Good Society* (London, 1990), p. 15; Lauritsen, *The AIDS War*, pp. 188–90.

145. Kane, *AIDS Alibis*, p. 33; Nancy Krieger, introduction to Krieger and Glen Margo, eds., *AIDS: The Politics of Survival* (Amityville, NY, 1994,), p. ix.

146. Edmund White, "AIDS Awareness and Gay Culture in France," in Joshua Oppenheimer and Helena Reckitt, eds., *Acting on AIDS: Sex, Drugs, and Politics* (London, 1997), p. 340; Claude Évin and Bruno Durieux, *La lutte contre le sida en France* (Paris, 1992), p. 36.

147. Stephen P. Strickland, *Politics, Science, and Dread Disease: A Short History of United States Research Policy* (Cambridge, MA, 1972); Victoria A. Harden, *Inventing the NIH: Federal Biomedical Research Policy, 1887–1937* (Baltimore, 1986), p. 25.

148. Philip R. Lee and Peter S. Arno, "AIDS and Health Policy," in John Griggs, ed., *AIDS: Public Policy Dimensions* (New York, 1987), p. 10; William Winkenwerder et al., "Federal Spending for Illness Caused by the Human Immunodeficiency Virus," *New England Journal of Medicine* 320, 24 (1989), pp. 1599, 1603.

149. John Street, "British Government Policy on AIDS: Learning Not to Die of Ignorance," *Parliamentary Affairs* 41 (October 1988), p. 495; House of Commons, *Problems Associated with AIDS*, vol. 2, p. 153; Misztal, "AIDS in Australia," p. 190.

150. *Hansard*, vol. 144 (13 January 1989), col. 1147; *RD Prot*, 1985/86, Bihang, Socialutskottets betänkande 1985/86:15, p. 10.

151. Mann and Tarantola, *AIDS in the World II*, p. 203; Michael Balter, "Europe: AIDS Research on a Budget," *Science*, 280 (19 June 1998), p. 1856.

152. Christophe Martet, *Les combattants du sida* (Paris, 1993), p. 223.

153. *RD Prot*, 1985/86, Bihang, Prop. 171, pp. 19–20; 1987/88, Bihang, Prop. 79, p. 42; 1986/87:109 (23 April 1987), p. 140. This, of course, implied that the quality of Swedish research was up to snuff, but that the Swedish government simply saw no reason to be doing it.

154. Bundesrat, *Verhandlungen* 580, 25 September 1987, p. 305A; BT *Drucksache* 11/7200, 31 May 1990, pp. 292–93; Bernhard Fleckenstein and Volker ter Meulen, "Memorandum der Gesellschaft für Virologie zur Finanzkrise der AIDS-Forschung in der Bundesrepublik Deutschland," *AIDS-Forschung* 2 (1992), pp. 59–60; P. Brown, "Has the AIDS Research Epidemic Spread Too Far?" *New Scientist* 5, 1993, pp. 12–15; Sonja Kiessling and Wolfgang Vettermann, "Effektivität staatlich geförderter Forschung: Eine Analyse für den Bereich AIDS," *AIDS-Forschung* 5 (1995), pp. 245–49.

155. *Hansard*, Lords (10 December 1986), col. 1204; *New York Times*, 23 January 1998, p. B2.

156. *IDHL* 38, 3 (1987), p. 489; 39, 2 (1988), pp. 369–70; 39, 1 (1988), p. 39; 39, 3 (1988), pp. 623–26; Vincent E. Gil, "Behind the Wall of China: AIDS Profile, AIDS Policy," in Douglas A. Feldman, ed., *Global AIDS Policy* (Westport, 1994), pp. 12–13.

157. *IDHL* 42, 1 (1991), pp. 16–17; 44, 1 (1993), p. 28.

158. Ronald Bayer and Cheryl Healton, "Controlling AIDS in Cuba," *New England Journal of Medicine* 320, 15 (1989), pp. 1022–23; Olga Mesa Castillo et al., "La legislation cubaine face au SIDA," in Jacques Foyer and Lucette Khaïat, *Droit et Sida: Comparaison internationale* (Paris, 1994), pp. 133–35; Jennifer L. Manlowe, "Gender, Freedom and Safety: Does the US Have Anything to Learn from Cuban AIDS Policy?" in Nancy Goldstein and Jennifer L. Manlowe, eds., *The Gender Politics of HIV/AIDS in Women* (New York, 1997), pp. 385–99; Paul Farmer, *The Uses of Haiti* (Monroe, ME, 1994), pp. 264–66, 286–87; Marvin Leiner, *Sexual Politics in Cuba: Machismo, Homosexuality, and AIDS* (Boulder, CO, 1994), ch. 5.

159. *IDHL* 40, 4 (1989), p. 830; 46, 3 (1995), pp. 316–17.

160. Rolf Rosenbrock, "AIDS: Fragen und Lehren für Public Health," Wissenschaftszentrum Berlin für Sozialforschung, *Veröffentlichungsreihe der*

Forschungsgruppe Gesundheitsrisiken und Präventionspolitik, P92–206 (Berlin, April 1992), p. 9; Kaye Wellings, "HIV/AIDS Prevention: The European Approach," in Dorothee Friedrich and Wolfgang Heckmann, eds., *Aids in Europe: The Behavioural Aspect* (Berlin, 1995), 1:52; Kirp and Bayer, "The Second Decade," p. 365; BT *Drucksache* 11/2495, 16 June 1988, p. 76; Georges Vigarello, *Le sain et le malsain* (Paris, 1993), p. 296; S. Fluss and J. Lau Hansen, "La réponse du législateur face au Vih/Sida: Aperçu international," in Jacques Foyer and Lucette Khaïat, *Droit et Sida: Comparaison internationale* (Paris, 1994), p. 470; John Harris and Søren Holm, "If Only AIDS Were Different!" *Hastings Center Report* 23, 6 (1993), p. 6.

161. Michael Pollak, "Introduction à la discussion: Systèmes de lutte contre les MST et sciences sociales," in Nadine Job-Spira et al., eds., *Santé publique et maladies à transmission sexuelle* (Montrouge, 1990), pp. 107–8; Daniel Defert, "Police sanitaire ou droit commun?" in Emmanuel Hirsch, *Aides: Solidaires* (Paris, 1991), p. 539; Françoise Héritier-Augé, preface to Eric Heilmann, ed., *Sida et libertés: La régulation d'une épidemie dans un état de droit* (n.p., 1991), p. 12; Berridge, *AIDS in the UK*, p. 55; Jonathan M. Mann, "AIDS: Discrimination and Public Health," in WHO, *Legislative Responses to AIDS* (Dordrecht, 1989), p. 292; Lawrence O. Gostin and Zita Lazzarini, *Human Rights and Public Health in the AIDS Pandemic* (New York, 1997), pp. xv, 2, 51–52.

162. One of the leitmotifs of Baldwin, *Contagion and the State*.

163. And in fact many observers point out such divergences: Vera Boltho-Massarelli and Michael O'Boyle, "Droits de l'homme et santé publique, une nouvelle alliance," in Heilmann, *Sida et libertés*, p. 46; N. J. Mazen, "VIH et SIDA: Pour une réelle prévention," in Nadine Job-Spira et al., eds., *Santé publique et maladies à transmission sexuelle* (Montrouge, 1990), pp. 326–27; Jean-Paul Lévy, preface to Jacques Foyer and Lucette Khaïat, *Droit et Sida: Comparaison internationale* (Paris, 1994), p. 6; Mary Catherine Bateson and Richard Goldsby, *Thinking AIDS* (Reading, MA, 1988), p. 122; Monika Steffen, *The Fight against AIDS: An International Public Policy Comparison between Four European Countries: France, Great Britain, Germany, and Italy* (Grenoble, 1996), p. 11; Hans Moerkerk with Peter Aggleton, "AIDS Prevention Strategies in Europe: A Comparison and Critical Analysis," in Peter Aggleton et al., eds., *AIDS: Individual, Cultural, and Policy Dimensions* (London, 1990), p. 182; Sev S. Fluss, "National AIDS Legislation: An Overview of Some Global Developments," in Lawrence Gostin and Lane Porter, eds., *International Law and AIDS* (n.p., 1992), p. 8; Mildred Blaxter, *AIDS: Worldwide Policies and Problems* (London, 1991), p. 24; John A. Harrington, "AIDS, Public Health and the Law: A Case of Structural Coupling?" *European Journal of Health Law* 6 (1999).

164. Michael Pollak, *The Second Plague of Europe: AIDS Prevention and Sexual Transmission among Men in Western Europe* (Binghamton NY, 1994), pp. 7–8.

165. William Rubenstein, "Law and Empowerment: The Idea of Order in the Time of AIDS," *Yale Law Journal* 98 (1989), p. 986.

166. Bernd Schünemann, "Die Rechtsprobleme der AIDS-Eindämmung," in Bernd Schünemann and Gerd Pfeiffer, eds., *Die Rechtsprobleme von AIDS*

(Baden-Baden, 1988), p. 378; Petra Wilson, "Colleague or Viral Vector? The Legal Construction of the HIV-Positive Worker," *Law and Policy* 16, 3 (1994), pp. 300–301.

167. Luc Montagnier, *Vaincre le SIDA: Entretiens avec Pierre Bourget* (Paris, 1986), p. 148; *Congressional Record* (House), 11 March 1993, pp. 1204, 1208; (Senate) 18 February 1993, p. 1763.

168. Bayer and Kirp, "An Epidemic in Political and Policy Perspective," pp. 4–5; David L. Kirp et al., *Learning by Heart: AIDS and Schoolchildren in America's Communities* (New Brunswick, 1989), p. 289; Markus Müller, *Zwangsmassnahmen als Instrument der Krankheitsbekämpfung: Das Epidemiengesetz und die Persönliche Freiheit* (Basel, 1992), p. 90; Vera Boltho-Massarelli, "Incidences ethiques du Sida dans le cadre sanitaire et social," in Daniel Borrillo and Anne Masseran, eds., *Sida et droits de l'homme: L'épidémie dans un Etat de droit* (Strasbourg, 1991), p. 23; Birgit Westphal Christensen et al., *AIDS: Prævention og kontrol i Norden* (Stockholm, 1988), p. 66; Wellings, "HIV/AIDS Prevention, 1:52; Lucette Khaïat, "Nouveau virus et vieux démons: Le droit face au sida, une approache comparative," in Eric Heilmann, ed., *Sida et libertés: La régulation d'une épidemie dans un état de droit* (n.p., 1991), pp. 64–65; Barry D. Adam, "The State, Public Policy, and AIDS Discourse," *Contemporary Crises* 13, 1 (March 1989), p. 11; Colby and Baker, "State Policy Responses to the AIDS Epidemic," pp. 116–17; David Hirsch, "SIDA et droit en Australie," in Jacques Foyer and Lucette Khaïat, *Droit et Sida: Comparaison internationale* (Paris, 1994), p. 69; Jonathan Glasson, "Public Health and Human Rights: Finding a Balance in HIV Prevention," in David FitzSimons et al., eds., *The Economic and Social Impact of AIDS in Europe* (London, 1995), p. 234; Volker Koch, *Zu einer sozialen Ätiologie von AIDS: Der soziologische Beitrag zur Krankheitserklärung* (Bremen, 1989), pp. 17–18; Tonny Dina Maria Zeegers Paget, *AIDS and Public Health Measures: A Global Survey of the Activities of Legislatures, 1983–1993* (Groningen, 1996), p. 23; B. D. Bytchenko, "A Search for Effective Strategies against AIDS: Points for Discussion," in M. A. Koch and F. Deinhardt, eds., *AIDS Diagnosis and Control: Current Situation* (Munich, 1988), pp. 59–60; Michael T. Isbell, "AIDS and Public Health: The Enduring Relevance of a Communitarian Approach to Disease Prevention," *AIDS and Public Policy Journal* 8, 4 (1993); Günter Frankenberg, "Aids und Grundgesetz—eine Zwischenbilanz," in Cornelius Prittwitz, ed., *Aids, Recht und Gesundheitspolitik* (Berlin, 1990), p. 94; Richard Freeman, "The Politics of AIDS in Britain and Germany," in Peter Aggleton et al., eds., *AIDS: Rights, Risk, and Reason* (London, 1992), p. 54; Pierre Darbeda, "Les prisons face au Sida: Vers des normes européennes," *Revue de science criminelle et de droit pénal comparé* 4 (1990), p. 825; Wolfgang Riekenbrauck, "Toxicomanie et S.I.D.A. dans les prisons allemandes: L'exemple de la Nord Rhénanie-Westphalie," in Jean-Marie Guffens, ed., *Toxicomanie, Hépatites, S.I.D.A.* (n.p., 1994), pp. 451–52; Howard H. Hiatt, "The AIDS Epidemic: Social, Cultural, and Political Issues in Industrialized Countries," in J. M. Dupuy et al., eds., *SIDA 2001: AIDS 2001* (Paris, 1989), p. 69; Borrillo, "AIDS and Human Rights," p. 238; Werner Reutter, "Aids, Politik und Demokratie: Ein Vergleich aids-politischer Massnahmen in Deutschland

und Frankreich," Wissenschaftszentrum Berlin für Sozialforschung, *Veröffentlichungsreihe der Forschungsgruppe Gesundheitsrisiken und Präventionspolitik*, P92–205 (Berlin, April 1992), p. 2; Rosenbrock, "AIDS: Fragen und Lehren für Public Health," p. 9; *AIDS: Fakten und Konsequenzen: Endbericht der Enquête-Kommission des 11. Deutschen Bundestages "Gefahren von AIDS und wirksame Wege zu ihrer Eindämmung"* (Bonn, 1990), p. 327; BT *Drucksache* 11/7200, 31 May 1990, p. 175; Daniel Fox et al., "AIDS and Economics: An International Perspective," in Robert F. Hummel et al., eds., *AIDS: Impact on Public Policy* (New York, 1986), p. 142; Matthias Weikert, "AIDS Prevention: Cooperation of NGOs and GOs," in Dorothee Friedrich and Wolfgang Heckmann, eds., *Aids in Europe: The Behavioural Aspect* (Berlin, 1995), 4:58; *Congressional Record* (House), 13 June 1990, p. 3522; Spiros Simitis, "Gesundheitsrechtliche Aspekte der Bekämpfung von AIDS," *AIDS-Forschung* 1, 4 (April 1986), p. 212; Suzanne Sangree, "Control of Childbearing by HIV-Positive Women," *Buffalo Law Review* 41, 2 (spring 1993), p. 313; BT *Verhandlungen* 12/12, 28 February 1991, p. 590C; Prosper Schücking, "Recht und AIDS: Verfassungsrechtliche Schutzpflichten für die Gesunden und Freiheitsrechte der Menschen mit HIV," in Behörde für Arbeit, Gesundheit und Soziales der Freien und Hansestadt Hamburg, *Dokumentation des Internationalen Symposiums "HIV/AIDS-Homosexualität/Bisexualität" 6. Oktober 1991 bis 9. Oktober 1991 in Hamburg* (Hamburg, 1991), p. 234.

169. Patrick Wachsmann, "Le Sida ou la gestion de la peur par l'état de droit," in Daniel Borrillo and Anne Masseran, eds., *Sida et droits de l'homme: L'épidémie dans un Etat de droit* (Strasbourg, 1991), p. 14; Michael G. Koch, *AIDS: Vom Molekül zur Pandemie* (Heidelberg, 1987), p. 236; Hans D. Pohle and Dieter Eichenlaub, "Kann die weitere Ausbreitung von AIDS verhindert werden?" *AIDS-Forschung* 2, 3 (March 1987), p. 121; Jean Martin, "Le SIDA et les pouvoirs publics: Potential et limites de leur action," in Jean Martin, ed., *Faire face au SIDA* (Lausanne, 1988), p. 111; Günter Frankenberg, *AIDS-Bekämpfung im Rechtsstaat* (Baden-Baden, 1988), pp. 14, 26; Canaris, "Gesundheitspolitische Aspekte," p. 299; Bayer, "AIDS, Public Health, and Civil Liberties: Consensus and Conflict in Policy," p. 27; Felix Herzog, "Das Strafrecht im Kampf gegen Aids-Desperados,'" in Ernst Burkel, ed., *Der AIDS-Komplex: Dimensionen einer Bedrohung* (Frankfurt, 1988), p. 343; Rebecca Bennett and Charles A. Erin, eds., *HIV and AIDS: Testing, Screening, and Confidentiality* (Oxford, 1999), pp. 69, 229; Richard D. Mohr, *Gays/Justice: A Study of Ethics, Society, and Law* (New York, 1988), pp. 217, 242; Richard A. Mohr, "AIDS, Gays, and State Coercion," *Bioethics* 1, 1 (1987), p. 49.

170. See references in chapter 7. Similar arguments were heard in France too: Michael Pollak, "AIDS Policy in France: Biomedical Leadership and Preventive Impotence," in Barbara A. Misztal and David Moss, eds., *Action on AIDS: National Policies in Comparative Perspective* (New York, 1990), p. 87.

171. Wolfgang Spann, "Überlegungen zur Bekämpfung der weiteren Ausbreitung der Erkrankung AIDS," *AIDS-Forschung* 2, 5 (May 1987), p. 242.

172. Memo by Dr. Ronald Bolton, House of Commons, *Problems Associated with AIDS*, vol. 3, pp. 206–11. Similar arguments from the National Front in

France: *Le Monde*, 3 December 1986, p. 36.

173. Müller, *Zwangsmassnahmen als Instrument der Krankheitsbekämpfung*, p. 88; Hans-Ulrich Gallwas, "AIDS und Recht aus verfassungsrechtlicher Sicht," in Gallwas et al., eds., *Aids und Recht* (Stuttgart, 1992), pp. 28–29; Michael G. Koch, "Stellungnahme zur AIDS-Problematik: Antworten auf Fragen der Presse," *AIDS-Forschung* 3, 10 (October 1988), p. 545; Peter Gauweiler, "Zur Notwendigkeit eines geschlossenen Gesamtkonzepts staatlicher Massnahmen zur Bekämpfung der Weltseuche AIDS," in Bernd Schünemann and Gerd Pfeiffer, eds., *Die Rechtsprobleme von AIDS* (Baden-Baden, 1988), pp. 50–51; Bachelot and Lorane, *Une société au risque du sida*, pp. 52, 85, 92–94, 103; Bayer, "AIDS, Public Health, and Civil Liberties," pp. 34–35.

174. Wolfgang Spann, "Überlegungen zur Bekämpfung der weiteren Ausbreitung der Erkrankung AIDS," *AIDS-Forschung* 2, 5 (May 1987), p. 242; Bachelot and Lorane, *Une société au risque du sida*, pp. 85, 92–93; Memo from the Conservative Family Campaign, House of Commons, *Problems Associated with AIDS*, vol. 3, p. 36; Vagn Greve and Annika Snare, *AIDS: Nogle retspolitiske spørgsmål*, 5th ed. (Copenhagen, 1987), p. 18; *RD Prot*, 1985/86, Bihang, Prop. 13, p. 10; *Congressional Record* (Senate), 25 January 1989, 135, p. 397; (House) 12 June 1990, p. 3484.

175. Koch, "Stellungnahme," p. 603; T. Krech, "Syphilis und AIDS: Eine historische Parallele," *Fortschritte der Medizin* 106, 21 (1988), p. 441; Mark Scherzer, "Private Insurance," in Scott Burris et al., eds., *AIDS Law Today* (New Haven, 1993), p. 419; D. C. Jayasuriya, *AIDS: Public Health and Legal Dimensions* (Dordrecht, 1988), p. 43.

176. BT *Drucksache* 10/6299, 4 November 1986, p. 7; 11/7200, 31 May 1990, p. 174; *Congressional Record* (House), 13 June 1990, p. 3522; (Senate) 14 January 1991, p. 879; Bundesrat, *Verhandlungen* 580, 25 September 1987, p. 299B; Gert G. Frösner, "Wie kann die weitere Ausbreitung von AIDS verlangsamt werden?" *AIDS-Forschung* 2, 2 (1987), p. 65.

177. Kirp, *Learning by Heart*, p. 35; Peter Gauweiler, *Was tun gegen AIDS?* (Percha am Starnberger See, 1989), pp. 11, 76; Ronald Bayer, *Private Acts, Social Consequences: AIDS and the Politics of Public Health* (New York, 1989), p. 53; *Congressional Record* (House), 30 June 1987, 133, p. 18379.

178. Annika Snare, "The Legal Treatment of AIDS in Denmark," in Martin Breum and Aart Hendriks, eds., *AIDS and Human Rights* (Copenhagen, 1988), p. 41; H. Jäger, ed., *AIDS und HIV-Infektionen* (n.p., n.d.), ix–2.3.3, pp. 1–5.

179. Koch, "Stellungnahme," p. 545.

180. For examples of such correlations, see Ernst Drucker, "Communities at Risk: The Social Epidemiology of AIDS in New York City," in Richard Ulack and William F. Skinner, eds., *AIDS and the Social Sciences* (Lexington, KY, 1991), p. 63; Nora Kizer Bell, "Ethical Issues in AIDS Education," in Frederick G. Reamer, ed., *AIDS and Ethics* (New York, 1991), p. 137; Bachelot and Lorane, *Une société au risque du sida*, p. 52; *Hansard*, vol. 144 (13 January 1989), col. 1126; Olli Stålström and Outi Lithén, "AIDS in Finland," in Martin Breum and Aart Hendriks, eds., *AIDS and Human Rights* (Copenhagen, 1988), p. 48; Gert G. Frösner, "AIDS-Bekämpfung: Die unterschiedliche Seuchenbekämpfung in verschiede-

nen Ländern," *AIDS-Forschung* 11 (1989), p. 606; Wilton, *EnGendering AIDS*, p. 36; Kirp and Bayer, "The Second Decade," p. 368; BT *Verhandlungen* 12/12, 28 February 1991, p. 593B-C; Tomas J. Philipson and Richard A. Posner, *Private Choices and Public Health: The AIDS Epidemic in an Economic Perspective* (Cambridge, MA, 1993), p. 205; Gauweiler, *Was tun gegen AIDS?*, p. 133; Bayer, "AIDS, Public Health, and Civil Liberties," p. 27; Gerry V. Stimson and Martin C. Donoghoe, "Health Promotion and the Facilitation of Individual Change," in Tim Rhodes and Richard Hartnoll, eds., *AIDS, Drugs and Prevention* (London, 1996), p. 16; Barry D. Adam, "Sociology and People Living with AIDS," in Joan Huber and Beth E. Schneider, eds., *The Social Context of AIDS* (Newbury Park, CA, 1992), p. 12; Nadine Marie, "Le Sida dans l'ex-URSS," in Jacques Foyer and Lucette Khaïat, *Droit et Sida: Comparaison internationale* (Paris, 1994), p. 439; Jean-Paul Jean, "Les problèmes juridiques soulevés par le développement des MST et leur prévention," in Nadine Job-Spira et al., eds., *Santé publique et maladies à transmission sexuelle* (Montrouge, 1990), p. 125; Dan E. Beauchamp, *The Health of the Republic: Epidemics, Medicine, and Moralism as Challenges to Democracy* (Philadelphia, 1988), p. 206; Madeleine Leijonhufvud, *HIV-smitta: Straff- och skadeståndsansvar* (Stockholm, 1993), p. 49; Jacques Foyer and Lucette Khaïat, introduction to Foyer and Khaïat, *Droit et Sida: Comparaison internationale* (Paris, 1994), pp. 18–19; Bayer, *Private Acts, Social Consequences*, pp. 170–71; Lucette Khaïat, "The Law and AIDS: Issues and Objectives," *Medicine and Law* 12 (1993), p. 6.

第二章 从头开始细说

1. Herbert Tröndle, *Strafgesetzbuch*, 48th ed. (Munich, 1997), p. 1168.

2. Barbara Breitbach et al., "AIDS-Bekämpfung und Bundes-Seuchengesetz," *Kritische Justiz* 21, 1 (1988), p. 64.

3. Peter Baldwin, *Contagion and the State in Europe, 1830–1930* (Cambridge, 1999), ch. 5.

4. Owsei Temkin, "On the History of 'Morality and Syphilis,'" in Temkin, *The Double Face of Janus* (Baltimore, 1977), pp. 472–84.

5. Larry Gostin, "The Future of Communicable Disease Control: Toward a New Concept in Public Health Law," *Milbank Quarterly* 64, suppl. 1 (1986), p. 83.

6. John C. Cutler and R. C. Arnold, "Venereal Disease Control by Health Departments in the Past: Lessons for the Present," *American Journal of Public Health* 78, 4 (April 1988), pp. 372–74; Allan M. Brandt, *No Magic Bullet: A Social History of Venereal Disease in the United States since 1880*, exp. ed. (New York, 1987), pp. 147–54.

7. Michael Mills et al., "The Acquired Immunodeficiency Syndrome: Infection Control and Public Health Law," *New England Journal of Medicine* 314, 14 (3 April 1986), p. 935; William Curran et al., *AIDS: Legal and Regulatory Policy* (Frederick, MD, 1988), pp. 21, 42, 85, 108; Frank P. Grad, *Public Health Law Manual: A Handbook on the Legal Aspects of Public Health Administration and Enforcement* (n.p., 1970), p. 43.

8. William J. Novak, *The People's Welfare: Law and Regulation in Nineteenth-Century America* (Chapel Hill, 1996), ch. 6 and passim; William R. Brock, *Investigation and Responsibility: Public Responsibility in the United States, 1865–1900* (Cambridge, 1984); Daniel T. Rodgers, *Atlantic Crossings: Social Politics in a Progressive Age* (Cambridge, MA, 1998), pp. 80–81.

9. Barron H. Lerner, *Contagion and Confinement: Controlling Tuberculosis along the Skid Road* (Baltimore, 1998).

10. Curran, *AIDS*, pp. 10–23, 102–3.

11. Norbert Schmacke, "Aids und Seuchengesetze," in Cornelius Prittwitz, ed., *Aids, Recht und Gesundheitspolitik* (Berlin, 1990), p. 22.

12. *Reichsgesetzblatt* 1940, pt. 1, pp. 456, 1459, 1514; 1941, pt. 1, p. 128.

13. *Reichsgesetzblatt* 1934, pt. 1, p. 532, §12; 1938, pt. 1, p. 1721; BT *Drucksache*, 3/1888, p. 18.

14. Paul Weindling, *Epidemics and Genocide in Eastern Europe, 1890–1945* (Oxford, 2000).

15. BT *Drucksache* 1/3232, p. 10; BT *Verhandlungen*, 23 April 1952, pp. 8859D-60A, 8863A-B. Though for an example of Nazi measures against syphilis regarded as useless and setting harmful precedent, see BT *Drucksache* 11/7200, 31 May 1990, pp. 167.

16. Stefan Kirchberger, "Public-Health Policy in Germany, 1945–1949," in Donald W. Light and Alexander Schuller, eds., *Political Values and Health Care: The German Experience* (Cambridge, 1986), p. 207.

17. BT *Drucksache* 1/104; 1/529; 1/3232; *Bundesgesetzblatt*, 1953, p. 700.

18. BT *Verhandlungen*, 1 March 1950, p. 1461A-B; 23 April 1952, pp. 8859D, 8862A, 8863A-64A; 12 June 1953, pp. 13419D-20D.

19. BT *Drucksache*, 3/1888; 3/2662. For a detailed account of the law, see Wolfgang Schumacher and Egon Meyn, *Bundes-Seuchengesetz*, 4th ed. (Cologne, 1992).

20. *RD Prot*, 1968, Bihang, Prop. 36; *SFS* 1968:231.

21. *RD Prot*, 1968, Bihang, Prop. 36, p. 27.

22. Ibid., pp. 27, 69.

23. Ibid., p. 26.

24. 26 Geo. 5 & 1 Edw. 8, c. 49.

25. François Burdeau, "Propriété privée et santé publique: Étude sur la loi du 15 février 1902," in Jean-Louis Harouel, ed., *Histoire du droit social: Mélanges en hommage à Jean Imbert* (Paris, 1989); Ann-Louise Shapiro, "Private Rights, Public Interest, and Professional Jurisdiction: The French Public Health Law of 1902," *Bulletin of the History of Medicine* 54, 1 (spring 1980); Paul Strauss and Alfred Fillassier, *Loi sur la protection de la santé publique (Loi du 15 Février 1902)*, 2d ed. (Paris, 1905); Baldwin, *Contagion and the State*, ch. 3.

26. Baldwin, *Contagion and the State*, ch. 5.

27. Hans Halter, " 'Sterben, bevor der Morgen graut': Aids und die grossen Seuchen," in Hans Halter, ed., *Todesseuche AIDS* (Reinbek, 1985), p. 28.

28. D. P. Francis, "Targeting Clinical and Preventive Care to and around HIV-Infected Persons: The Concept of Early Intervention," in F. Paccaud et al., eds., *Assessing AIDS Prevention* (Basel, 1992), p. 257.

29. Scott Burris, "Public Health, 'AIDS Exceptionalism,' and the Law," *John Marshall Law Review* 27 (1994), p. 260.

30. BT *Verhandlungen* 10/246, 13 November 1986, p. 19095A-B.

31. RD *Prot*, 1986/87, Bihang, Prop. 2, pp. 22–23, 26.

32. Manfred Steinbach, "Zur Strategie der staatlichen AIDS-Bekämpfung," in Bernd Schünemann and Gerd Pfeiffer, eds., *Die Rechtsprobleme von AIDS* (Baden-Baden, 1988), p. 63.

33. Peter Gauweiler, "Zur Notwendigkeit eines geschlossenen Gesamtkonzepts staatlicher Massnahmen zur Bekämpfung der Weltseuche AIDS," in Bernd Schünemann and Gerd Pfeiffer, eds., *Die Rechtsprobleme von AIDS* (Baden-Baden, 1988), p. 54.

第三章 上一场战争：传统公共卫生策略与艾滋病

1. Nancy E. Allin, "The AIDS Pandemic: International Travel and Immigration Restrictions and the World Health Organization's Response," *Virginia Journal of International Law* 28 (1988), p. 1043; Ronald Bayer et al., "Public Health and Private Rights: Health, Social and Ethical Perspectives," in Robert F. Hummel et al., eds., *AIDS: Impact on Public Policy* (New York, 1986), p. 23.

2. *Congressional Record* (Senate), 9 April 1987, 133, p. 8773; (House) 5 May 1987 (133), pp. 11270–71.

3. Peter Baldwin, *Contagion and the State in Europe, 1830–1930* (Cambridge, 1999), pp. 411–15; Nayan Shah, *Contagious Divides: Epidemics and Race in San Francisco's Chinatown* (Berkeley, 2001), pp. 89, 95.

4. James Harvey Young, "AIDS and Deceptive Therapies," in *American Health Quackery* (Princeton, 1992); Bernard Paillard, *Notes on the Plague Years: AIDS in Marseilles* (New York, 1998), pp. 43–44.

5. Paul Farmer, *AIDS and Accusation: Haiti and the Geography of Blame* (Berkeley, 1992), p. 221.

6. D. C. Jayasuriya, *AIDS: Public Health and Legal Dimensions* (Dordrecht, 1988), p. 23; Larry Gostin, "The Future of Communicable Disease Control: Toward a New Concept in Public Health Law," *Milbank Quarterly* 64, suppl. 1 (1986), pp. 83–84; Arnold J. Rosoff, "The AIDS Crisis: Constitutional Turning Point?" *Law, Medicine, and Health Care* 15, 1–2 (summer 1987), p. 81.

7. Lotta Westerhäll and Ake Saldeen, "Réflexions sur le Sida et le droit suédois," in Jacques Foyer and Lucette Khaïat, *Droit et Sida: Comparaison internationale* (Paris, 1994), pp. 405–6.

8. Annika Snare, "The Legal Treatment of AIDS in Denmark," in Martin Breum and Aart Hendriks, eds., *AIDS and Human Rights* (Copenhagen, 1988), p. 35; Vagn Greve and Annika Snare, *AIDS: Nogle retspolitiske spørgsmål*, 5th ed. (Copenhagen, 1987), p. 18.

9. H. D. C. Roscam Abbing, "AIDS, Human Rights, and Legislation in the Netherlands," in Martin Breum and Aart Hendriks, eds., *AIDS and Human Rights* (Copenhagen, 1988), pp. 97, 99.

10. Larry O. Gostin, "Public Health Strategies for Confronting AIDS: Leg-

islative and Regulatory Policy in the United States," *JAMA* 261, 11 (17 March 1989), p. 1626; Arthur S. Leonard, "Discrimination," in Scott Burris et al., eds., *AIDS Law Today* (New Haven, 1993), p. 306; Ronald Bayer and David L. Kirp, "The United States: At the Center of the Storm," in Kirp and Bayer, eds., *AIDS in the Industrialized Democracies* (New Brunswick, 1992), p. 27; Albert R. Jonsen and Jeff Stryker, eds., *The Social Impact of AIDS in the United States* (Washington, DC, 1993), pp. 30–31; William Curran et al., *AIDS: Legal and Regulatory Policy* (Frederick, MD, 1988), pp. 23, 109; *IDHL* 37, 3 (1986), pp. 544–45; Martha A. Field and Kathleen M. Sullivan, "AIDS and the Criminal Law," *Law, Medicine, and Health Care* 15, 1–2 (summer 1987), p. 58.

11. AIDES, *Droit et S.I.D.A.: Guide juridique*, 3d. ed. (Paris, 1996), p. 62; Michel Danti-Juan, "Quelques reflexions en droit penal français sur les problemes posés par le sida," *Revue de droit penal et de criminologie* 68 (1988), p. 634; Frédéric Ocqueteau, "La répression pénale dans la lutte contre le sida: Solution ou alibi?" in Eric Heilmann, ed., *Sida et libertés: La régulation d'une épidemie dans un état de droit* (n.p., 1991), p. 245; Daniel Borrillo and Anne Masseran, eds., *Sida et droits de l'homme: L'épidémie dans un Etat de droit* (Strasbourg, 1991), p. 223.

12. Vittorio Agnoletto et al., "AIDS and Legislation in Italy," in Martin Breum and Aart Hendriks, eds., *AIDS and Human Rights* (Copenhagen, 1988), p. 90; Lutz Horn, "Die Behandlung von AIDS in ausgewählten Mitgliedstaaten des Europarates—ein rechtsvergleichender Überblick," in Hans-Ullrich Gallwas et al., eds., *Aids und Recht* (Stuttgart, 1992), pp. 206–7.

13. Margaret Duckett, ed., *Australia's Response to AIDS* (Canberra, 1986), p. 19; Barbara A. Misztal, "AIDS in Australia: Diffusion of Power and Making of Policy," in Barbara A. Misztal and David Moss, eds., *Action on AIDS: National Policies in Comparative Perspective* (New York, 1990), p. 195. Similar variations in Guatemala, Hungary, and Poland: WHO, *Legislative Responses to AIDS* (Dordrecht, 1989), pp. 89–93, 130; S. S. Fluss and D. K. Latto, "The Coercive Element in Legislation for the Control of AIDS and HIV Infection: Some Recent Developments," *AIDS and Public Policy Journal* 2, 3 (summer–fall 1987), p. 14; *IDHL* 37, 1 (1986), pp. 21–23.

14. *SFS* 1985:742.

15. Smittskyddskommittén, *Om smittskydd*, Statens offentliga utredningar 1985:37, pp. 32–38, 66–68, 90–93, 104–6, 155.

16. Seropositivity and AIDS tended to be kept conceptually and legally separate for a longer period in other nations: BT *Drucksache* 10/2473, 26 November 1984; BT *Verhandlungen* 11/71, 14 April 1988, p. 4809A-B.

17. In the 1985 legislation, seropositives could, in principle, be isolated for a lifetime, with no automatic process of appealing or reconsidering the length of their hospitalization: RD *Prot*, 1986/87, Bihang, Socialutskottets betänkande 9, pp. 16–17; Benny Henriksson, "Swedish AIDS Policy from a Human Rights Perspective," in Martin Breum and Aart Hendriks, eds., *AIDS and Human Rights* (Copenhagen, 1988), pp. 128, 131.

18. S. A. Månsson, "Psycho-Social Aspects of HIV Testing: The Swedish Case," *AIDS Care* 2, 1 (1990), p. 8; Benny Henriksson and Hasse Ytterberg,

"Sweden: The Power of the Moral(istic) Left," in David L. Kirp and Ronald Bayer, eds., *AIDS in the Industrialized Democracies* (New Brunswick, 1992), p. 325; Benny Henriksson, *Social Democracy or Societal Control? A Critical Analysis of Swedish AIDS Policy* (Stockholm, 1988), p. 28; Swiss Institute of Comparative Law, *Comparative Study on Discrimination against Persons with HIV or AIDS* (Strasbourg, 1993), p. 21.

19. RD Prot, 1986/87, Bihang, Socialutskottets betänkande 9, pp. 16–17, 22; RD Prot, 1987/88, Bihang, Socialutskottets betänkande 10, p. 25; RD Prot, 1985/86, Bihang, Prop. 13, pp. 1, 9, 12–13, 15; SFS 1985:786; RD Prot, 1988/89, Bihang, Prop. 5, pp. 1–3, 81; SFS 1988:1472.

20. IDHL 40, 4 (1989), pp. 833–35.

21. Greve and Snare, *AIDS: Nogle retspolitiske spørgsmål*, p. 18; BT Drucksache 11/2495, 16 June 1988, p. 89; Madeleine Leijonhufvud, *HIV-smitta: Straff- och skadeståndsansvar* (Stockholm, 1993), p. 31; Raymond A. Smith, *Encyclopedia of AIDS* (Chicago, 1998), p. 209; Timothy Harding and Marinette Ummel, "Consensus on Non-Discrimination in HIV Policy," Lancet 341, 8836 (1993), pp. 24–25; Renée Danziger, "HIV Testing and HIV Prevention in Sweden," *British Medical Journal* 7127 (24 January 1994), pp. 293–96.

22. Wolf-Rüdiger Schenke, "AIDS aus verwaltungsrechtlicher Perspektive," and Hans-Ulrich Gallwas, "AIDS und Recht aus verfassungsrechtlicher Sicht," in Gallwas, *Aids und Recht* (Stuttgart, 1992), pp. 28–29, 36; "Entschliessung der 59. Konferenz der für das Gesundheitswesen zuständigen Minister und Senatoren der Länder (GMK) am 17./18. November 1988 in Berlin," in Bundesministerium für Jugend, Familie, Frauen und Gesundheit, *Aidsbekämpfung in der Bundesrepublik Deutschland* (n.p., n.d.), p. 94; Otfried Seewald, "Aids als Herausforderung an den Verfassungsstaat des Grundgesetzes," in Ernst Burkel, ed., *Der AIDS-Komplex: Dimensionen einer Bedrohung* (Frankfurt, 1988), p. 303; Heino Mönnich and Marius Fiedler, *Das Handeln der Berliner Gesundheitsverwaltung am Beginn der AIDS-Epoche* (Berlin, 1988), p. 56.

23. "Die rechtliche Beurteilung von Eingriffsmassnahmen und ihre Gewichtung im Rahmen der Gesamtstrategie der AIDS-Bekämpfung," *AIDS-Forschung* 4 (1989), p. 209.

24. Otfried Seewald, "Zur Verantwortlichkeit des Bürgers nach dem Bundes-Seuchengesetz," *Neue Juristische Wochenschrift* 40 (9 September 1987), p. 2269; Wolfgang Schumacher and Egon Meyn, *Bundes-Seuchengesetz*, 4th ed. (Cologne, 1992), pp. 35, 104–5; W. H. Eberbach, "Rechtliche Rahmenbedingungen für die Krankheit AIDS in der Bundesrepublik Deutschland 1988," *Das öffentliche Gesundheitswesen* 50 (1988), p. 459; Wilfried Bottke," SIDA et droit en République fédérale d'Allemagne," in Jacques Foyer and Lucette Khaïat, *Droit et Sida: Comparaison internationale* (Paris, 1994), pp. 28–29; Walter Bachmann, "Seuchenrechtliche Aspekte der HIV-Infektion," *AIDS-Forschung* 2, 2 (1987), pp. 100–103; "Rechtsgutachten des Ministeriums für Arbeit, Gesundheit und Soziales des Landes Nordrhein-Westfalen, Stand 15. 3. 1988," *AIDS-Forschung* 9 (1988), pp. 528–29; Wilfried Bottke, "AIDS und Recht," *AIDS-Forschung* 8 (1993), pp. 419–28.

25. Schenke, "AIDS aus verwaltungsrechtlicher Perspektive," pp. 49–51.

26. "Bekanntmachung des Bayerischen Staatsministeriums des Innern vom 19. 5. 1987 zum Vollzug des Seuchenrechts, des Ausländerrechts und des Polizeirechts," *AIDS-Forschung* 2, 6 (1987), p. 346; "Bayerischer Verwaltungsgerichtshof: Beschluss vom 24. November 1987," *AIDS-Forschung* 5 (1988), pp. 283–84.

27. *AIDS: Fakten und Konsequenzen: Endbericht der Enquête-Kommission des 11. Deutschen Bundestages "Gefahren von AIDS und wirksame Wege zu ihrer Eindämmung"* (Bonn, 1990), pp. 337–38; BT *Drucksache* 11/7200, 31 May 1990, pp. 176–77; Martina Rübsaamen, "Der Ansteckungsverdacht im Sinne des Bundes-Seuchengesetzes insbesondere im Zusammenhang mit AIDS," *AIDS-Forschung* 2, 3 (1987), pp. 166–67; 2, 4 (1987), p. 212.

28. Jochen Hofmann, "Verfassungs- und verwaltungsrechtliche Probleme der Virus-Erkrankung Aids unter besonderer Berücksichtigung des bayerischen Massnahmenkatalogs," *Neue Juristische Wochenschrift* 41 (1988), p. 1490; Andreas Costard, *Öffentlich-rechtliche Probleme beim Auftreten einer neuen übertragbaren Krankheit am Beispiel AIDS* (Berlin, 1989), p. 89; Hans-Ullrich Gallwas, "Gesundheitsrechtliche Aspekte der Bekämpfung von AIDS," *AIDS-Forschung* 1 (1986), p. 36.

29. Bayerisches Staatsministerium des Innern, *Strategie gegen AIDS* (Munich [1989]), pp. 25–26; Bottke," SIDA et droit en République fédérale d'Allemagne," pp. 23–24; BT *Drucksache* 10/3829, No. 74, 13 September 1985; "Entschliessung der Sondersitzung der Konferenz der für das Gesundheitswesen zuständigen Minister und Senatoren der Länder (GMK) vom 27.3.1987 in Bonn," in Bundesministerium für Jugend, Familie, Frauen und Gesundheit, *Aidsbekämpfung in der Bundesrepublik Deutschland* (n.p., n.d.), pp. 87, 94.

30. BT *Drucksache* 11/1548, 17 December 1987, p. 3; 11/680, 7 August 1987; BT *Verhandlungen* 11/43, 26 November 1987, p. 2965B; BT *Drucksache* 11/54, No. 36, 13 March 1987; BT *Verhandlungen* 11/5, 19 March 1987, pp. 230D–31A; "Entschliessung der 63. Konferenz der für das Gesundheitswesen zuständigen Minister und Senatoren der Länder vom 22. bis 23. November 1990 in Berlin," *AIDS-Forschung* 6, 1 (1991), pp. 28–29; Bundesrat, *Verhandlungen* 580, 25 September 1987, p. 307A.

31. BT *Drucksache* 11/54, No. 36, 13 March 1987.

32. BT *Drucksache* 10/6746, No. 93, 12 December 1986; Ute Canaris, "Gesundheitspolitische Aspekte im Zusammenhang mit AIDS," in Johannes Korporal and Hubert Malouschek, eds., *Leben mit AIDS—Mit AIDS leben* (Hamburg, 1987), pp. 271–74, 300.

33. BT *Drucksache* 11/1548, 17 December 1987, pp. 1–3; BT *Verhandlungen* 11/8, 2 April 1987, p. 427C; "Koalitionsvereinbarung: Massnahmen zur Bekämpfung von AIDS," 9 March 1987, in Günter Frankenberg, *AIDS-Bekämpfung im Rechtsstaat* (Baden-Baden, 1988), p. 159.

34. BT *Drucksache* 11/2495, 16 June 1988, pp. 73, 76; BT *Verhandlungen* 11/103, 27 October 1988, pp. 7051D-7053A.

35. BT *Drucksache* 11/7200, 31 May 1990, pp. 13–14, 174–75, 187, 206–7. On internal battles within the commission, see Johannes Frhr. v. Gayl, *Das Parlamentarische Institut der Enquête-Kommission am Beispiel der Enquête-*

Kommission "AIDS" des Deutschen Bundestages (Frankfurt, 1993).

36. Canaris, "Gesundheitspolitische Aspekte," pp. 276–77; Werner Reutter, "Aids, Politik und Demokratie: Ein Vergleich aids-politischer Massnahmen in Deutschland und Frankreich," Wissenschaftszentrum Berlin für Sozialforschung, Veröffentlichungsreihe der Forschungsgruppe Gesundheitsrisiken und Präventionspolitik, P92–205 (Berlin, April 1992), pp. 19–20; Roland Czada and Heidi Friedrich-Czada, "Aids als politisches Konfliktfeld und Verwaltungsproblem," in Rolf Rosenbrock and Andreas Salmen, eds., Aids-Prävention (Berlin, 1990), p. 263.

37. Spiros Simitis, "Gesundheitsrechtliche Aspekte der Bekämpfung von AIDS," AIDS-Forschung 1, 4 (April 1986), pp. 211–12; BT Verhandlungen 10/152, 4 September 1985, p. 11415B; 11/71, 14 April 1988, p. 4804B; 11/103, 27 October 1988, p. 7052C-D; 11/71, 14 April 1988, pp. 4810A, 4812C.

38. BT Drucksache 11/274, 14 May 1987; BT Verhandlungen 11/71, 14 April 1988, p. 4803B; 11/92, 9 September 1988, p. 6299C; 11/43, 26 November 1987, p. 2958B; Rita Süssmuth, AIDS: Wege aus der Angst (Hamburg, 1987), pp. 26–29.

39. BT Drucksache 11/54, No. 36, 13 March 1987; 11/934, Nos. 52–53, 9 October 1987; BT Verhandlungen 11/185, 14 December 1989, p. 14357A-C.

40. BT Verhandlungen 11/71, 14 April 1988, p. 4809D; Hofmann, "Verfassungs- und verwaltungsrechtliche Probleme," p. 1489; Bayerisches Staatsministerium des Innern, Strategie gegen AIDS, pp. 25–26; Bayerisches Staatsministerium für Arbeit und Sozialordnung, Familie, Frauen und Gesundheit, Die Krankheit AIDS: Ansteckungswege, Schutzmöglichkeiten, Konsequenzen, 3d ed. (Munich, 1993), pp. 35–36.

41. BT Drucksache 11/7200, 31 May 1990, p. 178.

42. Staatssekretärsausschuss "AIDS" der Bayerischen Staatsregierung, Konzept der Bayerischen Staatsregierung zur Bekämpfung der Immunschwächekrankheit AIDS (Munich, n.d.), pp. 6–7, 12 ff; H. Jäger, ed., AIDS und HIV-Infektionen (n.p., n.d.), xv–1.3.1; Frankenberg, AIDS-Bekämpfung, pp. 179 ff; WHO, Legislative Responses, pp. 52–59; IDHL 38, 3 (1987), pp. 478–86; Bundesrat, Verhandlungen 580, 25 September 1987, p. 300B.

43. "Verwaltungsgericht München, Beschluss vom 13. September 1988," AIDS-Forschung 12 (1988), pp. 694–96.

44. Wolfgang Lippstreu, "AIDS und Gewerberecht," AIDS-Forschung 8 (1987), pp. 469–75.

45. Douglas Webb, HIV and AIDS in Africa (London, 1997), p. 173.

46. Tonny Dina Maria Zeegers Paget, AIDS and Public Health Measures: A Global Survey of the Activities of Legislatures, 1983–1993 (Groningen, 1996), p. 127; Dineke Zeegers, "AIDS and the Law: A Comparative Overview," Comparative Law Yearbook 11 (1992), p. 217.

47. IDHL 38, 3 (1987), pp. 504–7; D. E. Woodhouse et al., "Restricting Personal Behaviour: Case Studies on Legal Measures to Prevent the Spread of HIV," International Journal of STD and AIDS 4, 1 (1993), pp. 115–16.

48. Ronald Bayer and Amy Fairchild-Carrino, "AIDS and the Limits of Control: Public Health Orders, Quarantine, and Recalcitrant Behavior," American

Journal of Public Health 83, 10 (1993), pp. 1471–76; Donald H. J. Hermann, "AIDS and the Law," in Frederick G. Reamer, ed., *AIDS and Ethics* (New York, 1991), pp. 294–95; Ronald Elsberry, "AIDS Quarantine in England and the United States," *Hastings International and Comparative Law Review* 10 (1986), pp. 132–33, 145; Nancy Ford and Michael D. Quam, "AIDS Quarantine: The Legal and Practical Implications," *Journal of Legal Medicine* 8, 3 (1987), pp. 378–80; Larry Gostin, "The Politics of AIDS: Compulsory State Powers, Public Health, and Civil Liberties," *Ohio State Law Journal* 49 (1989), p. 1029; Institute of Medicine, *Confronting AIDS: Directions for Public Health, Health Care, and Research* (Washington, DC, 1986), p. 127.

49. Lorne E. Rozovsky and Fay A. Rozovsky, *AIDS and Canadian Law* (Toronto, 1992), pp. 32–33.

50. Public Health (Infectious Diseases) Regulations 1985, S.I. 1985/434; David Goss and Derek Adam-Smith, *Organizing AIDS: Workplace and Organizational Responses to the HIV/AIDS Epidemic* (London, 1995), p. 120; House of Commons, 1986–87, Social Services Committee, *Problems Associated with AIDS*, 13 May 1987, vol. 2, p. 73; Paul Sieghart, *AIDS and Human Rights: A UK Perspective* (London, 1989), pp. 45–46.

51. *Hansard Parliamentary Debates*, vol. 71 (21 January 1985), col. 347; vol. 71 (23 January 1985), col. 464; vol. 75 (21 March 1985), col. 591; vol. 73 (20 February 1985), col. 499; Simon Garfield, *The End of Innocence: Britain in the Time of AIDS* (London, 1994), p. 72; Elsberry, "AIDS Quarantine," p. 141.

52. Marlene C. McGuirl and Robert N. Gee, "AIDS: An Overview of the British, Australian, and American Responses," *Hofstra Law Review* 14, 107 (1985), pp. 112–13; Margaret Brazier and Maureen Mulholland, "Droit et Sida: Le Royaume-uni," in Jacques Foyer and Lucette Khaïat, *Droit et Sida: Comparaison internationale* (Paris, 1994), p. 372; Chris Bennett and Ewan Ferlie, *Managing Crisis and Change in Health Care: The Organizational Response to HIV/AIDS* (Buckingham, 1994), p. 68; House of Commons, *Problems Associated with AIDS*, vol. 1, p. lix.

53. Paillard, *Notes*, pp. 237–38.

54. Memo by Dr. Ronald Bolton, House of Commons, *Problems Associated with AIDS*, vol. 3, pp. 206–11.

55. House of Commons, *Problems Associated with AIDS*, vol. 2, pp. 70–71; BT *Drucksache* 11/2495, 16 June 1988, pp. 84, 116; Catherine Hankins, "Recognizing and Countering the Psychosocial and Economic Impact of HIV on Women in Developing Countries," in José Catalán et al., eds., *The Impact of AIDS: Psychological and Social Aspects of HIV Infection* (Amsterdam, 1997), p. 129.

56. William B. Rubenstein et al., *The Rights of People Who Are HIV Positive* (Carbondale, IL. 1996), p. 27; Colin A. M. E. d'Eça, "Medico-Legal Aspects of HIV Infection and Disease," in Richard Haigh and Dai Harris, eds., *AIDS: A Guide to the Law*, 2d ed. (London, 1995), pp. 114–15; Margaret Brazier and Mary Lobjoit, "Fiduciary Relationship: An Ethical Approach and a Legal Concept," in Rebecca Bennett and Charles A. Erin, eds., *HIV and AIDS: Testing, Screening, and Confidentiality* (Oxford, 1999), pp. 181–86; Andrew Grubb and David S. Pearl, *Blood Testing, AIDS, and DNA Profiling: Law and Policy* (Bristol,

1990), ch. 1. Although there was dispute on this issue in the United Kingdom: Gregor Heemann, *AIDS und Arbeitsrecht: Rechtliche Fragen bei der Begründung und Beendigung von Arbeitsverhältnissen in der Bundesrepublik Deutschland und in England* (Baden-Baden, 1992), pp. 153–54.

57. Bayer and Kirp, "The United States," p. 27.

58. Klaus Geppert, "AIDS und Strafvollzug," in Andrzej J. Szwarc, ed., *AIDS und Strafrecht* (Berlin, 1996), pp. 238–39; BT *Drucksache* 11/2495, 16 June 1988, pp. 86–87; Herbert Tröndle, *Strafgesetzbuch*, 48th ed. (Munich, 1997), pp. 1166–67; Günter Hirsch, "AIDS-Test bei Krankenhauspatienten," *AIDS-Forschung* 3 (1988), pp. 159–60; Friedrich Baumhauer, "Legal Measures Employed in Germany for Coping with AIDS," in AIDS-Forum D.A.H., *Aspects of AIDS and AIDS-Hilfe in Germany* (Berlin, 1993), p. 110.

59. RD *Prot*, 1985/86, Bihang, Socialutskottets betänkande 4, p. 10; RD *Prot*, 1985/86:33 (21 November 1985), p. 19.

60. Brazier and Mulholland, "Droit et Sida: Le Royaume-uni," p. 368; Margaret Brazier, "Common Law Chaos: Screening for HIV," in Wayland Kennet, ed., *Parliaments and Screening: A Conference on the Ethical and Social Problems Arising from Testing and Screening for HIV and AIDS* (Paris, 1995), p. 36.

61. Birgit Westphal Christensen et al., *AIDS: Prævention og kontrol i Norden* (Stockholm, 1988), pp. 120–22.

62. Frank Höpfel, "Strafrechtliche Probleme des HIV-Tests," in Andrzej J. Szwarc, ed., *AIDS und Strafrecht* (Berlin, 1996), p. 103.

63. Patrick Wachsmann, "Le Sida ou la gestion de la peur par l'état de droit," in Daniel Borrillo and Anne Masseran, eds., *Sida et droits de l'homme: L'épidémie dans un Etat de droit* (Strasbourg, 1991), p. 16; *Congressional Record* (House), 13 June 1990, pp. 3542–43; Gayl, *Parlamentarische Institut der Enquête-Kommission*, p. 54; Gert G. Frösner, "Wie kann die weitere Ausbreitung von AIDS verlangsamt werden?" *AIDS-Forschung*, 2, 2 (1987), p. 64.

64. Hans D. Pohle and Dieter Eichenlaub, "Kann die weitere Ausbreitung von AIDS verhindert werden?" *AIDS-Forschung*, 2, 3 (March 1987), p. 120; Jörg Lücke, *Aids im amerikanischen und deutschen Recht* (Berlin, 1989), pp. 120–21; *IDHL*, 39, 1 (1988), pp. 31–32.

65. House of Commons, *Problems Associated with AIDS*, vol. 2, pp. 70–71.

66. Gerd Paul and Loretta Walz, eds., *Eine Stadt Lebt mit AIDS: Hilfe und Selbsthilfe in San Francisco* (Berlin, 1986), pp. 46–47; Frank Rühmann, *AIDS: Eine Krankheit und ihre Folgen*, 2d ed. (Frankfurt, 1985), p. 145; John Street and Albert Weale, "Britain: Policy-making in a Hermetically Sealed System," in David L. Kirp and Ronald Bayer, eds., *AIDS in the Industrialized Democracies* (New Brunswick, 1992), p. 207.

67. Höpfel, "Strafrechtliche Probleme," pp. 113–14, 126.

68. RD *Prot*, 1987/88, Bihang, Socialutskottets betänkande 10, p. 25; 1988/89, Bihang, Prop. 5, pp. 104–6.

69. RD *Prot*, 1987/88:94 (6 April 1988), pp. 23, 27; 1988/89, Bihang, Prop. 5, p. 3; SFS 1988:1473, 1988:1474; RD *Prot*, 1986/87:110 (24 April 1987), pp. 45–46; Höpfel, "Strafrechtliche Probleme," pp. 114–15; Henriksson and Ytterberg, "Sweden," p. 323.

70. P. O. Träskman, "Att döda genom kärlek: Straffrättsdogmatik och rättspolitik i slagskuggan av HIV," *Retfærd* 16, 1 (1993), p. 42.

71. Rubenstein et al., *Rights of People*, p. 35; Mark H. Jackson, "The Criminalization of HIV," in Nan D. Hunter and William B. Rubenstein, eds., *AIDS Agenda: Emerging Issues in Civil Rights* (New York, 1992), pp. 252–53; Michael Fumento, *The Myth of Heterosexual AIDS* (New York, 1990), p. 99; Gene W. Matthews and Verla S. Neslund, "The Initial Impact of AIDS on Public Health Law in the United States—1986," *JAMA* 257, 3 (1987), p. 345; Nancy Lee Jones, "Les différents aspects juridiques des problèmes posés par le SIDA aux États-unis," in Jacques Foyer and Lucette Khaïat, *Droit et Sida: Comparaison internationale* (Paris, 1994), p. 207; Theodore J. Stein, *The Social Welfare of Women and Children with HIV and AIDS: Legal Protections, Policy, and Programs* (New York, 1998), p. 100.

72. Lücke, *Aids*, p. 81; AIDES, *Droit et S.I.D.A*, pp. 26–27.

73. Westerhäll and Saldeen, "Réflexions sur le Sida," pp. 389–92; *RD Prot*, 1988/89, Bihang, Prop. 5, p. 261.

74. *IDHL* 38, 2 (1987), pp. 253–54; 42, 2 (1991), pp. 245–54.

75. Allan M. Brandt, *No Magic Bullet: A Social History of Venereal Disease in the United States since 1880*, exp. ed. (New York, 1987), pp. 148–49; Allan M. Brandt, "AIDS in Historical Perspective: Four Lessons from the History of Sexually Transmitted Diseases," *American Journal of Public Health* 78, 4 (April 1988), p. 369.

76. *IDHL* 38, 3 (1987), p. 508; 39, 3 (1988), p. 633; Institute of Medicine, *Confronting AIDS: Update 1988* (Washington, DC, 1988), p. 77; WHO, *Legislative Responses*, p. 229.

77. James F. Childress, "Mandatory HIV Screening and Testing," in Frederick G. Reamer, ed., *AIDS and Ethics* (New York, 1991), p. 63; June E. Osborn, "Public Health and the Politics of AIDS," *Dædalus* 118, 3 (summer 1989), p. 135; Donald H. J. Hermann and William P. Schurgin, *Legal Aspects of AIDS* (Deerfield, IL, 1991), §4:04.

78. Lücke, *Aids*, p. 70; *Le Monde*, 17 December 1988, p. 1; 13 December 1991, p. 13.

79. Raffaele d'Amelio et al., "A Global Review of Legislation on HIV/AIDS: The Issue of HIV Testing," *Journal of Acquired Immune Deficiency Syndromes* 28, 2 (2001), pp. 175; Monika Steffen, "Crisis Governance in France: The End of Sectoral Corporatism?" in Mark Bovens et al., eds., *Success and Failure in Public Governance: A Comparative Analysis* (Cheltenham, U.K., 2001), pp. 477–78.

80. *Public Health Reports* 103, suppl. 1 (1988), pp. 60–61; Michael Tanner and the ALEC National Working Group on State AIDS Policy, *The Politics of Health: A State Response to the AIDS Crisis* (n.p., 1989), p. 103.

81. Swiss Institute of Comparative Law, *Comparative Study*, p. 15; *RD Prot*, 1987/88, Bihang, Socialutskottets betänkande 10, p. 26; WHO, *Legislative Responses*, p. 166; *RD Prot*, 1986/87, Bihang, Socialutskottets betänkande 9, p. 22; Virginie Linhart, "L'intervention tardive et dispersée des partis et des syndi-

cats," in Pierre Favre, ed., *Sida et politique: Les premiers affrontements (1981–1987)* (Paris, 1992), p. 139.

82. Nadine Marie, "Le Sida dans l'ex-URSS," in Jacques Foyer and Lucette Khaïat, *Droit et Sida: Comparaison internationale* (Paris, 1994), pp. 434–37; Christopher Williams, *AIDS in Post-Communist Russia and Its Successor States* (Aldershot, U.K., 1995), p. 59; Barbara A. Misztal, "AIDS in Poland: The Fear of Unmasking Intolerance," in Barbara A. Misztal and David Moss, eds., *Action on AIDS: National Policies in Comparative Perspective* (New York, 1990), p. 169.

83. *RD Prot,* 1986/87:109 (23 April 1987), p. 143; 1986/87:110 (24 April 1987), pp. 45–46; 1987/88, Bihang, Socialutskottets betänkande 10, p. 23; 1987/88, Bihang, Prop. 79, pp. 15–16.

84. M. Lagergren et al., "Anonymous Inquiries in Sweden Regarding the Individual's Motives for HIV-Antibody Testing Autumn 1987 and 1988," *AIDS Education and Prevention* 2, 3 (1990), p. 171; Månsson, "Psycho-Social Aspects," p. 5; *RD Prot,* 1987/88, Bihang, Prop. 79, p. 15; BT *Drucksache* 11/2495, 16 June 1988, p. 89; Jonathan M. Mann and Daniel J. M. Tarantola, eds., *AIDS in the World II* (New York, 1996), p. 6; Julie Margot Feinsilver, *Healing the Masses: Cuban Health Politics at Home and Abroad* (Berkeley, 1993), p. 83; Ronald Bayer and Cheryl Healton, "Controlling AIDS in Cuba," *New England Journal of Medicine* 320, 15 (1989), p. 1022; Marvin Leiner, *Sexual Politics in Cuba: Machismo, Homosexuality, and AIDS* (Boulder, CO, 1994), p. 117.

85. *RD Prot,* 1987/88, Bihang, Prop. 79, pp. 6–7.

86. Anders Blaxhult et al., "Evaluation of HIV Testing in Sweden, 1985–1991," *AIDS* 7 (1993), p. 1629; Anders Foldspang and Else Smith, *Overvågning af HIV og AIDS i Danmark* (Copenhagen, 1992), p. 13; Bundeszentrale für gesundheitliche Aufklärung, *Aids im öffentlichen Bewusstsein der Bundesrepublik 1996* (Cologne, 1997), p. 74.

87. Horn, "Die Behandlung von AIDS," p. 198; *RD Prot,* 1985/86, Bihang, Socialutskottets betänkande 4, p. 12.

88. *SFS* 1985:562; *RD Prot,* 1985/86, Bihang, Socialutskottets betänkande 4, p. 13; Benny Henriksson, "Aids—föreställningar om en verklighet," in Henriksson, ed., *Aids: Föreställningar om en verklighet* (Stockholm, 1987), p. 56.

89. *RD Prot,* 1985/86:33 (21 November 1985), pp. 7, 11–14; 1985/86, Bihang, Socialutskottets betänkande 15, pp. 10, 22–23; *SFS* 1986:197, 1986:198; *RD Prot,* 1985/86, Socialutskottets betänkande 25, pp. 4–5, 9; 1985/86:109 (4 April 1986), p. 9; 1985/86:157 (30 May 1986), pp. 5, 9; 1986/87, Bihang, Socialutskottets betänkande 9, p. 1; 1986/87, Bihang, Socialutskottets betänkande 19, p. 2; 1986/87:50 (16 December 1986), p. 5.

90. BT *Drucksache* 11/2495, 16 June 1988, p. 90.

91. *RD Prot,* 1988/89, Bihang, Socialutskottets betänkande 9, p. 1.

92. *RD Prot,* 1988/89:44 (13 December 1988), p. 12.

93. Christensen et al., *AIDS,* p. 65.

94. WHO, *Legislative Responses,* p. 81; AIDES, *Droit et S.I.D.A,* pp. 26–27;

Monika Steffen, *The Fight against AIDS: An International Public Policy Comparison between Four European Countries: France, Great Britain, Germany, and Italy* (Grenoble, 1996), p. 59; Michel Setbon, *Pouvoirs contre SIDA: De la transfusion sanguine au dépistage: Decisions et pratiques en France, Grande-Bretagne et Suède* (Paris, 1993), p. 198; Lucette Khaïat, "Nouveau virus et vieux démons: Le droit face au sida, une approache comparative," in Eric Heilmann, ed., *Sida et libertés: La régulation d'une épidemie dans un état de droit* (n.p., 1991), p. 76.

95. *Le Monde*, 17 December 1988, p. 1; 13 December 1991, p. 13; Annie Serfaty and Norma Oliveira, "Dispositif des consultations de dépistage anonyme et gratuit du VIH," in Agence nationale de recherches sur le sida, *Le dépistage du VIH: Politiques et pratiques* (Paris, 1996), p. 23.

96. *Le Monde*, 13 December 1991, p. 13; 12 December 1991, p. 13; 18 December 1991, p. 9; 21 December 1991, p. 11; 19 March 1992, p. 12; 25 March 1992, p. 19; 26 March 1992, p. 10; 3 April 1992, p. 13; 28 October 1993, p. 8; 29 November 1993, p. 7; 1 December 1993, p. 10; 15 December 1993, p. 7; 19 November 1994, p. 11; *Journal Officiel, Débats,* Assemblée Nationale, 29 November 1993, p. 6532.

97. Ronald Bayer, "AIDS, Public Health, and Civil Liberties: Consensus and Conflict in Policy," in Frederick G. Reamer, ed., *AIDS and Ethics* (New York, 1991), pp. 37–38, 41; Bayer and Kirp, "The United States," pp. 25–27.

98. BT *Verhandlungen* 11/103, 27 October 1988, pp. 7054C-55C; 12/12, 28 February 1991, p. 586B-C; BT *Drucksache* 11/7200, 31 May 1990, p. 187, 189–90.

99. Patricia Day and Rudolf Klein, "Interpreting the Unexpected: The Case of AIDS Policy Making in Britain," *Journal of Public Policy* 9, 3 (1989), pp. 345–46; Street and Weale, "Britain" p. 207; Setbon, *Pouvoirs contre SIDA,* pp. 261–62, 265.

100. *Hansard*, vol. 113 (23 March 1987), col. 72; vol. 114 (7 April 1987), col. 153; vol. 131 (12 April 1988), col. 101; vol. 133 (10 May 1988), col. 143.

101. Martin Sieber, *Die Bedeutung des HIV-Tests für die Aids-Prävention* (Bern, 1995), p. 20.

102. Michel Setbon, "La normalisation paradoxale du sida," *Revue française de sociologie* 41, 1 (2000), p. 70; Michel Setbon, "Approche comparative internationale du dépistage de l'infection par le VIH comme politique publique," in Agence nationale de recherches sur le sida, *Le dépistage du VIH: Politiques et pratiques* (Paris, 1996), pp. 15–16.

103. BT *Drucksache* 11/2495, 16 June 1988, p. 88; Jan K. van Wijngaarden, "The Netherlands: AIDS in a Consensual Society," in David L. Kirp and Ronald Bayer, eds., *AIDS in the Industrialized Democracies* (New Brunswick, 1992), p. 264.

104. Marie-Ange Schiltz and Philippe Adam, "Le test de dépistage au VIH: Diffusion parmi les homo et bisexuels français," in Agence nationale de recherches sur le sida, *Le dépistage du VIH: Politiques et pratiques* (Paris, 1996), p. 41.

105. BT *Drucksache* 11/7200, 31 May 1990, p. 374; BT *Verhandlungen* 11/103, 27 October 1988, p. 7057A; Wolfram H. Eberbach, "Anonymisierte Prävalenz- und Inzidenzstudie zu HIV: Rechtliche und politische Aspekte," *AIDS-Forschung* 6 (1989), pp. 283–87.

106. House of Commons, *Problems Associated with AIDS*, vol. 1, pp. x–xii; vol. 2, p. 298.

107. Ronald Bayer et al., "The American, British, and Dutch Responses to Unlinked Anonymous HIV Seroprevalence Studies: An International Comparison," *AIDS* 4 (1990), pp. 284–86; Bayer and Kirp, "The United States," p. 26; Lücke, *Aids*, pp. 54 ff; Harold Edgar and Hazel Sandomire, "Medical Privacy Issues in the Age of AIDS: Legislative Options," *American Journal of Law and Medicine* 16, 1–2 (1990), pp. 171–72.

108. Mildred Blaxter, *AIDS: Worldwide Policies and Problems* (London, 1991), p. 21; John Street, "A Fall in Interest? British AIDS Policy, 1986–1990," in Virginia Berridge and Philip Strong, eds., *AIDS and Contemporary History* (Cambridge, 1993), p. 230; Alistair Orr, "The Legal Implications of AIDS and HIV Infection in Britain and the United States," in Brenda Almond, ed., *AIDS: A Moral Issue* (London, 1990), p. 123; Virginia Berridge, *AIDS in the UK: The Making of Policy, 1981–1994* (Oxford, 1996), pp. 150–51, 212–13; Andrew Grubb and David S. Pearl, *Blood Testing, AIDS, and DNA Profiling: Law and Policy* (Bristol, 1990), p. 24; *Hansard*, vol. 144 (13 January 1989), col. 1103–4, 1121–22, 1124, 1144, 1146.

109. Van Wijngaarden, "The Netherlands," p. 273; Bayer et al., "American, British, and Dutch Responses," p. 288; Theo Sandfort, "Pragmatism and Consensus: The Dutch Response to HIV," in Sandfort, ed., *The Dutch Response to HIV: Pragmatism and Consensus* (London, 1998), p. 6.

110. Erik Albæk, "Denmark: AIDS and the Political 'Pink Triangle,'" in David L. Kirp and Ronald Bayer, eds., *AIDS in the Industrialized Democracies* (New Brunswick, 1992), p. 295; Erik Albæk, "AIDS: The Evolution of a Non-Controversial Issue in Denmark" (paper presented at the American Political Science Association meeting, 1990), p. 11; Viggo Hagstrøm, *AIDS som juridisk problem* (n.p., 1988), p. 30; Christensen et al., *AIDS*, pp. 26, 120–22.

111. RD *Prot*, 1987/88, Bihang, Prop. 79, p. 15; 1986/87, Bihang, Socialutskottets betänkande 19, pp. 26–27; 1987/88, Bihang, Prop. 79, p. 30; Henriksson and Ytterberg, "Sweden," p. 331.

112. Gallwas, "AIDS und Recht," pp. 30–31; Lücke, *Aids*, pp. 59–60.

113. Robert N. Proctor, *The Nazi War on Cancer* (Princeton, 1999), pp. 44–45.

114. BT *Drucksache* 11/122, 1 April 1987; Colin J. Bennett, *Regulating Privacy: Data Protection and Public Policy in Europe and the United States* (Ithaca, 1992), p. 41.

115. BT *Drucksache* 11/7200, 31 May 1990, pp. 271–72; 12/4080, 8 January 1993, no. 81; BT *Verhandlungen* 12/147, 12 March 1993, p. 12630B-C; Bayerisches Staatsministerium für Arbeit und Sozialordnung, Familie, Frauen und Gesundheit, *Die Krankheit AIDS*, p. 37,

116. Wolf Kirschner, *HIV-Surveillance: Inhaltliche und methodische Prob-*

leme bei der Bestimmung der Ausbreitung von HIV-Infektionen (Berlin, 1993), pp. 7–8, 46, 95; BT *Drucksache* 11/7200, 31 May 1990, pp. 293–94, 317; Gert G. Frösner, "AIDS-Bekämpfung: Die unterschiedliche Seuchenbekämpfung in verschiedenen Ländern," *AIDS-Forschung* 11 (1989), p. 605.

117. Sev S. Fluss and Dineke Zeegers, "Reporting of AIDS and Human Immunodeficiency Virus (HIV) Infection: A Worldwide Review of Legislative and Regulatory Patterns and Issues," *AIDS and Public Policy Journal* 5, 1 (1990), pp. 32–36.

118. House of Commons, *Problems Associated with AIDS*, vol. 1, p. lviii.

119. Michael Mills et al., "The Acquired Immunodeficiency Syndrome: Infection Control and Public Health Law," *New England Journal of Medicine* 314 (1986), p. 931; *IDHL* 37, 4 (1986), pp. 780–85; 38, 1 (1987), pp. 51–52; Mann and Tarantola, *AIDS in the World II*, p. 7.

120. *Congressional Record* (Senate), 14 January 1991, p. 879; Bayer, "AIDS, Public Health, and Civil Liberties," p. 42; Institute of Medicine, *Confronting AIDS*, pp. 118–19; Jonsen and Stryker, *Social Impact*, pp. 30–31; Ronald Bayer, "The Dependent Center: The First Decade of the AIDS Epidemic in New York City," in David Rosner, ed., *Hives of Sickness: Public Health and Epidemics in New York City* (New Brunswick, 1995), pp. 142–43; *IDHL* 38, 1 (1987), pp. 42–43.

121. *Congressional Record* (House), 13 June 1990, p. 3532; Bayer and Kirp, "The United States," pp. 28–29; Donald H. J. Hermann, "AIDS and the Law," in Frederick G. Reamer, ed., *AIDS and Ethics* (New York, 1991), pp. 286–88; Tanner and the ALEC National Working Group on State AIDS Policy, *Politics of Health*, pp. 25–26; Lawrence O. Gostin, "The AIDS Litigation Project: A National Review of Court and Human Rights Commission Decisions," *JAMA* 263, 14 (11 April 1990), p. 1962.

122. Rubenstein et al., *Rights of People*, pp. 44, 58–59; *Los Angeles Times*, 10 December 1998, p. A32; *New York Times*, 29 July 1999, p. A19; James W. Buehler, "HIV and AIDS Surveillance: Public Health Lessons Learned," in Ronald O. Valdiserri, ed., *Dawning Answers: How the HIV/AIDS Epidemic Has Helped to Strengthen Public Health* (New York, 2003), p. 34.

123. *IDHL* 34, 4 (1983), p. 748; Charles Mérieux, ed., *SIDA: Épidémies et sociétés* (n.p., 1987), p. 174; Horn, "Die Behandlung von AIDS," p. 198.

124. Christensen et al., *AIDS*, p. 28; Hagstrøm, *AIDS*, p. 26; *IDHL* 35, 1 (1984), p. 54; 37, 4 (1986), p. 770; 39, 3 (1988), p. 630; 46, 1 (1995), pp. 26–28; Snare, "Legal Treatment of AIDS," p. 35; Olli Stålström and Outi Lithén, "AIDS in Finland," in Martin Breum and Aart Hendriks, eds., *AIDS and Human Rights* (Copenhagen, 1988), p. 49; Beatrice Irene Tschumi Sangvik, *Dänemark, Norwegen, Schweden und die Schweiz in Auseinandersetzung mit HIV und Aids* (Zürich, 1994), ch. 2.

125. Henriksson, "Aids—föreställningar om en verklighet," p. 56.

126. Hans Ytterberg and Bo Widegren, "Strid om lagstiftningen kring AIDS i Sverige," *Retfærd* 9, 34 (1986), p. 20.

127. Månsson, "Psycho-Social Aspects," pp. 8–9; Benny Henriksson,

"Swedish AIDS Policy from a Human Rights Perspective," p. 126; David H. Flaherty, *Protecting Privacy in Surveillance Societies* (Chapel Hill, 1989), pp. 4–5.

128. Westerhäll and Saldeen, "Réflexions sur le Sida," pp. 395–96; Christensen et al., *AIDS*, p. 59; Henriksson, "Swedish AIDS Policy from a Human Rights Perspective," p. 130; *SFS* 1985:786; 1987:271.

129. Christensen et al., *AIDS*, p. 25; WHO, *Legislative Responses*, p. 181; *IDHL* 39, 1 (1988), pp. 60–69; BT *Drucksache* 12/6700, 31 January 1994, p. 108.

130. Agnoletto et al., "AIDS and Legislation in Italy," p. 90; David Moss, "AIDS in Italy: Emergency in Slow Motion," in Barbara A. Misztal and David Moss, eds., *Action on AIDS: National Policies in Comparative Perspective* (New York, 1990), p. 144; *IDHL* 38, 4 (1987), pp. 767–68; 42, 1 (1991), pp. 17–18; Jayasuriya, *AIDS*, p. 77.

131. *IDHL* 39, 3 (1988), pp. 628–29; 40, 1 (1989), p. 56; Jacques Foyer and Lucette Khaïat "Droit et SIDA: La situation française," in Foyer and Khaïat, *Droit et Sida: Comparaison internationale* (Paris, 1994), p. 254; Claude Évin and Bruno Durieux, *La lutte contre le sida en France* (Paris, 1992), p. 19; Françoise Barré-Sinoussi et al., *Le SIDA en questions* (Paris, 1987), p. 60.

132. *IDHL* 39, 1 (1988), pp. 33–34; WHO, *Legislative Responses*, p. 83.

133. House of Commons, *Problems Associated with AIDS*, vol. 1, p. lix; David Feldman, *Civil Liberties and Human Rights in England and Wales* (Oxford, 1993), pp. 299–300.

134. *Hansard*, vol. 103 (28 October 1986), col. 123; vol. 111 (27 February 1987), col. 449; vol. 113 (27 March 1987), col. 678; House of Commons, *Problems Associated with AIDS*, vol. 3, pp. 111–12.

135. BT *Drucksache* 12/6700, 31 January 1994, p. 108; Michael G. Koch, "Stellungnahme zur AIDS-Problematik: Antworten auf Fragen der Presse," *AIDS-Forschung* 3, 10 (October 1988), p. 541.

136. BT *Drucksache* 10/3749, No. 46; Hofmann, "Verfassungs- und verwaltungsrechtliche Probleme," p. 1489.

137. BT *Drucksache* 10/4071, 23 October 1985; 10/4516, 10 December 1985; BT *Verhandlungen* 10/152, 4 September 1985, p. 11415B.

138. BT *Drucksache* 11/7200, 31 May 1990, pp. 187, 338.

139. BT *Drucksache* 10/6299, 4 November 1986, pp. 5–7; BT *Verhandlungen* 10/246, 13 November 1986, pp. 19093A–94A; BT *Drucksache* 11/1548, 17 December 1987, p. 4; Rita Süssmuth, "Massnahmen der Bundesregierung zur AIDS-Bekämpfung," *AIDS-Forschung* 1, 1 (January 1986), p. 4.

140. Wolfgang Spann, "Überlegungen zur Bekämpfung der weiteren Ausbreitung der Erkrankung AIDS," *AIDS-Forschung* 2, 5 (May 1987), p. 242; Staatssekretärsausschuss "AIDS" der Bayerischen Staatsregierung, *Konzept der Bayerischen Staatsregierung*, p. 7; Bundesrat, *Drucksache* 294/87, 16 July 1987, p. 2.

141. Bundesrat, *Drucksache* 456/87, 3 November 1987; Bundesrat, *Verhandlungen* 580, 25 September 1987, p. 306C; Meinrad A. Koch et al., *AIDS und HIV in der Bundesrepublik Deutschland: Bericht zum 31. Dezember 1989* (Munich, 1990), pp. 17, 117; Kirschner, *HIV-Surveillance*, pp. 10, 64–67.

142. Günther Beckstein, "Die Anonyme Unverknüpfbare HIV-Test—machbar und notwendig," *AIDS-Forschung* 8 (1992), pp. 395–98.

143. "Entschliessung der 57. Konferenz der für das Gesundheitswesen zuständigen Minister und Senatoren der Länder am 19./20. November 1987 in Osnabrück," in Bundesministerium für Jugend, Familie, Frauen und Gesundheit, *Aidsbekämpfung in der Bundesrepublik Deutschland* (n.p., n.d.), p. 90; Koch et al., *AIDS und HIV*, p. 76.

144. Ronald Bayer and Kathleen E. Toomey, "HIV Prevention and the Two Faces of Partner Notification," *American Journal of Public Health* 82, 8 (1992), p. 1159; James T. Dimas and Jordan H. Richland, "Partner Notification and HIV Infection: Misconceptions and Recommendations," *AIDS and Public Policy Journal* 4, 4 (1989), p. 207; D. E. Woodhouse et al., "Restricting Personal Behaviour: Case Studies on Legal Measures to Prevent the Spread of HIV," *International Journal of STD and AIDS* 4, 1 (1993), pp. 116–17.

145. This was the subterfuge with which the French, for example, sought to preserve their rigid interpretation of medical secrecy with an acknowledgment that sometimes it made sense to warn unsuspecting third parties. Barré-Sinoussi et al., *Le SIDA en questions*, p. 59.

146. Chandler Burr, "The AIDS Exception: Privacy vs. Public Health," *Atlantic Monthly* 279 (June 1997), pp. 60–61.

147. Cornelius Prittwitz, "Strafrechtliche Aspekte von HIV-Infektion und Aids," in Prittwitz, ed., *Aids, Recht und Gesundheitspolitik* (Berlin, 1990), pp. 137–39; Alain Bergdoll, "L'approche juridique: Sida, droits et libertés," in Emmanuel Hirsch, *Aides: Solidaires* (Paris, 1991), p. 542; Jaqueline Bouton, "Le secret médical et le sida," in Eric Heilmann, ed., *Sida et libertés: La régulation d'une épidemie dans un état de droit* (n.p., 1991), p. 139.

148. Larry Gostin and William J. Curran, "Legal Control Measures for AIDS: Reporting Requirements, Surveillance, Quarantine, and Regulation of Public Meeting Places," *American Journal of Public Health* 77, 2 (February 1987), pp. 215–16; William J. Curran et al., "AIDS: Legal and Policy Implications of the Application of Traditional Disease Control Measures," *Law, Medicine, and Health Care* 15, 1–2 (summer 1987), p. 31; *RD Prot*, 1988/89, Bihang, Prop. 5, p. 206.

149. *Congressional Record* (Senate), 15 May 1990, p. 6225.

150. Elinor Burkett, *The Gravest Show on Earth: America in the Age of AIDS* (Boston, 1995), p. 208; *Congressional Record* (Senate), 15 May 1990, p. 6224.

151. Christensen et al., *AIDS*, p. 117.

152. Hagstrøm, *AIDS*, p. 44. Just as the Japanese thought that their gays were not as promiscuous as the Western variety. John Whittier Treat, *Great Mirrors Shattered: Homosexuality, Orientalism, and Japan* (New York, 1999), p. 29.

153. Bayer, "AIDS, Public Health, and Civil Liberties," p. 43.

154. American Bar Association, AIDS Coordinating Committee, *AIDS: The Legal Issues* (Washington, DC, 1988), pp. 49–51; Donald H. J. Hermann, "Liability Related to Diagnosis and Transmission of AIDS," *Law, Medicine and Health Care* 15, 1–2 (summer 1987), p. 38; Hermann and Schurgin, *Legal Aspects*, §2:18.

155. Edgar and Sandomire, "Medical Privacy Issues," p. 159.

156. Joni N. Gray et al., *Ethical and Legal Issues in AIDS Research* (Baltimore, 1995), p. 118; Institute of Medicine, *Confronting AIDS: Update 1988*, pp. 80–81; Mark Blumberg, *AIDS: The Impact On the Criminal Justice System* (Columbus, 1990), p. 6; Michael L. Closen et al., *AIDS: Cases and Materials* (Houston, 1989), p. 651; *Report of the Presidential Commission on the Human Immunodeficiency Virus Epidemic* (Washington, DC, 1988), pp. 75–76, 128–29.

157. Tanner and the ALEC National Working Group on State AIDS Policy, *Politics of Health*, p. 28; Rubenstein et al., *Rights of People*, pp. 61–62; S. Eric Lamboi and Francisco S. Sy, "The Impact of AIDS on State Public Health Legislation in the United States: A Critical Review," *AIDS Education and Prevention* 1, 4 (1989), p. 333.

158. Jonsen and Stryker, *Social Impact of AIDS*, pp. 32–33; *IDHL* 42, 2 (1991), pp. 245–54; Burr, "The AIDS Exception," p. 64.

159. Hermann and Schurgin, *Legal Aspects*, §4:06; Donald H. J. Hermann, "Liability Related to Diagnosis and Transmission of AIDS," *Law, Medicine, and Health Care* 15, 1–2 (1987), p. 40; Edgar and Sandomire, "Medical Privacy Issues," p. 161.

160. Rubenstein et al., *Rights of People*, p. 86.

161. *IDHL* 38, 3 (1987), pp. 504–7; Joyner Sims, "AIDS-Related Crime in Florida," in Clark C. Abt and Kathleen M. Hardy, eds., *AIDS and the Courts* (Cambridge, MA, 1990), p. 243; Suzanne Sangree, "Control of Childbearing by HIV-Positive Women," *Buffalo Law Review* 41, 2 (spring 1993), pp. 351–52.

162. Christensen et al., *AIDS*, pp. 26, 117–18.

163. Foyer and Khaïat, "Droit et SIDA," p. 255.

164. Olivier Guillod et al., *Drei Gutachten über rechtliche Fragen im Zusammenhang mit AIDS* (Bern, 1991), pp. 206–7, 276–77.

165. Frans van den Boom and Paul Schnabel, "The Impact of AIDS on the Dutch Health Care System," in Theo Sandfort, ed., *The Dutch Response to HIV: Pragmatism and Consensus* (London, 1998), p. 158.

166. House of Commons, *Problems Associated with AIDS*, vol. 1, p. lx; vol. 2, p. 10.

167. R. G. S. Aitken, "AIDS: Some Myths and Realities," *Law Society's Gazette* 84 (1987), p. 240; *Hansard*, vol. 72 (7 February 1985), col. 682: Berridge, *AIDS in the UK*, pp. 255–56; Street and Weale, "Britain," p. 191.

168. Sheila M. Rothman, *Living in the Shadow of Death: Tuberculosis and the Social Experience of Illness in American History* (New York, 1994), p. 189; Baldwin, *Contagion and the State*, pp. 442–46; Judith Walzer Leavitt, *The Healthiest City: Milwaukee and the Politics of Health Reform* (Princeton, 1982), p. 246.

169. Dorothy Porter and Roy Porter, "The Enforcement of Health: The British Debate," in Elizabeth Fee and Daniel M. Fox, eds., *AIDS: The Burdens of History* (Berkeley, 1988), p. 107; Bridget Towers, "Politics and Policy: Historical Perspectives on Screening," in Virginia Berridge and Philip Strong, eds., *AIDS and Contemporary History* (Cambridge, 1993), p. 67; Setbon, *Pouvoirs contre SIDA*, pp. 342–44.

170. BT *Drucksache* 11/3483, 24 November 1988; 11/7200, 31 May 1990, pp. 199–201; 12/2344, 25 March 1992, p. 23; 11/2495, 16 June 1988, p. 108. This was rejected by the government: BT *Drucksache* 12/2344, 25 March 1992, p. 23.

171. *Congressional Record* (Senate), 25 January 1989, 135, pp. 397–98; 135, 21 September 1989, p. 11606.

172. *RD Prot*, 1985/86:33 (21 November 1985), p. 17.

173. *Le Monde*, 10 October 1987, p. 18e.

174. David L. Kirp and Ronald Bayer, "The Second Decade of AIDS: The End of Exceptionalism?" in Kirp and Bayer, *AIDS in the Industrialized Democracies* (New Brunswick, 1992), p. 367; Albæk, "AIDS: The Evolution," p. 11; *Journal Officiel, Débats*, Assemblée Nationale, 31 May 1994, p. 2411; Stephan Ruppen, *AIDS: Ein Ratgeber für Rechtsfragen rund um AIDS* (Zurich, 1989), p. 79; Signild Vallgårda, *Folkesundhed som Politik: Danmark og Sverige fra 1930 til i Dag* (Århus, 2003), p. 249.

175. James C. Mohr, *Doctors and the Law: Medical Jurisprudence in Nineteenth-Century America* (New York, 1993), pp. 115–16.

176. Stein, *Social Welfare*, pp. 99–100; Rubenstein et al., *Rights of People*, pp. 41, 50; Jayasuriya, *AIDS*, p. 36; Lücke, *Aids*, p. 49; Tanner and the ALEC National Working Group on State AIDS Policy, *Politics of Health*, p. 68.*

177. Chai R. Feldblum, "Workplace Issues: HIV and Discrimination," in Nan D. Hunter and William B. Rubenstein, eds., *AIDS Agenda: Emerging Issues in Civil Rights* (New York, 1992), p. 285.

178. John Duffy, *A History of Public Health in New York City, 1625–1866* (New York, 1968), p. 129.

179. Hermann, "AIDS and the Law," p. 288.

180. Bernard M. Dickens, "Legal Rights and Duties in the AIDS Epidemic," *Science* 239, 4840 (5 February 1988), p. 581.

181. Bayer and Toomey, "HIV Prevention," p. 1162; Joseph D. Piorkowski Jr., "Between a Rock and a Hard Place: AIDS and the Conflicting Physician's Duties of Preventing Disease Transmission and Safeguarding Confidentiality," *Georgetown Law Journal* 76 (1987), p. 197.

182. Robert B. Gainor, "To Have and to Hold: The Tort Liability for the Interspousal Transmission of AIDS," *New England Law Review* 23 (1988–89), p. 895.

183. Andrew Grubb and David S. Pearl, *Blood Testing, AIDS, and DNA Profiling: Law and Policy* (Bristol, 1990), ch. 2; Feldman, *Civil Liberties and Human Rights*, pp. 392–98.

184. *Hansard*, vol. 106 (2 December 1986), col. 611.

185. Orr, "Legal Implications of AIDS and HIV Infection," pp. 117, 136; d'Eça, "Medico-Legal Aspects," pp. 118–20; Swiss Institute of Comparative Law, *Comparative Study*, p. 31; Kenneth M. Boyd, "HIV Infection and AIDS: The Ethics of Medical Confidentiality," *Journal of Medical Ethics* 18 (1992), pp. 173–79.

186. Jonathan Grimshaw, "AIDS and Human Rights in the United Kingdom," in Martin Breum and Aart Hendriks, eds., *AIDS and Human Rights* (Copenhagen, 1988), p. 142; Alistair Orr, "Legal AIDS: Implications of AIDS and

HIV for British and American Law," *Journal of Medical Ethics* 15 (1989), p. 63; *Hansard*, vol. 90 (20 January 1986), col. 64–65.

187. Ulrich Amelung, *Der Schutz der Privatheit im Zivilrecht: Schadener-satz und Gewinnabschöpfung bei Verletzung des Rechts auf Selbstbestimmung über personenbezogene Informationen im deutschen, englischen und US-amerikanischen Recht* (Tübingen, 2002), pp. 129–57.

188. *Hansard* (12 February 1988), col. 657–58; vol. 147 (21 February 1989), col. 608.

189. Peter Roth, "AIDS and Insurance: Some Very British Questions," in David FitzSimons et al., eds., *The Economic and Social Impact of AIDS in Europe* (London, 1995), p. 288; Elsberry, "AIDS Quarantine," p. 129.

190. Benny Henriksson, ed., *Aids: Föreställningar om en verklighet* (Stockholm, 1987), pp. 56–57, 107; Westerhäll and Saldeen, "Réflexions sur le Sida," pp. 400–401; *RD Prot*, 1986/87, Bihang, Prop. 2, pp. 1, 20–21.

191. Andreas Costard, *Öffentlich-rechtliche Probleme beim Auftreten einer neuen übertragbaren Krankheit am Beispiel AIDS* (Berlin, 1989), p. 71; Dieter Meurer, "AIDS und strafrechtliche Probleme der Schweigepflicht," in Andrzej J. Szwarc, ed., *AIDS und Strafrecht* (Berlin, 1996), p. 137; *Der Spiegel* 28 (1987), p. 45.

192. *AIDS: Fakten und Konsequenzen*, pp. 386, 404; W. Eberbach, *Rechts-probleme der HTLV-III-Infektion (AIDS)* (Berlin, 1986), pp. 32–33; Meurer, "AIDS und strafrechtliche Probleme," pp. 144–48; Bernd Schünemann, "AIDS und Strafrecht," in Andrzej J. Szwarc, ed., *AIDS und Strafrecht* (Berlin, 1996), pp. 41–42; Erwin Deutsch, *Rechtsprobleme von AIDS* (Bergisch Gladbach, 1988), p. 13; Wolfgang Spann and Randolph Penning, "Neue Problemstellungen in der Rechtsmedizin durch AIDS," *AIDS-Forschung* 1, 12 (1986), p. 639; Gerhard H. Schlund, "Zur Berufsverschwiegenheit bei AIDS," *AIDS-Forschung* 2, 7 (1987), p. 405; BT *Drucksache* 11/7200, 31 May 1990, p. 212.

193. Catherine Manuel, "HIV Screening: Benefits and Harms for the Individual and the Community," in Rebecca Bennett and Charles A. Erin, eds., *HIV and AIDS: Testing, Screening, and Confidentiality* (Oxford, 1999), pp. 70–71; Baldwin, *Contagion and the State*, pp. 442–46.

194. Ana Paula Fialho Lopes, "Du silence à 'l'aveu': Les intellectuels et le sida de la mort de Foucault (1984) à la mort de J. P. Aron (1988)," in Pierre Favre, ed., *Sida et politique: Les premiers affrontements (1981–1987)* (Paris, 1992), pp. 151–52; Thomaïs Douraki, "La protection juridique des malades atteints du SIDA," *Revue internationale de criminologie et de police technique* 2 (1990), p. 241; Emily Apter, "Fantom Images: Hervé Guibert and the Writing of 'sida' in France," in Timothy F. Murphy and Suzanne Poirier, eds., *Writing AIDS: Gay Literature, Language, and Analysis* (New York, 1993), p. 86.

195. Aquilino Morelle, *La défaite de la santé publique* (Paris, 1996), p. 295; Anne-Marie Casteret, *L'affaire du sang* (Paris, 1992), p. 100; Daniel Defert, "Une expérience collective," in Emmanuel Hirsch, *Aides: Solidaires* (Paris, 1991), pp. 63–64; Bouton, "Le secret médical et le sida," p. 130 and Françoise Degott-Kieffer, "Maladies nouvelles et droit du travail, le cas de l'infection par

le VIH," in Eric Heilmann, ed., *Sida et libertés: La régulation d'une épidemie dans un état de droit* (n.p., 1991), p. 218. The Swiss too recognized a limited right for physicians not to inform patients of their own diagnosis. Guillod, *Drei Gutachten*, pp. 99–100.

196. François-Régis Cerruti, *Medilex: Guide juridique médical* (Levallois-Perret, 1996), ch. 1, pt. 3; Sabine Michalowski, "Medical Confidentiality and Medical Privilege: A Comparison of French and German Law," *European Journal of Health Law* 5 (1998), pp. 95–96.

197. Jean de Savigny, *Le Sida et les fragilités françaises: Nos réactions face à l'épidémie* (Paris, 1995), p. 277; *Le Monde*, 3–4 July 1988, p. 8.

198. AIDES, *Droit et S.I.D.A*, p. 35; Barré-Sinoussi, *Le SIDA en questions*, p. 59; Khaïat, "Nouveau virus et vieux démons," p. 92; Philippe Auvergnon, ed., *Le droit social à l'epreuve du SIDA* (n.p., n.d.), pp. 46–47; Pierre Kayser, *La protection de la vie privée: Protection du secret de la vie privée* (Paris, 1984), p. 245.

199. *Le Monde*, 7 April 1994, p. 11; 12 April 1994; 25 May 1994, p. 10; 31 May 1994, p. 14; 1 June 1994, p. 26; *Journal Officiel, Débats,* Assemblée Nationale, 31 May 1994, p. 2404; Alain Sobel, "Policy Making under Changing Political Situations: The French National AIDS Council and AIDS Control Policies," in Dorothee Friedrich and Wolfgang Heckmann, eds., *Aids in Europe: The Behavioural Aspect* (Berlin, 1995), 4:92; Vèronique Barabe-Bouchard, "La famille et le SIDA," in Brigitte Feuillet-Le Mintier, ed., *Le SIDA: Aspects juridiques* (Paris, 1995), pp. 33–36.

200. Nancy Tomes, "The Making of a Germ Panic, Then and Now," *American Journal of Public Health* 90, 2 (February 2000), p. 195.

201. Leonard J. Nelson III, "International Travel Restrictions and the AIDS Epidemic," *American Journal of International Law* 81 (1987), p. 231; Allin, "AIDS Pandemic," p. 1056.

202. WHO, *Legislative Responses*, pp. 38, 97, 103, 191, 194; Jean-Pierre Cabestan, "SIDA et droit en Chine populaire," in Jacques Foyer and Lucette Khaïat, *Droit et Sida: Comparaison internationale* (Paris, 1994), p. 100; S. S. Fluss and D. K. Latto, "The Coercive Element in Legislation for the Control of AIDS and HIV Infection: Some Recent Developments," *AIDS and Public Policy Journal* 2, 3 (summer–fall 1987), p. 15; Marie, "Le Sida dans l'ex-URSS," pp. 433–37; Williams, *AIDS in Post-Communist Russia*, p. 59, 73–74, 160–61; *IDHL* 38, 4 (1987), p. 769–71; 41, 3 (1990), pp. 431–32; 42, 1 (1991), pp. 21–25.

203. Tomas J. Philipson and Richard A. Posner, *Private Choices and Public Health: The AIDS Epidemic in an Economic Perspective* (Cambridge, MA, 1993), p. 152; Sarah Santana et al., "Human Immunodeficiency Virus in Cuba: The Public Health Response of a Third World Country," in Nancy Krieger and Glen Margo, eds., *AIDS: The Politics of Survival* (Amityville, NY, 1994), p. 168; Julie Margot Feinsilver, *Healing the Masses: Cuban Health Politics at Home and Abroad* (Berkeley, 1993), pp. 82–84.

204. Aart Hendriks, *AIDS and Mobility: The Impact of International Mobility on the Spread of HIV and the Need and Possibility for AIDS/HIV Prevention Programmes* (Copenhagen, 1991), p. 20.

205. Brenda Almond, "Introduction: War of the World," in Almond, ed., *AIDS: A Moral Issue* (London, 1990), p. 20; B. D. Bytchenko, "A Search for Effective Strategies against AIDS: Points for Discussion," in M. A. Koch and F. Deinhardt, eds., *AIDS Diagnosis and Control: Current Situation* (Munich, 1988), p. 55; Jürgen Kölzsch, "HIV-/Aids-Beratungs- und Betreuungsmodell an der Charité-Hautklinik Berlin," in Doris Schaeffer et al., eds., *Aids-Krankenversorgung* (Berlin, 1992), p. 190; Williams, *AIDS in Post-Communist Russia*, p. 163; "Russia Enacts Travel Restrictions, Mandates Testing of Some Workers," *AIDS Policy and Law* 21 April 1995, p. 7.

206. Left-wing critics of the Reagan Strategic Defense Initiative drew parallels between the Star Wars missile shield and safer sex, both seeking security behind a thin and improbable veil of protection. Michael Bochow, "Reactions of the Gay Community to AIDS in East and West Berlin," in AIDS-Forum D.A.H., *Aspects of AIDS and AIDS-Hilfe in Germany* (Berlin, 1993), p. 27.

207. Kölzsch, "HIV-/Aids-Beratungs- und Betreuungsmodell an der Charité-Hautklinik Berlin," p. 190; Niels Sönnichsen, "Überlegungen und Erfahrungen zur Verhütung und Bekämpfung des Syndroms des erworbenen Immundefektes (AIDS) in der DDR," *AIDS-Forschung* 2, 10 (October 1987), pp. 549–50; Günter Grau, *AIDS: Krankheit oder Katastrophe?* (Berlin, 1990), p. 80; Stephan Dressler, "Blood 'Scandal' and AIDS in Germany," in Eric A. Feldman and Ronald Bayer, eds., *Blood Feuds: AIDS, Blood, and the Politics of Medical Disaster* (New York, 1999), p. 195.

208. Anders Foldspang and Else Smith, *Overvågning af HIV og AIDS i Danmark* (Copenhagen, 1992), pp. 18, 45–47; Sarah N. Qureshi, "Global Ostracism of HIV-Positive Aliens: International Restrictions Barring HIV-Positive Aliens," *Maryland Journal of International Law and Trade* 19 (1995), pp. 117–18; Sangvik, *Dänemark, Norwegen, Schweden und die Schweiz*, p. 106; Danziger, "HIV Testing and HIV Prevention," pp. 293–96; Matti Hayry and Heta Hayry, "AIDS and a Small North European Country: A Study in Applied Ethics," *International Journal of Applied Philosophy* 3, 3 (1987), p. 52.

209. *Congressional Record* (Senate), 17 February 1993, p. 1719; (Senate) 7 May 1990, p. 5738.

210. Guy S. Goodwin-Gill, "AIDS and HIV, Migrants, and Refugees," in Mary Haour-Knipe and Richard Rector, eds., *Crossing Borders: Migration, Ethnicity, and AIDS* (London, 1996), p. 56; Margaret Duckett and Andrew J. Orkin, "AIDS-Related Migration and Travel Policies and Restrictions: A Global Survey," *AIDS* 3, suppl. 1 (1989), p. S251; Éric Seizelet, "Le droit face au SIDA en Corée du sud," in Jacques Foyer and Lucette Khaïat, *Droit et Sida: Comparaison internationale* (Paris, 1994), p. 113.

211. Swiss Institute of Comparative Law, *Comparative Study*, p. 103; *IDHL* 40, 1 (1989), p. 59; Virginia van der Vliet, "Apartheid and the Politics of AIDS," in Douglas A. Feldman, ed., *Global AIDS Policy* (Westport, 1994), p. 109.

212. Chetan Bhatt and Robert Lee, "Official Knowledges: The Free Market, Identity Formation, Sexuality, and Race in the HIV/AIDS Sector," in Joshua

Oppenheimer and Helena Reckitt, eds., *Acting on AIDS: Sex, Drugs, and Politics* (London, 1997), p. 204.

213. WHO, *Legislative Responses*, p. 191; Jean-Pierre Legrand, "Les personnes de nationalité étrangère et le Sida," in Michel Vincineau, ed., *Le Sida: Un défi aux droits* (Brussels, 1991), pp. 764–65; Swiss Institute of Comparative Law, *Comparative Study*, pp. 107–8; Bernard M. Dickens et al., "HIV Screening: The International Implications," in Lawrence Gostin and Lane Porter, eds., *International Law and AIDS* (n.p., 1992), pp. 111–12; Michel Hubert, "AIDS in Belgium: Africa in Microcosm," in Barbara A. Misztal and David Moss, eds., *Action on AIDS: National Policies in Comparative Perspective* (New York, 1990), p. 106; Terry Morehead Dworkin and Elies Steyger, "AIDS Victims in the European Community and the United States: Are They Protected from Unjustified Discrimination?" *Texas International Law Journal* 24 (1989), p. 314; Jean-François Revel, "AIDS and Political Manipulation," in Charles Mérieux, ed., *SIDA: Épidémies et sociétés* (n.p., 1987), p. 36; Renée Sabatier, *Blaming Others: Prejudice, Race, and Worldwide AIDS* (London, 1988), pp. 110–13.

214. *AIDS: Fakten und Konsequenzen*, p. 610; BT *Drucksache* 11/4043, 21 February 1989; BT *Verhandlungen* 10/184, 12 December 1985, p. 14086B-C; Canaris, "Gesundheitspolitische Aspekte," p. 300; BT *Drucksache* 11/218; 11/295, 19 May 1987; 11/647, 28 July 1987; BT *Verhandlungen* 12/12, 28 February 1991, p. 588D; Mönnich and Fiedler, *Handeln der Berliner Gesundheitsverwaltung*, pp. 93–94.

215. *IDHL* 38, 4 (1987), pp. 762–63; 41, 1 (1990), p. 39; David Hirsch, "SIDA et droit en Australie," in Jacques Foyer and Lucette Khaïat, *Droit et Sida: Comparaison internationale* (Paris, 1994), pp. 94–95; David T. Evans, *Sexual Citizenship: The Material Construction of Sexualities* (London, 1993), p. 125; Deutsche AIDS-Hilfe, Berlin, *Restrictions of Entry and Residence for People with HIV/AIDS: A Global Survey* (Frankfurt, November 1991), p. 30; Frösner, "AIDS-Bekämpfung," p. 599; Rozovsky and Rozovsky, *AIDS and Canadian Law*, p. 72.

216. BT *Verhandlungen* 11/13, 21 May 1987, pp. 795D-796C, 798A-B, 801A; 11/60, 24 February 1988, pp. 4149D-50A; BT *Drucksache* 11/6485, 15 February 1990.

217. Lücke, *Aids*, pp. 64–65; Deutsche AIDS-Hilfe, *Restrictions of Entry and Residence*, p. 32.

218. Ian A. Macdonald, *Immigration Law and Practice* (London, 1983), p. 115; BT *Drucksache* 11/7200, 31 May 1990, pp. 252–55; Schenke, "AIDS aus verwaltungsrechtlicher Perspektive," in p. 60; *AIDS: Fakten und Konsequenzen*, pp. 482–88; Walter Zitzelsberger, "Ausländerrechtliche Aspekte der AIDS-Problematik," *AIDS-Forschung* 1 (1988), pp. 49–53; "Rechtliche Aspekte der HIV-Infektion und der AIDS-Erkrankung," *AIDS-Forschung* 7 (1988), p. 411.

219. Bundesrat, *Drucksache* 295/87, 16 July 1987; Jäger, *AIDS und HIV-Infektionen*, ix–2.1.1, p. 1; *AIDS-Forschung* 2, 10 (October 1987), p. 582; Guenter Frankenberg, "Germany: The Uneasy Triumph of Pragmatism," David

L. Kirp and Ronald Bayer, eds., *AIDS in the Industrialized Democracies* (New Brunswick, 1992), p. 128.

220. Deutsche AIDS-Hilfe, *Restrictions of Entry and Residence*, p. 15; Michael Kirby, "Inefficient Laws Will Not Protect Countries against AIDS," *Washington Post*, 2 February 1988.

221. WHO, *Legislative Responses*, p. 79; *IDHL* 39, 2 (1988), pp. 363–64; Claude Got, *Rapport sur le SIDA* (Paris, 1989), p. 42; Swiss Institute of Comparative Law, *Comparative Study*, p. 239.

222. *RD Prot*, 1986/87:109 (23 April 1987), p. 140; Westerhäll and Saldeen, "Réflexions sur le Sida," p. 393; Henriksson and Ytterberg, "Sweden," p. 331; Leijonhufvud, *HIV-smitta*, p. 16. This was also true in Germany: Friedrich Baumhauer, "Legal Measures Employed in Germany for Coping with AIDS," in AIDS-Forum D.A.H., *Aspects of AIDS and AIDS-Hilfe in Germany* (Berlin, 1993), p. 107.

223. *Hansard*, vol. 108 (16 January 1987), col. 342; Berridge, *AIDS in the UK*, p. 116; Swiss Institute of Comparative Law, *Comparative Study*, pp. 103–4; House of Commons, *Problems Associated with AIDS*, vol. 3, p. 78; Allin, "AIDS Pandemic," p. 1054; Eibe Riedel, "Internationale und europarechtliche Aspekte von AIDS," in Hans-Ullrich Gallwas et al., eds., *Aids und Recht* (Stuttgart, 1992), p. 220.

224. *Hansard*, vol. 111 (2 March 1987), col. 466; vol. 146 (10 February 1989), col. 820; Wesley Gryk, "AIDS and Immigration," in Richard Haigh and Dai Harris, eds., *AIDS: A Guide to the Law*, 2d ed. (London, 1995), pp. 82–83; Qureshi, "Global Ostracism," p. 91.

225. Gryk, "AIDS and Immigration," p. 79; Horn, "Die Behandlung von AIDS," p. 204.

226. Setbon, *Pouvoirs contre SIDA*, pp. 366–67; Faith G. Pendleton, "The United States Exclusion of HIV-Positive Aliens: Realities and Illusions," *Suffolk Transnational Law Review* 18 (1995), pp. 298–99; Lia Macko, "Acquiring a Better Global Vision: An Argument against the United States' Current Exclusion of HIV-Infected Immigrants," *Georgetown Immigration Law Journal* 9 (1995), p. 546; Juan P. Osuna, "The Exclusion from the United States of Aliens Infected with the AIDS Virus," *Houston Journal of International Law* 16, 1 (1993), p. 14.

227. Robert M. Wachter, *The Fragile Coalition: Scientists, Activists, and AIDS* (New York, 1991), pp. 113–15, 124–25, 134; *Congressional Record* (Senate), 5 April 1990, pp. 4069–70.

228. Claude Évin and Bruno Durieux, *La lutte contre le sida en France* (Paris, 1992), p. 103.

229. *IDHL* 38, 3 (1987), p. 502.

230. Carol Leslie Wolchok, "AIDS at the Frontier: United States Immigration Policy," *Journal of Legal Medicine* 10, 1 (1989), pp. 127–29; Wachter, *Fragile Coalition*, pp. 28–31; Lücke, *Aids*, p. 61; Jayasuriya, *AIDS*, p. 42.

231. Rubenstein et al., *Rights of People*, p. 315; Goodwin-Gill, "AIDS and HIV, Migrants, and Refugees," pp. 62–63; Christopher H. Foreman Jr., *Plagues,*

Products, and Politics: Emergent Public Health Hazards and National Policy-making (Washington, DC, 1994), p. 64; Larry O. Gostin et al., "Screening Immigrants and International Travelers for the Human Immunodeficiency Virus," *New England Journal of Medicine* 322, 24 (14 June 1990), p. 1743; Allin, "AIDS Pandemic," p. 1055.

232. Timothy F. Murphy, *Ethics in an Epidemic: AIDS, Morality, and Culture* (Berkeley, 1994), pp. 129–33; *Report of the Presidential Commission*, p. 156; *AIDS-Nachrichten aus Forschung und Wissenschaft* 3 (1991), pp. 1–2; Donna I. Dennis, "HIV Screening and Discrimination: The Federal Example," in Scott Burris et al., eds., *AIDS Law Today* (New Haven, 1993), pp. 203–5; Edward J. Lynch, "Medical Exclusion and Admissions Policy: Statutes and Strictures," *New York University Journal of International Law and Politics* 23 (1991), pp. 1004–8; Dickens, "HIV Screening," p. 110.

233. Pendleton, "The United States Exclusion of HIV-Positive Aliens," pp. 277, 295; *Congressional Record* (House), 11 March 1993, p. 1205.

234. *Congressional Record*, Extensions of Remarks, 22 March 1994, pp. 506–7; Qureshi, "Global Ostracism," p. 96.

235. House of Commons, *Problems Associated with AIDS*, vol. 3, p. 134; van Wijngaarden, "The Netherlands," p. 260. During the 1994 Fourth International Gay Games, New York City earned some four hundred million dollars. Gary W. Dowsett, "Governing Queens: Gay Communities and the State in Contemporary Australia," in Mitchell Dean and Barry Hindess, eds., *Governing Australia: Studies in Contemporary Rationalities of Government* (Cambridge, 1998), p. 139.

236. Legrand, "Les personnes de nationalité étrangère," p. 766; Dickens, "HIV Screening," pp. 111–12; Hubert, "AIDS in Belgium," p. 106.

237. Adrian Favell and Randall Hansen, "Markets against Politics: Migration, EU Enlargement, and the Idea of Europe," *Journal of Ethnic and Migration Studies* 28, 4 (2002); Christian Joppke, "Asylum and State Sovereignty: A Comparison of the United States, Germany, and Britain," in Joppke, ed., *Challenge to the Nation-State: Immigration in Western Europe and the United States* (Oxford, 1998), pp. 112–13.

第四章　病人变成囚犯：责任、犯罪和健康

1. Larry O. Gostin, "Public Health Strategies for Confronting AIDS: Legislative and Regulatory Policy in the United States," *JAMA* 261, 11 (17 March 1989), p. 1626; Ronald Bayer, "AIDS, Public Health, and Civil Liberties: Consensus and Conflict in Policy," in Frederick G. Reamer, ed., *AIDS and Ethics* (New York, 1991), p. 45; Donald H. J. Hermann and William P. Schurgin, *Legal Aspects of AIDS* (Deerfield, IL, 1991), §9:03; Larry Gostin, "The Politics of AIDS: Compulsory State Powers, Public Health, and Civil Liberties," *Ohio State Law Journal* 49 (1989), p. 1038.

2. William J. Novak, *The People's Welfare: Law and Regulation in Nineteenth-Century America* (Chapel Hill, 1996), ch. 5.

3. Nikolas Rose, *Governing the Soul: The Shaping of the Private Self,* 2d ed. (London, 1999); Nikolas Rose, *Powers of Freedom: Reframing Political Thought* (Cambridge, 1999); Peter N. Stearns, *Battleground of Desire: The Struggle for Self-Control in Modern America* (New York, 1999).

4. Peter Baldwin, "The Return of the Coercive State? Behavioral Control in Multicultural Society," in John A. Hall et al., eds., *The Nation-State under Challenge: Autonomy and Capacity in a Changing World* (Princeton, 2003).

5. Ingemar Folke, "Anteckningar om prostitutionen och lagen," in Gunilla Fredelius, ed., *Ett onödigt ont: En antologi mot porr och prostitution* (Stockholm, 1978), p. 45; Tomas Söderblom, *Horan och batongen: Prostitution och repression i folkhemmet* (Stockholm, 1992), p. 176; Margaret Davis, *Lovers, Doctors, and the Law* (New York, 1988), p. 82; Bernard M. Dickens, "Legal Rights and Duties in the AIDS Epidemic," *Science* 239, 4840 (5 February 1988), p. 580; David Feldman, *Civil Liberties and Human Rights in England and Wales* (Oxford, 1993), pp. 513–14.

6. Peter Baldwin, *Contagion and the State in Europe, 1830–1930* (Cambridge, 1999), pp. 429–34.

7. Scott Burris, "Fear Itself: AIDS, Herpes, and Public Health Decisions," *Yale Law and Policy Review* 3, 479 (1985), pp. 496–504; Mark Blumberg, *AIDS: The Impact on the Criminal Justice System* (Columbus, 1990), p. 53; Harold Edgar and Hazel Sandomire, "Medical Privacy Issues in the Age of AIDS: Legislative Options," *American Journal of Law and Medicine* 16, 1–2 (1990), p. 161; Andrew Grubb and David S. Pearl, *Blood Testing, AIDS and DNA Profiling: Law and Policy* (Bristol, 1990), p. 8.

8. BT *Verhandlungen* 11/71, 14 April 1988, pp. 4806D–07A.

9. Wilfried Bottke, "Strafrechtliche Probleme von AIDS und der AIDS-Bekämpfung," in Bernd Schünemann and Gerd Pfeiffer, eds., *Die Rechtsprobleme von AIDS* (Baden-Baden, 1988), p. 180; Madeleine Leijonhufvud, *HIV-smitta: Straff- och skadeståndsansvar* (Stockholm, 1993), pp. 60–61, 73–74, 102–9; Frédéric Ocqueteau, "La répression pénale dans la lutte contre le sida: Solution ou alibi?" in Eric Heilmann, ed., *Sida et libertés: La régulation d'une épidemie dans un état de droit* (n.p., 1991), p. 235; Felix Herzog, "Das Strafrecht im Kampf gegen 'Aids-Desperados,'" in Ernst Burkel, ed., *Der AIDS-Komplex: Dimensionen einer Bedrohung* (Frankfurt, 1988), p. 343; Michael Tanner and the ALEC National Working Group on State AIDS Policy, *The Politics of Health: A State Response to the AIDS Crisis* (n.p., 1989), p. 87; Mark H. Jackson, "The Criminalization of HIV," in Nan D. Hunter and William B. Rubenstein, eds., *AIDS Agenda: Emerging Issues in Civil Rights* (New York, 1992), pp. 242–52.

10. Jacob A. Heth, "Dangerous Liaisons: Criminalizing Conduct Related to HIV Transmission," *Willamette Law Review* 29 (1993), p. 851.

11. Kathleen M. Sullivan and Martha A. Field, "AIDS and the Coercive Power of the State," *Harvard Civil Rights–Civil Liberties Law Review* 23

(1988), pp. 163–65; Larry Gostin, "The Politics of AIDS: Compulsory State Powers, Public Health, and Civil Liberties," *Ohio State Law Journal* 49 (1989), p. 1053; Donald H. J. Hermann, "AIDS and the Law," in Frederick G. Reamer, ed., *AIDS and Ethics* (New York, 1991), p. 297; William B. Rubenstein et al., *The Rights of People Who Are HIV Positive* (Carbondale, IL, 1996), p. 76; Otfried Seewald, "Aids als Herausforderung an den Verfassungsstaat des Grundgesetzes," in Ernst Burkel, ed., *Der AIDS-Komplex: Dimensionen einer Bedrohung* (Frankfurt, 1988), p. 302; Herbert Tröndle, *Strafgesetzbuch*, 48th ed. (Munich, 1997), p. 1191; Bernd Schünemann, "AIDS und Strafrecht," in Andrzej J. Szwarc, ed., *AIDS und Strafrecht* (Berlin, 1996), pp. 19–22, 37, 63; Klaus Scherf, *AIDS und Strafrecht* (Baden-Baden, 1992), pp. 61–68; Monika Steffen, *The Fight against AIDS: An International Public Policy Comparison between Four European Countries: France, Great Britain, Germany, and Italy* (Grenoble, 1996), p. 53.

12. In *Bowers v. Hardwick* 1986, where the Supreme Court refused to extend privacy protections to consensual homosexual relations. William N. Eskridge Jr., *Gaylaw: Challenging the Apartheid of the Closet* (Cambridge, MA, 1999), p. 171; Michael L. Closen et al., *AIDS: Cases and Materials* (Houston, 1989), p. 679.

13. Cornelius Nester, "AIDS: Strafzumessung und Sicherungsmassnahmen," in Andrzej J. Szwarc, ed., *AIDS und Strafrecht* (Berlin, 1996), p. 214; Michael Kirby, "AIDS and the Law," *Dædalus* 118, 3 (summer 1989), p. 108; Rubenstein et al., *Rights of People*, p. 75; Dieter Meurer, "AIDS und Strafrecht," in Hans-Ullrich Gallwas et al., eds., *Aids und Recht* (Stuttgart, 1992), p. 117.

14. Jean-Paul Jean, "Les problèmes juridiques soulevés par le développement des MST et leur prévention," in Nadine Job-Spira et al., eds., *Santé publique et maladies à transmission sexuelle* (Montrouge, 1990), p. 125; BT Drucksache 11/7200, 31 May 1990, pp. 164–68, 171–72; *Report of the Presidential Commission on the Human Immunodeficiency Virus Epidemic* (Washington, DC, 1988), p. 130; Andreas Salmen, "Aktuelle Erfordernisse der Aidsprävention," in Rolf Rosenbrock and Andreas Salmen, eds., *Aids-Prävention* (Berlin, 1990), p. 94; H. Jäger, ed., *AIDS und HIV-Infektionen* (n.p., n.d.), ix–2.3.3, pp. 1–5; American Bar Association, *Policy on AIDS and the Criminal Justice System* (Chicago, 1989), pp. 5–6.

15. Leijonhufvud, *HIV-smitta*, p. 80; Martha A. Field and Kathleen M. Sullivan, "AIDS and the Criminal Law," *Law, Medicine, and Health Care* 15, 1–2 (summer 1987), p. 46.

16. Nester, "AIDS," p. 215; Hubert Rottleuthner, "Probleme der rechtlichen Regulierung von Aids," in Rolf Rosenbrock and Andreas Salmen, eds., *Aids-Prävention* (Berlin, 1990), p. 123; Andrzej J. Szwarc, *AIDS und Strafrecht* (Berlin, 1996), pp. 231, 234.

17. *Congressional Record* (Senate), 11 July 1991, p. 9796; (Senate) 18 July 1991, p. 10342.

18. Arthur Kreuzer, "Sozialwissenschaftlich-kriminologische Vorbehalte gegenüber der strafrechtsdogmatisch-kriminalpolitischen Aids-Diskussion," in

Cornelius Prittwitz, ed., *Aids, Recht und Gesundheitspolitik* (Berlin, 1990), p. 118; *AIDS: Fakten und Konsequenzen: Endbericht der Enquête-Kommission des 11. Deutschen Bundestages "Gefahren von AIDS und wirksame Wege zu ihrer Eindämmung"* (Bonn, 1990), p. 316; BT *Verhandlungen* 11/110, 24 November 1988, p. 7748B; 11/103, 27 October 1988, p. 7055 B-C; BT *Drucksache* 11/7200, 31 May 1990, p. 165.

19. Vagn Greve and Annika Snare, "Retssystemet v. Aids?" *Retfærd* 9, 34 (1986), p. 11.

20. Hermann and Schurgin, *Legal Aspects*, §3:17.

21. Ibid., §4:16; §9:26.50.

22. Herzog, "Das Strafrecht im Kampf gegen 'Aids-Desperados,'" pp. 331 ff; Peter H. Stephenson, "Le SIDA, la syphilis et la stigmatisation: La genèse des politiques et des préjugés," *Anthropologie et sociétés* 15, 2–3 (1991), p. 91; André Glucksmann, *La fêlure du monde: Éthique et sida* (n.p., 1994), p. 155; Stephanie C. Kane, *AIDS Alibis: Sex, Drugs, and Crime in the Americas* (Philadelphia, 1998), pp. 170–71; Michael Fumento, *The Myth of Heterosexual AIDS* (New York, 1990), p. 61; Nicolas Mauriac, *Le mal entendu: Le sida et les médias* (Paris, 1990), p. 113; Bernard Paillard, *Notes on the Plague Years: AIDS in Marseilles* (New York, 1998), p. 11; Dennis Altman, *Global Sex* (Chicago, 2001), p. 144; *Journal Officiel, Débats*, Assemblée Nationale, 20 June 1991, p. 3433.

23. *Los Angeles Times*, 6 December 1998; 24 October 1998, p. A18; Rolf Dietrich Herzberg, "Die strafrechtliche Haftung für die Infizierung oder Gefährdung durch HIV," in Andrzej J. Szwarc, ed., *AIDS und Strafrecht* (Berlin, 1996), p. 61; *New York Times*, 29 July 1999, p. A19.

24. Schünemann, "AIDS und Strafrecht," pp. 19–22, 37; Scherf, *AIDS und Strafrecht*, pp. 46–50, 55–56; Roland Christiani, *AIDS und Zufallsbekanntschaften: Die Haftung der Virusträgers für die Infektion seines Partners* (Regensburg, 1993), pp. 18, 34–37; Maren Sedelies, *Arbeitsrechtliche Probleme im Umgang mit der Immunschwächekrankheit Aids* (Aachen, 1992), pp. 156–57, 179; Arnulf F. Günther, "Die Strafbarkeit des AIDS-Infizierten beim sexueller Verkehr," (Ph.D. diss., University of Kiel, 1988), passim.

25. Szwarc, *AIDS und Strafrecht*, pp. 63, 124, 231–34; Wilfried Bottke, "Die Immission infektiösen Ejakulats bei ungeschütztem Geschlechtsverkehr zwischen HIV-Infizierten und minderjährigen Jugendlichen," *AIDS-Forschung* 11 (1988), pp. 628–39.

26. "Amtsgericht Kempten (Allgäu), Urteil vom 1. Juli 1988," *AIDS-Forschung* 11 (1988), pp. 640–44; "Landgericht Kempten (Allgäu), Urteil vom 20. Januar 1989," *AIDS-Forschung* 5 (1989), pp. 256–60; Scherf, *AIDS und Strafrecht*, pp. 35–36; Walter Scheuerl, *Aids und Strafrecht: Die Strafbarkeit HIV-infizierter Personen beim Vollziehen sexueller Kontakte* (Münster, 1992), pp. 57–58; Daniel Borrillo and Anne Masseran, eds., *Sida et droits de l'homme: L'épidémie dans un Etat de droit* (Strasbourg, 1991), pp. 225–26; Anne Le Gallou, "SIDA et droit pénal," in Brigitte Feuillet-Le Mintier, ed., *Le SIDA: Aspects juridiques* (Paris, 1995), pp. 146–47; Ronald Turner, "AIDS and Employment:

Asymptomatic Human Immunodeficiency Virus Carriers and Section 504 of the Rehabilitation Act," *AIDS and Public Policy Journal* 5, 4 (1990), pp. 168–69.

27. David L. Kirp and Ronald Bayer, "The Second Decade of AIDS: The End of Exceptionalism?" in Kirp and Bayer, eds., *AIDS in the Industrialized Democracies* (New Brunswick, 1992), p. 368; Dickens, "Legal Rights and Duties," p. 583.

28. Baldwin, *Contagion and the State*, pp. 429–36; Leijonhufvud, *HIV-smitta*, p. 94; W. Spann, "Gerichtsmedizinische Aspekte der HIV-Infektion," *AIDS-Forschung* 12 (1987), p. 701.

29. Lotta Westerhäll and Ake Saldeen, "Réflexions sur le Sida et le droit suédois," in Jacques Foyer and Lucette Khaïat, eds., *Droit et Sida: Comparaison internationale* (Paris, 1994), p. 410; Swiss Institute of Comparative Law, *Comparative Study on Discrimination against Persons with HIV or AIDS* (Strasbourg, 1993), p. 62; Leijonhufvud, *HIV-smitta*, pp. 15, 35–37.

30. Borrillo and Masseran, *Sida et droits de l'homme*, p. 223–26; Claude Got, *Rapport sur le SIDA* (Paris, 1989), p. 82; Michel Danti-Juan, "Quelques reflexions en droit penal français sur les problemes posés par le sida," *Revue de droit penal et de criminologie* 68 (1988), pp. 636–39; Monika Steffen, "AIDS and Political Systems," in Dorothee Friedrich and Wolfgang Heckmann, eds., *Aids in Europe: The Behavioural Aspect* (Berlin, 1995), 5:37–38; AIDES, *Droit et S.I.D.A.: Guide juridique,* 3d ed. (Paris, 1996), pp. 153–54; Brigitte Feuillet-Le Mintier, ed., *Le SIDA: Aspects juridiques* (Paris, 1995), pp. 69, 146; Ocqueteau, "La répression pénale," pp. 241–44.

31. Alistair Orr, "Legal AIDS: Implications of AIDS and HIV for British and American Law," *Journal of Medical Ethics* 15 (1989), p. 65; Gerald Forlin and Piers Wauchope, "AIDS and the Criminal Law," *Law Society's Gazette* 84, 12 (25 March 1987), pp. 884–85; Margaret Brazier and Maureen Mulholland, "Droit et Sida: Le Royaume-uni," in Jacques Foyer and Lucette Khaïat, eds., *Droit et Sida: Comparaison internationale* (Paris, 1994), pp. 374, 380; *Hansard Parliamentary Debates,* vol. 119 (16 July 1987), col. 604.

32. Angus Hamilton, "The Criminal Law and HIV Infection," in Richard Haigh and Dai Harris, eds., *AIDS: A Guide to the Law,* 2d ed. (London, 1995), pp. 27–30; Leslie J. Moran, *The Homosexual(ity) of Law* (London, 1996), pp. 180–91; Anthony P. M. Coxon, *Between the Sheets: Sexual Diaries and Gay Men's Sex in the Era of AIDS* (London, 1996), p. 132.

33. Simon Bronitt, "Spreading Disease and the Criminal Law," *Criminal Law Review* (1994), pp. 21–22, 27.

34. *IDHL* 45, 1 (1994).

35. Harlon L. Dalton, "Criminal Law," in Scott Burris et al., eds., *AIDS Law Today* (New Haven, 1993), pp. 250–51; Monika Steffen, "France: Social Solidarity and Scientific Expertise," in David L. Kirp and Ronald Bayer, eds., *AIDS in the Industrialized Democracies* (New Brunswick, 1992), p. 242.

36. Albert R. Jonsen and Jeff Stryker, eds., *The Social Impact of AIDS in the United States* (Washington, DC, 1993), p. 36; *Congressional Record* (House), 13 June 1990, p. 3532; (House) 31 July 1990, pp. 6031–32, 6046; Rubenstein et al.,

Rights of People, p. 81; Ronald Bayer and David L. Kirp, "The United States: At the Center of the Storm," in Kirp and Bayer, eds., *AIDS in the Industrialized Democracies* (New Brunswick, 1992), p. 32; *IDHL* 37, 3 (1986), pp. 544–45; Tanner and the ALEC National Working Group on State AIDS Policy, *Politics of Health*, p. 87; *Los Angeles Times*, 27 April 2002, p. A14.

37. D. C. Jayasuriya, *AIDS: Public Health and Legal Dimensions* (Dordrecht, 1988), p. 29; Kirby, "AIDS and the Law," pp. 102, 107; Margaret Duckett, ed., *Australia's Response to AIDS* (Canberra, 1986), p. 33.

38. Bundesrat, *Drucksache* 294/87, 16 July 1987, pp. 31–32; Staatssekretärsausschuss "AIDS" der Bayerischen Staatsregierung, *Konzept der Bayerischen Staatsregierung zur Bekämpfung der Immunschwächekrankheit AIDS* (Munich, n.d.), pp. 12 ff.

39. "Landgericht Nürnberg-Fürth—13. Strafkammer, Urteil vom 16. November 1987," *AIDS-Forschung* 5 (1988), pp. 278–82; BT *Drucksache* 11/7200, 31 May 1990, p. 191; Wolfgang Schumacher and Egon Meyn, *Bundes-Seuchengesetz*, 4th ed; (Cologne, 1992), pp. 165–67; Meurer, "AIDS und Strafrecht," p. 118; W. Eberbach, *Rechtsprobleme der HTLV-III-Infektion (AIDS)* (Berlin, 1986), pp. 8–9; Scherf, *AIDS und Strafrecht*, pp. 29–31; "Landgericht München I, 6. Strafkammer, Urteil vom 20. Juli 1987," *AIDS-Forschung* 11 (1987), pp. 648–51; "Landgericht München I—Jugendkammer, Urteil vom 12.4.1991," *AIDS-Forschung* 6, 11 (November 1991), p. 598.

40. Manfred Bruns, "AIDS, Prostitution und das Strafrecht," *Neue Juristische Wochenschrift* 40, 12 (1987), p. 693; Jäger, ed., *AIDS und HIV-Infektionen*, ix–2.3.11, pp. 1–2, 4. Similarly in Switzerland: Roger Gaillard, "Virus et médias," in Jean Martin, ed., *Faire face au SIDA* (Lausanne, 1988), p. 91.

41. Jacques Foyer and Lucette Khaïat "Droit et SIDA: La situation française," in Foyer and Khaïat, eds., *Droit et Sida: Comparaison internationale* (Paris, 1994), p. 239.

42. Swiss Institute of Comparative Law, *Comparative Study*, p. 63; Ocqueteau, "La répression pénale," p. 234; Hermann and Schurgin, *Legal Aspects*, §9:05, supplement; Scherf, *AIDS und Strafrecht*, p. 41; Foyer and Khaïat "Droit et SIDA," p. 240; Leijonhufvud, *HIV-smitta*, p. 38; "Amtsgericht München, Urteil vom 24. 11. 1989," *AIDS-Forschung* 5 (1990), p. 248.

43. Swiss Institute of Comparative Law, *Comparative Study*, pp. 63–64.

44. Scherf, *AIDS und Strafrecht*, p. 177; Bottke, "Strafrechtliche Probleme," p. 181.

45. Cornelius Prittwitz, "Strafrechtliche Aspekte von HIV-Infektion und Aids," in Prittwitz, *Aids, Recht und Gesundheitspolitik*, p. 141; Jäger, *AIDS und HIV-Infektionen*, ix–2.3.4, pp. 1, 5; Schünemann, "AIDS und Strafrecht," pp. 19–22, 37; Ocqueteau, "La répression pénale," p. 247; Scheuerl, *Aids und Strafrecht*, pp. 161–262.

46. Leijonhufvud, *HIV-smitta*, pp. 46–49; Scherf, *AIDS und Strafrecht*, pp. 35–36.

47. *IDHL* 39, 3 (1988), pp. 626–27; 44, 1 (1993), pp. 27–28; 44, 2 (1993), p. 229; WHO, *Legislative Responses to AIDS* (Dordrecht, 1989), p. 193.

48. *IDHL* 39, 3 (1988), p. 633; 42, 2 (1991), pp. 245–54; Jayasuriya, *AIDS*, p. 29; Kirby, "AIDS and the Law," p. 107; WHO, *Legislative Responses*, pp. 224, 228; Hermann and Schurgin, *Legal Aspects*, §9:05.50; Heth, "Dangerous Liaisons," pp. 844–45.

49. Robert B. Gainor, "To Have and to Hold: The Tort Liability for the Interspousal Transmission of AIDS," *New England Law Review* 23 (1988–89), p. 907.

50. Ksenija Savin, "Sex, Culture, Law, and AIDS: Draft for a Research Project," in Dorothee Friedrich and Wolfgang Heckmann, eds., *Aids in Europe: The Behavioural Aspect* (Berlin, 1995), 4:302–3; Swiss Institute of Comparative Law, *Comparative Study*, p. 65; Diana Brahams, "AIDS and the Law," *New Law Journal* 137 (1987), p. 751.

51. Leijonhufvud, *HIV-smitta*, pp. 25, 38–39.

52. Baldwin, *Contagion and the State*, pp. 434–36.

53. Mildred Blaxter, *AIDS: Worldwide Policies and Problems* (London, 1991), p. 6.

54. Got, *Rapport sur le SIDA*, pp. 42, 221–22; WHO, *Legislative Responses*, p. 75; *IDHL* 38, 4 (1987), pp. 766–67; Michel Danti-Juan, "Quelques reflexions en droit penal français sur les problemes posés par le sida," *Revue de droit penal et de criminologie* 68 (1988), p. 636; Staatssekretärsausschuss "AIDS" der Bayerischen Staatsregierung, *Konzept der Bayerischen Staatsregierung*, pp. 12 ff; Günter Frankenberg, *AIDS-Bekämpfung im Rechtsstaat* (Baden-Baden, 1988), pp. 196–97; Hans-Georg Koch, "AIDS und Schwangerschaft: Strafrechtliche Probleme," in Andrzej J. Szwarc, ed., *AIDS und Strafrecht* (Berlin, 1996), pp. 190–91.

55. WHO, *Legislative Responses*, pp. 119, 174; *IDHL* 38, 3 (1987), p. 492; 39, 1 (1988), p. 56; Sundhedsbestyrelsen, *AIDS: Sygdommen AIDS og retningslinier til forebyggelse af HIV-infektion* (n.p. [Copenhagen], 1988), p. 24; Socialstyrelsens författningssamling 1986:1.

56. Hermann and Schurgin, *Legal Aspects*, §4:16, 4:23; Gena Corea, *The Invisible Epidemic: The Story of Women and AIDS* (New York, 1992), p. 48.

57. Michael D. Kirby, "AIDS: Epidemic and Society, Element of Synthesis," in Charles Mérieux, ed., *SIDA: Épidémies et sociétés* (n.p., 1987), pp. 192–93; Robin Gorna, *Vamps, Virgins, and Victims: How Can Women Fight AIDS?* (London, 1996), pp. 240–43; Chloe O'Gara and Anna C. Martin, "HIV and Breast-Feeding: Informed Choice in the Face of Medical Ambiguity," in Lynellyn D. Long and E. Maxine Ankrah, eds., *Women's Experiences with HIV/AIDS* (New York, 1996), p. 221; Thomas C. Quinn et al., "Special Considerations for Developing Nations," in Philip A. Pizzo and Catherine M. Wilfert, eds., *Pediatric AIDS*, 2d ed. (Baltimore, 1994), p. 37.

58. Inger Marie Conradsen, "Hiv, graviditet og hvad så?" *Retfærd* 17, 2 (1994), pp. 36, 39–41.

59. House of Commons, 1986–87, Social Services Committee, *Problems Associated with AIDS*, 13 May 1987, vol. 2, pp. 70–71; *Los Angeles Times*, 10 July 2002, p. A3.

60. Friedrich Nietzsche, *The Birth of Tragedy*, ch. 3, vs. 19–24.

61. George Rosen, *Preventive Medicine in the United States, 1900–1975* (New York, 1975), p. 41.

62. Bayer, "AIDS, Public Health, and Civil Liberties," p. 41; Ronald Bayer, "Perinatal Transmission of HIV Infection: The Ethics of Prevention," in Lawrence O. Gostin, ed., *AIDS and the Health Care System* (New Haven, 1990), pp. 66–68; Nan D. Hunter, "AIDS Prevention and Civil Liberties: The False Security of Mandatory Testing," *Aids and Public Policy Journal* 2, 3 (summer–fall 1987), p. 5.

63. Penelope Ploughman, "Public Policy versus Private Rights: The Medical, Social, Ethical and Legal Implications of the Testing of Newborns for HIV," *AIDS and Public Policy Journal* 10, 4 (1995–96), p. 190; Rubenstein et al., *Rights of People*, p. 205; Nan D. Hunter, "Complications of Gender: Women and HIV Disease," in Hunter and William B. Rubenstein, eds., *AIDS Agenda: Emerging Issues in Civil Rights* (New York, 1992), p. 17.

64. *Los Angeles Times*, 29 February 2000, p. A14; Hermann and Schurgin, *Legal Aspects*, §3:38, §4:23; Suzanne Sangree, "Control of Childbearing by HIV-Positive Women," *Buffalo Law Review* 41, 2 (spring 1993), pp. 327–28; Closen, *AIDS: Cases and Materials*, pp. 463–65.

65. *Congressional Record* (House), 31 July 1990, p. 6046; Nan D. Hunter, "Complications of Gender: Women, AIDS, and the Law," in Beth E. Schneider and Nancy E. Stoller, eds., *Women Resisting AIDS: Feminist Strategies of Empowerment* (Philadelphia, 1995), pp. 37, 44; Sangree, "Control of Childbearing," p. 346.

66. Dickens, "Legal Rights and Duties," p. 583.

67. Eberbach, *Rechtsprobleme*, pp. 19–21, 30–31; Koch, "AIDS und Schwangerschaft," pp. 185–89; Alexander Utz, "Schadensrechtliche Probleme im Zusammenhang mit einer HIV-Infektion," *AIDS-Forschung* 2 (1988), pp. 98–99; Gerhard H. Schlund, "Juristische Aspekte beim erworbenen Immun-Defekt-Syndrom (AIDS)," *AIDS-Forschung* 10 (1986), p. 566.

68. Douglas A. Feldman, "Sacrificing Basic Civil Liberties," *Anthropology Newsletter* (December 1993), p. 2; Lorraine Sherr, *HIV and AIDS in Mothers and Babies* (London, 1991), pp. 91–93. The surveys were done in Scotland and New York.

69. Elinor Burkett, *The Gravest Show on Earth: America in the Age of AIDS* (Boston, 1995), p. 240; Hunter, "Complications of Gender: Women and HIV Disease," p. 19; Rebecca Bennett, "Should We Routinely Test Pregnant Women for HIV?" in Bennett and Charles A. Erin, eds., *HIV and AIDS: Testing, Screening, and Confidentiality* (Oxford, 1999), pp. 235–36; Sangree, "Control of Childbearing," pp. 338–40; Sandra Panem, *The AIDS Bureaucracy* (Cambridge, MA, 1988), p. 128; Cheri Pies, "AIDS, Ethics, Reproductive Rights: No Easy Answers," in Beth E. Schneider and Nancy E. Stoller, eds., *Women Resisting AIDS: Feminist Strategies of Empowerment* (Philadelphia, 1995), pp. 325–26.

70. House of Commons, *Problems Associated with AIDS*, vol. 1, p. xii; Foyer and Khaïat, "Droit et SIDA," p. 231; Westerhäll and Saldeen, "Réflexions sur le Sida," p. 412; Sundhedsbestyrelsen, *AIDS*, p. 24; Szwarc, *AIDS und Strafrecht*, p. 204.

71. Bayer, "Perinatal Transmission of HIV Infection," pp. 62–65, 69–70.

72. Amitai Etzioni, *The Limits of Privacy* (New York, 1999), pp. 22–23; Rubenstein et al., *Rights of People*, p. 205; Theodore J. Stein, *The Social Welfare of Women and Children with HIV and AIDS: Legal Protections, Policy, and Programs* (New York, 1998), pp. 93, 109–11; *Los Angeles Times*, 15 October 1998; 17 October 1998, p. A20.

73. Teresa Cameron, "Mandatory HIV Testing of Newborns in New York State: What Are the Implications?" *Journal of Health and Social Policy* 14, 3 (2002), pp. 59–61; Burkett, *Gravest Show on Earth*, pp. 239–41; Hunter, "Complications of Gender: Women, AIDS, and the Law," p. 46; Sangree, "Control of Childbearing," p. 356; Katherine L. Acuff, "Prenatal and Newborn Screening: State Legislative Approaches and Current Practice Standards," in Ruth R. Faden et al., eds., *AIDS, Women, and the Next Generation* (New York, 1991), p. 133; Chandler Burr, "The AIDS Exception: Privacy vs. Public Health," *Atlantic Monthly* 279 (June 1997), p. 65.

74. *RD Prot*, 1986/87, Bihang, Socialutskottets betänkande 19, p. 27; *IDHL* 39, 1 (1988), pp. 58–60; Michael Pollak, "AIDS Policy in France: Biomedical Leadership and Preventive Impotence," in Barbara A. Misztal and David Moss, eds., *Action on AIDS: National Policies in Comparative Perspective* (New York, 1990), p. 91; Monika Steffen, "AIDS Policies in France," in Virginia Berridge and Philip Strong, eds., *AIDS and Contemporary History* (Cambridge, 1993), p. 255; Swiss Institute of Comparative Law, *Comparative Study*, p. 16.

75. Viggo Hagstrøm, *AIDS som juridisk problem* (n.p., 1988), p. 51; Alistair Orr, "The Legal Implications of AIDS and HIV Infection in Britain and the United States," in Brenda Almond, ed., *AIDS: A Moral Issue* (London, 1990), p. 125; Donald H. J. Hermann and Scott Burris, "Torts: Private Lawsuits about HIV," in Burris et al., eds., *AIDS Law Today* (New Haven, 1993), pp. 340–42; Arnold J. Rosoff, "The AIDS Crisis: Constitutional Turning Point?" *Law, Medicine, and Health Care* 15, 1–2 (summer 1987), p. 84.

76. Hartmut Schulz, *Haftung für Infektion* (Frankfurt, 1988), pp. 18–20; Foyer and Khaïat, "Droit et SIDA," p. 234; Westerhäll and Saldeen, "Réflexions sur le Sida," pp. 406–9; Leijonhufvud, *HIV-smitta*, pp. 140–41.

77. Eric A. Feldman and Ronald Bayer, eds., *Blood Feuds: AIDS, Blood, and the Politics of Medical Disaster* (New York, 1999); Erwin Deutsch, "AIDS und Hämophilie in Frankreich und Deutschland," *AIDS-Forschung* 3 (1993), pp. 153–60; Monika Steffen, "Crisis Governance in France: The End of Sectoral Corporatism?" in Mark Bovens et al., eds., *Success and Failure in Public Governance: A Comparative Analysis* (Cheltenham, U.K., 2001); Jonathan M. Mann and Daniel J. M. Tarantola, eds., *AIDS in the World II* (New York, 1996), p. 289.

第五章　歧视与偏见：保护受害者

1. Cornelius Nester, "AIDS: Strafzumessung und Sicherungsmassnahmen," in Andrzej J. Szwarc, ed., *AIDS und Strafrecht* (Berlin, 1996), pp. 227,

232; Cornelius Nestler-Tremel, *AIDS und Strafzumessung* (Frankfurt, 1992); BT *Drucksache* 11/3243, 31 October 1988; Angus Hamilton, "The Criminal Law and HIV Infection," in Richard Haigh and Dai Harris, eds., *AIDS: A Guide to the Law*, 2d ed. (London, 1995), pp. 24–27, 30–31; Mark Blumberg, *AIDS: The Impact on the Criminal Justice System* (Columbus, 1990), pp. 54–55.

2. BT *Verhandlungen* 11/103, 27 October 1988, p. 7050D.

3. C. Everett Koop, "Individual Freedom and the Public Interest," in Alan F. Fleming et al., *The Global Impact of AIDS* (New York, 1988), p. 308; Paul Sieghart, *AIDS and Human Rights: A UK Perspective* (London, 1989), p. 19; Cathy Jean Cohen, "Power, Resistance, and the Construction of Crisis: Marginalized Communities Respond to AIDS" (Ph.D. diss., University of Michigan, 1993), pp. 210–15; Peter Lewis Allen, *The Wages of Sin: Sex and Disease, Past and Present* (Chicago, 2000), pp. 127–34.

4. Jonathan M. Mann, "AIDS: Discrimination and Public Health," in WHO, *Legislative Responses to AIDS* (Dordrecht, 1989), p. 292; House of Commons, 1986–87, Social Services Committee, *Problems Associated with AIDS*, 13 May 1987, vol. 3, pp. 23–25.

5. Ronald Bayer, *Private Acts, Social Consequences: AIDS and the Politics of Public Health* (New York, 1989), ch. 3.

6. Johanna Pindyck, "AIDS and the Blood Service System," in John Griggs, ed., *AIDS: Public Policy Dimensions* (New York, 1987), p. 87; Ronald Bayer, "Blood and AIDS in America," in Eric Feldman and Bayer, eds., *Blood Feuds: AIDS, Blood, and the Politics of Medical Disaster* (New York, 1999), p. 25; William B. Rubenstein et al., *The Rights of People Who Are HIV Positive* (Carbondale, IL, 1996), p. 93; Heather G. Miller et al., eds., *AIDS: The Second Decade* (Washington, DC, 1990), p. 22; Ronald Bayer and David L. Kirp, "The United States: At the Center of the Storm," in Kirp and Bayer, eds., *AIDS in the Industrialized Democracies* (New Brunswick, 1992), p. 22.

7. D. C. Jayasuriya, *AIDS: Public Health and Legal Dimensions* (Dordrecht, 1988), p. 40; *IDHL* 37, 4 (1986), pp. 764–65; 38, 1 (1987), pp. 33–35.

8. David Moss, "AIDS in Italy: Emergency in Slow Motion," in Barbara A. Misztal and Moss, eds., *Action on AIDS: National Policies in Comparative Perspective* (New York, 1990), p. 146; John Street, "British Government Policy on AIDS: Learning Not to Die of Ignorance," *Parliamentary Affairs* 41 (October 1988), p. 496; Andrew Grubb and David S. Pearl, *Blood Testing, AIDS, and DNA Profiling: Law and Policy* (Bristol, 1990), p. 79; *Hansard Parliamentary Debates*, vol. 69 (4 December 1984), col. 160; vol. 72 (4 February 1985), col. 450; vol. 72 (5 February 1985), col. 498.

9. RD *Prot*, 1984/85, Bihang, Socialutskottets betänkande 24, pp. 5–6; 1987/88, Bihang, Socialutskottets betänkande 10, p. 26; *IDHL* 37, 1 (1986), p. 27; Béatrice Thomas-Tual, "La fonction publique et le SIDA," in Brigitte Feuillet-Le Mintier, ed., *Le SIDA: Aspects juridiques* (Paris, 1995), p. 191.

10. Swiss Institute of Comparative Law, *Comparative Study on Discrimination against Persons with HIV or AIDS* (Strasbourg, 1993), p. 15; Jayasuriya, *AIDS*, p. 22; *IDHL* 40, 2 (1989), p. 378; 41, 1 (1990), p. 48; 43, 4 (1992), p. 733.

11. Anne Marie Moulin, "Reversible History: Blood Transfusion and the Spread of AIDS in France," in Caroline Hannaway et al., eds., *AIDS and the Public Debate* (Amsterdam, 1995), p. 177; Pierre Favre, "La gestion administrative du Sida," in Favre, ed., *Sida et politique: Les premiers affrontements (1981–1987)* (Paris, 1992), pp. 84–85; Frédéric Martel, *Le rose et le noir: Les homosexuels en France depuis 1968* (Paris, 1996), p. 226; *IDHL* 37, 3 (1986), pp. 536–37; Sebastian Roché, "Le sida en politique," *Revue politique et parlementaire* (1991), p. 37; *Journal Officiel, Débats,* Assemblée Nationale, 23 October 1991, p. 4926; Erik Albæk, "AIDS: The Evolution of a Non-Controversial Issue in Denmark" (paper presented at the American Political Science Association, 1990), p. 9; Erik Albæk, "The Never-Ending Story? The Political and Legal Controversies over HIV and the Blood Supply in Denmark," in Eric Feldman and Ronald Bayer, eds., *Blood Feuds: AIDS, Blood, and the Politics of Medical Disaster* (New York, 1999), p. 164.

12. *RD Prot,* 1984/85, Bihang, Socialutskottets betänkande 24, p. 6.

13. Edward King, *Safety in Numbers: Safer Sex and Gay Men* (London, 1993), p. 42; Eric A. Feldman, "HIV and Blood in Japan," in Feldman and Ronald Bayer, eds., *Blood Feuds: AIDS, Blood, and the Politics of Medical Disaster* (New York, 1999), p. 65.

14. Paul Farmer, *AIDS and Accusation: Haiti and the Geography of Blame* (Berkeley, 1992), p. 122; James Harvey Young, "AIDS and the FDA," in Caroline Hannaway et al., eds., *AIDS and the Public Debate* (Amsterdam, 1995), p. 48; Alan M. Kraut, "Plagues and Prejudice: Nativism's Construction of Disease in Nineteenth- and Twentieth-Century New York City," in David Rosner, ed., *Hives of Sickness: Public Health and Epidemics in New York City* (New Brunswick, 1995), pp. 65–66; *Congressional Record* (Senate), 14 January 1991, p. 884; Dorothy Nelkin, "Cultural Perspectives on Blood," in Eric Feldman and Ronald Bayer, eds., *Blood Feuds: AIDS, Blood, and the Politics of Medical Disaster* (New York, 1999), p. 280.

15. D. C. Jayasuriya, "AIDS-Related Legislation in the Context of the Third AIDS Pandemic," *Law, Medicine, and Health Care* 18, 1–2 (1990), p. 45; David Goss and Derek Adam-Smith, *Organizing AIDS: Workplace and Organizational Responses to the HIV/AIDS Epidemic* (London, 1995), p. 9; Don Nutbeam and Virginia Blakey, "The Concept of Health Promotion and AIDS Prevention: A Comprehensive and Integrated Basis for Action in the 1990s," *Health Promotion International* 5, 3 (1990), p. 235; Tonny Dina Maria Zeegers Paget, *AIDS and Public Health Measures: A Global Survey of the Activities of Legislatures, 1983–1993* (Groningen, 1996), p. 17; Harold Edgar and Hazel Sandomire, "Medical Privacy Issues in the Age of AIDS: Legislative Options," *American Journal of Law and Medicine* 16, 1–2 (1990), p. 211.

16. Dudley Clendinen and Adam Nagourney, *Out for Good: The Struggle to Build a Gay Rights Movement in America* (New York, 1999), pp. 523, 526–30; David L. Kirp and Ronald Bayer, "The Second Decade of AIDS: The End of Exceptionalism?" in Kirp and Bayer, eds., *AIDS in the Industrialized Democracies*

(New Brunswick, 1992), p. 372; *Hansard*, vol. 144 (13 January 1989), col. 1137; Goss and Adam-Smith, *Organizing AIDS*, p. 150.

17. John Borneman, "AIDS in the Two Berlins," in Douglas Crimp, ed., *AIDS: Cultural Analysis, Cultural Activism* (Cambridge, 1988), p. 225.

18. Wolfgang Heckmann, "AIDS: Soziale Veränderungen und soziale Arbeit," in Max Busch et al., eds., *HIV/AIDS und Straffälligkeit* (Bonn, 1991), p. 5.

19. Karen M. Offen, *European Feminisms, 1700–1950* (Stanford, 2000); Anne Cova, "French Feminism and Maternity: Theories and Policies 1890–1918," in Gisela Bock and Pat Thane, eds., *Maternity and Gender Policies* (London, 1991); Mona Ozouf, *Women's Words: Essay on French Singularity* (Chicago, 1997); Christoph Sachsse, *Mütterlichkeit als Beruf: Sozialarbeit, Sozialreform und Frauenbewegung 1871–1929*, 2d ed. (Opladen, 1994); Ann Taylor Allen, *Feminism and Motherhood in Germany, 1800–1914* (New Brunswick, 1991).

20. Ute Canaris, "Gesundheitspolitische Aspekte im Zusammenhang mit AIDS," in Johannes Korporal and Hubert Malouschek, eds., *Leben mit AIDS— Mit AIDS leben* (Hamburg, 1987), p. 288; Guenter Frankenberg, "Germany: The Uneasy Triumph of Pragmatism," David L. Kirp and Ronald Bayer, eds., *AIDS in the Industrialized Democracies* (New Brunswick, 1992), pp. 123–24.

21. Eileen Boris, " 'The Right to Work Is the Right to Live!' Fair Employment and the Quest for Social Citizenship," in Manfred Berg and Martin H. Geyer, eds., *Two Cultures of Rights: The Quest for Inclusion and Participation in Modern America and Germany* (Cambridge, 2002); Paul Burstein, *Discrimination, Jobs, and Politics: The Struggle for Equal Employment Opportunity in the United States since the New Deal* (Chicago, 1985), pp. 7–8.

22. William B. Rubenstein, ed., *Lesbians, Gay Men, and the Law* (New York, 1993), p. xviii.

23. Goss and Adam-Smith, *Organizing AIDS*, p. 139; Vagn Greve and Annika Snare, "Retssystemet v. Aids?" *Retfærd* 9, 34 (1986), p. 16; Alistair Orr, "The Legal Implications of AIDS and HIV Infection in Britain and the United States," in Brenda Almond, ed., *AIDS: A Moral Issue* (London, 1990), p. 114; Vera Boltho-Massarelli and Michael O'Boyle, "Droits de l'homme et santé publique, une nouvelle alliance," in Eric Heilmann, ed., *Sida et libertés: La régulation d'une épidemie dans un état de droit* (n.p., 1991), pp. 39–40; Olli Stålström and Outi Lithén, "AIDS in Finland," in Martin Breum and Aart Hendriks, eds., *AIDS and Human Rights* (Copenhagen, 1988), p. 51; Swiss Institute of Comparative Law, *Comparative Study*, pp. 256–57, 392, 405, 425.

24. Rob Tielman and Hans Hammelburg, "World Survey on the Social and Legal Position of Gays and Lesbians," in Aart Hendriks et al., eds., *The Third Pink Book: A Global View of Lesbian and Gay Liberation and Oppression* (Buffalo, 1993), pp. 274, 280, 282, 308, 312; Mark Bell, "Sexual Orientation and Antidiscrimination Policy: The European Community," in Terrell Carver and Véronique Mottier, eds., *Politics of Sexuality: Identity, Gender, Citizenship* (London, 1998).

25. David Feldman, *Civil Liberties and Human Rights in England and Wales* (Oxford, 1993), pp. 525–29.

26. Anne-Sophie Rieben Schizas, "Employment, the Law, and HIV: An Overview of European Legislation," in David FitzSimons et al., eds., *The Economic and Social Impact of AIDS in Europe* (London, 1995), p. 308; Brian Doyle, *Disability, Discrimination, and Equal Opportunities: A Comparative Study of the Employment Rights of Disabled Persons* (London, 1995), chs. 2, 3.

27. David Newell, "The Contract of Employment," *New Law Journal* 140 (1990), p. 992; *Hansard* (25 May 1994), col. 354; 26 May 1994, col. 485–542; Goss and Adam-Smith, *Organizing AIDS*, p. 122.

28. Ulrich-Arthur Birk, "AIDS im Sozialrecht," in Max Busch et al., eds., *HIV/AIDS und Straffälligkeit* (Bonn, 1991), p. 41–43; Swiss Institute of Comparative Law, *Comparative Study*, p. 265.

29. AIDES, *Droit et S.I.D.A.: Guide juridique*, 3d ed. (Paris, 1996), p. 41; Gérard Bach-Ignasse, "Le Sida et la vie politique française," in Michael Pollak et al., eds., *Homosexualités et Sida* (n.p., n.d. [1991]), p. 104; Jean-Pierre Laborde, "Quelques observations à propos de la loi du 12 juillet 1990 relative à la protection des personnes contre les discriminations en raison de leur état de santé ou de leur handicap," *Droit social* 7–8 (1991), p. 617.

30. Gregor Heemann, *AIDS und Arbeitsrecht: Rechtliche Fragen bei der Begründung und Beendigung von Arbeitsverhältnissen in der Bundesrepublik Deutschland und in England* (Baden-Baden, 1992), pp. 54–55, 138–39; Gill Green, "Processes of Stigmatization and Their Impact on the Employment of People with HIV," in David FitzSimons et al., eds., *The Economic and Social Impact of AIDS in Europe* (London, 1995), p. 251. For a similar logic in the United States, see Michael L. Closen et al., *AIDS: Cases and Materials* (Houston, 1989), p. 320.

31. Bernard Richmond, "HIV and Employment," in Richard Haigh and Dai Harris, eds., *AIDS: A Guide to the Law*, 2d ed. (London, 1995), pp. 51–52; Petra Wilson, "Discrimination in the Workplace: Protection and the Law in the UK," in David FitzSimons et al., eds., *The Economic and Social Impact of AIDS in Europe* (London, 1995), p. 312; Jeffrey A. Mello, *AIDS and the Law of Workplace Discrimination* (Boulder, 1995), p. 71.

32. *Le Monde*, 29 January 1988, p. 10; American Bar Association, AIDS Coordinating Committee, *AIDS: The Legal Issues* (Washington, DC, 1988), p. 85; Stålström and Lithén, "AIDS in Finland," p. 52; *Hansard*, vol. 144 (13 January 1989), col. 1137; Benny Henriksson and Hasse Ytterberg, "Sweden: The Power of the Moral(istic) Left," in David L. Kirp and Ronald Bayer, eds., *AIDS in the Industrialized Democracies* (New Brunswick, 1992), p. 330; *AIDS: Fakten und Konsequenzen: Endbericht der Enquête-Kommission des 11. Deutschen Bundestages "Gefahren von AIDS und wirksame Wege zu ihrer Eindämmung"* (Bonn, 1990), p. 223; BT *Verhandlungen* 11/71, 14 April 1988, p. 4809A-B; Michel Vincineau, "Les homosexuels face au Sida," in Vincineau, ed., *Le Sida: Un défi aux droits* (Brussels, 1991), p. 467; *Le Monde*, 4 March 1993.

33. Anne M. Trebilcock, "AIDS and the Workplace: Some Policy Pointers

from International Labour Standards," *International Labour Review* 128, 1 (1989), pp. 34–35; *Le Monde*, 29 January 1988, p. 10; Horst Schröder, "Les pratiques de dépistage du Sida aux communautés européennes," in Michel Vincineau, ed., *Le Sida: Un défi aux droits* (Brussels, 1991), pp. 58–60, 65–66; F. Cotti, "SIDA: La panoplie extravagante des mesures légales et policières," *Médicine et hygiène* 46 (10 February 1988), p. 437; Jonathan M. Mann and Daniel J. M. Tarantola, eds., *AIDS in the World II* (New York, 1996), p. 334.

34. Schizas, "Employment, the Law, and HIV," p. 304; Swiss Institute of Comparative Law, *Comparative Study*, p. 111.

35. Margaret Brazier and Maureen Mulholland, "Droit et Sida: Le Royaume-uni," in Jacques Foyer and Lucette Khaïat, eds., *Droit et Sida: Comparaison internationale* (Paris, 1994), p. 383; Wilson, "Discrimination in the Workplace," p. 314; Wilfried Bottke," SIDA et droit en République fédérale d'Allemagne," in Jacques Foyer and Lucette Khaïat, eds., *Droit et Sida: Comparaison internationale* (Paris, 1994), pp. 36–37; Lotta Westerhäll and Ake Saldeen, "Réflexions sur le Sida et le droit suédois," in Jacques Foyer and Lucette Khaïat, eds., *Droit et Sida: Comparaison internationale* (Paris, 1994), p. 414; Swiss Institute of Comparative Law, *Comparative Study*, pp. 113, 119; Françoise Degott-Kieffer, "Maladies nouvelles et droit du travail, le cas de l'infection par le VIH," in Eric Heilmann, ed., *Sida et libertés: La régulation d'une épidemie dans un état de droit* (n.p., 1991), p. 221; *AIDS-Forschung* 2, 10 (October 1987), p. 566.

36. WHO, *Legislative Responses*, pp. 1, 64; *IDHL* 39, 2 (1988), pp. 358–60.

37. Alistair Orr, "Legal AIDS: Implications of AIDS and HIV for British and American Law," *Journal of Medical Ethics* 15 (1989), p. 66; Brazier and Mulholland, "Droit et Sida," p. 383; Green, "Processes of Stigmatization," p. 251; Jonathan Grimshaw, "AIDS and Human Rights in the United Kingdom," in Martin Breum and Aart Hendriks, eds., *AIDS and Human Rights* (Copenhagen, 1988), p. 144; Richmond, "HIV and Employment," p. 45; Orr, " Legal Implications of AIDS," p. 129; Heemann, *AIDS und Arbeitsrecht*, pp. 151–52, 185; Petra Wilson, "Colleague or Viral Vector? The Legal Construction of the HIV-Positive Worker," *Law and Policy* 16, 3 (1994), pp. 302–3; Swiss Institute of Comparative Law, *Comparative Study*, pp. 113, 116; *Hansard*, vol. 190 (1 May 1991), col. 234.

38. Annika Snare, "The Legal Treatment of AIDS in Denmark," in Martin. Breum and Aart Hendriks, eds., *AIDS and Human Rights* (Copenhagen, 1988), p. 41; Viggo Hagstrøm, *AIDS som juridisk problem* (n.p., 1988), p. 84; Schizas, "Employment, the Law, and HIV," pp. 305–6; Swiss Institute of Comparative Law, *Comparative Study*, pp. 113, 116; Henriksson and Ytterberg, "Sweden," p. 330; Westerhäll and Saldeen, "Réflexions sur le Sida," p. 414.

39. Heemann, *AIDS und Arbeitsrecht*, pp. 60–69, 86–87; Maren Sedelies, *Arbeitsrechtliche Probleme im Umgang mit der Immunschwächekrankheit Aids* (Aachen, 1992), pp. 17–20; Winfried Mummenhoff, "Arbeitsrechtliche Problemkreise bei HIV-Infektionen," in Hans-Ullrich Gallwas et al., eds., *Aids und Recht* (Stuttgart, 1992), pp. 156–60; Bottke, "SIDA et droit," pp. 35–36; Jörg Lücke, *Aids im amerikanischen und deutschen Recht* (Berlin, 1989), p. 149; BT

Drucksache 11/7200, 31 May 1990, pp. 218–19; Swiss Institute of Comparative Law, *Comparative Study,* pp. 112, 267–68.

40. Degott-Kieffer, "Maladies nouvelles et droit du travail," p. 217; Philippe Auvergnon, ed., *Le droit social à l'epreuve du SIDA* (n.p., n.d.), pp. 140–41; Jacques Foyer and Lucette Khaïat "Droit et SIDA: La situation française," in Foyer and Khaïat, eds., *Droit et Sida: Comparaison internationale* (Paris, 1994), pp. 247–49; Claude Got, *Rapport sur le SIDA* (Paris, 1989), p. 273.

41. Memo from the Department of Employment, House of Commons, *Problems Associated with AIDS,* vol. 3, p. 135; Brazier and Mulholland, "Droit et Sida," p. 383; Wilson, "Discrimination in the Workplace," pp. 312–14; Street, "British Government Policy on AIDS," p. 498; Grimshaw, "AIDS and Human Rights," p. 144; Bottke," SIDA et droit," p. 36; Lücke, *Aids,* pp. 145–47; Mummenhoff, "Arbeitsrechtliche Problemkreise," p. 166; Werner Hinrichs, "AIDS und Arbeitsrecht," in Max Busch et al., eds., *HIV/AIDS und Straffälligkeit* (Bonn, 1991), p. 73.

42. Westerhäll and Saldeen, "Réflexions sur le Sida," pp. 413–14; Hagstrøm, *AIDS som juridisk problem,* pp. 76, 83; Halvor Moxnes, "AIDS and Human Rights in Norway," in Martin Breum and Aart Hendriks, eds., *AIDS and Human Rights* (Copenhagen, 1988), p. 111; Harald Stabell, "Retten til arbeid for HIV/AIDS-smittede," in Turid Eikvam and Arne Grønningsæter, eds., *AIDS og samfunnet* (n.p., 1987), p. 105; Harald Stabell, "Aids og retten til arbeid," *Retfærd* 10, 37 (1987), pp. 101–5.

43. Got, *Rapport,* p. 275; Swiss Institute of Comparative Law, *Comparative Study,* pp. 112–13, 118; Schizas, "Employment, the Law, and HIV," p. 307; Degott-Kieffer, "Maladies nouvelles et droit du travail," p. 219.

44. Gene W. Matthews and Verla S. Neslund, "The Initial Impact of AIDS on Public Health Law in the United States—1986," *JAMA* 257, 3 (1987), p. 345; Closen et al., *AIDS,* pp. 263–64, 271–76; Wendy E. Parmet, "AIDS and the Limits of Discrimination Law," *Law, Medicine, and Health Care* 15, 1–2 (1987), pp. 61–66; Chai R. Feldblum, "Workplace Issues: HIV and Discrimination," in Nan D. Hunter and William B. Rubenstein, eds., *AIDS Agenda: Emerging Issues in Civil Rights* (New York, 1992), pp. 274–75.

45. Ronald Turner, "AIDS and Employment: Asymptomatic Human Immunodeficiency Virus Carriers and Section 504 of the Rehabilitation Act," *AIDS and Public Policy Journal* 5, 4 (1990).

46. Terry Morehead Dworkin and Elies Steyger, "AIDS Victims in the European Community and the United States: Are They Protected from Unjustified Discrimination?" *Texas International Law Journal* 24 (1989), p. 308; Mello, *AIDS and the Law,* pp. 34–35; Lawrence O. Gostin, "The AIDS Litigation Project: A National Review of Court and Human Rights Commission Decisions," *JAMA* 263, 15 (18 April 1990), p. 2086; Rubenstein et al., *Rights of People,* p. 275; Donald H. J. Hermann and William P. Schurgin, *Legal Aspects of AIDS* (Deerfield, IL, 1991), §6:05.

47. Donald H. J. Hermann, "AIDS and the Law," in Frederick G. Reamer, ed., *AIDS and Ethics* (New York, 1991), pp. 280–81; Lücke, *Aids,* p. 128; Larry

Gostin, "Traditional Public Health Strategies," in Scott Burris et al., eds., *AIDS Law Today* (New Haven, 1993), pp. 66–67.

48. Hermann and Schurgin, *Legal Aspects*, §§10:05, 10:16; Wendy E. Parmet, "Discrimination and Disability: The Challenges of the ADA," *Law, Medicine, and Health Care* 18, 4 (1990), pp. 332–38; Feldblum, "Workplace Issues," p. 286; Matthew E. Turowski, "AIDS in the Workplace: Perceptions, Prejudices, and Policy Solutions," *Ohio Northern University Law Review* 20 (1993), pp. 143–45.

49. Goss and Adam-Smith, *Organizing AIDS*, pp. 145–47; Arthur S. Leonard, "Discrimination," in Scott Burris et al., eds., *AIDS Law Today* (New Haven, 1993), p. 301; Simon LeVay and Elisabeth Nonas, *City of Friends: A Portrait of the Gay and Lesbian Community in America* (Cambridge, MA, 1995), p. 277.

50. Thomas B. Stoddard and Walter Rieman, "AIDS and the Rights of the Individual," in Dorothy Nelkin et al., eds., *A Disease of Society: Cultural and Institutional Responses to AIDS* (Cambridge, 1991), pp. 256–57; Theodore J. Stein, "Disability-Based Employment Discrimination against Individuals Perceived to Have AIDS and Individuals Infected with HIV or Diagnosed with AIDS: Federal and New York Statutes and Case Law," *AIDS and Public Policy Journal* 10, 3 (1995), pp. 123–30; Janine M. Dlutowski, "Employment Discrimination," *Harvard Journal of Law and Public Policy* 9, 3 (summer 1986), pp. 739–51; Nancy Ford and Michael D. Quam, "AIDS Quarantine: The Legal and Practical Implications," *Journal of Legal Medicine* 8, 3 (1987), p. 381; Lücke, *Aids*, p. 124; *IDHL* 38, 1 (1987), pp. 42–43; Hermann, "AIDS and the Law," p. 282; Rubenstein et al., *Rights of People*, p. 244.

51. Swiss Institute of Comparative Law, *Comparative Study*, pp. 123, 313, 397; Olivier Corten et al., "Europe des droits de l'homme ou Europe du Sida?" in Michel Vincineau, ed., *Le Sida: Un défi aux droits* (Brussels, 1991), p. 94; Hagstrøm, *AIDS som juridisk problem*, p. 85.

52. Monika Steffen, "AIDS Policies in France," in Virginia Berridge and Philip Strong, eds., *AIDS and Contemporary History* (Cambridge, 1993), p. 25; O. S., "Le sida et la fonction publique," *L'actualité juridique: Droit administratif* (20 April 1988), pp. 270–71; Thomas-Tual, "La fonction publique," p. 194; Michael Pollak, "AIDS Policy in France: Biomedical Leadership and Preventive Impotence," in Barbara A. Misztal and David Moss, eds., *Action on AIDS: National Policies in Comparative Perspective* (New York, 1990), p. 95; Bach-Ignasse, "Le Sida," p. 103; AIDES, *Droit et S.I.D.A.: Guide juridique*, pp. 100–101.

53. *Hansard*, vol. 114 (22 April 1987), col. 627; vol. 114 (23 April 1987), col. 654; vol. 116 (13 May 1987), col. 215.

54. Hans-Ulrich Gallwas, "AIDS und Recht aus verfassungsrechtlicher Sicht," in Gallwas et al., eds., *Aids und Recht* (Stuttgart, 1992), p. 31; Norbert Kathke, "Die Begutachtung von anti-HIV-positiven Personen durch das Gesundheitsamt," *AIDS-Forschung* 12 (1986), p. 666; Wolf-Rüdiger Schenke, "AIDS aus verwaltungsrechtlicher Perspektive," in Hans-Ullrich Gallwas et al.,

eds., *Aids und Recht* (Stuttgart, 1992), p. 54; Ottfried Seewald, "Verfassungs- und verwaltungsrechtliche Aspekte von Aids," in Cornelius Prittwitz, ed., *Aids, Recht und Gesundheitspolitik* (Berlin, 1990), p. 48; "Die rechtliche Beurteilung von Eingriffsmassnahmen und ihre Gewichtung im Rahmen der Gesamtstrategie der AIDS-Bekämpfung," *AIDS-Forschung* 4 (1989), p. 218.

55. BT *Drucksache* 11/1588, 5 January 1988; BT *Verhandlungen* 11/26, 16 September 1987, p. 1717B; Lücke, *Aids*, p. 109.

56. H. Jäger, ed., *AIDS und HIV-Infektionen* (n.p., n.d.), xv–1.3.1, p. 4; WHO, *Legislative Responses*, p. 60; Staatssekretärsausschuss "AIDS" der Bayerischen Staatsregierung, *Konzept der Bayerischen Staatsregierung zur Bekämpfung der Immunschwächekrankheit AIDS* (Munich, n.d.), p. 23; Günter Frankenberg, *AIDS-Bekämpfung im Rechtsstaat* (Baden-Baden, 1988), p. 141; BT *Drucksache* 11/7200, 31 May 1990, p. 227; Manfred Seume, "Der HIV-Antikörpertest bei Einstellungsuntersuchungen von Beamtenbewerbern," *AIDS-Forschung* 12 (1987), pp. 703–7.

57. "Bayerisches Verwaltungsgericht Ansbach: Beschluss vom 21. January 1988," *AIDS-Forschung* 6 (1988), p. 355; "Rechtsgutachten des Ministeriums für Arbeit, Gesundheit und Soziales des Landes Nordrhein-Westfalen, Stand 15. 3. 1988," *AIDS-Forschung* 9 (1988), pp. 525–26; *AIDS: Fakten und Konsequenzen*, pp. 426–27; BT *Drucksache* 11/7200, 31 May 1990, p. 225.

58. Kelvin Widdows, "AIDS and the Workplace: Some Approaches at the National Level," *International Journal of Comparative Labour Law and Industrial Relations* 4, 3 (1988), p. 148.

59. Lücke, *Aids*, pp. 104–6; Mello, *AIDS and the Law*, p. 29.

60. William H. L. Dornette, ed., *AIDS and the Law*, 1991 Cumulative Supplement (New York, 1987), p. 67; Lücke, *Aids*, p. 104.

61. Raffaele d'Amelio et al., "A Global Review of Legislation on HIV/AIDS: The Issue of HIV Testing," *Journal of Acquired Immune Deficiency Syndromes* 28, 2 (2001), p. 177; Lücke, *Aids*, pp. 95–97; Donna I. Dennis, "HIV Screening and Discrimination: The Federal Example," in Scott Burris et al., eds., *AIDS Law Today* (New Haven, 1993), pp. 189–94; Bernard M. Dickens et al., "HIV Screening: The International Implications," in Lawrence Gostin and Lane Porter, eds., *International Law and AIDS* (n.p., 1992), pp. 102–6; Rubenstein et al., *Rights of People*, pp. 33–34; *IDHL* 38, 4 (1987), pp. 771–72; 42, 3 (1991), p. 445.

62. Swiss Institute, *Comparative Study* of Comparative Law, p. 165; WHO, *Legislative Responses*, pp. 73–74; *IDHL* 39, 2 (1988), pp. 361–63; *Le Monde*, 13 December 1991, p. 13; Thomas-Tual, "La fonction publique," p. 190.

63. BT *Drucksache* 10/3829, No. 71, 13 September 1985; 11/909, 7 October 1987; 11/1116, No. 74, 1 November 1987; 11/1116, Nos. 54–55, 3 November 1987; 11/7200, 31 May 1990, pp. 122–25; Lücke, *Aids*, pp. 102–5; Christoph Veit, "AIDS und die Bundeswehr," in Hans-Ullrich Gallwas et al., eds., *Aids und Recht* (Stuttgart, 1992), pp. 111–13.

64. Benny Henriksson, *Social Democracy or Societal Control? A Critical Analysis of Swedish AIDS Policy* (Stockholm, 1988), p. 19; Lutz Horn, "Die Behandlung von AIDS in ausgewählten Mitgliedstaaten des Europarates—ein

rechtsvergleichender Überblick," in Hans-Ullrich Gallwas et al., eds., *Aids und Recht* (Stuttgart, 1992), p. 198; *RD Prot*, 1986/87, Bihang, Socialutskottets betänkande 19, pp. 1–2, 27; 1987/88, Bihang, Prop. 79, p. 30; *Hansard*, vol. 124 (14 December 1987), col. 415; Swiss Institute of Comparative Law, *Comparative Study*, p. 166.

65. *Hansard*, vol. 127 (9 February 1988), col. 135; vol. 133 (20 May 1988), col. 612.

66. Peter Baldwin, *Contagion and the State in Europe, 1830–1930* (Cambridge, 1999), pp. 510–15.

67. Rolf Rosenbrock, "AIDS and Preventive Health Policy," *Veröffentlichungsreihe des Internationalen Instituts für Vergleichende Gesellschaftsforschung/Arbeitspolitik des Wissenschaftszentrums Berlin*, IIVG/pre87–208 (Berlin, May 1987), p. 26.

68. *Congressional Record*, Extensions of Remarks, 14 June 1994, pp. 1212–13.

69. Bundesrat, *Verhandlungen* 580, 25 September 1987, p. 307B; David Wilson, "Preventing Transmission of HIV in Heterosexual Prostitution," in Lorraine Sherr, ed., *AIDS and the Heterosexual Population* (Chur, 1993), p. 68; Beth E. Schneider and Valerie Jenness, "Social Control, Civil Liberties, and Women's Sexuality," in Schneider and Nancy E. Stoller, eds., *Women Resisting AIDS: Feminist Strategies of Empowerment* (Philadelphia, 1995), p. 81.

70. Michael Bloor, *The Sociology of HIV Transmission* (London, 1995), p. 53; Blumberg, *AIDS*, pp. 91–98; U. Tirelli et al., "HIV Infection in 403 Female Prostitutes in Italy," in N. Loimer et al., eds., *Drug Addiction and AIDS* (Vienna, 1991), pp. 35–36; Françoise F. Hamers and Jean-Baptiste Brunet, "Différences géographiques et tendances récentes de l'épidémie de VIH/sida en Europe," in Nathalie Bajos et al., *Le sida en Europe: Nouveaux enjeux pour les sciences sociales* (Paris, 1998), p. 15.

71. B. Velimirovic, "AIDS as a Social Phenomenon," in M. A. Koch and F. Deinhardt, eds., *AIDS Diagnosis and Control: Current Situation* (Munich, 1988), p. 44; Dennis Altman, forward to Peter Aggleton, ed., *Men Who Sell Sex: International Perspectives on Male Prostitution and HIV/AIDS* (Philadelphia, 1999), p. xiv; Douglas Webb, *HIV and AIDS in Africa* (London, 1997), pp. 126–27; Nancy Romero-Daza and David Himmelgreen, "More Than Money for Your Labor: Migration and the Political Economy of AIDS in Lesotho," in Merrill Singer, ed., *The Political Economy of AIDS* (Amityville, NY, 1998), pp. 193–96.

72. Department of Health and Human Services, Public Health Service, *AIDS: A Public Health Challenge* (Washington, DC, October 1987), 1:2–19.

73. Andrzej J. Szwarc, ed., *AIDS und Strafrecht* (Berlin, 1996), p. 213; Koch, "Stellungnahme zur AIDS-Problematik: Antworten auf Fragen der Presse," p. 673; BT *Verhandlungen* 10/246, 13 November 1986, p. 19095A-B.

74. BT *Drucksache* 11/2495, 16 June 1988, p. 86.; Staatssekretärsausschuss "AIDS" der Bayerischen Staatsregierung, *Konzept der Bayerischen Staatsregierung*, pp. 12 ff. The TÜV is the automobile inspection test.

75. Velimirovic, "AIDS as a Social Phenomenon," p. 44; Frank Höpfel, "Strafrechtliche Probleme des HIV-Tests," in Andrzej J. Szwarc, ed., *AIDS und Strafrecht* (Berlin, 1996), p. 106.

76. Lucette Khaïat, "Et pour etre juriste, on n'en est pas moins homme: Quelques réactions en droit comparé," in Daniel Borrillo and Anne Masseran, eds., *Sida et droits de l'homme: L'épidémie dans un Etat de droit* (Strasbourg, 1991), p. 218; Peter Raschke and Claudia Ritter, *Eine Grossstadt lebt mit Aids: Strategien der Prävention und Hilfe am Beispiel Hamburgs* (Berlin, 1991), p. 162.

77. Memo by the Women and AIDS Working Group, House of Commons, *Problems Associated with AIDS*, vol. 3, pp. 195–96; *Hansard*, vol. 146 (9 February 1989), col. 761; BT *Drucksache* 10/6299, 4 November 1986, pp. 7–8.

78. *Le Monde*, 3 December 1986, p. 36; 12 December 1990, p. 10; 21 March 1991, p. 14; Foyer and Khaïat, "Droit et SIDA," p. 228; Bach-Ignasse, "Le Sida," p. 104; Pierre Favre, ed., *Sida et politique: Les premiers affrontements (1981–1987)* (Paris, 1992), pp. 116, 143.

79. RD *Prot*, 1985/86:33 (21 November 1985), p. 21; 1985/86, Bihang, Justitieutskottets betänkande 20, pp. 1–3; 1985/86:130 (29 April 1986), pp. 116–18; 1987/88, Bihang, Justitieutskottets betänkande 12, pp. 1–4, 15; Britt-Inger Lind and Torsten Fredriksson, *Kärlek för pengar? En bok om prostitutionsprojektet i Malmö 1976–80* (Stockholm, 1980), p. 197.

80. "Violence against Women: Government Bill 1997/98:55," Swedish Government Offices, Fact Sheet, 1999; Judith Kilvington et al., "Prostitution Policy in Europe: A Time of Change?" *Feminist Review* 67 (2001), p. 83.

81. *Le Monde*, 16 April 1987; BT *Drucksache* 11/7200, 31 May 1990, p. 16; Ine Vanwesenbeeck and Ron de Graaf, "Sex Work and HIV in the Netherlands," in Theo Sandfort, ed., *The Dutch Response to HIV: Pragmatism and Consensus* (London, 1998), p. 103.

82. WHO, *Legislative Responses*, p. 17; *IDHL* 37, 3 (1986), pp. 533–35; 44, 4 (1993), pp. 598–601; Horn, "Die Behandlung von AIDS," p. 209; Sev S. Fluss, "National AIDS Legislation: An Overview of Some Global Developments," in Lawrence Gostin and Lane Porter, eds., *International Law and AIDS* (n.p., 1992), p. 22; S. S. Fluss and D. K. Latto, "The Coercive Element in Legislation for the Control of AIDS and HIV Infection: Some Recent Developments," *AIDS and Public Policy Journal* 2, 3 (summer–fall 1987), p. 12; Jayasuriya, *AIDS*, p. 77.

83. Staatssekretärsausschuss "AIDS" der Bayerischen Staatsregierung, *Konzept der Bayerischen Staatsregierung*, pp. 12 ff.

84. *Hansard*, vol. 106 (3 December 1986), col. 634; vol. 146 (9 February 1989), col. 761.

85. Westerhäll and Saldeen, "Réflexions sur le Sida," pp. 394–95; *IDHL* 39, 4 (1988), pp. 832–33; Helena G. Papaevangelou, "AIDS and Human Rights in Greece," in Martin Breum and Aart Hendriks, eds., *AIDS and Human Rights* (Copenhagen, 1988), p. 72.

86. *IDHL* 38, 4 (1987), pp. 770–71; 42, 1 (1991), pp. 21–25; 44, 2 (1993), pp. 223–28; 39, 4 (1988), pp. 830–32.

87. Dornette, ed., *AIDS and the Law,* p. 67; WHO, *Legislative Responses,* p. 230; *IDHL* 39, 3 (1988), p. 634.

88. *IDHL* 38, 2 (1987), pp. 253–54; Heather G. Miller et al., eds., *AIDS: The Second Decade* (Washington, DC, 1990), pp. 277–79; Hermann and Schurgin, *Legal Aspects,* §9:25; Jayasuriya, *AIDS,* p. 85; Lücke, *Aids,* pp. 71, 76; Institute of Medicine, *Confronting AIDS: Update 1988* (Washington, DC, 1988), p. 78.

89. Farmer, *AIDS and Accusation,* ch. 14; E. Antonio de Moya and Rafael Garcia, "Three Decades of Male Sex Work in Santo Domingo," in Peter Aggleton, ed., *Men Who Sell Sex: International Perspectives on Male Prostitution and HIV/AIDS* (Philadelphia, 1999), pp. 132–36; David T. Evans, *Sexual Citizenship: The Material Construction of Sexualities* (London, 1993), pp. 109–13.

90. Aart Hendriks, *AIDS and Mobility: The Impact of International Mobility on the Spread of HIV and the Need and Possibility for AIDS/HIV Prevention Programmes* (Copenhagen, 1991), p. 22; Dennis Altman, *Global Sex* (Chicago, 2001), p. 110.

91. Signe Ettrup Larsen, "International prostitution," *Retfærd* 14, 4 (1991), pp. 33–48; "Entschliessung der 63. Konferenz der für das Gesundheitswesen zuständigen Minister und Senatoren der Länder vom 22. bis 23. November 1990 in Berlin," *AIDS-Forschung* 6, 1 (January 1991), pp. 28–29; BT *Drucksache* 11/7200, 31 May 1990, pp. 156–61; 12/4485, 5 March 1993, pp. 5, 13; 12/4528, 10 March 1993; BT *Verhandlungen* 12/147, 12 March 1993, pp. 12622C, 12635D; *AIDS: Fakten und Konsequenzen,* p. 30; Erik Cohen, "Tourism and AIDS in Thailand," *Annals of Tourism Research* 15 (1988), pp. 467–86; Leonard J. Nelson III, "International Travel Restrictions and the AIDS Epidemic," *American Journal of International Law* 81 (1987), p. 235; Gundo Aurel Weiler, "HIV und Tourismus: Deutsche Freier auf den Philippinen," in Anja Bestmann et al., eds., *Aids—weltweit und dichtdran* (Saarbrücken, 1997); Mario Vargas Llosa, "Crossing the Moral Boundary," *New York Times,* 7 January 2001, sect. 4, p. 17.

92. Stanislav Andreski, *Syphilis, Puritanism, and Witch Hunts* (London, 1989), p. 169; Frank Hausser, "Sida et prison: Quelles politiques, quelles réglementations?" in Eric Heilmann, ed., *Sida et libertés: La régulation d'une épidemie dans un état de droit* (n.p., 1991), p. 259; *Hansard,* vol. 144 (13 January 1989), col. 1115, 1125, 1151.

93. Theodore M. Hammett et al., "AIDS in Prisons in the USA," in Philip A. Thomas and Martin Moerings, eds., *AIDS in Prison* (Aldershot, U.K., 1994), p. 143; Hermann, "AIDS and the Law," p. 283; Edgar and Sandomire, "Medical Privacy Issues," p. 196; Bernadette Pratt Sadler, "When Rape Victims' Rights Meet Privacy Rights: Mandatory HIV Testing, Striking the Fourth Amendment Balance," *Washington Law Review* 67 (1992), pp. 199–200; *IDHL* 39, 4 (1988), p. 836; 42, 2 (1991), pp. 245–54; *Report of the Presidential Commission on the Human Immunodeficiency Virus Epidemic* (Washington, DC, 1988), pp. 134–35; Michael Tanner and the ALEC National Working Group on State AIDS Policy, *The Politics of Health: A State Response to the AIDS Crisis* (n.p., 1989), p. 46; Hermann and Schurgin, *Legal Aspects,* §8:12.

94. Mukesh Kapila and Maryan J. Pye, "The European Response to AIDS," in Jaime Sepulveda et al., eds., *AIDS: Prevention through Education* (New York, 1992), p. 223.

95. Klaus Geppert, "AIDS und Strafvollzug," in Andrzej J. Szwarc, ed., *AIDS und Strafrecht* (Berlin, 1996), pp. 238–39; Johannes Feest and Heino Stöver, "AIDS in Prisons in Germany," in Philip A. Thomas and Martin Moerings, eds., *AIDS in Prison* (Aldershot, U.K., 1994), p. 23; Raschke and Ritter, *Eine Grossstadt*, p. 193; Swiss Institute of Comparative Law, *Comparative Study*, pp. 145–47; Karl-Heinrich Schäfer, "AIDS im Strafvollzug: Eine besondere Aufgabe für die Landesjustizverwaltung," and Angelika Sauer, "AIDS und Recht im Strafvollzug aus medizinischer Sicht," in Hans-Ullrich Gallwas et al., eds., *Aids und Recht* (Stuttgart, 1992), pp. 131, 145; Justizminister des Landes Nordrhein-Westfalen, *Im Gespräch: AIDS im Strafvollzug: Protokoll des Symposiums am 2. Oktober 1985 in Düsseldorf* (Düsseldorf, n.d.), pp. 23, 26–27; Karl-Heinrich Schäfer, "AIDS: Ansätze zu einer Problembewältigung auf der Ebene von Landesjustizverwaltung und Parlament," in Max Busch et al., eds., *HIV/AIDS und Straffälligkeit* (Bonn, 1991), p. 180; *AIDS: Fakten und Konsequenzen*, p. 283; Staatssekretärsausschuss "AIDS" der Bayerischen Staatsregierung, *Konzept der Bayerischen Staatsregierung*, pp. 7–9; Johann Singhartinger, *AIDS als Anlass—Kontrolle als Konzept: Entwicklungen am Beispiel Strafvollzug* (Munich, 1987), pp. 124–25.

96. Birgit Westphal Christensen et al., *AIDS: Prævention og kontrol i Norden* (Stockholm, 1988), pp. 25, 63, 206; Westerhäll and Saldeen, "Réflexions sur le Sida," p. 411; Horn, "Die Behandlung von AIDS," p. 198.

97. *Hansard*, vol. 137 (19 July 1988), col. 569; vol. 93 (6 March 1986), col. 236; vol. 107 (8 December 1986), col. 81; Memo from the Home Office, House of Commons, *Problems Associated with AIDS*, vol. 3, p. 77; Dineke Zeegers, "Droit et Sida: Perspectives aux Pay-Bas," in Jacques Foyer and Lucette Khaïat, eds., *Droit et Sida: Comparaison internationale* (Paris, 1994), p. 333.

98. Swiss Institute of Comparative Law, *Comparative Study*, pp. 145, 148–49; Orr, "The Legal Implications of AIDS," p. 131.

99. Bernard Paillard, *Notes on the Plague Years: AIDS in Marseilles* (New York, 1998), p. 195; Hausser, "Sida et prison," pp. 260–61; *Le Monde*, 24 May 89, p. 10.

100. Raymond A. Smith, *Encyclopedia of AIDS* (Chicago, 1998), p. 213; *IDHL* 37, 3 (1986), p. 542; 45, 1 (1994); Moss, "AIDS in Italy," p. 145.

101. Katja Høegh, "Dansk AIDS-bekæmpelse: Frivillighed—for hvem?" *Retfærd* 11, 1 (1988), pp. 40–41; BT *Drucksache* 11/7200, 31 May 1990, pp. 148–50; Christian Dertinger, "Vom Umgang des Vollzuges mit AIDS," in Max Busch et al., eds., *HIV/AIDS und Straffälligkeit* (Bonn, 1991), p. 170; Karl Peter Rotthaus, "AIDS im Strafvollzug," in Hans-Ullrich Gallwas et al., eds., *Aids und Recht* (Stuttgart, 1992), pp. 139–40; *AIDS: Fakten und Konsequenzen*, p. 286; Rubenstein et al., *Rights of People*, pp. 306–7; *Hansard*, vol. 119 (16 July 1987), col. 603; vol. 147 (22 February 1989), col. 635; Swiss Institute of Comparative Law, *Comparative Study*, p. 51; Una Padel, "HIV, Prisons, and Prisoners'

Rights," in Richard Haigh and Dai Harris, eds., *AIDS: A Guide to the Law*, 2d ed. (London, 1995), pp. 132–33; *RD Prot*, 1986/87, Bihang, Prop. 2, p. 26; Paillard, *Notes*, p. 198.

102. Staatssekretärsausschuss "AIDS" der Bayerischen Staatsregierung, *Konzept der Bayerischen Staatsregierung*, pp. 7–9; Swiss Institute of Comparative Law, *Comparative Study*, p. 52; *AIDS: Fakten und Konsequenzen*, p. 29; Closen et al., *AIDS*, pp. 730–36; Alexa Freeman, "HIV in Prison," in Scott Burris et al., eds., *AIDS Law Today* (New Haven, 1993), p. 271; Blumberg, *AIDS*, p. 231; J. Michael Quinlan, "The Federal Prisons Management Response to AIDS," in Clark C. Abt and Kathleen M. Hardy, eds., *AIDS and the Courts* (Cambridge, MA, 1990), pp. 94–95; *IDHL* 42, 2 (1991), pp. 255–57.

103. Hammett et al., "AIDS in Prisons," p. 145; Albert R. Jonsen and Jeff Stryker, eds., *The Social Impact of AIDS in the United States* (Washington, DC, 1993), p. 187; Rubenstein et al., *Rights of People*, p. 308; Tanner and the ALEC National Working Group on State AIDS Policy, *Politics of Health*, p. 47; Pollak, "AIDS Policy in France," p. 90; Foyer and Khaïat, "Droit et SIDA," pp. 255–56; John de Wit and Gazet van Antwerpen, "AIDS in Prisons in Belgium," in Philip A. Thomas and Martin Moerings, eds., *AIDS in Prison* (Aldershot, U.K., 1994), p. 80.

104. Schäfer, "AIDS im Strafvollzug"; Sauer, "AIDS und Recht im Strafvollzug," pp. 134, 145; Marita P., *AIDS hat mir das Leben gerettet: Meine Jahre zwischen Edelstrich und Drogensumpf* (Berlin, 1993), p. 72; Wolfram H. Eberbach, "AIDS im Strafvollzug," in Bernd Schünemann and Gerd Pfeiffer, eds., *Die Rechtsprobleme von AIDS* (Baden-Baden, 1988), p. 263; *AIDS: Fakten und Konsequenzen*, p. 286.

105. *Hansard*, vol. 93 (3 March 1986), col. 49; vol. 144 (13 January 1989), col. 1142; Orr, "Legal Implications of AIDS," p. 131; Orr, "Legal AIDS" p. 62; John L. Kilgour, "AIDS in Prisons in England and Wales," in Alan F. Fleming et al., *The Global Impact of AIDS* (New York, 1988), p. 324–25; Swiss Institute of Comparative Law, *Comparative Study*, pp. 148–49; Virginia Berridge, *AIDS in the UK: The Making of Policy, 1981–1994* (Oxford, 1996), p. 261; Padel, "HIV, Prisons, and Prisoners' Rights," pp. 132–33.

106. *International Herald Tribune*, 10 June 1999, p. 5; Duckett, *Australia's Response to AIDS*, pp. 21, 29, 39.

107. *Prison and Criminological Aspects of the Control of Transmissible Diseases including AIDS and Related Health Problems in Prisons: Recommendation No. R (93) 6 Adopted by the Committee of Ministers of the Council of Europe on 18 October 1993* (Strasbourg, 1995), pp. 9–10.

108. Hammett et al., "AIDS in Prisons," pp. 146–47; Freeman, "HIV in Prison," p. 285; Theodore M. Hammett, "Correctional Facilities Survey Findings on AIDS," in Clark C. Abt and Kathleen M. Hardy, eds., *AIDS and the Courts* (Cambridge, MA, 1990), p. 100; Jonsen and Stryker, *Social Impact of AIDS*, p. 185; *Los Angeles Times*, 30 November 2001, p. A1.

109. *Hansard*, vol. 143 (6 December 1988), col. 108; vol. 152 (3 May 1989), col. 111; Philip A. Thomas, "AIDS in Prisons in England and Wales," in Thomas

and Martin Moerings, eds., *AIDS in Prison* (Aldershot, U.K., 1994), p. 54; John Street and Albert Weale, "Britain: Policy-Making in a Hermetically Sealed System," in David L. Kirp and Ronald Bayer, eds., *AIDS in the Industrialized Democracies* (New Brunswick, 1992), pp. 207–8; Street, "British Government Policy," p. 497; Bob Watt, "HIV/AIDS and European Human Rights Law," *European Human Rights Law Review* 1 (2000), p. 60.

110. Westerhäll and Saldeen, "Réflexions sur le Sida," p. 412; *Le Monde*, 6 August 1987, p. 8a; Annie Serfaty, "L'infection par le VIH liée à l'usage de drogues en France," *Sida, toxicomanie: Une lecture documentaire* (n.p., November 1993), p. 74; Hausser, "Sida et prison" p. 262; Alain Sobel, "Policy Making under Changing Political Situations: The French National AIDS Council and AIDS Control Policies," in Dorothee Friedrich and Wolfgang Heckmann, eds., *Aids in Europe: The Behavioural Aspect* (Berlin, 1995), 4:91; *Le Monde*, 24 May 1989, p. 10; Foyer and Khaïat, "Droit et SIDA," p. 256.

111. J. Jepsen, "Drug Policies in Denmark," in Hans-Jörg Albrecht and Anton van Kalmthout, eds., *Drug Policies in Western Europe* (Freiburg, 1989), pp. 113–14; Pierre Darbeda, "Les prisons face au Sida: Vers des normes européennes," *Revue de science criminelle et de droit pénal comparé* 4 (1990), p. 826.

112. Feest and Stöver, "AIDS in Prisons in Germany," pp. 27–28; BT *Drucksache* 11/7200, 31 May 1990, pp. 146, 284; Schäfer, "AIDS im Strafvollzug," pp. 134–35; *AIDS: Fakten und Konsequenzen*, pp. 280–81; Vereinigung Berliner Strafverteidiger, *AIDS im Strafvollzug: Strafe wegen AIDS?* (Berlin, n.d. [1987]), pp. 14–15; Deutsche AIDS-Hilfe e.v., *AIDS im Strafvollzug* (Berlin, 1993), p. 8.

113. Wolfram H. Eberbach, "Arztrechtliche Aspekte bei AIDS," *AIDS-Forschung* 2, 5 (1987), pp. 282–83; Gostin, "AIDS Litigation Project," p. 2089; Abigail Zuger and Steven H. Miles, "Physicians, AIDS, and Occupational Risk: Historic Traditions and Ethical Obligations," *JAMA* 258, 14 (1987), pp. 1926–27; "Straf-, zivil-, arbeits- und beamtenrechtliche Aspekte von AIDS," *AIDS-Forschung* 6 (1986), p. 318; Olivier Guillod et al., *Drei Gutachten über rechtliche Fragen im Zusammenhang mit AIDS* (Bern, 1991), p. 354.

114. Blumberg, *AIDS*, p. 5; Sev S. Fluss and Dineke Zeegers, "AIDS, HIV, and Health Care Workers: Some International Legislative Perspectives," *Maryland Law Review* 48 (1989), pp. 87–88; Paget, *AIDS and Public Health Measures*, ch. 10; American Bar Association, AIDS Coordinating Committee, *AIDS: The Legal Issues* (Washington, DC, 1988), p. 86; Diana Brahams, "AIDS and the Law," *New Law Journal* 137 (1987), p. 749; Paget, *AIDS*, p. 60.

115. *IDHL* 37, 1 (1986), pp. 28–29; 38, 4 (1987), pp. 761–62; 39, 1 (1988), p. 55; 39, 3 (1988), p. 631; *RD Prot*, 1985/86, Bihang, Socialutskottets betänkande 15, p. 6; Benny Henriksson, "Swedish AIDS Policy from a Human Rights Perspective," in Martin Breum and Aart Hendriks, eds., *AIDS and Human Rights* (Copenhagen, 1988), p. 128; WHO, *Legislative Responses*, p. 167; *RD Prot*, 1987/88, Bihang, Socialutskottets betänkande 10, pp. 24, 33; Moxnes, "AIDS and Human Rights," p. 110; Christensen et al., *AIDS*, p. 64.

116. Wolfgang Schumacher and Egon Meyn, *Bundes-Seuchengesetz*, 4th ed. (Cologne, 1992), p. 23; "Korrespondenz," *AIDS-Forschung* 2, 5 (1987), pp. 292–93; BT *Drucksache* 11/2495, 16 June 1988, pp. 86–87; 11/7200, 31 May 1990, pp. 206–7.

117. Colin A. M. E. d'Eça, "Medico-Legal Aspects of HIV Infection and Disease," in Richard Haigh and Dai Harris, eds., *AIDS: A Guide to the Law*, 2d ed. (London, 1995), p. 116; Margaret Brazier and Mary Lobjoit, "Fiduciary Relationship: An Ethical Approach and a Legal Concept," in Rebecca Bennett and Charles A. Erin, eds., *HIV and AIDS: Testing, Screening, and Confidentiality* (Oxford, 1999), p. 185.

118. *IDHL* 39, 1 (1988), pp. 31–32; AIDES, *Droit et S.I.D.A*, pp. 28–29; Brigitte Feuillet-Le Mintier, "SIDA, séropositivité et droit des personnes," in Feuillet-Le Mintier, ed., *Le SIDA: Aspects juridiques* (Paris, 1995), p. 7; Monika Steffen, "France: Social Solidarity and Scientific Expertise," in David L. Kirp and Ronald Bayer, eds., *AIDS in the Industrialized Democracies* (New Brunswick, 1992), p. 221.

119. Hermann, "AIDS and the Law," p. 283; Jonsen and Stryker, *Social Impact*, p. 59. Though the presidential commission thought that exposed personnel had the right to know the serostatus of patients. *Report of the Presidential Commission*, pp. 30–34.

120. Hermann and Schurgin, *Legal Aspects*, §2:24; *IDHL* 41, 4 (1990), pp. 609–11; 42, 4 (1991), pp. 649–50; 43, 1 (1992), p. 40.

121. *Congressional Record* (House), 31 July 1990, pp. 6037–38; *IDHL* 38, 1 (1987), p. 45; Hermann, "AIDS and the Law," p. 285; Lücke, *Aids*, p. 113.

122. Ann N. James, "Legal Aspects of AIDS: The Chasm between Public Health Practices and Societal Norms," in Gerald Schochetman and J. Richard George, eds., *AIDS Testing*, 2d ed. (New York, 1994), p. 322; Katharine Park, "Kimberly Bergalis, AIDS, and the Plague Metaphor," in Marjorie Garber et al., eds., *Media Spectacles* (New York, 1993), p. 236.

123. *Congressional Record* (Senate), 10 July 1991, p. 9476; (Senate) 18 July 1991, pp. 10346, 10357; Norman Daniels, *Seeking Fair Treatment: From the AIDS Epidemic to National Health Care Reform* (New York, 1995), p. 53; Elinor Burkett, *The Gravest Show on Earth: America in the Age of AIDS* (Boston, 1995), pp. 230–32; Inge B. Corless, "Much Ado about Something: The Restriction of HIV-Infected Health-Care Providers," *AIDS and Public Policy Journal* 7, 2 (1992), p. 84.

124. David B. Feinberg, *Queer and Loathing: Rants and Raves of a Raging AIDS Clone* (New York, 1994), p. 143.

125. Larry Gostin, "The HIV-Infected Health Care Professional: Public Policy, Discrimination, and Patient Safety," *Law, Medicine, and Health Care* 18, 4 (1990), p. 304; Mark Barnes et al., "The HIV-Infected Health Care Professional: Employment Policies and Public Health," *Law, Medicine, and Health Care* 18, 4 (1990), pp. 319–22.

126. Jonsen and Stryker, *Social Impact*, p. 89; Steven Epstein, *Impure Science: AIDS, Activism, and the Politics of Knowledge* (Berkeley, 1996), pp. 8–14;

Peter S. Arno and Karyn L. Feiden, *Against the Odds: The Story of AIDS Drug Development, Politics, and Profits* (New York, 1992), pp. 243–44; Victoria A. Harden, "The NIH and Biomedical Research on AIDS," in Caroline Hannaway et al., eds., *AIDS and the Public Debate* (Amsterdam, 1995), p. 30; Robert M. Wachter, "AIDS, Activism, and the Politics of Health," *New England Journal of Medicine* 326, 2 (1992), p. 131; Mariana Valverde, *Diseases of the Will: Alcohol and the Dilemmas of Freedom* (Cambridge, 1998), p. 122.

127. William Muraskin, "Hepatitis B as a Model (and Anti-Model) for AIDS," in Virginia Berridge and Philip Strong, eds., *AIDS and Contemporary History* (Cambridge, 1993), p. 126; William Muraskin, "The Silent Epidemic: The Social, Ethical and Medical Problems Surrounding the Fight against Hepatitis B," *Journal of Social History* 22, 2 (1988), pp. 283–84.

128. Mark Barnes et al., "The HIV-Infected Health Care Professional: Employment Policies and Public Health," *Law, Medicine, and Health Care* 18, 4 (1990), pp. 313–14; Daniels, *Seeking Fair Treatment*, p. 41; *Congressional Record* (Senate), 15 July 1991, pp. 9977–79; Bayer and Kirp, "The United States," p. 17; Rubenstein et al., *Rights of People*, pp. 251–52; James, "Legal Aspects of AIDS," p. 322.

129. BT *Drucksache* 12/1336, 18 October 1991, p. 2; Swiss Institute of Comparative Law, *Comparative Study*, p. 31; *AIDS: HIV-Infected Health Care Workers: Report of the Recommendations of the Expert Advisory Group on AIDS* (London, March 1988), p. 6; Berridge, *AIDS in the UK*, p. 257.

130. Widdows, "AIDS and the Workplace," p. 151; IDHL 39, 3 (1988), pp. 627–28; RD Prot, 1985/86, Bihang, Socialutskottets betänkande 1985/86:15, p. 6; "Die Bayerische Staatskanzlei teilt mit," *AIDS-Forschung* 2, 3 (March 1987).

131. BT *Drucksache* 11/1620, Nos. 18–20, 23 December 1987; Institute of Medicine, *Confronting AIDS: Update 1988*, p. 10; David M. Bell, "HIV Infection in Health Care Workers: Occupational Risk and Prevention," in Lawrence O. Gostin, ed., *AIDS and the Health Care System* (New Haven, 1990), pp. 121–22; WHO, *Legislative Responses*, p. 77; Christensen et al., *AIDS*, p. 62; Lucette Khaïat, "Nouveau virus et vieux démons: Le droit face au sida, une approache comparative," in Eric Heilmann, ed., *Sida et libertés: La régulation d'une épidemie dans un état de droit* (n.p., 1991), p. 76.

132. Got, *Rapport*, p. 278; Michel Setbon, *Pouvoirs contre SIDA: De la transfusion sanguine au dépistage: Decisions et pratiques en France, Grande-Bretagne et Suède* (Paris, 1993), p. 264; Monika Steffen, *The Fight against AIDS: An International Public Policy Comparison between Four European Countries: France, Great Britain, Germany, and Italy* (Grenoble, 1996), p. 53; Peter Roth, "AIDS and Insurance: Some Very British Questions," in David FitzSimons et al., eds., *The Economic and Social Impact of AIDS in Europe* (London, 1995), p. 284; House of Commons, *Problems Associated with AIDS*, vol. 1, p. lxi.

133. Peter Roth and Wesley Gryk, "AIDS and Insurance," in Richard Haigh and Dai Harris, eds., *AIDS: A Guide to the Law*, 2d ed. (London, 1995), p. 94; Swiss Institute of Comparative Law, *Comparative Study*, p. 97.

134. Pierre Lascoumes, "De la sélection des risques à la discrimination: Les pratiques des compagnies d'assurances vis-à-vis du sida," in Eric Heilmann, ed., *Sida et libertés: La régulation d'une épidemie dans un état de droit* (n.p., 1991), p. 195.

135. Cornelia Thies, *Die Auswirkungen von AIDS im Privatversicherungsrecht* (Frankfurt, 1991), pp. 4, 22–27, 29, 49.

136. Roth and Gryk, "AIDS and Insurance," pp. 91–94; BT *Drucksache* 10/300, 12 August 1983, No. 66; 11/1548, 17 December 1987, p. 17; Steffen, "France: Social Solidarity," p. 237; Got, *Rapport*, p. 258; Stephan Ruppen, *AIDS: Ein Ratgeber für Rechtsfragen rund um AIDS* (Zurich, 1989), pp. 54–56.

137. Gerald M. Oppenheimer and Robert A. Padgug, "AIDS and the Crisis of Health Insurance," in Frederick G. Reamer, ed., *AIDS and Ethics* (New York, 1991), p. 113; Closen et al., *AIDS*, p. 564.

138. Daniel M. Fox, "Chronic Disease and Disadvantage: The New Politics of HIV Infection," *Journal of Health Politics, Policy, and Law* 15, 2 (summer 1990), pp. 351–52.

139. Got, *Rapport*, p. 259; *Le Monde*, 4 June 1994, p. 24.

140. Arthur S. Leonard, "HIV and United States Workplace Law," in Lawrence Gostin and Lane Porter, eds., *International Law and AIDS* (n.p., 1992), pp. 202–4.

141. Lawrence Bartlett, "Financing Health Care for Persons with AIDS: Balancing Public and Private Responsibilities," in Lawrence O. Gostin, ed., *AIDS and the Health Care System* (New Haven, 1990), p. 215.

142. Lascoumes, "De la sélection des risques à la discrimination," pp. 177–89; Foyer and Khaïat, "Droit et SIDA," pp. 243–45, 253–54; Jean-Luc Fagnart, "Les assurances et le Sida," in Michel Vincineau, ed., *Le Sida: Un défi aux droits* (Brussels, 1991), p. 698; Philippe Pierre, "SIDA: Les implications assurantielles de la pandémie," in Brigitte Feuillet-Le Mintier, ed., *Le SIDA: Aspects juridiques* (Paris, 1995), p. 80; Auvergnon, *Le droit social à l'epreuve du SIDA*, p. 42; Swiss Institute of Comparative Law, *Comparative Study*, pp. 97, 237; Sobel, "Policy Making under Changing Political Situations," pp. 90–91; Steffen, "France: Social Solidarity," pp. 242–44.

143. H. D. C. Roscam Abbing, "AIDS, Human Rights, and Legislation in the Netherlands," in Martin Breum and Aart Hendriks, eds., *AIDS and Human Rights* (Copenhagen, 1988), p. 103; Janherman Veenker, "The Decisive Role of Politics: AIDS Control in the Netherlands," in Theo Sandfort, ed., *The Dutch Response to HIV: Pragmatism and Consensus* (London, 1998), p. 129; Jan K. van Wijngaarden, "The Netherlands: AIDS in a Consensual Society," in David L. Kirp and Ronald Bayer, eds., *AIDS in the Industrialized Democracies* (New Brunswick, 1992), p. 271; Zeegers, "Droit et Sida," p. 330; Swiss Institute of Comparative Law, *Comparative Study*, p. 309; Wayland Kennet, ed., *Parliaments and Screening: A Conference on the Ethical and Social Problems Arising from Testing and Screening for HIV and AIDS* (Paris, 1995), p. 49.

144. Albæk, "AIDS: The Evolution of a Non-Controversial Issue in Denmark," p. 11; Hagstrøm, *AIDS som juridisk problem*, pp. 88–89; Moxnes, "AIDS

and Human Rights," p. 111; Westerhäll and Saldeen, "Réflexions sur le Sida," p. 407; Henriksson and Ytterberg, "Sweden," p. 330.

145. David Hirsch, "SIDA et droit en Australie," in Jacques Foyer and Lucette Khaïat, eds., *Droit et Sida: Comparaison internationale* (Paris, 1994), p. 93; Ruppen, *AIDS*, p. 61; Erwin Deutsch, *Rechtsprobleme von AIDS* (Bergisch Gladbach, 1988), p. 32; Lücke, *Aids*, p. 161; Swiss Institute of Comparative Law, *Comparative Study*, p. 265; Thies, *Die Auswirkungen von AIDS*, pp. 54, 71, 105; BT *Drucksache* 11/2388, Nos. 9–10, 26 May 1988.

146. Nancy J. Haley and Barry S. Reed, "HIV Testing for Life Insurance," in Gerald Schochetman and J. Richard George, eds., *AIDS Testing*, 2d ed. (New York, 1994), p. 255; Brazier and Mulholland, "Droit et Sida," pp. 384–86; Tom Sorell and Heather Draper, "AIDS and Insurance," in Rebecca Bennett and Charles A. Erin, eds., *HIV and AIDS: Testing, Screening, and Confidentiality* (Oxford, 1999), p. 219; House of Commons, *Problems Associated with AIDS*, vol. 1, p. lxii; vol. 2, p. 261; Roth, "AIDS and Insurance," pp. 284–90; Roth and Gryk, "AIDS and Insurance," pp. 91, 95–100, 109–11.

147. Benjamin Schatz, "The AIDS Insurance Crisis: Underwriting or Over-reaching?" *Harvard Law Review* 100, 7 (May 1987), pp. 1786–92; Hermann and Schurgin, *Legal Aspects*, §13:13.

148. Lücke, *Aids*, p. 136; Bartlett, "Financing Health Care," p. 215; Edgar and Sandomire, "Medical Privacy Issues," pp. 215–18; *IDHL* 38, 1 (1987), pp. 42–43; 39, 4 (1988), pp. 833–36; Ford and Quam, "AIDS Quarantine," p. 381; Russel P. Iuculano, "D.C. Act 6–170: The Five-Year Ban on Risk-Based Pricing for AIDS," *AIDS and Public Policy Journal* 2, 1 (1987), pp. 15–17.

149. *Congressional Record* (House), 16 September 1987, 133, pp. 25796–813.

150. Hermann, "AIDS and the Law," p. 291; Mark Scherzer, "Private Insurance," in Scott Burris et al., eds., *AIDS Law Today* (New Haven, 1993), p. 419; Hermann and Schurgin, *Legal Aspects*, §13:14; Tanner and the ALEC National Working Group on State AIDS Policy, *Politics of Health*, pp. 58–59; Haley and Reed, "HIV Testing for Life Insurance," p. 255; Rubenstein et al., *Rights of People*, pp. 31, 131.

151. *IDHL* 44, 2 (1993), p. 231; Deutsche AIDS-Hilfe, Berlin, *Restrictions of Entry and Residence for People with HIV/AIDS: A Global Survey* (Frankfurt, November 1991), pp. 60–61; Swiss Institute of Comparative Law, *Comparative Study*, p. 69; *Le Monde*, 21 January 1988, p. 11; Foyer and Khaïat, "Droit et SIDA," pp. 225, 230; Jaqueline Bouton, "Le secret médical et le sida," in Eric Heilmann, ed., *Sida et libertés: La régulation d'une épidemie dans un état de droit* (n.p., 1991), p. 141; *Le Monde*, 10 February 1988, p. 17.

152. Westerhäll and Saldeen, "Réflexions sur le Sida," p. 412; Rubenstein et al., *Rights of People*, p. 204; Larry O. Gostin, "Public Health Strategies for Confronting AIDS: Legislative and Regulatory Policy in the United States," *JAMA* 261, 11 (17 March 1989), p. 1625; *IDHL* 40, 2 (1989), p. 389.

153. Swiss Institute of Comparative Law, *Comparative Study*, pp. 69–70; Brazier and Mulholland, "Droit et Sida," p. 379.

154. Inge Karin Tiedemann, "Familienrechtliche Probleme im Zusammen-

hang mit AIDS," in Bernd Schünemann and Gerd Pfeiffer, eds., *Die Rechtsprobleme von AIDS* (Baden-Baden, 1988). pp. 338, 347; Gerhard H. Schlund, "Juristische Aspekte beim erworbenen Immun-Defekt-Syndrom (AIDS)," *AIDS-Forschung* 10 (1986), p. 565.

155. Foyer and Khaïat, "Droit et SIDA," pp. 230–31; Swiss Institute of Comparative Law, *Comparative Study,* pp. 69–70; AIDES, *Droit et S.I.D.A,* p. 63; Vèronique Barabe-Bouchard, "La famille et le SIDA," in Brigitte Feuillet-Le Mintier, ed., *Le SIDA: Aspects juridiques* (Paris, 1995), pp. 37–38.

156. Hermann and Schurgin, *Legal Aspects,* §§4:25–26; Robert B. Gainor, "To Have and to Hold: The Tort Liability for the Interspousal Transmission of AIDS," *New England Law Review* 23 (1988–89), p. 895.

第六章　做自己的检疫官：自愿的防治

1. "The Constitutional Rights of AIDS Carriers," *Harvard Law Review* 99 (April 1986), p. 1279; Larry Gostin, "The Future of Communicable Disease Control: Toward a New Concept in Public Health Law," *Milbank Quarterly* 64, suppl. 1 (1986), pp. 80–81; Lawrence O. Gostin, "The Future of Public Health Law," *American Journal of Law and Medicine* 12, 3–4 (1986), pp. 461–90.

2. BT *Drucksache* 11/7200, 31 May 1990, p. 252; David J. Rothman, "Public Policy and Risk Assessment in the AIDS Epidemic," in John Griggs, ed., *AIDS: Public Policy Dimensions* (New York, 1987), p. 66.

3. James F. Childress, "Mandatory HIV Screening and Testing," in Frederick G. Reamer, ed., *AIDS and Ethics* (New York, 1991), p. 63; June E. Osborn, "Public Health and the Politics of AIDS," *Dædalus* 118, 3 (summer 1989), p. 135; Wolfram H. Eberbach, "Seuchenrechtliche Massnahmen gegen AIDS," in Max Busch et al., eds., *HIV/AIDS und Straffälligkeit* (Bonn, 1991), pp. 84–85; House of Commons, 1986–87, Social Services Committee, *Problems Associated with AIDS,* 13 May 1987, vol. 1, p. x.

4. Dale J. Hu et al., "The Emerging Genetic Diversity of HIV: The Importance of Global Surveillance for Diagnostics, Research, and Prevention," *JAMA* 275, 3 (1996), pp. 210–14.

5. Institute of Medicine, *Confronting AIDS: Directions for Public Health, Health Care, and Research* (Washington, DC, 1986), p. 120; Klaus Scherf, *AIDS und Strafrecht* (Baden-Baden, 1992), p. 151; William J. Curran et al., "AIDS: Legal and Policy Implications of the Application of Traditional Disease Control Measures," *Law, Medicine, and Health Care* 15, 1–2 (summer 1987), p. 32; Donald H. J. Hermann, "AIDS and the Law," in Frederick G. Reamer, ed., *AIDS and Ethics* (New York, 1991), p. 294; Larry Gostin, "Traditional Public Health Strategies," in Scott Burris et al., eds., *AIDS Law Today* (New Haven, 1993), pp. 73–74; Larry Gostin, "The Politics of AIDS: Compulsory State Powers, Public Health, and Civil Liberties," *Ohio State Law Journal* 49 (1989), p. 1028; Mark H. Jackson, "The Criminalization of HIV," in Nan D. Hunter and William B. Rubenstein, eds., *AIDS Agenda: Emerging Issues in Civil Rights* (New York, 1992), p. 240.

6. House of Commons, *Problems Associated with AIDS*, vol. 2, p. 10; Peter A. Selwyn, "Tuberculosis and AIDS: Epidemiologic, Clinical, and Social Dimensions," *Journal of Law, Medicine, and Ethics* 21, 3–4 (1993), p. 285; Barbara Breitbach et al., "AIDS-Bekämpfung und Bundes-Seuchengesetz," *Kritische Justiz* 21, 1 (1988), pp. 64–66; Gostin, "Politics of AIDS," p. 1027; Kathleen M. Sullivan and Martha A. Field, "AIDS and the Coercive Power of the State," *Harvard Civil Right–Civil Liberties Law Review* 23 (1988), p. 148.

7. Manfred Bruns, "AIDS, Prostitution und das Strafrecht," *Neue Juristische Wochenschrift* 40, 12 (1987), p. 695; W. H. Eberbach, "Rechtliche Rahmenbedingungen für die Krankheit AIDS in der Bundesrepublik Deutschland 1988," *Das öffentliche Gesundheitswesen* 50 (1988), p. 458; Joseph D. Piorkowski Jr., "Between a Rock and a Hard Place: AIDS and the Conflicting Physician's Duties of Preventing Disease Transmission and Safeguarding Confidentiality," *Georgetown Law Journal* 76 (1987), p. 188; BT *Drucksache* 11/7200, 31 May 1990, p. 175; BT *Verhandlungen* 10/246, 13 November 1986, p. 19094B.

8. Otfried Seewald, "Aids als Herausforderung an den Verfassungsstaat des Grundgesetzes," in Ernst Burkel, ed., *Der AIDS-Komplex: Dimensionen einer Bedrohung* (Frankfurt, 1988), p. 303; *AIDS: Fakten und Konsequenzen: Endbericht der Enquête-Kommission des 11. Deutschen Bundestages "Gefahren von AIDS und wirksame Wege zu ihrer Eindämmung"* (Bonn, 1990), p. 343; *AIDS Nachrichten aus Forschung und Wissenschaft,* 4 (1989), p. 9; Rolf Rosenbrock, "AIDS: Questions and Lessons for Public Health," *AIDS and Public Policy Journal* 8, 1 (1993), p. 11.

9. Martin Sieber, *Die Bedeutung des HIV-Tests für die Aids-Prävention* (Bern, 1995), p. 217; Donna L. Higgins et al., "Evidence for the Effects of HIV Antibody Counseling and Testing on Risk Behaviors," *JAMA* 266, 17 (1991), p. 2424; Hubert Rottleuthner, "Probleme der rechtlichen Regulierung von Aids," and Andreas Salmen, "Aktuelle Erfordernisse der Aidsprävention," in Rolf Rosenbrock and Andreas Salmen, eds., *Aids-Prävention* (Berlin, 1990), pp. 128, 95; Mirko D. Grmek, *History of AIDS* (Princeton, 1990), p. 18; Randy Shilts, *And the Band Played On: Politics, People, and the AIDS Epidemic* (New York, 1988), p. 147; Walt Odets, *In the Shadow of the Epidemic: Being HIV-Negative in the Age of AIDS* (Durham, 1995), pp. 46–47.

10. WHO, *Legislative Responses to AIDS* (Dordrecht, 1989), pp. 256–60; Felix Herzog, "Das Strafrecht im Kampf gegen 'Aids-Desperados,'" in Ernst Burkel, ed., *Der AIDS-Komplex: Dimensionen einer Bedrohung* (Frankfurt, 1988), p. 342; Manfred Steinbach, "Politische Strategien der AIDS-Bekämpfung," in Hans-Ullrich Gallwas et al., eds., *Aids und Recht* (Stuttgart, 1992), p. 64; BT *Drucksache* 10/3749, No. 46; Philip Strong and Virginia Berridge, "No One Knew Anything: Some Issues in British AIDS Policy," in Peter Aggleton et al., eds., *AIDS: Individual, Cultural, and Policy Dimensions* (London, 1990), p. 240.

11. Larry Gostin and William J. Curran, "Legal Control Measures for AIDS: Reporting Requirements, Surveillance, Quarantine, and Regulation of Public

Meeting Places," *American Journal of Public Health* 77, 2 (February 1987), pp. 215–16; William J. Curran, "AIDS and Poverty in the United States of America: A Human Rights Issue," in Martin Breum and Aart Hendriks, eds., *AIDS and Human Rights* (Copenhagen, 1988), p. 153.

12. David L. Kirp and Ronald Bayer, "The Second Decade of AIDS: The End of Exceptionalism?" in Kirp and Bayer, eds., *AIDS in the Industrialized Democracies* (New Brunswick, 1992), p. 365; Patricia Day and Rudolf Klein, "Interpreting the Unexpected: The Case of AIDS Policy Making in Britain," *Journal of Public Policy* 9, 3 (1989), p. 345; Ronald Bayer, "AIDS, Public Health, and Civil Liberties: Consensus and Conflict in Policy," in Frederick G. Reamer, ed., *AIDS and Ethics* (New York, 1991), pp. 26–28; Rolf D. Rosenbrock, "Screening for Human Immunodeficiency Virus," *International Journal of Technology Assessment in Health Care* 7 (1991), p. 267.

13. BT *Drucksache* 11/6485, 15 February 1990; Rolf Rosenbrock, "HIV-Screening," Wissenschaftszentrum Berlin, *Veröffentlichungen der Forschungsgruppe Gesundheitsrisiken und Präventionspolitik*, P90–202 (Berlin, February 1990), p. 9.

14. Peter Roth and Wesley Gryk, "AIDS and Insurance," in Richard Haigh and Dai Harris, eds., *AIDS: A Guide to the Law*, 2d ed. (London, 1995), p. 109; Peter Roth, "AIDS and Insurance: Some Very British Questions," in David FitzSimons et al., eds., *The Economic and Social Impact of AIDS in Europe* (London, 1995), pp. 286–87; BT *Drucksache* 11/2388, Nos. 9–10, 26 May 1988; Benjamin Schatz, "The AIDS Insurance Crisis: Underwriting or Overreaching?" *Harvard Law Review* 100, 7 (May 1987), pp. 1792, 1802; Heather G. Miller et al., eds., *AIDS: The Second Decade* (Washington, DC, 1990), pp. 277–78; Angus Hamilton, "The Criminal Law and HIV Infection," in Richard Haigh and Dai Harris, eds., *AIDS: A Guide to the Law*, 2d ed. (London, 1995), p. 36; Jonathan Glasson, "Public Health and Human Rights: Finding a Balance in HIV Prevention," in David FitzSimons et al., eds., *The Economic and Social Impact of AIDS in Europe* (London, 1995), p. 239.

15. Daniel Defert, "Police sanitaire ou droit commun?" in Emmanuel Hirsch, *Aides: Solidaires* (Paris, 1991), p. 536; Ute Canaris, "Gesundheitspolitische Aspekte im Zusammenhang mit AIDS," in Johannes Korporal and Hubert Malouschek, eds., *Leben mit AIDS—Mit AIDS leben* (Hamburg, 1987), p. 282; Inez de Beaufort, "Individual Responsibility for Health," in Rebecca Bennett and Charles A. Erin, eds., *HIV and AIDS: Testing, Screening, and Confidentiality* (Oxford, 1999), pp. 107–9.

16. Mark H. Jackson, "Health Insurance: The Battle over Limits on Coverage," in Nan D. Hunter and William B. Rubenstein, eds., *AIDS Agenda: Emerging Issues in Civil Rights* (New York, 1992), p. 150.

17. Stephan Ruppen, *AIDS: Ein Ratgeber für Rechtsfragen rund um AIDS* (Zurich, 1989), pp. 54–56; *Aftonbladet* 16 September 2000, p. 15.

18. *Medical Times and Gazette* 11 (1855), pp. 31–35, 84–88.

19. BT *Drucksache* 11/6485, 15 February 1990; Richard D. Mohr, *Gays/Justice: A Study of Ethics, Society, and Law* (New York, 1988), pp. 217–20, 223;

Richard A. Mohr, "AIDS, Gays, and State Coercion," *Bioethics* 1, 1 (1987), pp. 38–40.

20. Rosenbrock, "HIV-Screening," p. 13; Aart Hendriks, "AIDS, AIDS Strategy, and Internationally Recognized Human Rights," in Martin Breum and Aart Hendriks, eds., *AIDS and Human Rights* (Copenhagen, 1988), pp. 19–20; Institute of Medicine, *Confronting AIDS: Update 1988* (Washington, DC, 1988), p. 74; Martin Dannecker, *Homosexuelle Männer und AIDS* (Stuttgart, 1990), p. 228.

21. Gabriel Rotello, *Sexual Ecology: AIDS and the Destiny of Gay Men* (New York, 1997), pp. 106–8; Dieter Meurer, "AIDS und Strafrecht," in Hans-Ullrich Gallwas et al., eds., *Aids und Recht* (Stuttgart, 1992), p. 117; Swiss Institute of Comparative Law, *Comparative Study on Discrimination against Persons with HIV or AIDS* (Strasbourg, 1993), p. 65; Ralph Bolton, "AIDS and Promiscuity: Muddles in the Models of HIV Prevention," *Medical Anthropology* 14 (1992), pp. 177–78; David L. Chambers, "Gay Men, AIDS, and the Code of the Condom," *Harvard Civil Rights–Civil Liberties Law Review* 29 (1994), pp. 353, 366, 377–80.

22. BT *Drucksache* 11/7200, 31 May 1990, p. 368; Lawrence O. Gostin, "The AIDS Litigation Project: A National Review of Court and Human Rights Commission Decisions," *JAMA* 263, 14 (11 April 1990), p. 1966; WHO, *Legislative Responses*, pp. 284–86.

23. David A. Conway, "AIDS and Legal Paternalism," *Social Theory and Practice* 13, 3 (fall 1987), pp. 287–88; Mohr, "AIDS, Gays, and State Coercion," pp. 217–23; Frank Becker and Klaus-Dieter Beisswenger, eds., *Solidarität der Uneinsichtigen: Aktionstag 9. Juli 1988 Frankfurt a.M.* (Berlin, 1988), p. 9.

24. Frédéric Ocqueteau, "La répression pénale dans la lutte contre le sida: Solution ou alibi?" in Eric Heilmann, ed., *Sida et libertés: La régulation d'une épidemie dans un état de droit* (n.p., 1991), pp. 247–49; Rottleuthner, "Probleme der rechtlichen Regulierung," p. 125; Scherf, *AIDS und Strafrecht*, p. 79; Peter Raschke and Claudia Ritter, *Eine Grossstadt lebt mit Aids: Strategien der Prävention und Hilfe am Beispiel Hamburgs* (Berlin, 1991), pp. 212–13.

25. David C. Wyld and David E. Hallock, "Advertising's Response to the AIDS Crisis: The Role of Social Marketing," *AIDS and Public Policy Journal* 4, 4 (1989), p. 201.

26. H. Jäger, ed., *AIDS und HIV-Infektionen* (n.p., n.d.), ix–2.3.4, pp. 1, 5; Andrzej J. Szwarc, ed., *AIDS und Strafrecht* (Berlin, 1996), p. 231; Scherf, *AIDS und Strafrecht*, pp. 85–87, 137; BT *Verhandlungen* 11/110, 24 November 1988, p. 7748B; Rolf Dietrich Herzberg, "Die strafrechtliche Haftung für die Infizierung oder Gefährdung durch HIV," in Andrzej J. Szwarc, ed., *AIDS und Strafrecht* (Berlin, 1996), pp. 82–83; Christoph Knauer, "Die Strafbarkeit des HIV-Infizierten beim Vollziehen sexueller Kontakte mit getroffenen Schutzmassnahmen," *AIDS-Forschung* 9 (1994), pp. 466–68.

27. Markus Müller, *Zwangsmassnahmen als Instrument der Krankheitsbekämpfung: Das Epidemiengesetz und die Persönliche Freiheit* (Basel, 1992), p. 91.

28. *Hansard Parliamentary Debates*, vol. 96 (30 April 1986), col. 918; vol. 113 (27 March 1987), col. 686; Canaris, "Gesundheitspolitische Aspekte," p. 282.

29. Memo by Dr. Ronald Bolton, House of Commons, *Problems Associated with AIDS*, vol. 3, p. 208.

30. Mohr, *Gays/Justice*, pp. 230–38; Patricia Illingworth, *AIDS and the Good Society* (London, 1990), preface, pp. 14–16, 46, 63, 77–79; Larry Kramer, *Reports from the Holocaust: The Making of an AIDS Activist* (New York, 1989), pp. 178–79; Philip M. Kayal, *Bearing Witness: Gay Men's Health Crisis and the Politics of AIDS* (Boulder, 1993), pp. 53–54, 92–95; John Shiers, "One Step to Heaven?" in Bob Cant and Susan Hemmings, eds., *Radical Records: Thirty Years of Lesbian and Gay History, 1957–1987* (London, 1988), pp. 240–41; Marshall Kirk and Hunter Madsen, *After the Ball: How America Will Conquer Its Fear and Hatred of Gays in the '90s* (New York, 1989), pp. xxiv, 356–57; Dan E. Beauchamp, "Morality and the Health of the Body Politic," *Hastings Center Report* 16 (1986), p. 32; RD *Prot*, 1986/87, Bihang, Prop. 149, p. 36.

31. *Hansard*, vol. 108 (23 January 1987), col. 1175. Similar sentiments: Becker and Beisswenger, eds., *Solidarität der Uneinsichtigen*, p. 9; Edward King, *Safety in Numbers: Safer Sex and Gay Men* (London, 1993), p. 246.

32. RD *Prot*, 1986/87, Bihang, Prop. 149, pp. 34–36.

33. Canaris, "Gesundheitspolitische Aspekte," pp. 284–85.

34. Rüdiger Jacob et al., "Problems Associated with Prevention Campaigns," in Dorothee Friedrich and Wolfgang Heckmann, eds., *Aids in Europe: The Behavioural Aspect* (Berlin, 1995), 4:99–107; Jost Reinecke, *AIDS-Prävention und Sexualverhalten: Die Theorie des geplanten Verhaltens im empirischen Test* (Opladen, 1997).

35. Annick Prieur, "Taking Risks Is Rational Behavior," in Behörde für Arbeit, Gesundheit und Soziales der Freien und Hansestadt Hamburg, *Dokumentation des Internationalen Symposiums "HIV/AIDS-Homosexualität/Bisexualität" 6. Oktober 1991 bis 9. Oktober 1991 in Hamburg* (Hamburg, 1991), pp. 177–78; Tim Rhodes, "Risk, Injecting Drug Use, and the Myth of an Objective Social Science," in Joshua Oppenheimer and Helena Reckitt, eds., *Acting on AIDS: Sex, Drugs, and Politics* (London, 1997), p. 64; Gustavo Guizzardi et al., "Rationality and Preventive Measures: The Ambivalence of the Social Discourse on AIDS," in Luc van Campenhoudt et al., eds., *Sexual Interactions and HIV Risk* (London, 1997), pp. 160–62.

36. Peter Davies and Project SIGMA, "On Relapse: Recidivism or Rational Response?" in Peter Aggleton et al., eds., *AIDS: Rights, Risk, and Reason* (London, 1992), pp. 136–37; Peter M. Davies et al., *Sex, Gay Men, and AIDS* (London, 1993), pp. 50–51; Walt Odets, "AIDS Education and Harm Reduction for Gay Men," *AIDS and Public Policy Journal* 9, 1 (1994), p. 10.

37. Szwarc, ed., *AIDS und Strafrecht*, p. 232; Jean-François Fogel and Bertrand Rosenthal, *Fin de siècle à la Havane: Les secrets du pouvoir cubain* (Paris, 1993), p. 359; *Economist*, 15 July 2000, p. 78; Marc Reisinger, "Les avantages d'une prescription détendue de méthadone," in Jean-Marie Guffens, ed.,

Toxicomanie, Hépatites, S.I.D.A. (n.p., 1994), p. 260; Douglas Webb, *HIV and AIDS in Africa* (London, 1997), p. 82.

38. Mary Douglas, *Risk and Blame* (London, 1992), ch. 6; Mary Douglas and Marcel Calvez, "The Self as Risk Taker: A Cultural Theory of Contagion in Relation to AIDS," *Sociological Review* (1990).

39. Michael Bloor, *The Sociology of HIV Transmission* (London, 1995), pp. 85–93; Ronald O. Valdiserri, *Preventing AIDS: The Design of Effective Programs* (New Brunswick, 1989), ch. 3; Michael Pollak, *The Second Plague of Europe: AIDS Prevention and Sexual Transmission among Men in Western Europe* (Binghamton, NY, 1994), p. 63; Graham Hart, "Gay Community Oriented Approaches to Safer Sex," in Tim Rhodes and Richard Hartnoll, eds., *AIDS, Drugs, and Prevention* (London, 1996), p. 88; Allan M. Brandt, "Behavior, Disease, and Health in the Twentieth-Century United States," in Allan M. Brandt and Paul Rozin, eds., *Morality and Health* (New York, 1997), pp. 68–69; Jonathan Mann et al., "Toward a New Health Strategy to Control the HIV/AIDS Pandemic," *Journal of Law, Medicine, and Ethics* 22, 1 (1994), p. 49; Richard G. Parker, "Empowerment, Community Mobilization, and Social Change in the Face of HIV/AIDS," *AIDS* 10, suppl. 3 (1996), pp. S28–29; Samuel R. Friedman et al., "Network and Sociohistorical Approaches to the HIV Epidemic among Drug Injectors," in José Catalán et al., eds., *The Impact of AIDS: Psychological and Social Aspects of HIV Infection* (Amsterdam, 1997), pp. 89–90; Roger Ingham et al., "The Limitations of Rational Decision-Making Models as Applied to Young People's Sexual Behavior," in Peter Aggleton et al., eds., *AIDS: Rights, Risk, and Reason* (London, 1992); Nathalie Bajos and Jacques Marquet, "Research on HIV Sexual Risk: Social Relations-Based Approach in a Cross-Cultural Perspective," *Social Science and Medicine* 50 (2000), pp. 1533–46.

40. Paul Farmer, *Infections and Inequalities: The Modern Plagues* (Berkeley, 1999), p. 86; P. Gillies et al., "Is AIDS a Disease of Poverty?" *AIDS Care* 8, 3 (1996); Richard G. Parker, "Empowerment, Community Mobilization, and Social Change in the Face of HIV/AIDS," *AIDS* 10, suppl. 3 (1996), pp. S28–30; Elizabeth Fee and Nancy Krieger, "Understanding AIDS: Historical Interpretations and the Limits of Biomedical Individualism," *American Journal of Public Health* 83, 10 (October 1993), pp. 1481–83; S. R. Friedman and D. C. Des Jarlais, "HIV among Drug Injectors: The Epidemic and the Response," *AIDS Care* 3, 3 (1991).

41. Michael Pollak and Jean-Paul Moatti, "HIV Risk Perception and Determinants of Sexual Behavior," in Michel Hubert, ed., *Sexual Behaviour and Risks of HIV Infection* (Brussels, 1990), p. 18; Mitchell Cohen and Judy Chwalow, "The Health Belief Model: Always, Sometimes, or Never Useful in Guiding HIV/AIDS Prevention," in Dorothee Friedrich and Wolfgang Heckmann, eds., *Aids in Europe: The Behavioural Aspect* (Berlin, 1995), 4:49–50.

42. J. W. Duyvendak and R. Koopmans, "Resister au Sida: Destin et influence du mouvement homosexuel," in Michael Pollak et al., eds., *Homosexualités et Sida* (n.p., n.d. [1991]), p. 212; Onno de Zwart, Theo Sandfort, and

Marty van Kerkhof, "No Anal Sex Please: We're Dutch: A Dilemma in HIV Prevention Directed at Gay Men," in Sandfort, ed., *The Dutch Response to HIV: Pragmatism and Consensus* (London, 1998), pp. 135–36; King, *Safety in Numbers*, pp. 89–90; Gerjo Kok et al., "Applying Social Psychology to HIV Prevention: Solving a Dilemma in the HIV Prevention Communications on Anal Sex as an Example," in Davidson C. Umeh, ed., *Confronting the AIDS Epidemic: Cross-Cultural Perspectives on HIV/AIDS Education* (Trenton, NJ, 1997), pp. 231–32.

43. Gerry V. Stimson and Martin C. Donoghoe, "Health Promotion and the Facilitation of Individual Change," in Tim Rhodes and Richard Hartnoll, eds., *AIDS, Drugs, and Prevention* (London, 1996), p. 19; Gerry V. Stimson and Rachel Lart, "HIV, Drugs, and Public Health in England: New Words, Old Tunes," *International Journal of the Addictions* 26, 12 (1991), pp. 1272–73.

44. Hendriks, "AIDS, AIDS Strategy," p. 19; Heta Häyry, "Who Should Know about My HIV Positivity and Why?" and Charles A. Erin, "Is There a Right to Remain in Ignorance of HIV Status," in Rebecca Bennett and Charles A. Erin, eds., *HIV and AIDS: Testing, Screening, and Confidentiality* (Oxford, 1999), pp. 242–44, 265–66; H. J. J. Leenen, "Law and AIDS," *AIDS-Forschung* 9 (1986), p. 506; *AIDS: Fakten und Konsequenzen*, p. 329; Klaus Lüderssen, "Die im strafrechtlichen Umgang mit Aids verborgenen Motive: Hypermoral oder Gesinnungsethik?" *Strafverteidiger* 2 (1990), p. 87; Udo Gehring, "Haftpflicht- und Haftpflichtversicherungsrechtliche Fragen bei HIV-Infektionen (AIDS)" (Ph.D. diss., University of Mannheim, 1996), pp. 235–38; Olivier Guillod et al., *Drei Gutachten über rechtliche Fragen im Zusammenhang mit AIDS* (Bern, 1991), pp. 122–23.

45. Cindy Patton, "Save Sex/Save Lives: Evolving Modes of Activism," in Tim Rhodes and Richard Hartnoll, eds., *AIDS, Drugs, and Prevention* (London, 1996), p. 126; Wolf Kirschner, *HIV-Surveillance: Inhaltliche und methodische Probleme bei der Bestimmung der Ausbreitung von HIV-Infektionen* (Berlin, 1993), pp. 64–65.

46. Don C. Des Jarlais et al., "Targeting HIV-Prevention Programs," *New England Journal of Medicine* 331, 21 (1994), pp. 1451–52; David E. Rogers and June E. Osborn, "AIDS Policy: Two Divisive Issues," *JAMA* 270, 4 (1993), p. 494.

47. Day and Klein, "Interpreting the Unexpected," pp. 348–49; Spencer Hagard, "Preventing AIDS through General Public Education: Experience from the United Kingdom," in WHO, *AIDS Prevention and Control* (Geneva, 1988), pp. 41–43; Simon Watney, *Practices of Freedom: Selected Writings on HIV/AIDS* (Durham, NC, 1994), p. 48.

48. Nora Kizer Bell, "Ethical Issues in AIDS Education," in Frederick G. Reamer, ed., *AIDS and Ethics* (New York, 1991), p. 139; Simon Garfield, *The End of Innocence: Britain in the Time of AIDS* (London, 1994), p. 125; Ronald Bayer et al., "Public Health and Private Rights: Health, Social, and Ethical Perspectives," in Robert F. Hummel et al., eds., *AIDS: Impact on Public Policy* (New York, 1986), p. 17; Day and Klein, "Interpreting the Unexpected," p. 349.

49. Swiss Institute of Comparative Law, *Comparative Study*, p. 21; *Public*

Health Reports 103, suppl. 1 (1988), pp. 4, 19; Wyld and Hallock, "Advertising's Response to the AIDS Crisis," p. 199.

50. Cindy Patton, *Last Served? Gendering the HIV Pandemic* (London, 1994), p. 14; Nan D. Hunter, "Censorship and Identity in the Age of AIDS," in Martin P. Levine et al., eds., *In Changing Times: Gay Men and Lesbians Encounter HIV/AIDS* (Chicago, 1997), pp. 45–47; *IDHL* 40, 1 (1989), p. 63; House Committee on Government Operations, *The Politics of AIDS Prevention: Science Takes a Time Out*, 1992, H. Rept. 102–1047, pp. 6–10; Gostin, "AIDS Litigation Project," p. 1961; Larry O. Gostin, "Public Health Strategies for Confronting AIDS: Legislative and Regulatory Policy in the United States," *JAMA* 261, 11 (17 March 1989), p. 1624; Nicholas Freudenberg, "AIDS Prevention in the United States: Lessons from the First Decade," *International Journal of Health Services* 20, 4 (1990), pp. 590–91.

51. Christopher H. Foreman Jr., *Plagues, Products, and Politics: Emergent Public Health Hazards and National Policymaking* (Washington, DC, 1994), p. 80; William DeJong and Jay A. Winsten, "The Strategic Use of the Broadcast Media for AIDS Prevention," in Jaime Sepulveda et al., eds., *AIDS: Prevention through Education* (New York, 1992), pp. 267–69; Karen DeYoung, "Global Politics of AIDS," *Washington Post*, 2 February 1988, pp. 13, 16; BT *Verhandlungen* 11/71, 14 April 1988, p. 4809A-B.

52. June Osborn, "U.S. Response to the AIDS Epidemic: Education Prospects in a Multicultural Society," in Jaime Sepulveda et al., eds., *AIDS: Prevention through Education* (New York, 1992), pp. 343–44; *Public Health Reports* 103, suppl. 1 (1988), p. 20; *Report of the Presidential Commission on the Human Immunodeficiency Virus Epidemic* (Washington, DC, 1988), p. 83; Theodore J. Stein, *The Social Welfare of Women and Children with HIV and AIDS: Legal Protections, Policy, and Programs* (New York, 1998), pp. 125–34; William B. Rubenstein et al., *The Rights of People Who Are HIV Positive* (Carbondale, IL, 1996), p. 292; Peggy Clarke, "Messages Addressed to Women as a Target Audience," in WHO, *AIDS Prevention and Control* (Geneva, 1988), p. 52.

53. Monika Steffen, *The Fight against AIDS: An International Public Policy Comparison between Four European Countries: France, Great Britain, Germany, and Italy* (Grenoble, 1996), p. 58; John Street, "British Government Policy on AIDS: Learning Not to Die of Ignorance," *Parliamentary Affairs* 41 (October 1988), pp. 490–91, 494; Daniel M. Fox, Patricia Day, and Rudolf Klein, "The Power of Professionalism: Policies for AIDS in Britain, Sweden, and the United States," *Dædalus* 118, 2 (spring 1989), p. 97.

54. Hamilton, "The Criminal Law," pp. 31–34; Simon Watney, *Policing Desire: Pornography, AIDS, and the Media* (Minneapolis, 1987), p. 17; Rob Tielman and Hans Hammelburg, "World Survey on the Social and Legal Position of Gays and Lesbians," in Aart Hendriks et al., eds., *The Third Pink Book: A Global View of Lesbian and Gay Liberation and Oppression* (Buffalo, 1993), p. 259; Watney, *Practices of Freedom*, p. 240.

55. RD Prot, 1987/88, Bihang, Prop. 79, pp. 11–13; Kaye Wellings and Becky Field, *Stopping AIDS: AIDS/HIV Education and the Mass Media in Europe*

(London, 1996), pp. 22–24; Benny Henriksson and Hasse Ytterberg, "Sweden: The Power of the Moral(istic) Left," in David L. Kirp and Ronald Bayer, eds., *AIDS in the Industrialized Democracies* (New Brunswick, 1992), p. 331.

56. Harm Hospers and Cor Blom, "HIV Prevention Activities for Gay Men in the Netherlands 1983–93," and Frans van den Boom and Paul Schnabel, "The Impact of AIDS on the Dutch Health Care System," in Theo Sandfort, ed., *The Dutch Response to HIV: Pragmatism and Consensus* (London, 1998), pp. 43–44, 158.

57. Nathalie Bajos et al., "Sexual Behaviour and HIV Epidemiology: Comparative Analysis in France and Britain," *AIDS* 9 (1995), p. 740; Aquilino Morelle, *La défaite de la santé publique* (Paris, 1996), p. 306; Alain Pompidou, "National AIDS Information Programme in France," in WHO, *AIDS Prevention and Control* (Geneva, 1988), pp. 28–31; Pollak, *Second Plague*, p. 38; Murray Pratt, "The Defence of the Straight State: Heteronormativity, AIDS in France, and the Space of the Nation," *French Cultural Studies* 9, 3 (1998), pp. 271–73; Werner Reutter, "Aids, Politik und Demokratie: Ein Vergleich aidspolitischer Massnahmen in Deutschland und Frankreich," Wissenschaftszentrum Berlin für Sozialforschung, *Veröffentlichungsreihe der Forschungsgruppe Gesundheitsrisiken und Präventionspolitik*, P92–205 (Berlin, April 1992), pp. 12–14.

58. Matthias Weikert, "AIDS Prevention: Cooperation of NGOs and GOs," in Dorothee Friedrich and Wolfgang Heckmann, eds., *Aids in Europe: The Behavioural Aspect* (Berlin, 1995), 4:57; Canaris, "Gesundheitspolitische Aspekte," pp. 275, 301; Wolfgang Heckmann and Sabine Reiter, eds., *Community-Oriented Prevention of AIDS and Addiction* (Berlin, 1991; AIDS-Zentrum Hefte 6/1991).

59. Charles Perrow and Mauro F. Guillén, *The AIDS Disaster: The Failure of Organizations in New York and the Nation* (New Haven, 1990), pp. 25–26; Wyld and Hallock, "Advertising's Response to the AIDS Crisis," pp. 201–2.

60. Sandro Cattacin, "Organisatorische Probleme der HIV/AIDS-Politik in föderalen Staaten: Deutschland, Österreich und Schweiz im Vergleich," *Journal für Sozialforschung* 36, 1 (1996), p. 80; Monika Steffen, "AIDS Policies in France," in Virginia Berridge and Philip Strong, eds., *AIDS and Contemporary History* (Cambridge, 1993), p. 252; Monika Steffen, "AIDS and Political Systems," in Dorothee Friedrich and Wolfgang Heckmann, eds., *Aids in Europe: The Behavioural Aspect* (Berlin, 1995), 5:36–37; Steffen, *Fight against AIDS*, pp. 58–59.

61. Mary Catherine Bateson and Richard Goldsby, *Thinking AIDS* (Reading, MA, 1988), p. 122; Wolfgang Heckmann, "AIDS: Soziale Veränderungen und soziale Arbeit," in Max Busch et al., eds., *HIV/AIDS und Straffälligkeit* (Bonn, 1991), p. 4; BT *Drucksache* 11/2495, 16 June 1988, p. 90; BT *Verhandlungen* 11/103, 27 October 1988, p. 7053C.

62. *Harvard Law Review* 110, 5 (1997), pp. 1179–80; Gerlinde Maria Schwarz, *HIV/AIDS Education an den öffentlichen Elementar- und Sekundarschulen der USA: Aufgezeigt am Beispiel von New York City* (Frankfurt, 1997), p. 86.

63. *Hansard*, vol. 144 (13 January 1989), col. 1109; vol. 229 (22 July 1993), col. 618–19; Virginia Berridge, *AIDS in the UK: The Making of Policy, 1981–1994* (Oxford, 1996), p. 265; Glasson, "Public Health and Human Rights," p. 236; Simmy Viinikka, "Children, Young People, and HIV Infection," in Richard Haigh and Dai Harris, eds., *AIDS: A Guide to the Law*, 2d ed. (London, 1995), p. 20.

64. Michael Pollak, *Les homosexuels et le sida: Sociologie d'une épidémie* (Paris, 1988), pp. 206–7; Rolf Rosenbrock, "AIDS: Fragen und Lehren für Public Health," Wissenschaftszentrum Berlin für Sozialforschung, *Veröffentlichungsreihe der Forschungsgruppe Gesundheitsrisiken und Präventionspolitik*, P92–206 (Berlin, April 1992), p. 29; James Kinsella, *Covering the Plague: AIDS and the American Media* (New Brunswick, 1989), ch. 2.

65. Virginia Berridge and Philip Strong, "AIDS in the UK: Contemporary History and the Study of Policy," *Twentieth Century British History* 2, 2 (1991), p. 161; Bayer, "Public Health and Private Rights," p. 21.

66. Pollak, *Les homosexuels et le sida*, pp. 206–7; *RD Prot*, 1988/89:105 (27 April 1989), p. 25.

67. Dwayne C. Turner, *Risky Sex: Gay Men and HIV Prevention* (New York, 1997), pp. 123–27; Marie-Ange Schiltz and Philippe Adam, "Reputedly Effective Risk Reduction Strategies and Gay Men," and Graham Hart and Mary Boulton, "Sexual Behaviour in Gay Men: Towards a Sociology of Risk," in Peter Aggleton et al., eds., *AIDS: Safety, Sexuality, and Risk* (London, 1995), pp. 1, 7, 57; Danièle Peto et al., "Sexual Adaption to HIV Risk," in Michel Hubert, ed., *Sexual Behaviour and Risks of HIV Infection* (Brussels, 1990), pp. 256–57; Turner, *Risky Sex*, pp. 5–16.

68. Wellings and Field, *Stopping AIDS*, pp. 134–35.

69. Ford C. I. Hickson et al., "No Aggregate Change in Homosexual HIV Risk Behaviour among Gay Men Attending the Gay Pride Festivals, United Kingdom, 1993–1995," *AIDS* 10 (1996), p. 773; Peter M. Nardi, "Friends, Lovers, and Families: The Impact of AIDS on Gay and Lesbian Relationships," in Martin P. Levine et al., eds., *In Changing Times: Gay Men and Lesbians Encounter HIV/AIDS* (Chicago, 1997), pp. 77–78.

70. Bloor, *Sociology of HIV Transmission*, p. 127; Dannecker, *Homosexuelle Männer*, pp. 30–31; Joseph A. Kotarba and Norris G. Lang, "Gay Lifestyle Change and AIDS: Preventive Health Care," in Douglas A. Feldman and Thomas M. Johnson, eds., *The Social Dimensions of AIDS* (New York, 1986), p. 138; Michael Bochow, *Die Reaktionen homosexueller Männer auf AIDS in Ost- und Westdeutschland* (Berlin, 1993), pp. 33–34.

71. Rosenbrock, "AIDS: Fragen und Lehren," pp. 9–10; Rolf Rosenbrock, "The Role of Policy in Effective Prevention and Education," in Dorothee Friedrich and Wolfgang Heckmann, eds., *Aids in Europe: The Behavioural Aspect* (Berlin, 1995), 5:22; William A. Rushing, *The AIDS Epidemic: Social Dimensions of an Infectious Disease* (Boulder, 1995), p. 100; Bolton, "AIDS and Promiscuity," pp. 187–88; Peter Scott, "White Noise: How Gay Men's Activism Gets Written Out of AIDS Prevention," in Joshua Oppenheimer and Helena

Reckitt, eds., *Acting on AIDS: Sex, Drugs, and Politics* (London, 1997), p. 311; Marshall H. Becker and Jill G. Joseph, "AIDS and Behavioral Change to Reduce Risk: A Review," *American Journal of Public Health* 78, 4 (1988), p. 407; Jonathan M. Mann, "Human Rights and AIDS," in Mann et al., eds., *Health and Human Rights* (New York, 1999), p. 218.

72. H. Sasse et al., "Pratiques homosexuelles avec partenaires stables et partenaires occasionnels chez les homo/bisexuels en Italie," in Michael Pollak et al., eds., *Homosexualités et Sida* (n.p., n.d. [1991]), p. 73; Pollak and Moatti, "HIV Risk Perception," pp. 26–27; King, *Safety in Numbers*, ch. 1; Martin Dannecker, "Homosexuelle Männer und AIDS," in Wolfgang Heckmann and Meinrad A. Koch, eds., *Sexualverhalten in Zeiten von Aids* (Berlin, 1994), pp. 273–78.

73. Le groupe ACSF, *Les comportements sexuels en France: Rapport au ministre de la Recherche et de l'Espace* (Paris, 1993), p. 212; Susan Kippax et al., *Sustaining Safe Sex: Gay Communities Respond to AIDS* (London, 1993), pp. 80, 82, 84–85.

74. Patrick S. Sullivan et al., "Changes in AIDS Incidence for Men Who Have Sex with Men, United States, 1990–1995," *AIDS* 11 (1997), p. 1644; Pam Rodden et al., "Project Male-Call: Class Differences in Sexual Practice," in Peter Aggleton et al., eds., *AIDS: Foundations for the Future* (London, 1994), pp. 65–66; Nicholas Freudenberg, "AIDS Prevention in the United States: Lessons from the First Decade," *International Journal of Health Services* 20, 4 (1990), p. 592; Heather G. Miller et al., eds., *AIDS: The Second Decade* (Washington, DC, 1990), pp. 40, 82–85; Michael Bochow, "Le safer sex: Une discussion sans fin," in Michael Pollak et al., eds., *Homosexualités et Sida* (n.p., n.d. [1991]), p. 117; Pollak, *Second Plague*, p. 63; Shamil Wanigaratne et al., "Initiating and Maintaining Safer Sex," in José Catalán et al., eds., *The Impact of AIDS: Psychological and Social Aspects of HIV Infection* (Amsterdam, 1997), pp. 27–28; Jeffrey A. Kelly, "HIV Prevention among Gay and Bisexual Men in Small Cities," in Ralph J. DiClemente and John L. Peterson, eds., *Preventing AIDS: Theories and Methods of Behavioral Interventions* (New York, 1994), pp. 299–301.

75. Ralph Bolton, "Mapping Terra Incognita: Sex Research for AIDS Prevention—an Urgent Agenda for the 1990s," in Gilbert Herdt and Shirley Lindenbaum, eds., *The Time of AIDS* (Newbury Park, 1992), pp. 132–36; Hans Bardeleben et al., *Abschied von der sexuellen Revolution: Liebe und Sexualität der "Nach-68er-Generation" in Zeiten von Aids* (Berlin, 1995), pp. 222–26; Gerhard Christiansen and Jürgen Töppich, "Umfragedaten zum Sexualverhalten," in Wolfgang Heckmann and Meinrad A. Koch, eds., *Sexualverhalten in Zeiten von Aids* (Berlin, 1994), p. 26.

76. Giuseppe Ippolito et al., "The Changing Picture of the HIV/AIDS Epidemic," *Annals of the New York Academy of Sciences* 946 (2001), pp. 8–9; Michael Bochow, "Data Deserts and Poverty of Interpretation: Notes on Deficiencies in Prevention-Oriented Research, Taking Gay Men as an Example," in Dorothee Friedrich and Wolfgang Heckmann, eds., *Aids in Europe: The Behavioural Aspect* (Berlin, 1995), 4:249, 256–57; Raschke and Ritter, *Eine Grossstadt*, pp. 95, 98–99; Dannecker, *Homosexuelle Männer*, p. 69, 89, 92–93, 103.

77. Anthony P. M. Coxon, *Between the Sheets: Sexual Diaries and Gay Men's Sex in the Era of AIDS* (London, 1996), pp. 5, 171–72; Graham Hart et al., " 'Relapse' to Unsafe Sexual Behavior among Gay Men: A Critique of Recent Behavioural HIV/AIDS Research," *Sociology of Health and Illness* 14, 2 (1992), pp. 226–27.

78. Robert B. Hays and John L. Peterson, "HIV Prevention for Gay and Bisexual Men in Metropolitan Cities," in Ralph J. DiClemente and Peterson, eds., *Preventing AIDS: Theories and Methods of Behavioral Interventions* (New York, 1994), p. 268.

79. Bernd Schünemann, "Die Rechtsprobleme der AIDS-Eindämmung," in Schünemann and Gerd Pfeiffer, eds., *Die Rechtsprobleme von AIDS* (Baden-Baden, 1988), p. 415; Willy H. Eirmbter et al., *AIDS und die gesellschaftliche Folgen* (Frankfurt, 1993), p. 52; Lenore Manderson et al., "Condom Use in Heterosexual Sex," in José Catalán et al., eds., *The Impact of AIDS: Psychological and Social Aspects of HIV Infection* (Amsterdam, 1997), p. 10.

80. Paula A. Treichler, "How to Use a Condom: Lessons from the AIDS Epidemic," in Joshua Oppenheimer and Helena Reckitt, eds., *Acting on AIDS: Sex, Drugs, and Politics* (London, 1997), pp. 53–54; Steven D. Pinkerton and Paul R. Abramson, "The Joys of Diversification: Vaccines, Condoms, and AIDS Prevention," *AIDS and Public Policy Journal* 10, 3 (1995), p. 152; *Economist*, 2 March 2002, p. 99.

81. Susan J. Palmer, "AIDS as Metaphor," *Society* 26 (1989), p. 48; Robin Gorna, *Vamps, Virgins, and Victims: How Can Women Fight AIDS?* (London, 1996), pp. 338–39, 350–51, 354, 357, 365, 369; Tessa Boffin, "Fairy Tales, 'Facts' and Gossip: Lesbians and AIDS," in Boffin and Sunil Gupta, eds., *Ecstatic Antibodies: Resisting the AIDS Mythology* (London, 1990), pp. 163–64.

82. Fee and Krieger, "Understanding AIDS," p. 1479; Nicolas Mauriac, *Le mal entendu: Le sida et les médias* (Paris, 1990), pp. 98–101.

83. Quoted in Kayal, *Bearing Witness*, p. 80. On O'Connor: Peter Lewis Allen, *The Wages of Sin: Sex and Disease, Past and Present* (Chicago, 2000), pp. 142–43. Conservative Jews took a similar position: Inon I. Schenker and Galia Sabar-Friedman, "The Jewish Religion and the HIV/AIDS Challenge," in Inon I. Schenker et al., eds., *AIDS Education: Interventions in Multi-Cultural Societies* (New York, 1996), p. 252.

84. Rotello, *Sexual Ecology*, pp. 10–13.

85. *Le Monde*, 5 July 1986, p. 12; *IDHL* 39, 2 (1988), p. 363; Pascal Vennesson, "Une gestion sans incidences politiques: L'action du service de santé des armées," in Pierre Favre, ed., *Sida et politique: Les premiers affrontements (1981–1987)* (Paris, 1992), p. 98; Lucette Khaïat, "Nouveau virus et vieux démons: Le droit face au sida, une approache comparative," in Eric Heilmann, ed., *Sida et libertés: La régulation d'une épidemie dans un état de droit* (n.p., 1991), p. 79.

86. *Le Monde*, 11 January 1989, p. 17; Virginie Linhart, "Le silence de l'église," in Pierre Favre, ed., *Sida et politique: Les premiers affrontements (1981–1987)* (Paris, 1992), pp. 132–33; Frédéric Martel, *Le rose et le noir: Les ho-*

mosexuels en France depuis 1968 (Paris, 1996), p. 289. Historical background: Martine Sevegrand, *Les enfants du bon dieu: Les catholiques français et la procréation au XXe siècle* (Paris, 1995). On U.S. Catholics: David Sadofsky, *The Question of Privacy in Public Policy* (Westport, CT, 1993), p. 89.

87. J.-F. Malherbe and S. Zorrilla, *Le citoyen, le medecin et le sida: L'exigence de vérité* (Louvain-la-Neuve, 1988), pp. 63–64.

88. Peter Gould, *The Slow Plague: A Geography of the AIDS Pandemic* (Cambridge, MA, 1993), ch. 5.

89. Paul W. Ewald, *Evolution of Infectious Diseases* (Oxford, 1994), p. 198.

90. Françoise Dubois-Arber and Brenda Spencer, "Condom Use," in Michel Hubert, ed., *Sexual Behaviour and Risks of HIV Infection* (Brussels, 1990), p. 266; B. D. Bytchenko, "A Search for Effective Strategies against AIDS: Points for Discussion," in M. A. Koch and F. Deinhardt, eds., *AIDS Diagnosis and Control: Current Situation* (Munich, 1988), p. 59; Saulius Chaplinskas, "The Impact of HIV/AIDS in Lithuania," in David FitzSimons et al., eds., *The Economic and Social Impact of AIDS in Europe* (London, 1995), p. 159; Pollak, *Second Plague*, p. 8; Klaus Schuller and Heino Stöver, "AIDS und Drogenkonsum," in Johannes Korporal and Hubert Malouschek, eds., *Leben mit AIDS—Mit AIDS leben* (Hamburg, 1987), p. 229.

91. *Le Monde*, 20 November 1986, p. 25a; Claude Got, *Rapport sur le SIDA* (Paris, 1989), pp. 109, 224.

92. Pollak, *Les homosexuels et le sida*, p. 74.

93. D. C. Jayasuriya, *AIDS: Public Health and Legal Dimensions* (Dordrecht, 1988), p. 53; Reutter, "Aids, Politik und Demokratie," p. 11; Got, *Rapport*, p. 104.

94. William H. Masters, Virginia E. Johnson, and Robert C. Kolodny, *Crisis: Heterosexual Behavior in the Age of AIDS* (New York, 1988), p. 118; Patton, *Last Served?* pp. 116–18; Diane K. Lewis, "African-American Women at Risk: Notes on the Sociocultural Context of HIV Infection," in Beth E. Schneider and Nancy E. Stoller, eds., *Women Resisting AIDS: Feminist Strategies of Empowerment* (Philadelphia, 1995), p. 64; Rafael M. Díaz, *Latino Gay Men and HIV: Culture, Sexuality, and Risk Behavior* (New York, 1998), p. 33.

95. *Le Monde*, 5 April 1995, pp. 1, 11; Dominique Hausser et al., "Effectiveness of the AIDS Prevention Campaigns in Switzerland," in Alan F. Fleming et al., *The Global Impact of AIDS* (New York, 1988), p. 225; D. Hausser et al., "Assessing AIDS Prevention in Switzerland," in F. Paccaud et al., eds., *Assessing AIDS Prevention* (Basel, 1992), pp. 117–18; Raschke and Ritter, *Eine Grossstadt*, pp. 207–8; Bundeszentrale für gesundheitliche Aufklärung, *Aids im öffentlichen Bewusstsein der Bundesrepublik 1996* (Cologne, 1997), pp. 58–59.

96. *Hansard*, vol. 106 (2 December 1986), col. 612; Malcolm Potts and Roger V. Short, "Condoms for the Prevention of HIV Transmission: Cultural Dimensions," *AIDS* 3, suppl. (1989), p. S262.

97. Jürgen Kölzsch, "HIV-/Aids-Beratungs- und Betreuungsmodell an der Charité-Hautklinik Berlin," in Doris Schaeffer et al., eds., *Aids-Krankenversorgung* (Berlin, 1992), p. 189; Zhores A. Medvedev, "Evolution of AIDS Policy

in the Soviet Union," *British Medical Journal* 300 (7 April 1990), p. 933; Juan Vicente Aliaga, "A Land of Silence: Political, Cultural, and Artistic Responses to AIDS in Spain," in Joshua Oppenheimer and Helena Reckitt, eds., *Acting on AIDS: Sex, Drugs, and Politics* (London, 1997), p. 395.

98. Heather G. Miller et al., eds., *AIDS: The Second Decade* (Washington, DC, 1990), pp. 277–78; Hamilton, "The Criminal Law," p. 36; Glasson, "Public Health and Human Rights," p. 239; Schwarz, *HIV/AIDS Education*, pp. 74–76.

99. *RD Prot*, 1986/87:110 (24 April 1987), pp. 46–47.

100. *Le Monde*, 29 November 1986, p. 11a; 21 October 1992, p. 2; *IDHL* 38, 2 (1987), p. 249; Martel, *Le rose et le noir*, p. 289; Pollak, *Les homosexuels et le sida*, p. 74; Sevegrand, *Les enfants du bon dieu*, p. 286; *Journal Officiel, Lois et Decrets*, 28 January 1987, No. 23, pp. 991–96.

101. House of Commons, *Problems Associated with AIDS*, vol. 1, p. xxxi; Denis Parisot, "Café Branché: A Metaphor against AIDS," in Dorothee Friedrich and Wolfgang Heckmann, eds., *Aids in Europe: The Behavioural Aspect* (Berlin, 1995), 3:19; Roger Staub, "The Swiss Hot Rubber Campaign: Self-Proclaimed Gays Take Responsibility for Informing their Community," in WHO, *AIDS Prevention through Health Promotion: Facing Sensitive Issues* (Geneva, 1991), p. 47.

102. *Le Monde*, 3 December 1986, p. 36; House Committee on Government Operations, *The Politics of AIDS Prevention*, pp. 11–12.

103. *AIDS-Forschung* 10, 10 (October 1995), p. 512; John Bongaarts et al., "The Relationship between Male Circumcision and HIV Infection in African Populations," *AIDS* 3 (1989), p. 373; Marc Urassa et al., "Male Circumcision and Susceptibility to HIV Infection among Men in Tanzania," *AIDS* 11 (1997), p. 73; World Bank, *Confronting AIDS: Public Priorities in a Global Epidemic* (Oxford, 1997), pp. 64–65; Janneke H. H. M. Van de Wijgert and Nancy S. Padian, "Heterosexual Transmission of HIV," in Lorraine Sherr, ed., *AIDS and the Heterosexual Population* (Chur, 1993), p. 10; *Los Angeles Times*, 11 July 2000, p. A18; *New Scientist* 167, 2246 (8 July 2000), pp. 18–19.

104. Maurice Tournier et al., *SIDA'venture: SIDA, Ethique, Discriminations* (Paris, 1989), pp. 10–11.

105. Michael Smithurst, "AIDS: Risks and Discrimination," in Brenda Almond, ed., *AIDS: A Moral Issue* (London, 1990), p. 100; Baldwin, *Contagion and the State*, p. 409; Nancy Tomes, *The Gospel of Germs: Men, Women, and the Microbe in American Life* (Cambridge, MA, 1998), pp. 132–34; Bernard Paillard, *Notes on the Plague Years: AIDS in Marseilles* (New York, 1998), p. 213.

106. Georges Vigarello, *Le sain et le malsain* (Paris, 1993), p. 292.

107. *RD Prot*, 1986/87, Bihang, Socialutskottets betänkande 19, p. 25; Rhodes, "Risk, Injecting Drug Use," pp. 67–68; Mark Blumberg, *AIDS: The Impact on the Criminal Justice System* (Columbus, 1990), p. 152; William B. Johnston and Kevin R. Hopkins, *The Catastrophe Ahead: AIDS and the Case for a New Public Policy* (New York, 1990), pp. 94–95; Neil McKeganey, "Le contexte social du comportement à risques des utilisateurs de seringues," in Nathalie

Bajos et al., *Le sida en Europe: Nouveaux enjeux pour les sciences sociales* (Paris, 1998), pp. 82–83.

108. M. Daniel Fernando, *AIDS and Intravenous Drug Use* (Westport, CT, 1993), p. 60; Robert Heimer et al., "Three Years of Needle Exchange in New Haven: What Have We Learned?" *AIDS and Public Policy Journal* 9, 2 (1993), p. 59; Elaine O'Keefe, "Altering Public Policy on Needle Exchange: The Connecticut Experience," *AIDS and Public Policy Journal* 6, 4 (1991), p. 160.

109. Jonathan Mann et al., "Toward a New Health Strategy to Control the HIV/AIDS Pandemic," *Journal of Law, Medicine, and Ethics* 22, 1 (1994), p. 43; Fox, Day, and Klein, "Power of Professionalism," p. 98; Institute of Medicine, *Confronting AIDS*, p. 105; *Report of the Presidential Commission*, p. 94; *Public Health Reports*, 103, suppl. 1 (1988), pp. 7–8; *RD Prot*, 1986/87, Bihang, Socialutskottets betänkande 19, p. 25; 1987/88, Bihang, Prop. 79, p. 16; *Hansard*, vol. 107 (18 December 1986), col. 701; vol. 144 (13 January 1989), col. 1102, 1115, 1125, 1151; June Crawford et al., "Not Gay, Not Bisexual, but Polymorphously Sexually Active: Male Bisexuality and AIDS in Australia," in Peter Aggleton, ed., *Bisexualities and AIDS: International Perspectives* (London, 1996), p. 57; Michael Bartos, "Community vs. Population: The Case of Men Who Have Sex with Men," in Peter Aggleton et al., eds., *AIDS: Foundations for the Future* (London, 1994), p. 94; Jan Zita Grover, "AIDS: Keywords," in Douglas Crimp, ed., *AIDS: Cultural Analysis, Cultural Activism* (Cambridge, 1988), p. 21; Masters, Johnson, and Kolodny, *Crisis*, p. 4.

110. Phillip Brian Harper, "Eloquence and Epitaph: Black Nationalism and the Homophobic Impulse in Responses to the Death of Max Robinson," in Timothy F. Murphy and Suzanne Poirier, eds., *Writing AIDS: Gay Literature, Language, and Analysis* (New York, 1993), p. 132; Lewis, "African-American Women at Risk," p. 65; Cathy Jean Cohen, "Power, Resistance, and the Construction of Crisis: Marginalized Communities Respond to AIDS" (Ph.D. diss., University of Michigan, 1993), p. 335.

111. Don C. Des Jarlais and Samuel R. Friedman, "HIV Infection among Intravenous Drug Users: Epidemiology and Risk Reduction," *AIDS* 1 (1987), p. 67.

112. Becker and Joseph, "AIDS and Behavioral Change to Reduce Risk: A Review," p. 407.

113. Stimson and Donoghoe, "Health Promotion," pp. 10, 14; Andy D. Peters et al., "Edinburgh Drug Users: Are They Injecting and Sharing Less?" *AIDS* 8 (1994), p. 527; Rushing, *AIDS Epidemic*, pp. 101–2; Don C. Des Jarlais and Samuel R. Friedman, "The Epidemic of HIV Infection among Injecting Drug Users in New York City," in John Strang and Gerry V. Stimson, eds., *AIDS and Drug Misuse: The Challenge for Policy and Practice in the 1990s* (London, 1990), p. 90.

114. Kyung-Hee Choi and Laurie A. Wermuth, "Unsafe Sex and Behavior Change," in James L. Sorensen et al., eds., *Preventing AIDS in Drug Users and their Sexual Partners* (New York, 1991), pp. 54–56; Neil McKeganey et al., "The Social Context of Injectors' Risk Behaviour," in Gerry V. Stimson et al., eds.,

Drug Injecting and HIV Infection: Global Dimensions and Local Responses (London, 1998), p. 22.

115. Stimson and Donoghoe, "Health Promotion," pp. 17–18; Raschke and Ritter, *Eine Grossstadt*, p. 76.

116. Des Jarlais and Friedman, "HIV Infection among Intravenous Drug Users," p. 69; John K. Watters, "Americans and Syringe Exchange: Roots of Resistance," in Tim Rhodes and Richard Hartnoll, eds., *AIDS, Drugs, and Prevention* (London, 1996), p. 23; Garfield, *End of Innocence*, p. 99; Enrico Tempesta and Massimo di Giannantonio, "The Italian Epidemic: A Case Study," in John Strang and Gerry V. Stimson, eds., *AIDS and Drug Misuse: The Challenge for Policy and Practice in the 1990s* (London, 1990), p. 112.

117. *Congressional Record* (Senate), 16 May 1990, p. 6289; *RD Prot, 1986/87*, Bihang, Socialutskottets betänkande 19, p. 25.

118. House of Commons, *Problems Associated with AIDS*, vol. 3, pp. 180–81; Samuel Walker, *The Rights Revolution: Rights and Community in Modern America* (New York, 1998), pp. 149–50.

119. John Street and Albert Weale, "Britain: Policy-Making in a Hermetically Sealed System," in David L. Kirp and Ronald Bayer, eds., *AIDS in the Industrialized Democracies* (New Brunswick, 1992), p. 208.

120. Richard Hartnoll and Dagmar Hedrich, "AIDS Prevention and Drug Policy," in Tim Rhodes and Hartnoll, eds., *AIDS, Drugs, and Prevention* (London, 1996), p. 47; Guenter Frankenberg, "Germany: The Uneasy Triumph of Pragmatism," David L. Kirp and Ronald Bayer, eds., *AIDS in the Industrialized Democracies* (New Brunswick, 1992), p. 119; H.-J. Albrecht, "Drug Policy in the Federal Republic of Germany," in Albrecht and Anton van Kalmthout, eds., *Drug Policies in Western Europe* (Freiburg, 1989), p. 183; Raschke and Ritter, *Eine Grossstadt*, p. 142; Ingo Ilja Michels, " 'Harm Reduction' and the Political Concept of the 'War on Drugs' in Germany," in AIDS-Forum D.A.H., *Aspects of AIDS and AIDS-Hilfe in Germany* (Berlin, 1993), pp. 51–53; BT *Drucksache* 11/2495, 16 June 1988, pp. 12, 106–7.

121. "Entschliessung der Konferenz der für das Gesundheitswesen zuständigen Minister und Senatoren der Länder (GMK) vom 27. 3. 1987," in Günter Frankenberg, *AIDS-Bekämpfung im Rechtsstaat* (Baden-Baden, 1988), p. 177; Bundesrat, *Drucksache*, 396/87, 22 September 1987.

122. Klaus Geppert, "AIDS und Strafvollzug," in Andrzej J. Szwarc, ed., *AIDS und Strafrecht* (Berlin, 1996), p. 253; BT Drucksache 11/6551, 1 March 1990; Karl-Heinz Reuband, *Drogenkonsum und Drogenpolitik: Deutschland und die Niederlande im Vergleich* (Opladen, 1992), pp. 83–84; *Bundesgesetzblatt*, 1992, 1:1593, §29.

123. Mildred Blaxter, *AIDS: Worldwide Policies and Problems* (London, 1991), p. 23; Martin C. Donoghoe et al., *Syringe-Exchange in England* (London, 1992); Street and Weale, "Britain," pp. 207–9; Fox, Day, and Klein, "Power of Professionalism," p. 98; *Hansard*, vol. 93 (6 March 1986), col. 564; vol. 144 (13 January 1989), col. 1107; vol. 107 (18 December 1986), col. 701.

124. Rachel Anne Lart, "HIV and English Drugs Policy" (Ph.D., University of London, 1996), ch. 3; Richard Davenport-Hines, *The Pursuit of Oblivion: A Global History of Narcotics, 1500–2000* (London, 2001), p. 381.

125. Garfield, *End of Innocence*, pp. 97–99, 102; Berridge, *AIDS in the UK*, p. 287; Chris Bennett and Ewan Ferlie, *Managing Crisis and Change in Health Care: The Organizational Response to HIV/AIDS* (Buckingham, 1994), p. 24; Street, "British Government Policy on AIDS," p. 497; Alison M. Richardson and Philip A. Gaskell, "HIV Infection and AIDS in Lothian," in Maryan Pye et al., eds., *Responding to the AIDS Challenge: A Comparative Study of Local AIDS Programmes in the United Kingdom* (Harlow, 1989), p. 83.

126. *Le Monde*, 29 November 1986, p. 11a; Geneviève Pinet, "AIDS, Legislative Measures, and Ethical Issues," in M. A. Koch and F. Deinhardt, eds., *AIDS Diagnosis and Control: Current Situation* (Munich, 1988), pp. 49–50; Monika Steffen, "France: Social Solidarity and Scientific Expertise," in David L. Kirp and Ronald Bayer, eds., *AIDS in the Industrialized Democracies* (New Brunswick, 1992), pp. 236–37; WHO, *Legislative Responses*, p. 75.

127. *Le Monde*, 22 October 1994; Steffen, *Fight against AIDS*, p. 109; Jacques Foyer and Lucette Khaïat "Droit et SIDA: La situation française," in Foyer and Khaïat, *Droit et Sida: Comparaison internationale* (Paris, 1994), p. 222; Monika Steffen, "Les modèles nationaux d'adaptation aux défis d'une épidémie," *Revue française de sociologie* 41, 1 (2000), p. 19; Ph. Duneton, "Toxicomanie, quelle réponse sanitaire à l'heure du S.I.D.A.?" in Jean-Marie Guffens, ed., *Toxicomanie, Hépatites, S.I.D.A.* (n.p., 1994), p. 121.

128. Claude Évin and Bruno Durieux, *La lutte contre le sida en France* (Paris, 1992), p. 48; Steffen, *Fight against AIDS*, p. 103; Magguy Coulouarn, "The French Experience," in Wolfgang Heckmann and Sabine Reiter, eds., *Community-Oriented Prevention of AIDS and Addiction* (Berlin, 1991; AIDS-Zentrum Hefte 6/1991), p. 102; France Lert, "Drug Use, AIDS, and Social Exclusion in France," in Jean-Paul Moatti et al., eds., *AIDS in Europe: New Challenges for the Social Sciences* (London, 2000), p. 195.

129. *RD Prot*, 1985/86:33 (21 November 1985), p. 20; 1986/87, Bihang, Socialutskottets betänkande 19, p. 25; 1988/89:105 (27 April 1989), p. 20, 30; 1985/86, Bihang, Socialutskottets betänkande 15, pp. 20–21; 1986/87, Bihang, Socialutskottets betänkande 19, pp. 2, 23, 25; 1987/88, Bihang, Prop. 79, pp. 38–39; 1988/89, Bihang, Socialutskottets betänkande 21, pp. 1, 5, 7, 11–12, 44–45; 1988/89:105 (27 April 1989), pp. 7–8, 11.

130. *RD Prot*, 1985/86:33 (21 November 1985), p. 10; Michael G. Koch, *AIDS: Vom Molekül zur Pandemie* (Heidelberg, 1987), p. 153; Gerry V. Stimson et al., "Distributing Sterile Needles and Syringes to People Who Inject Drugs: The Syringe-Exchange Experiment," in John Strang and Stimson, eds., *AIDS and Drug Misuse: The Challenge for Policy and Practice in the 1990s* (London, 1990), p. 222.

131. Fox, Day, and Klein, "Power of Professionalism," p. 103; Henriksson and Ytterberg, "Sweden," p. 327.

132. *RD Prot*, 1986/87, Bihang, Socialutskottets betänkande 19, p. 24.

133. *RD Prot*, 1986/87:110 (24 April 1987), pp. 39–40, 47; 1986/87:109 (23 April 1987), p. 140.

134. Annika Snare, "The Legal Treatment of AIDS in Denmark," in Martin Breum and Aart Hendriks, eds., *AIDS and Human Rights* (Copenhagen, 1988), p. 39; J. Jepsen, "Drug Policies in Denmark," in Hans-Jörg Albrecht and Anton van Kalmthout, eds., *Drug Policies in Western Europe* (Freiburg, 1989), pp. 107–8; Birgit Westphal Christensen et al., *AIDS: Prævention og kontrol i Norden* (Stockholm, 1988), p. 203.

135. A. M. van Kalmthout, "Characteristics of Drug Policy in the Netherlands," in Hans-Jörg Albrecht and van Kalmthout, eds., *Drug Policies in Western Europe* (Freiburg, 1989), pp. 261–71; Jan K. van Wijngaarden, "The Netherlands: AIDS in a Consensual Society," in David L. Kirp and Ronald Bayer, eds., *AIDS in the Industrialized Democracies* (New Brunswick, 1992), pp. 261–65; Erik van Ameijden and Anneke van den Hoek, "AIDS among Injecting Drug Users in the Netherlands," in Theo Sandfort, ed., *The Dutch Response to HIV: Pragmatism and Consensus* (London, 1998).

136. *New York Times*, 6 May 2000, p. B2; Bytchenko, "A Search for Effective Strategies," p. 58; Rubenstein et al., *Rights of People*, pp. 338–39; Chris B. Pascal, "Selected Issues in AIDS and Drug Abuse: Prevention, Treatment, and Criminal Justice," in Lawrence Gostin and Lane Porter, eds., *International Law and AIDS* (n.p., 1992), pp. 231–34.

137. Stein, *Social Welfare of Women and Children*, p. 135; Stimson and Donoghoe, "Health Promotion," p. 13; Heather G. Miller et al., eds., *AIDS: The Second Decade* (Washington, DC, 1990), pp. 124–26; Scott Burris, "Education to Reduce the Spread of HIV," in Burris et al., eds., *AIDS Law Today* (New Haven, 1993), pp. 103–5.

138. Elaine O'Keefe, "Altering Public Policy on Needle Exchange: The Connecticut Experience," *AIDS and Public Policy Journal* 6, 4 (1991); Watters, "Americans and Syringe Exchange," pp. 29, 34–35; *IDHL* 41, 4 (1990), pp. 607–9; 42, 2 (1991), pp. 245–54; *Congressional Record* (Senate), 16 May 1990, pp. 6290–91; Tim Rhodes and Richard Hartnoll, "Reaching the Hard to Reach: Models of HIV Outreach Health Education," in Peter Aggleton et al., eds., *AIDS: Responses, Interventions, and Care* (London, 1991), p. 238; Gerald M. Oppenheimer, "To Build a Bridge: The Use of Foreign Models by Domestic Critics of U.S. Drug Policy," in Ronald Bayer and Gerald M. Oppenheimer, eds., *Confronting Drug Policy: Illicit Drugs in a Free Society* (Cambridge, 1993), pp. 215–20.

139. Fee and Krieger, "Understanding AIDS," p. 1479; Institute of Medicine, *Confronting AIDS: Update 1988*, p. 86; Warwick Anderson, "The New York Needle Trial: The Politics of Public Health in the Age of AIDS," in Virginia Berridge and Philip Strong, eds., *AIDS and Contemporary History* (Cambridge, 1993), pp. 157–58, 164–69; Cohen, "Power, Resistance, and the Construction of Crisis," ch. 6; Fernando, *AIDS and Intravenous Drug Use*, p. 138; Watters, "Americans and Syringe Exchange," pp. 30–32; Elinor Burkett, *The Gravest*

Show on Earth: America in the Age of AIDS (Boston, 1995), pp. 183–85; Mark Smith, "AIDS and Minority Health," in Caroline Hannaway et al., eds., AIDS and the Public Debate (Amsterdam, 1995), p. 104.

140. Garfield, End of Innocence, p. 96; Fernando, AIDS and Intravenous Drug Use, p. 43; Stimson and Donoghoe, "Health Promotion," p. 14; Blumberg, AIDS, p. 170; Hansard, vol. 93 (6 March 1986), col. 564; Memo from the Home Office, House of Commons, Problems Associated with AIDS, vol. 3, p. 79; Hamilton, "The Criminal Law," p. 36; BT Drucksache 11/2495, 16 June 1988, pp. 106–7.

141. Richard Hartnoll, "The International Context," in Susanne MacGregor, ed., Drugs and British Society: Responses to a Social Problem in the Eighties (London, 1989), pp. 36–42.

142. Sebastian Scheerer, Die Genese der Betäubungsmittelgesetze in der Bundesrepublik Deutschland und in den Niederlanden (Göttingen, 1982), p. 70; Hartnoll and Hedrich, "AIDS Prevention," p. 44; Hans-Jörg Albrecht, "Les politiques de la drogue en Allemagne," in Alain Ehrenberg, ed., Vivre avec les drogues: Régulations, politiques, marchés, usages (Paris, 1996), p. 47; BT Drucksache 11/6163, 22 December 1989; BT Verhandlungen 11/216, 20 June 1990, pp. 17099C ff.

143. Massimo Campedelli, "Entre répression, indifférence et réduction des risques," in Alain Ehrenberg, ed., Vivre avec les drogues: Régulations, politiques, marchés, usages (Paris, 1996), p. 73; A. Manna and E. Barone Ricciardelli, "The Limitations and Formalities of Criminal Law Provisions Concerning Narcotics: Considerations on Legislation in Italy," in Hans-Jörg Albrecht and Anton van Kalmthout, eds., Drug Policies in Western Europe (Freiburg, 1989), pp. 195–98; Adolf Ceretti and Isabella Merzagora, "AIDS in Prisons in Italy," in Philip A. Thomas and Martin Moerings, eds., AIDS in Prison (Aldershot, U.K., 1994), p. 85.

144. RD Prot, 1987/88, Bihang, Prop. 79, pp. 17–18; A. Solarz, "Drug Policy in Sweden," in Hans-Jörg Albrecht and Anton van Kalmthout, eds., Drug Policies in Western Europe (Freiburg, 1989), pp. 346–48; Jepsen, "Drug Policies," pp. 107–8, 114; Albrecht, "Drug Policy," pp. 176–77; Ragnar Hauge, "Drug Control Policies," in Ole-Jørgen Skog and Ragnar Waahlberg, eds., Alcohol and Drugs: The Norwegian Experience (Oslo, 1988), p. 157; Richard Hartnoll, Multi-City Study: Drug Misuse Trends in Thirteen European Cities (Strasbourg, 1994), p. 32; Börje Olsson, ed., Narkotikasituationen i Norden: Utvecklingen 1987–1991 (Copenhagen, 1993), pp. 85, 122.

145. Morelle, La défaite de la santé publique, pp. 145, 149; Alain Ehrenberg, "Comment vivre avec les drogues?" in Ehrenberg, ed., Vivre avec les drogues: Régulations, politiques, marchés, usages (Paris, 1996), p. 6; J. Bernat de Celis, "France's Policy Concerning Illegal Drug Users," in Hans-Jörg Albrecht and Anton van Kalmthout, eds., Drug Policies in Western Europe (Freiburg, 1989), pp. 143–45; Robert Power, "Drug-Using Trends and HIV Risk Behaviour," in John Strang and Gerry V. Stimson, eds., AIDS and Drug Misuse: The Challenge for Policy and Practice in the 1990s (London, 1990), p. 71.

146. Virginia Berridge, Opium and the People: Opiate Use and Drug Con-

trol Policy in Nineteenth and Early Twentieth Century England, rev. ed. (London, 1999), pp. 279–80, 286; Virginia Berridge, "Historical Issues," in Susanne MacGregor, ed., *Drugs and British Society: Responses to a Social Problem in the Eighties* (London, 1989), pp. 29–30; Govert Frank van de Wijngaart, *Competing Perspectives on Drug Use: The Dutch Experience* (Amsterdam, 1991), pp. 123–25; van Kalmthout, "Characteristics of Drug Policy," pp. 261–71; van Wijngaarden, "The Netherlands," pp. 261–65; van Ameijden and van den Hoek, "AIDS among Injecting Drug Users."

147. A. Rutherford and P. Green, "Illegal Drugs and British Criminal Justice Policy," in Hans-Jörg Albrecht and Anton van Kalmthout, eds., *Drug Policies in Western Europe* (Freiburg, 1989), pp. 384–85; James B. Bakalar and Lester Grinspoon, *Drug Control in a Free Society* (Cambridge, 1984), p. 94; Gerry V. Stimson and Edna Oppenheimer, *Heroin Addiction: Treatment and Control in Britain* (London, 1982), pp. 60–61; Virginia Berridge, "AIDS and British Drug Policy: Continuity or Change?" in Berridge and Philip Strong, eds., *AIDS and Contemporary History* (Cambridge, 1993), p. 136; Ehrenberg, "Comment vivre avec les drogues?" p. 16.

148. Virginia Berridge, "AIDS, Drugs, and History," *British Journal of Addiction* 87, 3 (1992), p. 367; Virginia Berridge, "AIDS and British Drug Policy: History Repeats Itself . . . ?" in David K. Whynes and Philip T. Bean, eds., *Policing and Prescribing: The British System of Drug Control* (Houndmills, U.K., 1991), pp. 176, 180–88; Gerry Stimson et al., "The Future of Syringe Exchange in the Public Health Prevention of HIV Infection," in Peter Aggleton et al., eds., *AIDS: Responses, Interventions, and Care* (London, 1991), pp. 225, 230; Rutherford and Green, "Illegal Drugs," pp. 383–84; Stimson and Lart, "HIV, Drugs, and Public Health in England," pp. 1264–65; Susanne MacGregor, "Choices for Policy and Practice," in MacGregor, ed., *Drugs and British Society: Responses to a Social Problem in the Eighties* (London, 1989), p. 194; Robert Power et al., "Drug Prevention and HIV Policy," *AIDS* 4, suppl. 1 (1990), p. S264.

149. David F. Musto, *The American Disease: Origins of Narcotic Control*, exp. ed. (New York, 1987), chs. 5, 10; Watters, "Americans and Syringe Exchange," pp. 27–28; Robert Power et al., "Drug Prevention and HIV Policy," *AIDS* 4, suppl. 1 (1990), p. S263; Fernando, *AIDS and Intravenous Drug Use*, p. 75.

150. Ehrenberg, "Comment vivre avec les drogues?" pp. 7–8; Lert, "Drug Use, AIDS, and Social Exclusion in France," pp. 190–91; Morelle, *La défaite de la santé publique*, pp. 151–53.

151. Raschke and Ritter, *Eine Grossstadt*, p. 134; Steffen, *Fight against AIDS*, p. 99; *RD Prot*, 1988/89:105 (27 April 1989), pp. 16, 19, 35.

152. *RD Prot*, 1986/87:110 (24 April 1987), p. 47; Berridge, "AIDS and British Drug Policy: History Repeats Itself . . . ?" p. 176; Berridge, "AIDS, Drugs, and History," p. 367; Stimson and Lart, "HIV, Drugs, and Public Health in England," p. 1265.

153. Steffen, *Fight against AIDS*, p. 129; Jeff Stryker, "IV Drug Use and AIDS: Public Policy and Dirty Needles," *Journal of Health Politics, Policy, and Law* 14, 4 (1989), p. 732.

154. Morelle, *La défaite de la santé publique*, pp. 145–51; Coulouarn, "The French Experience," p. 102.

155. Annie Serfaty, "L'infection par le VIH liée à l'usage de drogues en France," *Sida, toxicomanie: Une lecture documentaire* (November 1993), p. 73; Anne Coppel, "Peut-on soigner les toxicomanes? Les enseignements de l'histoire," in Jean-Marie Guffens, ed., *Toxicomanie, Hépatites, S.I.D.A.* (n.p., 1994), pp. 44–45; *Sida et toxicomanie: Répondre: Actes du colloque international organisé par FIRST* (Paris, 1989), p. 20; Steffen, "France: Social Solidarity," p. 221; Jean de Savigny, *Le Sida et les fragilités françaises: Nos réactions face à l'épidémie* (Paris, 1995), pp. 80–86, 94–97.

156. *Sida et toxicomanie: Répondre*, pp. 179–80; Duneton, "Toxicomanie," p. 122; Davenport-Hines, *Pursuit of Oblivion*, p. 292; *Le Monde*, 23 September 1993, p. 13.

157. De Celis, "France's Policy," pp. 153–54; Anne Coppel, "Les intervenants en toxicomanie, le sida et la réduction des risques en France," in Alain Ehrenberg, ed., *Vivre avec les drogues: Régulations, politiques, marchés, usages* (Paris, 1996), pp. 75–77, 100–101.

158. *Le Monde*, 23 September 1993, p. 13.

159. *Journal Officiel, Débats*, Assemblée Nationale, 31 May 1994, p. 2407; Lert, "Drug Use, AIDS, and Social Exclusion in France," p. 195; François-Régis Cerruti, *Medilex: Guide juridique médical* (Levallois-Perret, 1996), pp. 231–32.

160. Coppel, "Les intervenants en toxicomanie," pp. 77, 91–92.

161. Steffen, *Fight against AIDS*, pp. 106–8.

162. F. M. Böcker, "HIV and Methadone Treatment: The German Experience," in N. Loimer et al., eds., *Drug Addiction and AIDS* (Vienna, 1991), p. 216; Hartnoll and Hedrich, "AIDS Prevention," p. 52; Canaris, "Gesundheitspolitische Aspekte," pp. 284–85; BT *Drucksache* 11/2495, 16 June 1988, pp. 104–5.

163. Carmen Stürzel, "Aids und Obdachlosigkeit: New York und Berlin—ein Metropolenvergleich," Wissenschaftszentrum Berlin für Sozialforschung, *Veröffentlichungsreihe der Forschungsgruppe Gesundheitsrisiken und Präventionspolitik*, P94–203 (Berlin, May 1994), p. 13; Norbert Kathke and Stefan Schweitzer, "Ersatzdrogenvergabe in München: Ein Erfahrungsbericht der Städtischen Gesundheitsbehörde," *AIDS-Forschung* 10 (1992), p. 524.

164. BT *Drucksache* 11/2495, 16 June 1988, pp. 14, 101–8; BT *Verhandlungen* 11/103, 27 October 1988, p. 7054B; Geppert, "AIDS und Strafvollzug," pp. 258–59; "Zu den rechtspolitischen Konsequenzen der Methadon-Entscheidung des BGH," *AIDS-Forschung* 7 (1992), p. 345.

165. BT *Drucksache* 11/608, No. 106–07, 10 July 1987; Albrecht, "Drug Policy," p. 187; S. Scheerer, "Killing the Ill? Heroin and AIDS in West Germany," in Hans-Jörg Albrecht and Anton van Kalmthout, eds., *Drug Policies in Western Europe* (Freiburg, 1989), pp. 170–71; Raschke and Ritter, *Eine Grossstadt*, p. 135; BT *Drucksache* 10/5307, 11 April 1986, p. 3; 11/5856, 16 July 1986, p. 24; 11/2495, 16 June 1988, pp. 103–4.

166. Wolfgang Heckmann, "Die Reorganisation der Drogenhilfe angesichts

der Aids-Krise," in Doris Schaeffer et al., eds., *Aids-Krankenversorgung* (Berlin, 1992), pp. 67–68; Raschke and Ritter, *Eine Grossstadt*, p. 135.

167. *RD Prot*, 1987/88, Bihang, Prop. 79, pp. 39–40; 1987/88, Bihang, Socialutskottets betänkande 10, p. 21; 1988/89, Bihang, Socialutskottets betänkande 21, pp. 34–35; Christensen et al., *AIDS*, pp. 204–5; *RD Prot*, 1985/86, Bihang, Socialutskottets betänkande 15, pp. 20–21; Solarz, "Drug Policy in Sweden," p. 349.

168. *RD Prot*, 1987/88, Bihang, Prop. 79, pp. 16, 38; 1988/89:105 (27 April 1989), pp. 23, 25; 1986/87, Bihang, Prop. 2, p. 26.

169. *SFS* 1981:1243; *RD Prot*, 1986/87:109 (23 April 1987), pp. 143–44; 1986/87:110 (24 April 1987), p. 43; 1985/86, Bihang, Prop. 171, pp. 12, 17; 1985/86:33 (21 November 1985), p. 17; 1985/86:157 (30 May 1986), p. 11.

170. *RD Prot*, 1986/87, Bihang, Prop. 2, pp. 26–28; *SFS* 1988:870; 1987/88, Bihang, Prop. 147, pp. 1–3.

171. *RD Prot*, 1987/88, Bihang, Socialutskottets betänkande 25, pp. 5–6; 1987/88:136 (8 June 1988), pp. 10–12, 19, 32.

172. BT *Verhandlungen* 12/12, 28 February 1991, p. 584C; Albrecht, "Les politiques de la drogue," p. 60; Berridge, "AIDS and British Drug Policy: History Repeats Itself . . . ?" p. 190.

173. Watters, "Americans and Syringe Exchange," pp. 24–26; N. Christie, "Reflections on Drugs," in Hans-Jörg Albrecht and Anton van Kalmthout, eds., *Drug Policies in Western Europe* (Freiburg, 1989), p. 43.

174. Berridge, "AIDS, Drugs, and History," p. 366.

175. Patricia van der Smissen and Jean-Marc Picard, "Dépénaliser la consommation et le commerce des stupéfiants? L'opinion de juristes," in Michel Vincineau, ed., *Le Sida: Un défi aux droits* (Brussels, 1991), p. 178; *Public Health Reports*, 103, suppl. 1 (1988), pp. 66–67; *Report of the Presidential Commission*, p. 95; Gerry V. Stimson, "Revising Policy and Practice: New Ideas about the Drugs Problem," in John Strang and Stimson, eds., *AIDS and Drug Misuse: The Challenge for Policy and Practice in the 1990s* (London, 1990), p. 126; Lewis, "African-American Women at Risk," pp. 61–62.

176. Fernando, *AIDS and Intravenous Drug Use*, p. 120.

第七章 预防策略的多样化

1. *Hansard Parliamentary Debates*, vol. 229 (22 July 1993), col. 617; Chris Bennett and Ewan Ferlie, *Managing Crisis and Change in Health Care: The Organizational Response to HIV/AIDS* (Buckingham, 1994), pp. 25–29; Patricia Day and Rudolf Klein, "Interpreting the Unexpected: The Case of AIDS Policy Making in Britain," *Journal of Public Policy* 9, 3 (1989), pp. 348–49.

2. Jonathan Glasson, "Public Health and Human Rights: Finding a Balance in HIV Prevention," in David FitzSimons et al., eds., *The Economic and Social Impact of AIDS in Europe* (London, 1995), p. 235; David Goss and Derek Adam-Smith, *Organizing AIDS: Workplace and Organizational Responses to the HIV/AIDS Epidemic* (London, 1995), p. 150; Richard Haigh and Dai Harris,

eds., *AIDS: A Guide to the Law*, 2d ed. (London, 1995), p. 3; Geneviève Pinet, "AIDS, Legislative Measures, and Ethical Issues," in M. A. Koch and F. Deinhardt, eds., *AIDS Diagnosis and Control: Current Situation* (Munich, 1988), p. 49; John Street and Albert Weale, "Britain: Policy-Making in a Hermetically Sealed System," in David L. Kirp and Ronald Bayer, eds., *AIDS in the Industrialized Democracies* (New Brunswick, 1992), pp. 191–92; Marlene C. McGuirl and Robert N. Gee, "AIDS: An Overview of the British, Australian, and American Responses," *Hofstra Law Review* 14, 107 (1985), pp. 110, 113.

3. Virginia Berridge, *AIDS in the UK: The Making of Policy, 1981–1994* (Oxford, 1996), pp. 245–49; Michel Setbon, *Pouvoirs contre SIDA: De la transfusion sanguine au dépistage: Decisions et pratiques en France, Grande-Bretagne et Suède* (Paris, 1993), p. 385; Daniel M. Fox, Patricia Day, and Rudolf Klein, "The Power of Professionalism: Policies for AIDS in Britain, Sweden, and the United States," *Dædalus* 118, 2 (spring 1989), p. 98.

4. Lesley A. Hall, " 'The Cinderella of Medicine': Sexually-Transmitted Diseases in Britain in the Nineteenth and Twentieth Centuries," *Genitourinary Medicine* 69 (1993), p. 318.

5. *RD Prot*, 1986/87, Bihang, Prop. 149, p. 8; 1988/89:105 (27 April 1989), pp. 13–14, 24–25.

6. *RD Prot*, 1988/89, Bihang, Prop. 5, p. 26.

7. Werner Reutter, "Aids, Politik und Demokratie: Ein Vergleich aidspolitischer Massnahmen in Deutschland und Frankreich," Wissenschaftszentrum Berlin für Sozialforschung, *Veröffentlichungsreihe der Forschungsgruppe Gesundheitsrisiken und Präventionspolitik*, P92–205 (Berlin, April 1992), p. 11; Setbon, *Pouvoirs contre SIDA*, pp. 384–85; René Bernex, *SIDA: Nous sommes tous concernés* (Paris, 1985), pp. 149–50; Gérard Bach-Ignasse, "Le Sida et la vie politique française," in Michael Pollak et al., eds., *Homosexualités et Sida* (n.p., n.d. [1991]), pp. 97–98.

8. Monika Steffen, "AIDS Policies in France," in Virginia Berridge and Philip Strong, eds., *AIDS and Contemporary History* (Cambridge, 1993), p. 243; Monika Steffen, *The Fight against AIDS: An International Public Policy Comparison between Four European Countries: France, Great Britain, Germany, and Italy* (Grenoble, 1996), p. 12; Matthew Ramsey, "Public Health in France," in Dorothy Porter, ed., *The History of Public Health and the Modern State* (Amsterdam, 1994), pp. 92–93.

9. *Report of the Presidential Commission on the Human Immunodeficiency Virus Epidemic* (Washington, DC, 1988).

10. *IDHL* 38, 3 (1987), pp. 504–7.

11. Scott Burris and Lawrence O. Gostin, "The Impact of HIV/AIDS on the Development of Public Health Law," in Ronald O. Valdiserri, ed., *Dawning Answers: How the HIV/AIDS Epidemic Has Helped to Strengthen Public Health* (Oxford, 2003), p. 100.

12. Setbon, *Pouvoirs contre SIDA*, pp. 172–73.

13. Bernd Schünemann, "Die Rechtsprobleme der AIDS-Eindämmung," in Schünemann and Gerd Pfeiffer, eds., *Die Rechtsprobleme von AIDS* (Baden-

Baden, 1988), p. 417; Michael G. Koch, "Stellungnahme zur AIDS-Problematik: Antworten auf Fragen der Presse," *AIDS-Forschung* 3, 10 (October 1988), p. 543; Klaus Scherf, *AIDS und Strafrecht* (Baden-Baden, 1992), pp. 148–49; Smittskyddskommittén, *Om smittskydd*, SOU 1985:37, pp. 106, 155; RD Prot, 1985/86, Bihang, Prop. 13, p. 16; "Socialminister Gertrud Sigurdsens inledningsanförande," in Benny Henriksson, ed., *Aids: Föreställningar om en verklighet* (Stockholm, 1987), p. 107.

14. Gunnar Broberg and Mattias Tydén, *Oönskade i folkhemmet: Rashygien och sterilisering i Sverige* (Stockholm, 1991); Maija Runcis, *Steriliseringar i folkhemmet* (Stockholm, 1998); Maciej Zaremba, *De rena och de andra: Om tvångssteriliseringar, rashygien och arvsynd* (n.p., 1999); Gunnar Broberg and Nils Roll-Hansen, eds., *Eugenics and the Welfare State* (East Lansing, MI, 1996); Stefan Kuhl, *The Nazi Connection: Eugenics, American Racism, and German National Socialism* (Oxford, 1994).

15. Michael F. Marmor, "The Ophthalmic Trials of G. H. A. Hansen," *Survey of Ophthalmology* 47, 3 (2002), pp. 282–84.

16. Wendy E. Parmet, "Legal Rights and Communicable Disease: AIDS, the Police Power, and Individual Liberty," *Journal of Health Politics, Policy, and Law* 14, 4 (1989), pp. 746–48.

17. Tonny Dina Maria Zeegers Paget, *AIDS and Public Health Measures: A Global Survey of the Activities of Legislatures, 1983–1993* (Groningen, 1996), p. 16; Vera Boltho-Massarelli and Michael O'Boyle, "Droits de l'homme et santé publique, une nouvelle alliance," in Eric Heilmann, ed., *Sida et libertés: La régulation d'une épidemie dans un état de droit* (n.p., 1991), p. 40.

18. Edward P. Richards, "The Jurisprudence of Prevention: The Right of Societal Self-Defense against Dangerous Individuals," *Hastings Constitutional Law Quarterly* 16, 329 (1989), pp. 336–37.

19. James B. Bakalar and Lester Grinspoon, *Drug Control in a Free Society* (Cambridge, 1984), p. 69.

20. S. Fluss and J. Lau Hansen, "La réponse du législateur face au Vih/Sida: Aperçu international," in Jacques Foyer and Lucette Khaïat, *Droit et Sida: Comparaison internationale* (Paris, 1994), p. 470; Michael Pollak, "Introduction à la discussion: Systèmes de lutte contre les MST et sciences sociales," in Nadine Job-Spira et al., eds., *Santé publique et maladies à transmission sexuelle* (Montrouge, 1990), pp. 107–8; Daniel Defert, "Police sanitaire ou droit commun?" in Emmanuel Hirsch, *Aides: Solidaires* (Paris, 1991), p. 539; Françoise Héritier-Augé, preface to Eric Heilmann, ed., *Sida et libertés: La régulation d'une épidemie dans un état de droit* (n.p., 1991), p. 12; Koch, "Stellungnahme zur AIDS-Problematik," p. 545; Berridge, *AIDS in the UK*, p. 55; Jonathan M. Mann, "AIDS: Discrimination and Public Health," in WHO, *Legislative Responses to AIDS* (Dordrecht, 1989), p. 292; Lawrence O. Gostin and Zita Lazzarini, *Human Rights and Public Health in the AIDS Pandemic* (New York, 1997), pp. xv, 2, 51–52; Sev S. Fluss, "National AIDS Legislation: An Overview of Some Global Developments," in Lawrence Gostin and Lane Porter, eds., *International Law*

and *AIDS* (n.p., 1992), pp. 22–23, 259 ff; "Conclusions and Recommendations," in Koch and Deinhardt, eds., *AIDS Diagnosis and Control,* p. 178.

21. Dorothy Porter, *Health, Civilization, and the State: A History of Public Health from Ancient to Modern Times* (London, 1999), ch. 3.

22. George Rosen, "Political Order and Human Health in Jeffersonian Thought," *Bulletin of the History of Medicine* 26, 1 (1952); George Rosen, *From Medical Police to Social Medicine* (New York, 1974), pp. 246–58.

23. Dora B. Weiner, *The Citizen-Patient in Revolutionary and Imperial Paris* (Baltimore, 1993).

24. From the now massive literature: Colin Jones and Roy Porter, eds., *Reassessing Foucault: Power, Medicine, and the Body* (London, 1994); Graham Burchell et al., eds., *The Foucault Effect: Studies in Governmentality* (Chicago, 1991); Johan Goudsblom, "Zivilisation, Ansteckungsangst und Hygiene: Betrachtungen über ein Aspekt des europäischen Zivilisationsprozesses," in Peter Gleichmann et al., eds., *Materialen zu Norbert Elias' Zivilisationstheorie* (Frankfurt, 1977); Nikolas Rose, *Governing the Soul: The Shaping of the Private Self* (London, 1990); Peter N. Stearns, *Battleground of Desire: The Struggle for Self-Control in Modern America* (New York, 1999).

25. Patrick Nützi, *Rechtsfragen verhaltenslenkender staatlicher Information: Strukturen-Zulässigkeit-Haftung, illustriert an den Beispielen AIDS und Listeriose* (Bern, 1995), ch. 1.

26. Pollak, "Introduction à la discussion," pp. 107–8; Jean-Baptiste Brunet, "Évolution de la législation française sur les maladies sexuellement transmissibles," in Nadine Job-Spira et al., eds., *Santé publique et maladies à transmission sexuelle* (Montrouge, 1990), pp. 113–16.

27. Bryan S. Turner, *The Body and Society: Explorations in Social Theory,* 2d ed. (London, 1996), p. 210; Stephen Davies, *The Historical Origins of Health Fascism* (London, 1991); Robert N. Proctor, *The Nazi War on Cancer* (Princeton, 1999), p. 12.

28. Deborah Jones Merritt, "The Constitutional Balance between Health and Liberty," *Hastings Center Report* 16, 6 (December 1986), suppl., pp. 7–8.

29. William J. Curran et al., "AIDS: Legal and Policy Implications of the Application of Traditional Disease Control Measures," *Law, Medicine, and Health Care* 15, 1–2 (summer 1987), pp. 32–33; Wendy E. Parmet, "AIDS and Quarantine: The Revival of an Archaic Doctrine," *Hofstra Law Review* 14, 1 (fall 1985), pp. 54–55, 89; Thomas B. Stoddard and Walter Rieman, "AIDS and the Rights of the Individual," in Dorothy Nelkin et al., eds., *A Disease of Society: Cultural and Institutional Responses to AIDS* (Cambridge, 1991), p. 243.

30. Broberg and Tydén, *Oönskade i folkhemmet,* p. 189.

31. Nancy Ford and Michael D. Quam, "AIDS Quarantine: The Legal and Practical Implications," *Journal of Legal Medicine* 8, 3 (1987), pp. 367, 396; Richards, "Jurisprudence of Prevention," pp. 340–42.

32. Stoddard and Rieman, "AIDS and the Rights of the Individual," p. 241; Ford and Quam, "AIDS Quarantine," pp. 389–90.

33. William Curran et al., *AIDS: Legal and Regulatory Policy* (Frederick, MD, 1988), pp. 103–6; Michael Mills et al., "The Acquired Immunodeficiency Syndrome: Infection Control and Public Health Law," *New England Journal of Medicine* 314, 14 (3 April 1986), p. 934.

34. *RD Prot*, 1986/87, Bihang, Prop. 2, pp. 22–23, 26; Larry Gostin, "The Future of Communicable Disease Control: Toward a New Concept in Public Health Law," *Milbank Quarterly* 64, suppl. 1 (1986), pp. 80–81; Lawrence O. Gostin, "The Future of Public Health Law," *American Journal of Law and Medicine* 12, 3–4 (1986), pp. 461–90; Hugh Davis Graham, "The Political Culture of Rights: Postwar Germany and the United States in Comparative Perspective," in Manfred Berg and Martin H. Geyer, eds., *Two Cultures of Rights: The Quest for Inclusion and Participation in Modern America and Germany* (Cambridge, 2002); Roland Czada and Heidi Friedrich-Czada, "Aids als politisches Konfliktfeld und Verwaltungsproblem," in Rolf Rosenbrock and Andreas Salmen, eds., *Aids-Prävention* (Berlin, 1990), p. 272; Jean-Paul Jean, "Les problèmes juridiques soulevés par le développement des MST et leur prévention," in Nadine Job-Spira et al., eds., *Santé publique et maladies à transmission sexuelle* (Montrouge, 1990), p. 122; Brunet, "Évolution de la législation française," pp. 113–16; Boltho-Massarelli and O'Boyle, "Droits de l'homme," p. 41; Larry Gostin, "The Politics of AIDS: Compulsory State Powers, Public Health, and Civil Liberties," *Ohio State Law Journal* 49 (1989), p. 1030.

35. Monroe E. Price, *Shattered Mirrors: Our Search for Identity and Community in the AIDS Era* (Cambridge, MA, 1989), p. 9.

36. Markus Müller, *Zwangsmassnahmen als Instrument der Krankheitsbekämpfung: Das Epidemiengesetz und die Persönliche Freiheit* (Basel, 1992), p. 89; Swiss Institute of Comparative Law, *Comparative Study on Discrimination against Persons with HIV or AIDS* (Strasbourg, 1993), pp. 257, 264; Otfried Seewald, "Aids als Herausforderung an den Verfassungsstaat des Grundgesetzes," in Ernst Burkel, ed., *Der AIDS-Komplex: Dimensionen einer Bedrohung* (Frankfurt, 1988), pp. 318–19.

37. Ronald Elsberry, "AIDS Quarantine in England and the United States," *Hastings International and Comparative Law Review* 10 (1986), pp. 133–34; Curran, *AIDS*, pp. 259–62; Jochen Hofmann, "Verfassungs- und verwaltungsrechtliche Probleme der Virus-Erkrankung Aids unter besonderer Berücksichtigung des bayerischen Massnahmenkatalogs," *Neue Juristische Wochenschrift* 41 (1988), p. 1491.

38. Mark H. Jackson, "The Criminalization of HIV," in Nan D. Hunter and William B. Rubenstein, eds., *AIDS Agenda: Emerging Issues in Civil Rights* (New York, 1992), pp. 240–41; Larry Gostin, "Traditional Public Health Strategies," in Scott Burris et al., eds., *AIDS Law Today* (New Haven, 1993), p. 63–65; Terry Morehead Dworkin and Elies Steyger, "AIDS Victims in the European Community and the United States: Are They Protected from Unjustified Discrimination?" *Texas International Law Journal* 24 (1989), pp. 311–12; "The Constitutional Rights of AIDS Carriers," *Harvard Law Review* 99 (April 1986), pp. 1276–85; William J. Curran et al., "AIDS: Legal and Policy Implications of

the Application of Traditional Disease Control Measures," *Law, Medicine, and Health Care* 15, 1–2 (1987), p. 32; Parmet, "AIDS and Quarantine," pp. 65–79; Curran, *AIDS*, pp. 252–58.

39. John David Skrentny, *The Ironies of Affirmative Action: Politics, Culture, and Justice in America* (Chicago, 1996), ch. 1.

40. Samuel Walker, *The Rights Revolution: Rights and Community in Modern America* (New York, 1998), ch. 1.

41. Mona Ozouf, *Women's Words: Essay on French Singularity* (Chicago, 1997); Frédéric Martel, *Le rose et le noir: Les homosexuels en France depuis 1968* (Paris, 1996); Birte Siim, "Gender and Citizenship in France: Feminist Perspectives," in Denis Bouget and Bruno Palier, eds., *Comparing Social Welfare Systems in Nordic Europe and France* (Paris, n.d.), pp. 202–4; Birte Siim, *Gender and Citizenship: Politics and Agency in France, Britain, and Denmark* (Cambridge, 2000); Pierre Rosanvallon, *Le sacre du citoyen* (Paris, 1992).

42. House of Commons, 1986–87, Social Services Committee, *Problems Associated with AIDS*, 13 May 1987, vol. 2, p. 298; Michael Pollak, *Les homosexuels et le sida: Sociologie d'une épidémie* (Paris, 1988), p. 157; Paul Sieghart, *AIDS and Human Rights: A UK Perspective* (London, 1989), p. 54.

43. Andrei S. Markovitz and Philip S. Gorski, *The German Left: Red, Green, and Beyond* (Cambridge, 1988), p. 18; Sander L. Gilman, "Plague in Germany, 1939/1989: Cultural Images of Race, Space, and Disease," in Andrew Porter et al., eds., *Nationalisms and Sexualities* (New York, 1992), p. 185.

44. Willy H. Eirmbter et al., *AIDS und die gesellschaftliche Folgen* (Frankfurt, 1993), pp. 34, 38; Frank Becker and Klaus-Dieter Beisswenger, eds., *Solidarität der Uneinsichtigen: Aktionstag 9. Juli 1988 Frankfurt a.M.* (Berlin, 1988), pp. 5–9; Patrick Wachsmann, "Le sida ou la gestion de la peur par l'état de droit," in Eric Heilmann, ed., *Sida et libertés: La régulation d'une épidémie dans un état de droit* (n.p., 1991), p. 103; Ute Canaris, "Gesundheitspolitische Aspekte im Zusammenhang mit AIDS," in Johannes Korporal and Hubert Malouschek, eds., *Leben mit AIDS — Mit AIDS leben* (Hamburg, 1987), p. 299; BT *Verhandlungen* 11/71, 14 April 88, p. 4800C; Günter Frankenberg, *AIDS-Bekämpfung im Rechtsstaat* (Baden-Baden, 1988), pp. 14, 26; BT *Drucksache* 11/2495, 16 June 1988, p. 122; Uta Gerhardt, "Zur Effektivität der konkurrierenden Programme der AIDS-Kontrolle," in Bernd Schünemann and Gerd Pfeiffer, eds., *Die Rechtsprobleme von AIDS* (Baden-Baden, 1988), p. 78.

45. Günter Grau, *AIDS: Krankheit oder Katastrophe?* (Berlin, 1990), pp. 188–89. A garbled version of this story is in Michael Kirby, "AIDS: Return to Sachsenhausen?" in Alan F. Fleming et al., *The Global Impact of AIDS* (New York, 1988), pp. 318–19.

46. Karl Otto Hondrich, "Risikosteuerung durch Nichtwissen," in Ernst Burkel, ed., *Der AIDS-Komplex: Dimensionen einer Bedrohung* (Frankfurt, 1988), p. 136. Similar fears: Rita Süssmuth, *AIDS: Wege aus der Angst* (Hamburg, 1987), p. 95; Wolfgang Haug, "Das historische Syphilis-Paradigma und die Gefahr eines analogen AIDS-Paradigmas der Moral," in *AIDS: Fakten und Konsequenzen*, pp. 78 ff; BT *Drucksache* 11/7200, 31 May 1990, pp. 39–45.

47. BT *Verhandlungen*, 1 March 1950, p. 1461A-B; 23 April 1952, pp. 8859D. 8862A, 8863A-64A; 12 June 1953, pp. 13419D-20D; 3 May 1961, pp. 8978C-79C.

48. Art. 11, Abs. 2; Art. 13 Abs. 3. Andreas Costard, *Öffentlich-rechtliche Probleme beim Auftreten einer neuen übertragbaren Krankheit am Beispiel AIDS* (Berlin, 1989), pp. 29–39; Hofmann, "Verfassungs- und verwaltungsrechtliche Probleme," p. 1488; Seewald, "Aids als Herausforderung," pp. 305–16.

49. BT *Drucksache* 11/7200, 31 May 1990, pp. 176–77.

50. RD Prot, 1988/89, Bihang, Prop. 5, pp. 27–28.

51. Sydney M. Laird, *Venereal Disease in Britain* (Harmondsworth, 1943), p. 45; Thomas Parran, *Shadow on the Land: Syphilis* (New York, 1937), p. 105; Félix Regnault, *L'évolution de la prostitution* (Paris, n.d. [1906?]), pp. 262–68. And later too: Charles F. Clark, *AIDS and the Arrows of Pestilence* (Golden, CO, 1994), pp. 79–80.

第八章 相关群体和利益集团

1. Paul Farmer, *Infections and Inequalities: The Modern Plagues* (Berkeley, 1999), ch. 2.

2. William Muraskin, "The Silent Epidemic: The Social, Ethical, and Medical Problems Surrounding the Fight against Hepatitis B," *Journal of Social History* 22, 2 (1988), pp. 281–83.

3. World Bank, *Confronting AIDS: Public Priorities in a Global Epidemic* (Oxford 1997), p. 273.

4. Peter Baldwin, *Contagion and the State in Europe, 1830–1930* (Cambridge, 1999), chs. 4–5.

5. Mariana Valverde, *Diseases of the Will: Alcohol and the Dilemmas of Freedom* (Cambridge, 1998), p. 137.

6. Jonathan M. Mann and Daniel J. M. Tarantola, eds., *AIDS in the World II* (New York, 1996), p. 347.

7. Edward King, *Safety in Numbers: Safer Sex and Gay Men* (London, 1993), p. 250; Volker Koch, *Zu einer sozialen Ätiologie von AIDS: Der soziologische Beitrag zur Krankheitserklärung* (Bremen, 1989), p. 106.

8. Virginia Berridge and Philip Strong, eds., *AIDS and Contemporary History* (Cambridge, 1993), pp. 49–50; Elizabeth W. Etheridge, *Sentinel for Health: A History of the Centers for Disease Control* (Berkeley, 1992), chs. 18, 24; Virginia Berridge and Philip Strong, "AIDS in the UK: Contemporary History and the Study of Policy," *Twentieth Century British History* 2, 2 (1991), p. 158.

9. Joseph B. McCormick and Susan Fisher-Hoch, *Level 4: Virus Hunters of the CDC* (Atlanta, 1996); Richard Preston, *Hot Zone* (New York, 1994); Laurie Garrett, *The Coming Plague: Newly Emerging Diseases in a World Out of Balance* (New York, 1995); Frank Ryan, *Virus X: Tracking the New Killer Plagues*

(New York, 1998); C. J. Peters and Mark Olshaker, *Virus Hunter: Thirty Years of Battling Hot Viruses around the World* (New York, 1998).

10. James Harvey Young, "AIDS and Deceptive Therapies," in Young, *American Health Quackery* (Princeton, 1992); James Harvey Young, "AIDS and the FDA," in Caroline Hannaway et al., eds., *AIDS and the Public Debate* (Amsterdam, 1995), pp. 51–53; Bernard Paillard, *Notes on the Plague Years: AIDS in Marseilles* (New York, 1998), ch. 6; Virginia Berridge, *AIDS in the UK: The Making of Policy, 1981–1994* (Oxford, 1996), pp. 270–71; Jean de Savigny, *Le Sida et les fragilités françaises: Nos réactions face à l'épidémie* (Paris, 1995), pp. 235–36; Boris Velimirovic, "NATC: A Delusive Approach," *AIDS-Forschung* 5 (1993), pp. 257–64; *Los Angeles Times*, 30 May 2000, p. A20; K. S. Kermani, "Stress, Emotions, Autogenic Training, and AIDS: A Holistic Approach to the Management of HIV-Infected Individuals," *Holistic Medicine* 2 (1987); Wolfgang Wiesner, ed., *Texte zur Behandlung von AIDS im Rahmen der traditionellen Chinesischen Medizin* (Petershausen, 1994).

11. *AIDS: Fakten und Konsequenzen: Endbericht der Enquête-Kommission des 11. Deutschen Bundestages "Gefahren von AIDS und wirksame Wege zu ihrer Eindämmung"* (Bonn, 1990), pp. 32, 166, 353; BT *Verhandlungen* 11/8, 2 April 1987, pp. 452B-C; BT *Drucksache* 11/7200, 31 May 1990, pp. 14, 85, 189–90; Walter Bachmann, "Seuchenrechtliche Aspekte der HIV-Infektion," *AIDS-Forschung* 2, 2 (1987), p. 102.

12. BT *Drucksache* 11/7200, 31 May 1990, p. 185; "Die rechtliche Beurteilung von Eingriffsmassnahmen und ihre Gewichtung im Rahmen der Gesamtstrategie der AIDS-Bekämpfung," *AIDS-Forschung* 5 (1989), p. 265.

13. In Portland, Maine, a mother whose one child, treated with AZT, nonetheless died, rejected letting the other one take a three-drug cocktail. The state Supreme Court ruled that her refusal did not amount to child abuse or neglect, but left the door open if the child's condition worsened or new medical treatments developed. *Los Angeles Times*, 20 November 1998, p. A24; 27 October 1998, p. A5.

14. Steven Epstein, *Impure Science: AIDS, Activism, and the Politics of Knowledge* (Berkeley, 1996); Ian Young, *The AIDS Dissidents: An Annotated Bibliography* (Metuchen, NJ, 1993).

15. Robert M. Wachter, *The Fragile Coalition: Scientists, Activists, and AIDS* (New York, 1991), pp. 78–79.

16. Martin A. Levin and Mary Bryna Sanger, *After the Cure: Managing AIDS and Other Public Health Crises* (Lawrence, 2000), p. ix; Mark Schoofs, "An AIDS Vaccine," in Dangerous Bedfellows, eds., *Policing Public Sex: Queer Politics and the Future of AIDS Activism* (Boston, 1996), pp. 177–78.

17. Barry D. Adam, "Mobilizing around AIDS," in Martin P. Levine et al., eds., *In Changing Times: Gay Men and Lesbians Encounter HIV/AIDS* (Chicago, 1997), p. 25; Hong Sik Cho, "L'association des hémophiles: De la réserve à la lutte," in Pierre Favre, ed., *Sida et politique: Les premiers affrontements (1981–1987)* (Paris, 1992), pp. 100–101.

18. Ronald Bayer and Eric Feldman, "Understanding the Blood Feuds," in Feldman and Bayer, eds., *Blood Feuds: AIDS, Blood, and the Politics of Medical Disaster* (New York, 1999), p. 11.

19. Jamie L. Feldman, *Plague Doctors: Responding to the AIDS Epidemic in France and America* (Westport, CT, 1995), p. 149; Dennis Altman, *Power and Community: Organizational and Cultural Responses to AIDS* (London, 1994), p. 78; Peter Raschke and Claudia Ritter, *Eine Grossstadt lebt mit Aids: Strategien der Prävention und Hilfe am Beispiel Hamburgs* (Berlin, 1991), pp. 180–81; Nancy E. Stoller, "From Feminism to Polymorphous Activism: Lesbians in AIDS Organizations," in Martin P. Levine et al., eds., *In Changing Times: Gay Men and Lesbians Encounter HIV/AIDS* (Chicago, 1997), pp. 183–84; Janherman Veenker, "The Decisive Role of Politics: AIDS Control in the Netherlands," in Theo Sandfort, ed., *The Dutch Response to HIV: Pragmatism and Consensus* (London, 1998), p. 124; Amber Hollibaugh, "Lesbian Denial and Lesbian Leadership in the AIDS Epidemic," in Beth E. Schneider and Nancy E. Stoller, eds., *Women Resisting AIDS: Feminist Strategies of Empowerment* (Philadelphia, 1995), pp. 219, 225; David Wilson, "Preventing Transmission of HIV in Heterosexual Prostitution," in Lorraine Sherr, ed., *AIDS and the Heterosexual Population* (Chur, 1993), p. 74; Chetan Bhatt and Robert Lee, "Official Knowledges: The Free Market, Identity Formation, Sexuality, and Race in the HIV/AIDS Sector," in Joshua Oppenheimer and Helena Reckitt, eds., *Acting on AIDS: Sex, Drugs, and Politics* (London, 1997), pp. 206–8, 227–28; Mehboob Dada, "Race and the AIDS Agenda," in Tessa Boffin and Sunil Gupta, eds., *Ecstatic Antibodies: Resisting the AIDS Mythology* (London, 1990), pp. 92–93; James Monroe Smith, *AIDS and Society* (Upper Saddle River, NJ, 1996), pp. 278–81; Le groupe ACSF, *Les comportements sexuels en France: Rapport au ministre de la Recherche et de l'Espace* (Paris, 1993), p. 212.

20. Judy Bury, "Women and HIV/AIDS: Medical Issues," in Lesley Doyal et al., eds., *AIDS: Setting a Feminist Agenda* (London, 1994), p. 32; Sheila Henderson, "Living with the Virus: Perspectives from HIV-Positive Women in London," in Nicholas Dorn et al., eds., *AIDS: Women, Drugs, and Social Care* (London, 1992), p. 116; Tamsin Wilton, *EnGendering AIDS: Deconstructing Sex, Text, and Epidemic* (London, 1997), pp. 24–29; Cynthia A. Gomez, "Lesbians at Risk for HIV: The Unresolved Debate," in Gregory M. Herek and Beverly Greene, eds., *AIDS, Identity, and Community: The HIV Epidemic and Lesbians and Gay Men* (Thousand Oaks, 1995); Amber Hollibaugh, "Seducing Women into 'A Lifestyle of Vaginal Fisting': Lesbian Sex Gets Virtually Dangerous," in Dangerous Bedfellows, eds., *Policing Public Sex: Queer Politics and the Future of AIDS Activism* (Boston, 1996), pp. 328–29; *Women's Health* 2, 1–2 (1996); Elinor Burkett, *The Gravest Show on Earth: America in the Age of AIDS* (Boston, 1995), p. 212; Altman, *Power and Community*, pp. 47–48; Frédéric Martel, *Le rose et le noir: Les homosexuels en France depuis 1968* (Paris, 1996), pp. 376–77; Simon Garfield, *The End of Innocence: Britain in the Time of AIDS* (London, 1994), p. 89; Robin Gorna, *Vamps, Virgins, and Victims: How Can Women Fight AIDS?* (London, 1996), pp. 348–51; Joyce Hunter and Priscilla

Alexander, "Women Who Sleep with Women," in Lynellyn D. Long and E. Maxine Ankrah, eds., *Women's Experiences with HIV/AIDS* (New York, 1996), p. 44; *Hansard Parliamentary Debates*, vol. 73 (21 February 1985), col. 585.

21. Ronald Bayer, "Politics, Social Sciences, and HIV Prevention in the United States," in Dorothee Friedrich and Wolfgang Heckmann, eds., *Aids in Europe: The Behavioural Aspect* (Berlin, 1995), 1:46–47; Burkett, *Gravest Show on Earth*, pp. 148–50; Dudley Clendinen and Adam Nagourney, *Out for Good: The Struggle to Build a Gay Rights Movement in America* (New York, 1999), pp. 494–99; Cathy Jean Cohen, "Power, Resistance, and the Construction of Crisis: Marginalized Communities Respond to AIDS" (Ph.D. diss., University of Michigan, 1993), p. 255.

22. Barry D. Adam, *The Rise of a Gay and Lesbian Movement* (Boston, 1987), pp. 93–97; Clendinen and Nagourney, *Out for Good*, ch. 6; Diana Fuss, *Essentially Speaking: Feminism, Nature, and Difference* (New York, 1989), p. 47; Cindy Patton, "Save Sex/Save Lives: Evolving Modes of Activism," in Tim Rhodes and Richard Hartnoll, eds., *AIDS, Drugs, and Prevention* (London, 1996), pp. 127–28; Gabriel Rotello, *Sexual Ecology: AIDS and the Destiny of Gay Men* (New York, 1997), pp. 203, 209; Stoller, "From Feminism to Polymorphous Activism," pp. 176–77, 180; Nancy E. Stoller, "Lesbian Involvement in the AIDS Epidemic: Changing Roles and Generational Differences," in Beth E. Schneider and Stoller, eds., *Women Resisting AIDS: Feminist Strategies of Empowerment* (Philadelphia, 1995), pp. 273–75; Cindy Patton, *Fatal Advice: How Safe-Sex Education Went Wrong* (Durham, 1996), p. 4; Robin Gorna, "Dangerous Vessels: Feminism and the AIDS Crisis," in Joshua Oppenheimer and Helena Reckitt, eds., *Acting on AIDS: Sex, Drugs, and Politics* (London, 1997), p. 150; Gorna, *Vamps, Virgins, and Victims*, pp. 262, 274.

23. Lynne Segal, "Lessons from the Past: Feminism, Sexual Politics, and the Challenge of AIDS," and Simon Watney, "Taking Liberties," in Erica Carter and Simon Watney, eds., *Taking Liberties* (London, 1989), pp. 31, 135–39; Janet Holland et al., "Pressure, Resistance, Empowerment: Young Women and the Negotiation of Safer Sex," in Peter Aggleton et al., eds., *AIDS: Rights, Risk, and Reason* (London, 1992), p. 144; Henderson, "Living with the Virus," p. 16; Gorna, *Vamps, Virgins, and Victims*, pp. 46, 295, 310–11.

24. Mann and Tarantola, *AIDS in the World II*, p. 254.

25. Kajo Pieper, "On the History of the AIDS-Hilfe," in AIDS-Forum D.A.H., *Aspects of AIDS and AIDS-Hilfe in Germany* (Berlin, 1993), pp. 15–16.

26. Walt Odets, "Why We Do Not Do Primary Prevention for Gay Men," in Joshua Oppenheimer and Helena Reckitt, eds., *Acting on AIDS: Sex, Drugs, and Politics* (London, 1997), pp. 136–37; Marita Sturken, *Tangled Memories: The Vietnam War, the AIDS Epidemic, and the Politics of Remembering* (Berkeley, 1997), p. 166; Alvin Novick, "Conflict within the HIV/AIDS Advocate/Activist Communities," *AIDS and Public Policy Journal* 8, 4 (1993), p. 156.

27. Simon LeVay and Elisabeth Nonas, *City of Friends: A Portrait of the Gay and Lesbian Community in America* (Cambridge, MA, 1995), p. 259; Michael Bartos, "Governing AIDS," *Australian Left Review* 148 (March 1993),

pp. 55–56; Virginia Berridge, " 'Unambiguous Voluntarism?' AIDS and the Voluntary Sector in the United Kingdom, 1981–1992," in Caroline Hannaway et al., eds., *AIDS and the Public Debate* (Amsterdam, 1995), p. 156.

28. Michael P. Brown, *RePlacing Citizenship: AIDS Activism and Radical Democracy* (New York, 1997), pp. xv, 81–82; Paula A. Treichler, "How to Have Theory in an Epidemic: The Evolution of AIDS Treatment Activism," Constance Penley and Andrew Ross, eds., *Technoculture* (Minneapolis, 1991), pp. 79–93.

29. *Hansard*, vol. 121 (26 October 1987), col. 187; Jacques Foyer and Lucette Khaïat "Droit et SIDA: La situation française," in Foyer and Khaïat, *Droit et Sida: Comparaison internationale* (Paris, 1994), p. 216; Alain Sobel, "Policy Making under Changing Political Situations: The French National AIDS Council and AIDS Control Policies," in Dorothee Friedrich and Wolfgang Heckmann, eds., *Aids in Europe: The Behavioural Aspect* (Berlin, 1995), 4:89.

30. Leon Gordenker et al., *International Cooperation in Response to AIDS* (London, 1995), pp. 103–6; Chris Bennett and Ewan Ferlie, *Managing Crisis and Change in Health Care: The Organizational Response to HIV/AIDS* (Buckingham, 1994), pp. 35–36; Albert R. Jonsen and Jeff Stryker, eds., *The Social Impact of AIDS in the United States* (Washington, DC, 1993), p. 173; Rolf Rosenbrock, "The Role of Policy in Effective Prevention and Education," in Dorothee Friedrich and Wolfgang Heckmann, eds., *Aids in Europe: The Behavioural Aspect* (Berlin, 1995), 5:23; Peter Söderholm, *Global Governance of AIDS: Partnerships with Civil Society* (Lund, 1997).

31. Theodore J. Stein, *The Social Welfare of Women and Children with HIV and AIDS: Legal Protections, Policy, and Programs* (New York, 1998), p. 54; Jonathan Mann et al., "Toward a New Health Strategy to Control the HIV/AIDS Pandemic," *Journal of Law, Medicine, and Ethics* 22, 1 (1994), p. 45; Philip M. Kayal, *Bearing Witness: Gay Men's Health Crisis and the Politics of AIDS* (Boulder, 1993), p. 62; Charles Perrow and Mauro F. Guillén, *The AIDS Disaster: The Failure of Organizations in New York and the Nation* (New Haven, 1990), pp. 107–12.

32. Altman, *Power and Community*, pp. 100–101; Monika Steffen, "AIDS Policies in France," in Virginia Berridge and Philip Strong, eds., *AIDS and Contemporary History* (Cambridge, 1993), p. 257; Berridge and Strong, "AIDS in the UK," p. 167.

33. Michael Pollak, "Organizing the Fight against AIDS," in Michael Pollak, ed. *AIDS: A Problem for Sociological Research* (London, 1992), pp. 41–42; Michael Pollak, "Les visages multiples de la mobilisation contre le Sida," in Michael Pollak et al., eds., *Homosexualités et Sida* (n.p. n.d. [1991]), pp. 22–24; Jeffrey Weeks et al., "An Anatomy of the HIV/AIDS Voluntary Sector in Britain," in Peter Aggleton et al., eds., *AIDS: Foundations for the Future* (London, 1994), p. 14; Emmanuel Hirsch, *Le SIDA: Rumeurs et faits* (Paris, 1987), p. 119; *Le Monde*, 29 November 1986, p. 11a; Richard Dunne, "New York City: Gay Men's Health Crisis," in John Griggs, ed., *AIDS: Public Policy Dimensions* (New York, 1987), p. 155–56; Perrow and Guillén, *AIDS Disaster*, p. 117.

34. Weeks et al., "An Anatomy of the HIV/AIDS Voluntary Sector," p. 2; Guenter Frankenberg, "Germany: The Uneasy Triumph of Pragmatism," in David L. Kirp and Ronald Bayer, eds., *AIDS in the Industrialized Democracies* (New Brunswick, 1992), p. 120; Ute Canaris, "Gesundheitspolitische Aspekte im Zusammenhang mit AIDS," in Johannes Korporal and Hubert Malouschek, eds., *Leben mit AIDS—Mit AIDS leben* (Hamburg, 1987), p. 294; Bennett and Ferlie, *Managing Crisis and Change*, p. 22; Matthias Weikert, "AIDS Prevention: Cooperation of NGOs and GOs," in Dorothee Friedrich and Wolfgang Heckmann, eds., *Aids in Europe: The Behavioural Aspect* (Berlin, 1995), 4:58–59; Raschke and Ritter, *Eine Grossstadt*, p. 89.

35. Susan M. Allen et al., "The Organizational Transformation of Advocacy: Growth and Development of AIDS Community-Based Organizations," *AIDS and Public Policy Journal* 10, 1 (1995), pp. 50–51.

36. Canaris, "Gesundheitspolitische Aspekte," pp. 294–95; Werner Reutter, "Aids, Politik und Demokratie: Ein Vergleich aids-politischer Massnahmen in Deutschland und Frankreich," Wissenschaftszentrum Berlin für Sozialforschung, *Veröffentlichungsreihe der Forschungsgruppe Gesundheitsrisiken und Präventionspolitik*, P92–205 (Berlin, April 1992), p. 30; Tim Rhodes, "Outreach, Community Change, and Community Empowerment: Contradictions for Public Health and Health Promotion," in Peter Aggleton et al., eds., *AIDS: Foundations for the Future* (London, 1994), pp. 49, 58–60.

37. Altman, *Power and Community*, pp. 10–11; Brown, *RePlacing Citizenship*, ch. 4; Cindy Patton, *Inventing AIDS* (New York, 1990), p. 22; Mark Smith, "AIDS and Minority Health," in Caroline Hannaway et al., eds., *AIDS and the Public Debate* (Amsterdam, 1995), p. 101.

38. Weeks et al., "An Anatomy of the HIV/AIDS Voluntary Sector," p. 2.

39. Raschke and Ritter, *Eine Grossstadt*, pp. 88–89.

40. Pollak, "Organizing the Fight," pp. 45–46; Garfield, *End of Innocence*, p. 130; Erik Albæk, "AIDS: The Evolution of a Non-Controversial Issue in Denmark" (paper presented at the American Political Science Association, 1990), pp. 14, 29.

41. Robert A. Padgug and Gerald M. Oppenheimer, "Riding the Tiger: AIDS and the Gay Community," in Elizabeth Fee and Daniel M. Fox, eds., *AIDS: The Making of a Chronic Disease* (Berkeley, 1992), pp. 256, 268, 271–72.

42. Michael Pollak, *The Second Plague of Europe: AIDS Prevention and Sexual Transmission among Men in Western Europe* (Binghamton, NY, 1994), p. 19; Pollak, "Les visages multiples," pp. 22–23; Martel, *Le rose et le noir*, ch. 14; *AIDS-Nachrichten aus Forschung und Wissenschaft* 1 (1991), p. 1; Berridge, *AIDS in the UK*, pp. 272–74; Maxine Wolfe, "The AIDS Coalition to Unleash Power (ACT UP): A Direct Model of Community Research for AIDS Prevention," in Johannes P. Van Vugt, edz., *AIDS Prevention and Services: Community Based Research* (Westport, 1994); Andreas Salmen, ed., *ACT UP: Feuer unterm Arsch: Die AIDS-Aktionsgruppen in Deutschland und den USA* (Berlin, 1991). Though local political styles varied, and in some places—Vancouver, for ex-

ample—ACT UP's tactics rubbed instincts the wrong way: Brown, *RePlacing Citizenship*, pp. 74–77.

43. Albæk, "AIDS: Evolution of a Non-Controversial Issue," p. 29; Patton, "Save Sex/Save Lives," p. 118; Altman, *Power and Community*, p. 72; Gordenker et al., *International Cooperation*, pp. 103–6.

44. Jan Willem Duyvendak, *The Power of Politics: New Social Movements in France* (Boulder, 1995), p. 49; Roland Czada and Heidi Friedrich-Czada, "Aids als politisches Konfliktfeld und Verwaltungsproblem," in Rolf Rosenbrock and Andreas Salmen, eds., *Aids-Prävention* (Berlin, 1990), pp. 261–64.

45. Bayer, "Politics, Social Sciences, and HIV Prevention," 1:46–47; Burkett, *Gravest Show on Earth*, p. 147; Lois M. Takahashi, *Homelessness, AIDS, and Stigmatization: The NIMBY Syndrome in the United States at the End of the Twentieth Century* (Oxford, 1998), pp. 173–74; Ronald O. Valdiserri, ed., *Dawning Answers: How the HIV/AIDS Epidemic Has Helped to Strengthen Public Health* (Oxford, 2003), ch. 3.

46. Jan K. van Wijngaarden, "The Netherlands: AIDS in a Consensual Society," in David L. Kirp and Ronald Bayer, eds., *AIDS in the Industrialized Democracies* (New Brunswick, 1992), p. 256; Theo Sandfort, ed., *The Dutch Response to HIV: Pragmatism and Consensus* (London, 1998), passim; Canaris, "Gesundheitspolitische Aspekte," p. 269; BT *Verhandlungen* 11/8, 2 April 1987, p. 430B; Ian Schäfer, "Die Deutsche AIDS-Hilfe: Ihre Aktivitäten, Präventionsstrategien und Kooperationsansätze," in Josef Faltermeier and Ionka Senger, eds., *AIDS und soziale Arbeit* (Frankfurt, 1988), pp. 65–67.

47. Gary W. Dowsett, *Practicing Desire: Homosexual Sex in the Era of AIDS* (Stanford, 1996), pp. 65–68; Susan Kippax et al., *Sustaining Safe Sex: Gay Communities Respond to AIDS* (London, 1993), pp. 9, 13; Barbara A. Misztal, "AIDS in Australia: Diffusion of Power and Making of Policy," in Misztal and David Moss, eds., *Action on AIDS: National Policies in Comparative Perspective* (New York, 1990), p. 197; Deborah Lupton, *Moral Threats and Dangerous Desires: AIDS in the News Media* (London, 1994), p. 117.

48. Peter M. Davies et al., *Sex, Gay Men, and AIDS* (London, 1993), p. 17; Daniel M. Fox, Patricia Day, and Rudolf Klein, "The Power of Professionalism: Policies for AIDS in Britain, Sweden, and the United States," *Dædalus* 118, 2 (spring 1989), p. 96; John Street, "British Government Policy on AIDS: Learning Not to Die of Ignorance," *Parliamentary Affairs* 41 (October 1988), pp. 504–5; John Street and Albert Weale, "Britain: Policy-Making in a Hermetically Sealed System," in David L. Kirp and Ronald Bayer, eds., *AIDS in the Industrialized Democracies* (New Brunswick, 1992), p. 193.

49. Birgit Westphal Christensen et al., *AIDS: Prævention og kontrol i Norden* (Stockholm, 1988), pp. 53–54, 222; RD Prot, 1985/86, Bihang, Prop. 13, p. 9; Reutter, "Aids, Politik und Demokratie," pp. 29–30.

50. An attempt at a tabulation of attitudes and legal instruments: Rob Tielman and Hans Hammelburg, "World Survey on the Social and Legal Position of Gays and Lesbians," in Aart Hendriks et al., eds., *The Third Pink Book: A Global View of Lesbian and Gay Liberation and Oppression* (Buffalo, 1993).

51. Michael Dreyer, "Minorities, Civil Rights, and Political Culture: Homosexuality in Germany and the United States," in Manfred Berg and Martin H. Geyer, eds., *Two Cultures of Rights: The Quest for Inclusion and Participation in Modern America and Germany* (Cambridge, 2002), pp. 254–57; Adam, *Rise of a Gay and Lesbian Movement*, ch. 2.

52. David Moss, "AIDS in Italy: Emergency in Slow Motion," in Barbara A. Misztal and Moss, eds., *Action on AIDS: National Policies in Comparative Perspective* (New York, 1990), p. 150.

53. Olli Stålström and Outi Lithén, "AIDS in Finland," in Martin Breum and Aart Hendriks, eds., *AIDS and Human Rights* (Copenhagen, 1988), p. 46.

54. David Rayside, *On the Fringe: Gays and Lesbians in Politics* (Ithaca, 1998), pp. 26–27, 38–39; Leslie J. Moran, *The Homosexual(ity) of Law* (London, 1996), p. 206; David Feldman, *Civil Liberties and Human Rights in England and Wales* (Oxford, 1993), pp. 512–15; Philip A. Thomas, "AIDS in Prisons in England and Wales," in Thomas and Martin Moerings, eds., *AIDS in Prison* (Aldershot, U.K., 1994), p. 48; Paul Skidmore, "Sexuality and the UK Armed Forces: Judicial Review of the Ban on Homosexuality," in Terrell Carver and Véronique Mottier, eds., *Politics of Sexuality: Identity, Gender, Citizenship* (London, 1998); *Economist*, 5 February 2000, p. 52.

55. Richard A. Posner, *Sex and Reason* (Cambridge, MA, 1992), pp. 60–66; Adam, *Rise of a Gay and Lesbian Movement*, pp. 43–44; Rayside, *On the Fringe*, ch. 7.

56. Posner, *Sex and Reason*, p. 24, ch. 6. Though for a corrective on the ancient Greeks, see James Davidson, *Courtesans and Fishcakes: The Consuming Passions of Classical Athens* (London, 1997), pp. 167–82.

57. Peter Aggleton, "Priorities for Social and Behavioural Research on AIDS," in Dorothee Friedrich and Wolfgang Heckmann, eds., *Aids in Europe: The Behavioural Aspect* (Berlin, 1995), 1:57–58; Sophie Day, "Anthropological perspectives on sexually transmitted diseases," in Nadine Job-Spira et al., eds., *Santé publique et maladies à transmission sexuelle* (Montrouge, 1990), pp. 92–93; Richard G. Parker, *Bodies, Pleasures, and Passions: Sexual Culture in Contemporary Brazil* (Boston, 1991), pp. 43–54; Ana Luisa Liguori et al., "Bisexuality and HIV/AIDS in Mexico," in Peter Aggleton, ed., *Bisexualities and AIDS: International Perspectives* (London, 1996), p. 79; Richard Parker, "AIDS in Brazil," in Herbert Daniel and Richard Parker, eds., *Sexuality, Politics, and AIDS in Brazil: In Another World?* (London, 1993), pp. 15–16; John L. Peterson, "AIDS-Related Risks and Same-Sex Behaviors among African American Men," in Martin P. Levine et al., eds., *In Changing Times: Gay Men and Lesbians Encounter HIV/AIDS* (Chicago, 1997), pp. 287–88; John L. Peterson, "Black Men and Their Same-Sex Desires and Behaviors," in Gilbert Herdt, ed., *Gay Culture in America* (Boston, 1992), pp. 149–50; John L. Peterson, "AIDS-Related Risks and Same-Sex Behaviors among African American Men," in Gregory M. Herek and Beverly Greene, eds., *AIDS, Identity, and Community: The HIV Epidemic and Lesbians and Gay Men* (Thousand Oaks, 1995), pp. 85–90; *Los Angeles Times*, 14 January 2000, p. A13. Doubts about the hermetic quality of such clas-

sifications: Stephen O. Murray, "Machismo, Male Homosexuality, and Latino Culture," in Murray, *Latin American Male Homosexualities* (Albuquerque, 1995), pp. 50–55.

58. Joseph Carrier, *De Los Otros: Intimacy and Homosexuality among Mexican Men* (New York, 1995), pp. 3–6, 17; E. Antonio de Moya and Rafael Garcia, "Three Decades of Male Sex Work in Santo Domingo," in Peter Aggleton, ed., *Men Who Sell Sex: International Perspectives on Male Prostitution and HIV/AIDS* (Philadelphia, 1999), pp. 127–29. But see, in contradiction to this dichotomy: Anja Bestmann, "Mexikanische Mannsbilder: Eine geschlechterbezogene Analyse mexikanischer Hiv/Aids-Forschungen," in Bestmann et al., eds., *Aids—weltweit und dichtdran* (Saarbrücken, 1997).

59. Michael Warner, *The Trouble with Normal: Sex, Politics, and the Ethics of Queer Life* (New York, 1999), p. 38; George Stambolian, *Male Fantasies/Gay Realities* (New York, 1984), p. 155; Hans A. M. von Druten et al., "Homosexual Role Behavior and the Spread of HIV," in Dorothee Friedrich and Wolfgang Heckmann, eds., *Aids in Europe: The Behavioural Aspect* (Berlin, 1995), 4:259; Mirko D. Grmek, *History of AIDS* (Princeton, 1990), pp. 168–69; Anthony P. M. Coxon et al., "Sex Role Separation in Sexual Diaries of Homosexual Men," *AIDS* 7 (1993), p. 881; Rotello, *Sexual Ecology*, pp. 77–78; Joseph M. Carrier and J. Raul Magana, "Use of Ethnosexual Data on Men of Mexican Origin for HIV/AIDS Prevention Programs," in Gilbert Herdt and Shirley Lindenbaum, eds., *The Time of AIDS* (Newbury Park, 1992), pp. 252–56; Joseph Carrier, "Miguel: Sexual Life History of a Gay Mexican American," in Gilbert Herdt, ed., *Gay Culture in America* (Boston, 1992), pp. 205–6; Daniel Mendelsohn, *The Elusive Embrace: Desire and the Riddle of Identity* (New York, 1999), pp. 73–74.

60. Richard G. Parker, "Responding to AIDS in Brazil," in Barbara A. Misztal and David Moss, eds., *Action on AIDS: National Policies in Comparative Perspective* (New York, 1990), p. 59; Paul Farmer, *AIDS and Accusation: Haiti and the Geography of Blame* (Berkeley, 1992), p. 135; Diane K. Lewis, "African-American Women at Risk: Notes on the Sociocultural Context of HIV Infection," in Beth E. Schneider and Nancy E. Stoller, eds., *Women Resisting AIDS: Feminist Strategies of Empowerment* (Philadelphia, 1995), pp. 64–65; Rafael M. Díaz, *Latino Gay Men and HIV: Culture, Sexuality, and Risk Behavior* (New York, 1998), p. 7; Paillard, *Notes on the Plague Years*, p. 228.

61. Ernest Quimby, "Anthropological Witnessing for African Americans: Power, Responsibility, and Choice in the Age of AIDS," in Gilbert Herdt and Shirley Lindenbaum, eds., *The Time of AIDS* (Newbury Park, 1992), p. 165; Michael Pollak, *Les homosexuels et le sida: Sociologie d'une épidémie* (Paris, 1988), p. 45.

62. Jacobo Schifter and Peter Aggleton, "*Cacherismo* in a San José Brothel: Aspects of Male Sex Work in Costa Rica," in Peter Aggleton, ed., *Men Who Sell Sex: International Perspectives on Male Prostitution and HIV/AIDS* (Philadelphia, 1999), p. 151.

63. David Arnold, *Colonizing the Body: State Medicine and Epidemic Disease in Nineteenth-Century India* (Berkeley, 1993), pp. 183–85. Or the black-

ness of Africans: Samuel V. Duh, *Blacks and Aids: Causes and Origins* (Newbury Park, 1991), ch. 6.

64. Frank Rühmann, *AIDS: Eine Krankheit und ihre Folgen*, 2d ed. (Frankfurt, 1985), p. 119; Michael G. Koch, "Stellungnahme zur AIDS-Problematik: Antworten auf Fragen der Presse," *AIDS-Forschung* 3, 11 (November 1988), p. 604.

65. *Congressional Record* (House), 13 December 1982, 128, p. 30377; C. Everett Koop, "The Early Days of AIDS As I Remember Them," in Caroline Hannaway et al., eds., *AIDS and the Public Debate* (Amsterdam, 1995), p. 10.

66. Douglas Crimp, "Accommodating Magic," in Marjorie Garber et al., eds., *Media Spectacles* (New York, 1993), pp. 258–59; Evelynn Hammonds, "Race, Sex, AIDS: The Construction of 'Other,'" *Radical America* 20 (1986), p. 29.

67. Gayle S. Rubin, "Elegy for the Valley of the Kings: AIDS and the Leather Community in San Francisco, 1981–1996," in Martin P. Levine et al., eds., *In Changing Times: Gay Men and Lesbians Encounter HIV/AIDS* (Chicago, 1997), pp. 103, 111; LeVay and Nonas, *City of Friends*, pp. 61–63.

68. Rotello, *Sexual Ecology*, p. 9, 40–42, 51, 86; Ilan H. Meyer and Laura Dean, "Patterns of Sexual Behavior and Risk Taking among Young New York City Gay Men," *AIDS Education and Prevention* 7, suppl. 13–23 (1995), pp. 17, 19, 21–22; World Bank, *Confronting AIDS*, pp. 68, 139–56.

69. Jean-Florian Mettetal quoted in Daniel Defert, "Discours social, consensus et épidemie," in Emmanuel Hirsch, ed., *Aides: Solidaires* (Paris, 1991), pp. 352–53, 665; Daniel Defert "L'enjeu des gais," *Gai Pied Hebdo* 446 (29 November 1990), pp. 61–62; John Ballard, "The Constitution of AIDS in Australia: Taking 'Governance at a Distance' Seriously," in Mitchell Dean and Barry Hindess, eds., *Governing Australia: Studies in Contemporary Rationalities of Government* (Cambridge, 1998), p. 127.

70. Elaine Showalter, *Sexual Anarchy: Gender and Culture at the Fin de Siècle* (New York, 1990), p. 200; Richard D. Mohr, *Gays/Justice: A Study of Ethics, Society, and Law* (New York, 1988), p. 252 and passim; Stein, *Social Welfare*, p. 12; Dan E. Beauchamp, *The Health of the Republic: Epidemics, Medicine, and Moralism as Challenges to Democracy* (Philadelphia, 1988), p. 208.

71. Kathleen M. Sullivan and Martha A. Field, "AIDS and the Coercive Power of the State," *Harvard Civil Rights–Civil Liberties Law Review* 23 (1988), p. 150; *Hansard*, vol. 112 (10 March 1987), col. 139–40; vol. 114 (7 April 1987), col. 152; House of Commons, 1986–87, Social Services Committee, *Problems Associated with AIDS*, 13 May 1987, vol. 3, p. 35; Garfield, *End of Innocence*, p. 113.

72. Rühmann, *AIDS*, p. 86; Larry Kramer, *Reports from the Holocaust: The Making of an AIDS Activist* (New York, 1989), p. 233.

73. Antony A. Vass, *AIDS: A Plague in Us* (St. Ives, 1986), p. 58.

74. Simon Watney, *Practices of Freedom: Selected Writings on HIV/AIDS* (Durham, NC, 1994), pp. 48–49; Norman Naimark, *The Russians in Germany: A History of the Soviet Zone of Occupation, 1945–1949* (Cambridge, MA, 1995), p. 97; Dennis Altman, *Global Sex* (Chicago, 2001), p. 98; Marco Pulver,

Tribut der Seuche oder: Seuchenmythen als Quelle sozialer Kalibrierung: Eine Rekonstruktion des AIDS-Diskurses vor dem Hintergrund von Studien zur Historizität des Seuchendispositivs (Frankfurt, 1999), pp. 520–21.

75. Martin Dannecker, *Homosexuelle Männer und AIDS* (Stuttgart, 1990), p. 40; Martin Dannecker, "Homosexuelle Männer und AIDS," in Wolfgang Heckmann and Meinrad A. Koch, eds., *Sexualverhalten in Zeiten von Aids* (Berlin, 1994), p. 273; Anthony P. M. Coxon, *Between the Sheets: Sexual Diaries and Gay Men's Sex in the Era of AIDS* (London, 1996), pp. 65, 69; Davies et al., *Sex, Gay Men, and AIDS*, p. 107; A. P. M. Coxon, "The Effect of Age and Relationship on Gay Men's Sexual Behavior," *Project SIGMA Working Paper* 13 (June 1990), pp. 14–15; Michael Bochow, *Die Reaktionen homosexueller Männer auf AIDS in Ost- und Westdeutschland* (Berlin, 1993), pp. 31–32.

76. Bernd Schünemann, "AIDS und Strafrecht," in Andrzej J. Szwarc, ed., *AIDS und Strafrecht* (Berlin, 1996), pp. 41, 126; Weikert, "AIDS Prevention," p. 58; Larry O. Gostin, "Public Health Strategies for Confronting AIDS: Legislative and Regulatory Policy in the United States," *JAMA* 261, 11 (17 March 1989), p. 1621; Paula A. Treichler, "AIDS, Homophobia, and Biomedical Discourse: An Epidemic of Signification," in Douglas Crimp, ed., *AIDS: Cultural Analysis, Cultural Activism* (Cambridge, 1988), p. 51; *Hansard*, 11 March 1994, col. 546.

77. Schünemann, "AIDS und Strafrecht," p. 37; Johannes Frhr. v. Gayl, *Das Parlamentarische Institut der Enquête-Kommission am Beispiel der Enquête-Kommission "AIDS" des Deutschen Bundestages* (Frankfurt, 1993), p. 80; Wolfgang Steinke et al., "Die seuchenpolitische Reaktion auf die HIV/AIDS-Epidemie in der Schweiz," *AIDS-Forschung* 1 (1994), pp. 7–8, 15.

78. House of Commons, *Problems Associated with AIDS*, vol. 3, pp. 141–47.

79. Jean-Jacques Amy and Walter Foulon, "Sida et grossesse," in Michel Vincineau, ed., *Le Sida: Un défi aux droits* (Brussels, 1991), p. 397; *Congressional Record* (House), 30 June 1987, p. 18379; (House) 13 June 1990, p. 3522; (House) 11 March 1993, p. 1208; Bernd Schünemann, "Die Rechtsprobleme der AIDS-Eindämmung," in Schünemann and Gerd Pfeiffer, eds., *Die Rechtsprobleme von AIDS* (Baden-Baden, 1988), p. 390.

80. *Congressional Record* (Senate), 25 January 1989, p. 396; (House) 13 June 1990, p. 3547; (Senate) s 14 January 1991, pp. 878–79.

81. Samuel R. Friedman et al., "AIDS and Self-Organization among Intravenous Drug Users," *International Journal of the Addictions* 22, 3 (1987), pp. 201–19; Jeff Stryker, "IV Drug Use and AIDS: Public Policy and Dirty Needles," *Journal of Health Politics, Policy, and Law* 14, 4 (1989), p. 731.

82. Wachter, *Fragile Coalition*, p. 65; Tomas J. Philipson and Richard A. Posner, *Private Choices and Public Health: The AIDS Epidemic in an Economic Perspective* (Cambridge, MA, 1993), p. 204; Michel Setbon, *Pouvoirs contre SIDA: De la transfusion sanguine au dépistage: Decisions et pratiques en France, Grande-Bretagne et Suède* (Paris, 1993), p. 242; Showalter, *Sexual Anarchy*, p. 192; B. Velimirovic, "AIDS as a Social Phenomenon," in M. A. Koch and F. Deinhardt, eds., *AIDS Diagnosis and Control: Current Situation* (Munich, 1988), p. 43.

83. Treichler, "AIDS, Homophobia, and Biomedical Discourse," p. 51.

84. Epstein, *Impure Science*, pp. 31–38, chs. 5–6; Arthur D. Kahn, *AIDS: The Winter War* (Philadelphia, 1993), chs. 3, 5, 7; Altman, *Power and Community*, p. 72.

85. George A. Gellert et al., "Manging the Non-Compliant HIV-Infected Individual: Experiences from a Local Health Department," *AIDS and Public Policy Journal* 8, 1 (1993), p. 24.

86. Burkett, *Gravest Show on Earth*, p. 304; Martel, *Le rose et le noir*, p. 245.

87. Kramer, *Reports from the Holocaust*, pp. 158, 173, 263–65; Kayal, *Bearing Witness*, p. 40; Epstein, *Impure Science*, pp. 221–22; Lewis, "African-American Women at Risk," p. 67; Gena Corea, *The Invisible Epidemic: The Story of Women and AIDS* (New York, 1992), p. 230; Wilton, *EnGendering AIDS*, p. 119; Ronald Bayer, "Blood and AIDS in America," in Eric Feldman and Bayer, eds., *Blood Feuds: AIDS, Blood, and the Politics of Medical Disaster* (New York, 1999), p. 38.

88. Dennis Altman, "Legitimation through Disaster: AIDS and the Gay Movement," in Elizabeth Fee and Daniel M. Fox, eds., *AIDS: The Burdens of History* (Berkeley, 1988), p. 301 and passim; Jeffrey Weeks, "AIDS and the Regulation of Sexuality," in Virginia Berridge and Philip Strong, eds., *AIDS and Contemporary History* (Cambridge, 1993), p. 31; Rolf Rosenbrock, "AIDS: Fragen und Lehren für Public Health," Wissenschaftszentrum Berlin für Sozialforschung, *Veröffentlichungsreihe der Forschungsgruppe Gesundheitsrisiken und Präventionspolitik*, P92–206 (Berlin, April 1992), pp. 30–31.

89. John-Manuel Andriote, *Victory Deferred: How AIDS Changed Gay Life in America* (Chicago, 1999), p. xi.

90. Horst Stipp and Dennis Kerr, "Determinants of Public Opinion about AIDS," *Public Opinion Quarterly* 53 (1989), p. 102; Dreyer, "Minorities, Civil Rights, and Political Culture," p. 271.

91. Swiss Institute of Comparative Law, *Comparative Study on Discrimination against Persons with HIV or AIDS* (Strasbourg, 1993), pp. 171, 177.

92. Peter M. Nardi, "Friends, Lovers, and Families: The Impact of AIDS on Gay and Lesbian Relationships," in Martin P. Levine et al., eds., *In Changing Times: Gay Men and Lesbians Encounter HIV/AIDS* (Chicago, 1997), pp. 70–71; Andrew Sullivan, *Virtually Normal: An Argument about Homosexuality* (New York, 1995), pp. 179–87; William B. Rubenstein, ed., *Lesbians, Gay Men, and the Law* (New York, 1993), pp. 398–405; Helmut Blazek, *Rosa Zeiten für rosa Liebe: Geschichte der Homosexualität* (Frankfurt, 1996), pp. 266–67, 296–98; Bruce Bawter, *A Place at the Table: The Gay Individual in American Society* (New York, 1993).

93. Bent Hansen and Henning Jørgensen, "The Danish Partnership Law," in Aart Hendriks et al., eds., *The Third Pink Book: A Global View of Lesbian and Gay Liberation and Oppression* (Buffalo, 1993); Albæk, "AIDS: Evolution of a Non-Controversial Issue," p. 5; *Los Angeles Times*, 14 October 1999, p. A6.

94. Rayside, *On the Fringe*, ch. 2, pp. 310–11; Clendinen and Nagourney, *Out for Good*, pp. 531–39; Rubenstein, *Lesbians, Gay Men, and the Law*, p. xvii;

Jonathan Glasson, "Public Health and Human Rights: Finding a Balance in HIV Prevention," in David FitzSimons et al., eds., *The Economic and Social Impact of AIDS in Europe* (London, 1995), p. 237.

95. Nancy Goldstein, introduction to Nancy Goldstein and Jennifer L. Manlowe, eds., *The Gender Politics of HIV/AIDS in Women* (New York, 1997), pp. 2–3; Ken Plummer, "Organizing AIDS," in Peter Aggleton and Hilary Homans, eds., *Social Aspects of Aids* (London, 1988), p. 25.

96. Edwin Hackney, "Low-Incidence Community Response to AIDS," in Richard Ulack and William F. Skinner, eds., *AIDS and the Social Sciences* (Lexington, KT, 1991), pp. 69–70, 79; Beth E. Schneider, "Owning an Epidemic: The Impact of AIDS on Small-City Lesbian and Gay Communities," in Martin P. Levine et al., eds., *In Changing Times: Gay Men and Lesbians Encounter HIV/AIDS* (Chicago, 1997), pp. 146–47, 153–54; "J. Stephan McDaniel et al., "Delivering Culturally Sensitive AIDS Education in Rural Communities," in Davidson C. Umeh, ed., *Confronting the AIDS Epidemic: Cross-Cultural Perspectives on HIV/AIDS Education* (Trenton, NJ, 1997), p. 171; Jeffrey A. Kelly, "HIV Prevention among Gay and Bisexual Men in Small Cities," in Ralph J. DiClemente and John L. Peterson, eds., *Preventing AIDS: Theories and Methods of Behavioral Interventions* (New York, 1994), p. 302; King, *Safety in Numbers*, p. 42.

97. Sandra Panem, *AIDS Bureaucracy* (Cambridge, MA, 1988), p. 16; Richard Dunne, "New York City: Gay Men's Health Crisis," in John Griggs, ed., *AIDS: Public Policy Dimensions* (New York, 1987), p. 164; Perrow and Guillén, *AIDS Disaster*, pp. 107–12; Aran Ron and David E. Rogers, "AIDS in the United States: Patient Care and Politics," *Dædalus* 118, 2 (spring 1989), p. 50; Dennis Altman, *AIDS and the New Puritanism* (London, 1986), pp. 127 ff.

98. Gilbert Herdt, ed., *Gay Culture in America* (Boston, 1992); Simon Watney, *Policing Desire: Pornography, AIDS, and the Media* (Minneapolis, 1987), p. 128; Erik Albæk, "Denmark: AIDS and the Political 'Pink Triangle,'" in David L. Kirp and Ronald Bayer, eds., *AIDS in the Industrialized Democracies* (New Brunswick, 1992), pp. 285, 289; Frans van den Boom and Paul Schnabel, "The Impact of AIDS on the Dutch Health Care System," in Theo Sandfort, ed., *The Dutch Response to HIV: Pragmatism and Consensus* (London, 1998), p. 166; J. W. Duyvendak and R. Koopmans, "Resister au Sida: Destin et influence du mouvement homosexuel," in Michael Pollak et al., eds., *Homosexualités et Sida* (n.p. n.d. [1991]), p. 217; Dreyer, "Minorities, Civil Rights, and Political Culture," p. 271.

99. Pollak, *Second Plague*, pp. 11–16; Pollak, "Organizing the Fight against AIDS," pp. 38–44; Altman, *AIDS and the New Puritanism*, p. 108; Dominique Brenky and Olivia Zémor, *La route du SIDA* (Paris, 1985), p. 72; Nathalie Bajos et al., "Sexual Behaviour and HIV Epidemiology: Comparative Analysis in France and Britain," *AIDS* 9 (1995), p. 741.

100. Roger Charbonney and Philippe Esnault, "Ecce homos . . . " in Jean Martin, ed., *Faire face au SIDA* (Lausanne, 1988), pp. 146–47; Rühmann, *AIDS*, pp. 119, 134; Altman, *AIDS and the New Puritanism*, pp. 91, 108; Setbon, *Pouvoirs contre SIDA*, p. 231; Altman, *Power and Community*, p. 20.

101. Kayal, *Bearing Witness*; Perrow and Guillén, *AIDS Disaster*, pp. 107–12; Gerd Paul and Loretta Walz, eds., *Eine Stadt Lebt mit AIDS: Hilfe und Selbsthilfe in San Francisco* (Berlin, 1986), p. 72.

102. Ira Cohen and Ann Elder, "Major Cities and Disease Crises: A Comparative Perspective," *Social Science History* 13, 1 (1989), pp. 45–46.

103. Doris Schaeffer et al., eds., *Aids-Krankenversorgung* (Berlin, 1992), pp. 270, 291; Hans Halter, "Die dunklen Flügel der Seuche," in Hans Halter, ed., *Todesseuche AIDS* (Reinbek, 1985), p. 151; Carmen Stürzel, "Aids und Obdachlosigkeit: New York und Berlin—ein Metropolenvergleich," Wissenschaftszentrum Berlin für Sozialforschung, *Veröffentlichungsreihe der Forschungsgruppe Gesundheitsrisiken und Präventionspolitik*, P94–203 (Berlin, May 1994), p. 28; Loretta Walz, "AIDS und Prävention: Das Beispiel San Francisco," in Johannes Korporal and Hubert Malouschek, eds., *Leben mit AIDS—Mit AIDS leben* (Hamburg, 1987), pp. 187–89; Paul and Walz, *Eine Stadt*; Andrew Bebbington and Pat Warren, *AIDS: The Local Authority Response* (Canterbury, December 1988), p. 1.

104. Pollak, *Second Plague*, p. 38; Lisa Power and Tim Barnett, "Gathering Strength and Gaining Power: How Lesbians and Gay Men Began to Change their Fortunes in Britain in the Nineties," in Aart Hendriks et al., eds., *The Third Pink Book: A Global View of Lesbian and Gay Liberation and Oppression* (Buffalo, 1993); *Economist*, 5 February 2000, p. 52; Martin J. Walker, *Dirty Medicine: Science, Big Business, and the Assault on Health Care*, rev. ed. (London, 1994), p. 181.

105. Bajos et al., "Sexual Behaviour and HIV Epidemiology," pp. 740–41; Martel, *Le rose et le noir*, p. 265; Duyvendak and Koopmans, "Resister au Sida," pp. 202–4; Jan Willem Duyvendak, "From Revolution to Involution: The Disappearance of the Gay Movement in France," in Gert Hekma et al., eds., *Gay Men and the Sexual History of the Political Left* (New York, 1995); Pollak, *Les homosexuels et le sida*, p. 132; Frank Arnal, "The Gay Press and Movement in France," in Aart Hendriks et al., eds., *The Third Pink Book: A Global View of Lesbian and Gay Liberation and Oppression* (Buffalo, 1993), pp. 41–42; Hanspeter Kriesi et al., *New Social Movements in Western Europe: A Comparative Analysis* (Minneapolis, 1995), pp. 170–71.

106. Martel, *Le rose et le noir*, pp. 226–29; Fabienne Dulac, "Du refus de la maladie a une prise en charge exigeante," in Pierre Favre, ed., *Sida et politique: Les premiers affrontements (1981–1987)* (Paris, 1992), pp. 62–63.

107. Emmanuel Hirsch, *Aides: Solidaires* (Paris, 1991), pp. 30, 83, 87, 123–24; Pollak, "Organizing the Fight," p. 42; Pollak, *Second Plague*, p. 15; Monika Steffen, *The Fight against AIDS: An International Public Policy Comparison between Four European Countries: France, Great Britain, Germany, and Italy* (Grenoble, 1996), p. 24; Reutter, "Aids, Politik und Demokratie," p. 8; Dulac, "Du refus de la maladie a une prise en charge exigeante," p. 71; Martel, *Le rose et le noir*, pp. 260–61.

108. David Vital, *The Origins of Zionism* (Oxford, 1975), p. 25; Adrian Favell, *Philosophies of Integration: Immigration and the Idea of Citizenship in France and Britain* (Houndmills, 1998), p. 61.

109. Watney, *Practices of Freedom*, p. 235; Martel, *Le rose et le noir*, passim; David Caron, "Liberté, Égalité, Séropositivité: AIDS, the French Republic, and the Question of Community," *French Cultural Studies* 9, 3 (1998), pp. 284–85.

110. Frances FitzGerald, *Cities on a Hill: A Journey through Contemporary American Cultures* (New York, 1986), p. 58.

111. Judith Butler, *Bodies That Matter: On the Discursive Limits of "Sex"* (London, 1993); David Plummer and Doug Porter, "The Use and Misuse of Epidemiological Categories," in Godfrey Linge and Doug Porter, eds., *No Place for Borders: The HIV/AIDS Epidemic and Development in Asia and the Pacific* (New York, 1997), pp. 42–43.

112. Lisa Duggan and Nan D. Hunter, *Sex Wars: Sexual Dissent and Political Culture* (New York, 1995), pp. 159–65. This is the problem that Joan Scott touched on in analyzing the tensions between postmodern and feminist historiography. If there is no coherent individual with an identity based in gender, or anything else, then there cannot be women's history. Joan Wallach Scott, "Gender: A Useful Category of Social Analysis," in Scott, *Gender and the Politics of History*, rev. ed. (New York, 1999). Similarly it is the logical conundrum that lies at the heart of multiculturalist ideologies: presupposing the very ethnic and national identities among the individuals who, when aggregated, are supposed to break down the inherited identity of the nation. Anthony Giddens, *The Third Way: The Renewal of Social Democracy* (Cambridge, 1998), p. 133. For related issues, see Diana Fuss, "The 'Risk' of Essence," in Fuss, *Essentially Speaking: Feminism, Nature, and Difference* (New York, 1989).

113. Duyvendak, *Power of Politics*, pp. 39–40; Alan R. H. Baker, *Fraternity among the French Peasantry: Sociability and Voluntary Associations in the Loire Valley, 1815–1914* (Cambridge, 1999).

114. Jean Cavailhes et al., *Rapport gai: Enquête sur les modes de vie homosexuels en France* (Paris, 1984), pp. 92–95; Christophe Martet, *Les combattants du sida* (Paris, 1993), p. 46; Jacques Girard, *Le mouvement homosexuel en France, 1945–1980* (Paris, 1981), pp. 187–88.

115. Duyvendak, *Power of Politics*, pp. 3–5, 166; Duyvendak and Koopmans, "Resister au Sida," pp. 202–4; Gert Hekma et al., "Leftist Sexual Politics and Homosexuality: A Historical Overview," in Hekma et al., eds., *Gay Men and the Sexual History of the Political Left* (New York, 1995), pp. 3–16.

116. Paul Smith, *Feminism in the Third Republic: Women's Political and Civil Rights in France, 1918–1945* (Oxford, 1996), pp. 5, 43–62; Christine Bard, *Les Filles de Marianne: Histoire des féminismes, 1914–1940* (Paris, 1995), p. 358; Harry Oosterhuis, "The 'Jews' of the Antifascist Left: Homosexuality and Socialist Resistance to Nazism," and Randall Halle, "Between Marxism and Psychoanalysis: Antifascism and Antihomosexuality in the Frankfurt School," in Gert Hekma et al., eds., *Gay Men and the Sexual History of the Political Left* (New York, 1995).

117. Martel, *Le rose et le noir*, pp. 150–57; Cavailhes, *Rapport gai*, pp. 10, 17, 130–31; Arnal, *Résister ou disparaître?* pp. 56–59.

118. Duyvendak, *Power of Politics*, pp. 188–93; Jan Willem Duyvendak,

"From Revolution to Involution: The Disappearance of the Gay Movement in France," *Journal of Homosexuality* 29 (1995), pp. 376–77.

119. As analyzed in a series of excellent articles in *French Cultural Studies* 9, 3 (1998).

120. Pollak, *Second Plague*, pp. 38–39; Steffen, "AIDS Policies in France," p. 250; Moss, "AIDS in Italy," pp. 150–51, 163; Altman, *Power and Community*, p. 21; Carrier and Magana, "Use of Ethnosexual Data," p. 256.

121. Robert A. Nye, *Masculinity and Male Codes of Honor in Modern France* (New York, 1993), ch. 6.

122. Pierre Favre, "La gestion administrative du Sida," in Favre, ed., *Sida et politique: Les premiers affrontements (1981–1987)* (Paris, 1992), p. 91; Monika Steffen, "AIDS and Political Systems," in Dorothee Friedrich and Wolfgang Heckmann, eds., *Aids in Europe: The Behavioural Aspect* (Berlin, 1995), 5:36; Steffen, "AIDS Policies in France," p. 259.

123. Pollak, *Second Plague*, p. 9.

124. Michael Bochow, "Reactions of the Gay Community to AIDS in East and West Berlin," in AIDS-Forum D.A.H., *Aspects of AIDS and AIDS-Hilfe in Germany* (Berlin, 1993), p. 23.

125. Ronald Bayer, "AIDS, Public Health, and Civil Liberties: Consensus and Conflict in Policy," in Frederick G. Reamer, ed., *AIDS and Ethics* (New York, 1991), pp. 26–28; Ronald Bayer and David L. Kirp, "The United States: At the Center of the Storm," in Kirp and Bayer, eds., *AIDS in the Industrialized Democracies* (New Brunswick, 1992), p. 14.

126. Patton, *Inventing AIDS*, p. 22; Kayal, *Bearing Witness*, pp. xv, 5, 7, 26–27, 34, 62, 72.

127. Albæk, "AIDS: Evolution of a Non-Controversial Issue," p. 8.

128. Kaye Wellings, "HIV/AIDS Prevention: The European Approach," in Dorothee Friedrich and Wolfgang Heckmann, eds., *Aids in Europe: The Behavioural Aspect* (Berlin, 1995), 1:52; Street and Weale, "Britain," p. 189; Coxon, *Between the Sheets*, p. 128; John Shiers, "One Step to Heaven?" in Bob Cant and Susan Hemmings, eds., *Radical Records: Thirty Years of Lesbian and Gay History, 1957–1987* (London, 1988), p. 235.

129. Bochow, "Reactions of the Gay Community," p. 29; Michael Pollak, "AIDS Policy in France," in Barbara A. Misztal and David Moss, eds., *Action on AIDS: National Policies in Comparative Perspective* (New York, 1990), p. 84; Monika Steffen, "France: Social Solidarity and Scientific Expertise," in David L. Kirp and Ronald Bayer, eds., *AIDS in the Industrialized Democracies* (New Brunswick, 1992), p. 236.

130. However, early in the new millennium, the Parisians reintroduced bathhouses and back rooms, both hetero- and homosexual, while the rest of the world was still suffering from post-AIDS sex shock. Guy Trebay, "Le Relapse: Libertinism Makes a Comeback in French Clubs," *New York Times*, 28 April 2002, sec. 9, p. 1.

131. James Miller, *The Passion of Michel Foucault* (New York, 1993), pp. 259–62.

132. Frank Becker and Klaus-Dieter Beisswenger, eds., *Solidarität der Uneinsichtigen: Aktionstag 9. Juli 1988 Frankfurt a.M.* (Berlin, 1988), p. 17.

133. Rayside, *On the Fringe*, pp. 276–77.

134. Janine Mossuz-Lavau, *Les lois de l'amour: Les politiques de la sexualité en France de 1950 à nos jours* (Paris, 1991), pp. 249–51; Girard, *Le mouvement homosexuel*, pp. 89, 95–98, 127–31.

135. John Nguyet Erni, *Unstable Frontiers: Technomedicine and the Cultural Politics of "Curing" AIDS* (Minneapolis, 1994), pp. 12–13; Jonsen and Stryker, *Social Impact of AIDS*, pp. 82–83, 90–94; Lynn Payer, *Medicine and Culture: Varieties of Treatment in the United States, England, West Germany, and France* (New York, 1988), p. 110; Lucette Khaïat, "Nouveau virus et vieux démons: Le droit face au sida, une approache comparative," in Eric Heilmann, ed., *Sida et libertés: La régulation d'une épidemie dans un état de droit* (n.p., 1991), p. 68; Nicolas Dodier and Janine Barbot, "Le temps des tensions épistémiques: Le développement des essais thérapeutiques dans le cadre du sida," *Revue française de sociologie* 41, 1 (2000), pp. 83–89.

136. Lawrence O. Gostin, "The AIDS Litigation Project: A National Review of Court and Human Rights Commission Decisions," *JAMA* 263, 15 (18 April 1990), p. 2090; George J. Annas, "Faith (Healing), Hope, and Charity at the FDA: The Politics of AIDS Drug Trials," in Lawrence O. Gostin, ed., *AIDS and the Health Care System* (New Haven, 1990), pp. 183–86, 190; Epstein, *Impure Science*, passim; Christine Grady, *The Search for an AIDS Vaccine: Ethical Issues in the Development and Testing of a Preventive HIV Vaccine* (Bloomington, 1995), pp. 47–59; Jonathan Kwitny, *Acceptable Risks* (New York, 1992); Peter S. Arno and Karyn L. Feiden, *Against the Odds: The Story of AIDS Drug Development, Politics, and Profits* (New York, 1992), ch. 6.

137. *Report of the Presidential Commission on the Human Immunodeficiency Virus Epidemic* (Washington, DC, 1988), pp. 37, 47–54; Norman Daniels, *Seeking Fair Treatment: From the AIDS Epidemic to National Health Care Reform* (New York, 1995), ch. 5; Young, "AIDS and the FDA," pp. 54–60; Jeffrey Levi, "Unproven AIDS Therapies: The Food and Drug Administration and ddI," in Kathi E. Hanna, ed., *Biomedical Politics* (Washington, DC, 1991), pp. 14–18.

138. Altman, *Power and Community*, p. 73; Burkett, *Gravest Show on Earth*, p. 272; Arno and Feiden, *Against the Odds*, pp. 33, 99; Stuart Marshall, "Picturing Deviancy," in Boffin and Gupta, *Ecstatic Antibodies*, pp. 33–34; BT Drucksache 11/2495, 16 June 1988, p. 5; *Report of the Presidential Commission*, p. xviii.

139. Lars Trägårdh, *Patientmakt i Sverige, USA och Holland: Individuella kontra sociala rättigheter* (Stockholm, 1999); Berridge, *AIDS in the UK*, pp. 184–87; Lawrence O. Gostin, "Hospitals, Health Care Professionals, and Persons with AIDS," in Lawrence O. Gostin, ed., *AIDS and the Health Care System* (New Haven, 1990), pp. 8–9.

140. Mary Douglas and Marcel Calvez, "The Self as Risk Taker: A Cultural Theory of Contagion in Relation to AIDS," *Sociological Review* (1990), p. 463.

141. *Congressional Record* (Senate), 14 January 1991, pp. 878–79; (Senate) 21 January 1993, pp. 145–46.

142. Aran Ron and David E. Rogers, "AIDS in the United States: Patient Care and Politics," *Dædalus* 118, 2 (spring 1989), p. 47; Wachter, *Fragile Coalition*, p. 82; Bayer and Kirp, "The United States," p. 44; Victoria A. Harden and Dennis Rodrigues, "Context for a New Disease: Aspects of Biomedical Research Policy in the United States before AIDS," in Virginia Berridge and Philip Strong, eds., *AIDS and Contemporary History* (Cambridge, 1993), p. 192; Nadine Job-Spira, "Une approche commune pour la lutte contre les MST et le SIDA," in Job-Spira et al., eds., *Santé publique et maladies à transmission sexuelle* (Montrouge, 1990), pp. 3–5; Burkett, *Gravest Show on Earth*, pp. 155–58; William Winkenwerder et al., "Federal Spending for Illness Caused by the Human Immunodeficiency Virus," *New England Journal of Medicine* 320, 24 (1989), p. 1602; *Congressional Record* (Senate), 12 October 1990, pp. 15070–73.

143. Evridiki Hatziandreu et al., "AIDS and Biomedical Research Funding: Comparative Analysis," *Reviews of Infectious Diseases* 10, 1 (January-February 1988), pp. 159–67; Alan N. Schechter, "Basic Research Related to AIDS," in Victoria A. Harden and Guenter B. Risse, eds., *AIDS and the Historian* (n.p. 1991), pp. 45–50; World Bank, *Confronting AIDS*, p. 245.

144. Mossuz-Lavau, *Les lois de l'amour*, p. 272; Koch, *Zu einer sozialen Ätiologie von AIDS*, p. 42.

145. Howard M. Leichter, *Free to Be Foolish: Politics and Health Promotion in the United States and Great Britain* (Princeton, 1991), p. 221; Berridge, *AIDS in the UK*, p. 19.

146. Johann Valentin Müller, *Praktisches Handbuch der medicinischen Galanteriekrankheiten* (Marburg, Germany, 1788), p. 21; Wilhelm Rudeck, *Syphilis und Gonorrhoe vor Gericht: Die sexuellen Krankheiten in ihrer juristischen Tragweite nach der Rechtsprechung Deutschlands, Österreichs und der Schweiz*, 2d ed. (Berlin, 1902), pp. 28–34.

147. Patton, *Fatal Advice*, p. 107.

148. John Rechy, *The Sexual Outlaw* (New York, 1977), p. 31.

149. Guy Hocquenghem, *Homosexual Desire* (Durham, NC, 1993), ch. 4; Mendelsohn, *Elusive Embrace*, pp. 73–74; Davies et al., *Sex, Gay Men, and AIDS*, pp. 127–29; Mario Mieli, *Homosexuality and Liberation: Elements of a Gay Critique* (London, 1980), pp. 148–49.

150. Michael Pollak and Marie-Ange Schiltz, "Les homosexuels français face au sida: Modifications des pratiques sexuelles et émergence de nouvelles valeurs," *Anthropologie et sociétés* 15, 2–3 (1991), p. 56; Walt Odets, *In the Shadow of the Epidemic: Being HIV-Negative in the Age of AIDS* (Durham, NC, 1995), p. 130; Bochow, "Reactions of the Gay Community," pp. 41–42.

151. John Lauritsen, *The AIDS War: Propaganda, Profiteering, and Genocide from the Medical-Industrial Complex* (New York, 1993), pp. 188–90; Kramer, *Reports from the Holocaust*, pp. 27–28, 46; James Kinsella, *Covering the Plague: AIDS and the American Media* (New Brunswick, NJ, 1989), pp.

34–36, 174–81; Ralph Bolton, "AIDS and Promiscuity: Muddles in the Models of HIV Prevention," *Medical Anthropology* 14 (1992), pp. 153–54.

152. "The Constitutional Rights of AIDS Carriers," *Harvard Law Review* 99 (April 1986), p. 1285; Judith A. Rabin, "The AIDS Epidemic and Gay Bathhouses: A Constitutional Analysis," *Journal of Health Politics, Policy, and Law* 10, 4 (winter 1986), pp. 733–36; Bayer and Kirp, "The United States," p. 20; D. C. Jayasuriya, *AIDS: Public Health and Legal Dimensions* (Dordrecht, 1988), p. 81; WHO, *Legislative Responses to AIDS* (Dordrecht, 1989), p. 228; *IDHL* 37, 3 (1986), p. 544; *RD Prot*, 1986/87, Bihang, Prop. 149, p. 40; FitzGerald, *Cities on a Hill*, pp. 97–101.

153. Ronald Bayer, "AIDS, Power, and Reason," *Milbank Quarterly* 64, suppl. 1 (1986), p. 172; Allan Bérubé, "The History of Gay Bathhouses," in Dangerous Bedfellows, eds., *Policing Public Sex: Queer Politics and the Future of AIDS Activism* (Boston, 1996). On the other hand, in Rita Mae Brown's account of crashing a bath in New York, she describes the regulars' behavior as a distillation of traditional male hypergenitalized sex. Rita Mae Brown, "Queen for a Day: A Stranger in Paradise," in Karla Jay and Allen Young, eds., *Lavender Culture* (New York, 1978).

154. L. A. Gosse, *Rapport sur l'épidémie de choléra en Prusse, en Russie et en Pologne* (Geneva, 1833), pp. 329–33.

155. Bayer, "AIDS, Public Health, and Civil Liberties," pp. 30–31; James W. Dearing and Everett M. Rogers, "AIDS and the Media Agenda," in Timothy Edgar et al., eds., *AIDS: A Communication Perspective* (Hillsdale, NJ, 1992), p. 179; Benjamin Heim Shepard, *White Nights and Ascending Shadows: An Oral History of the San Francisco AIDS Epidemic* (London, 1997), pp. 219–20.

156. Burkett, *Gravest Show on Earth*, p. 6; Clendinen and Nagourney, *Out for Good*, pp. 479–83, 499–503; Peter Jobst, "La creation litteraire et le Sida," in Michael Pollak et al., eds., *Homosexualités et Sida* (n.p. n.d. [1991]), p. 191; Michael Callen and Richard Berkowitz, "We Know Who We Are: Two Gay Men Declare War on Promiscuity," *New York Native* 8 November 1982. Similar was the approach taken in Marshall Kirk and Hunter Madsen, *After the Ball: How America Will Conquer Its Fear and Hatred of Gays in the '90s* (New York, 1989).

157. Halter, "Die dunklen Flügel," p. 149; Kuno Kruse, "AIDS in den Medien," in Johannes Korporal and Hubert Malouschek, eds., *Leben mit AIDS—Mit AIDS leben* (Hamburg, 1987), p. 311; Blazek, *Rosa Zeiten für rosa Liebe*, pp. 288–89; Pulver, *Tribut der Seuche*, pp. 406–10; Bochow, "Reactions of the Gay Community," pp. 29–30; Martel, *Le rose et le noir*, pp. 233, 237, 242, 339.

158. Dannecker, *Homosexuelle Männer und AIDS*, pp. 30–31; Raschke and Ritter, *Eine Grossstadt*, p. 89; *RD Prot*, 1986/87, Bihang, Prop. 149, pp. 34–36; Rotello, *Sexual Ecology*, pp. 6–8 and passim.

159. Rühmann, *AIDS*, pp. 123–27, 141; Becker and Beisswenger, *Solidarität der Uneinsichtigen*, pp. 10, 25; Andreas Salmen, "Aktuelle Erfordernisse der Aidsprävention,"in Rolf Rosenbrock and Salmen, eds., *Aids-Prävention* (Berlin,

1990),p. 95; Dangerous Bedfellows, eds., *Policing Public Sex: Queer Politics and the Future of AIDS Activism* (Boston, 1996), pt. 1.

160. Rubin, "Elegy for the Valley of the Kings," p. 117; FitzGerald, *Cities on a Hill*, pp. 97–111; Ronald Bayer, *Private Acts, Social Consequences: AIDS and the Politics of Public Health* (New York, 1989), ch. 2.

161. SFS 1987:375; Staatssekretärsausschuss "AIDS" der Bayerischen Staatsregierung, *Konzept der Bayerischen Staatsregierung zur Bekämpfung der Immunschwächekrankheit AIDS* (Munich, n.d.), p. 15; Wellings, "HIV/AIDS Prevention," p. 52; RD Prot, 1986/87, Bihang, Prop. 149, pp. 5–15, 37; 1986/87, Bihang, Socialutskottets betänkande 38. Surprisingly similar regulations (bright lighting, no cubicles) had been used against Italian ice-cream shops, those dens of iniquity, in Scotland early in the twentieth century. Roger Davidson, *Dangerous Liaisons: A Social History of Venereal Disease in Twentieth-Century Scotland* (Amsterdam, 2000), p. 31.

162. Martel, *Le rose et le noir*, p. 234.

163. King, *Safety in Numbers*, p. 40; Epstein, *Impure Science*, p. 97; Rotello, *Sexual Ecology*, p. 109; Odets, "Why We Do Not Do Primary Prevention," pp. 136–37; BT *Verhandlungen* 11/71, 14 April 1988, p. 4803C.

164. Duyvendak and Koopmans, "Resister au Sida," p. 212; Onno de Zwart, Theo Sandfort, and Marty van Kerkhof, "No Anal Sex Please: We're Dutch: A Dilemma in HIV Prevention Directed at Gay Men," in Sandfort, ed., *The Dutch Response to HIV: Pragmatism and Consensus* (London, 1998), pp. 135–36; King, *Safety in Numbers*, pp. 89–90; Patton, *Fatal Advice*, p. 106.

165. Rayside, *On the Fringe*, pp. 5–6; Mendelsohn, *Elusive Embrace*, pp. 30–35.

166. Jonsen and Stryker, *Social Impact*, p. 223; Duggan and Hunter, *Sex Wars*, pp. 101–6.

167. Warner, *Trouble with Normal*, chs. 2, 3.

168. Patton, *Inventing AIDS*, pp. 8, 14, 21–22; Michael Bartos, "Community vs. Population: The Case of Men Who Have Sex with Men," in Peter Aggleton et al., eds., *AIDS: Foundations for the Future* (London, 1994), pp. 86, 94; Adam, "Mobilizing around AIDS," p. 25; King, *Safety in Numbers*, pp. 203–5.

169. Ronald Bayer, "The Dependent Center: The First Decade of the AIDS Epidemic in New York City," in David Rosner, ed., *Hives of Sickness: Public Health and Epidemics in New York City* (New Brunswick, 1995), p. 134.

170. Rotello, *Sexual Ecology*, pp. 89, 202–3.

171. Miller, *Passion of Michel Foucault*.

172. Garfield, *End of Innocence*, p. 111; Luc Montagnier, *Vaincre le SIDA: Entretiens avec Pierre Bourget* (Paris, 1986), p. 145; Berridge, *AIDS in the UK*, p. 189; Street, "British Government Policy on AIDS," p. 503; Hirsch, *Le SIDA: Rumeurs et faits*, p. 42.

173. Patricia Day and Rudolf Klein, "Interpreting the Unexpected: The Case of AIDS Policy Making in Britain," *Journal of Public Policy* 9, 3 (1989), pp. 347, 350; RD Prot, 1985/86, Bihang, Socialutskottets betänkande 15, p. 17; 1988/89:105 (27

April 1989), pp. 13–14; 1986/87, Bihang, Socialutskottets betänkande 19, p. 27; 1987/88, Bihang, Prop. 79, p. 29; Peter Baldwin, "Beveridge in the Longue Durée," in John Hills et al., eds., *Beveridge and Social Security: An International Retrospective* (Oxford, 1994), p. 43.

174. Schäfer, "Die Deutsche AIDS-Hilfe," p. 71; Peter Scott, "White Noise: How Gay Men's Activism Gets Written Out of AIDS Prevention," in Joshua Oppenheimer and Helena Reckitt, eds., *Acting on AIDS: Sex, Drugs, and Politics* (London, 1997), pp. 313–15; King, *Safety in Numbers*, ch. 5; Rotello, *Sexual Ecology*, ch. 7, pp. 165–66, 176; Bayer, "Politics, Social Sciences, and HIV Prevention," 1:43–44.

175. Glasson, "Public Health and Human Rights," p. 238; Simon Watney, "The Spectacle of AIDS," in Douglas Crimp, ed., *AIDS: Cultural Analysis, Cultural Activism* (Cambridge, 1988), p. 72; Garfield, *End of Innocence*, pp. 130–31, 226.

176. S. A. Månsson, "Psycho-Social Aspects of HIV Testing: The Swedish Case," *AIDS Care* 2, 1 (1990), p. 8; Benny Henriksson, *Social Democracy or Societal Control? A Critical Analysis of Swedish AIDS Policy* (Stockholm, 1988), p. 17; Don C. Des Jarlais et al., "Targeting HIV-Prevention Programs," *New England Journal of Medicine* 331, 21 (1994), p. 1451.

177. One of the themes of Peter Baldwin, *The Politics of Social Solidarity: Class Bases of the European Welfare State, 1875–1975* (Cambridge, 1990).

178. Michael Fumento, *The Myth of Heterosexual AIDS* (New York, 1990), p. 211; Canaris, "Gesundheitspolitische Aspekte," p. 293; Richard A. Mohr, "AIDS, Gays, and State Coercion," *Bioethics* 1, 1 (1987), pp. 35–38.

179. Berridge, *AIDS in the UK*, pp. 237–40; Pollak, *Les homosexuels et le sida*, pp. 162–64; Reutter, "Aids, Politik und Demokratie," p. 12.

180. House of Commons, *Problems Associated with AIDS*, vol. 3, pp. 141–47; Rotello, *Sexual Ecology*, p. 115.

181. *Los Angeles Times*, 14 January 2000, p. A13; Smith, "AIDS and Minority Health," p. 102.

182. Peterson, "Black Men and Their Same-Sex Desires," p. 150; Gregory M. Herek and Eric K. Glunt, "AIDS-Related Attitudes in the United States: A Preliminary Conceptualization," *Journal of Sex Research* 28, 1 (1991), p. 111; Harlon L. Dalton, "AIDS in Blackface," *Dædalus* 118, 3 (summer 1989), p. 211; Barbara G. Sosnowitz, "AIDS Prevention, Minority Women, and Gender Assertiveness," in Beth E. Schneider and Nancy E. Stoller, eds., *Women Resisting AIDS: Feminist Strategies of Empowerment* (Philadelphia, 1995), pp. 140–41; Benjamin P. Bowser, "HIV Prevention and African Americans: A Difference of Class," in Johannes P. Van Vugt, ed., *AIDS Prevention and Services: Community Based Research* (Westport, 1994), pp. 94–95.

183. *Congressional Record* (Senate), 1 August 1986, 132, pp. 18692–96; Quimby, "Anthropological Witnessing," p. 170; Daniel M. Fox, "Chronic Disease and Disadvantage: The New Politics of HIV Infection," *Journal of Health Politics, Policy, and Law* 15, 2 (summer 1990), p. 348.

184. Harlon L. Dalton, "AIDS in Blackface," *Dædalus* 118, 3 (summer 1989),

pp. 209–11; Cohen, "Power, Resistance, and the Construction of Crisis," pp. 430–35; Fox, "Chronic Disease and Disadvantage," p. 348.

185. Philipson and Posner, *Private Choices and Public Health*, p. 204.

186. France Lert, "Drug Use, AIDS, and Social Exclusion in France," in Jean-Paul Moatti et al., eds., *AIDS in Europe: New Challenges for the Social Sciences* (London, 2000), p. 197; Benny Jose et al., "Collective Organisation of Injecting Drug Users and the Struggle against AIDS," in Tim Rhodes and Richard Hartnoll, eds., *AIDS, Drugs, and Prevention* (London, 1996), p. 221; Czada and Friedrich-Czada, "Aids als politisches Konfliktfeld," p. 261; Pollak, "Organizing the Fight," p. 36; Samuel R. Friedman et al., "Organizing Drug Users against AIDS," in Joan Huber and Beth E. Schneider, eds., *The Social Context of AIDS* (Newbury Park, CA, 1992), p. 116; Curtis Price, "AIDS, Organization of Drug Users, and Public Policy," *AIDS and Public Policy Journal* 7, 3 (1992), pp. 143; Samuel R. Friedman and Cathy Casriel, "Drug Users' Organisations and AIDS Policy," *AIDS and Public Policy Journal* 3, 2 (1987), pp. 31–35; Werner Hermann, "JES: History, Demands, and Future," in AIDS-Forum D.A.H., *Aspects of AIDS and AIDS-Hilfe in Germany* (Berlin, 1993), pp. 65–74.

187. Etheridge, *Sentinel for Health*, p. 332; Danièle Carricaburu, "L'Association Française des Hémophiles face au danger de contamination par le virus du sida: Stratégie de normalisation de la maladie et définition collective du risque," *Sciences sociales et santé* 11, 3–4 (1993), pp. 64–65; Stephan Dressler, "Blood 'Scandal' and AIDS in Germany," in Eric Feldman and Ronald Bayer, eds., *Blood Feuds: AIDS, Blood, and the Politics of Medical Disaster* (New York, 1999), p. 196; Hans Halter, " 'Das Unrecht, das einem einzelnen widerfährt, ist eine Bedrohung für alle': Zur Situation der HIV-infizierten Hämophilen in Frankreich und Deutschland," *AIDS-Forschung* 2 (1993), pp. 63–64.

188. Anne-Marie Casteret, *L'affaire du sang* (Paris, 1992), p. 209; Pollak, "Organizing the Fight," p. 36; Altman, *Power and Community*, p. 21; David Kirp, "The Politics of Blood: Hemophilia Activism in the AIDS Crisis," in Eric Feldman and Ronald Bayer, eds., *Blood Feuds: AIDS, Blood, and the Politics of Medical Disaster* (New York, 1999), pp. 302–5.

189. Becker and Beisswenger, *Solidarität der Uneinsichtigen*, pp. 40–41.

190. Virginia van der Vliet, *The Politics of AIDS* (London, 1996), pp. 102–3; J. N. Hays, *The Burdens of Disease: Epidemics and Human Response in Western History* (New Brunswick, 1998), p. 302.

191. Jacques du Guerny and Elisabeth Sjöberg, "Interrelationship between Gender Relations and the HIV/AIDS Epidemic," in Jonathan M. Mann et al., eds., *Health and Human Rights* (New York, 1999), pp. 202–5; Priscilla R. Ulin et al., "Bargaining for Life: Women and the AIDS Epidemic in Haiti," in Lynellyn D. Long and E. Maxine Ankrah, eds., *Women's Experiences with HIV/AIDS* (New York, 1996), pp. 98–102.

192. *RD Prot*, 1986/87:109 (23 April 1987), p. 143; Nan D. Hunter, "Complications of Gender: Women and HIV Disease," in Nan D. Hunter and William B. Rubenstein, eds., *AIDS Agenda: Emerging Issues in Civil Rights* (New York, 1992), p. 7; Mann and Tarantola, *AIDS in the World II*, pp. 196–200.

193. Burkett, *Gravest Show on Earth*, p. 208; *Congressional Record* (Senate), 15 May 1990, p. 6224.

194. Stein, *Social Welfare*, pp. ix, 7, 42; Bury, "Women and HIV/AIDS: Medical Issues," pp. 35–37; Goldstein and Manlowe, *Gender Politics*; Burkett, *Gravest Show on Earth*, pp. 192–93; Arno and Feiden, *Against the Odds*, pp. 200–202; Christopher H. Foreman Jr., *Plagues, Products, and Politics: Emergent Public Health Hazards and National Policymaking* (Washington, DC, 1994), pp. 49–50. Generally: Cindy Patton, *Last Served? Gendering the HIV Pandemic* (London, 1994).

195. Wilton, *EnGendering AIDS*, pp. 92, 102.

第九章　民众的利益是最高的法律

1. Stanislav Andreski, *Syphilis, Puritanism, and Witch Hunts* (London, 1989); Alan Mayne, " 'The Dreadful Scourge': Responses to Smallpox in Sydney and Melbourne, 1881–82," in Roy Macleod and Milton Lewis, eds., *Disease, Medicine, and Empire* (London, 1988), p. 226; Nayan Shah, *Contagious Divides: Epidemics and Race in San Francisco's Chinatown* (Berkeley, 2001); František Graus, *Pest- Geissler- Judenmorde: Das 14. Jahrhundert als Krisenzeit* (Göttingen, 1987).

2. Richard Goldstein, "AIDS and the Social Contract," in Erica Carter and Simon Watney, eds., *Taking Liberties* (London, 1989), p. 84; James W. Jones, "Discourses on and of AIDS in West Germany, 1986–90," in John C. Fout, ed., *Forbidden History* (Chicago, 1992), pp. 364–65.

3. BT *Verhandlungen* 10/114, 17 January 1985, p. 8505C; 10/187, 16 January 1986, p. 14234A; William A. Rushing, *The AIDS Epidemic: Social Dimensions of an Infectious Disease* (Boulder, 1995), pp. 156–58; Michael L. Closen et al., *AIDS: Cases and Materials* (Houston, 1989), p. 183; Ian Young, *The AIDS Dissidents: An Annotated Bibliography* (Metuchen, NJ, 1993), p. 56; Michael Fumento, *The Myth of Heterosexual AIDS* (New York, 1990), p. 108; Jacob Segal and Lilli Segal, *AIDS: Die Spur führt ins Pentagon* (Essen, 1990); Leonard G. Horowitz, *Emerging Viruses: AIDS and Ebola: Nature, Accident, or Intentional?* (Rockport, MA, 1997).

4. Closen, *AIDS*, p. 77; Fumento, *Myth of Heterosexual AIDS*, p. 200; Randy Shilts, *And the Band Played On: Politics, People, and the AIDS Epidemic* (New York, 1988), p. 309; Günter Grau, *AIDS: Krankheit oder Katastrophe?* (Berlin, 1990), p. 101.

5. Vagn Greve and Annika Snare, *AIDS: Nogle retspolitiske spørgsmål*, 5th ed. (Copenhagen, 1987), p. 7; House of Commons, 1986–87, Social Services Committee, *Problems Associated with AIDS*, 13 May 1987, vol. 3, pp. 180–81; Albert R. Jonsen and Jeff Stryker, eds., *The Social Impact of AIDS in the United States* (Washington, DC, 1993), p. 131; Johannes Gründel, "AIDS—eine ethische Herausforderung an die Christen," in Bistum Essen, ed., *AIDS—eine medizinische und eine moralische Herausforderung* (Nettetal, n.d.), pp. 39–40, 66;

Charles Perrow and Mauro F. Guillén, *The AIDS Disaster: The Failure of Organizations in New York and the Nation* (New Haven, 1990), pp. 98–101; Barbara Venrath, *AIDS, die soziale Definition einer Krankheit* (Oldenburg, 1994), pp. 167–68; Patricia L. Jakobi, "Medical Science, Christian Fundamentalism, and the Etiology of AIDS," *AIDS and Public Policy Journal* 5, 2 (1990).

6. Jean-François Revel, "AIDS and Political Manipulation," in Charles Mérieux, ed., *SIDA: Épidémies et sociétés* (n.p., 1987), p. 36; Renée Sabatier, *Blaming Others: Prejudice, Race, and Worldwide AIDS* (London, 1988), pp. 110–14; Mukesh Kapila and Maryan J. Pye, "The European Response to AIDS," in Jaime Sepulveda et al., eds., *AIDS: Prevention through Education* (New York, 1992), p. 215; Mary Haour-Knipe, "Prévention du sida ou discrimination? Les migrants et les minorités ethniques," in Nathalie Bajos et al., *Le sida en Europe: Nouveaux enjeux pour les sciences sociales* (Paris, 1998), pp. 164–65.

7. Sander L. Gilman, "AIDS and Syphilis: The Iconography of Disease," in Douglas Crimp, ed., *AIDS: Cultural Analysis, Cultural Activism* (Cambridge, 1988), pp. 100–101; Elaine Showalter, *Sexual Anarchy: Gender and Culture at the Fin de Siècle* (New York, 1990), p. 190; Michael Pollak, *Les homosexuels et le sida: Sociologie d'une épidémie* (Paris, 1988), p. 145; Sander Gilman, *Disease and Representation: Images of Illness from Madness to AIDS* (Ithaca, 1988), pp. 262–66; Virginia Berridge, *AIDS in the UK: The Making of Policy, 1981–1994* (Oxford, 1996), p. 116.

8. Jonathan Mann, "Facteurs epidemiologiques et impact social," in Charles Mérieux, ed., *SIDA: Épidémies et sociétés* (n.p., 1987), p. 45; Sunil Gupta, "No Solutions," in Tessa Boffin and Sunil Gupta, eds., *Ecstatic Antibodies: Resisting the AIDS Mythology* (London, 1990), p. 103; Katharine Park, "Kimberly Bergalis, AIDS, and the Plague Metaphor," in Marjorie Garber et al., eds., *Media Spectacles* (New York, 1993), p. 244.

9. Henning Machein, "Mythen sterben langsam: Aids in Mali," in Anja Bestmann et al., eds., *Aids—weltweit und dichtdran* (Saarbrücken, 1997), pp. 185–86; Sarah N. Qureshi, "Global Ostracism of HIV-Positive Aliens: International Restrictions Barring HIV-Positive Aliens," *Maryland Journal of International Law and Trade* 19 (1995), p. 116; Dana Lear, "AIDS in the African Press," in David Buchanan and George Cernada, eds., *Progress in Preventing AIDS? Dogma, Dissent, and Innovation* (Amityville, NY, 1998), p. 222.

10. Vera Boltho-Massarelli and Michael O'Boyle, "Droits de l'homme et santé publique, une nouvelle alliance," in Eric Heilmann, ed., *Sida et libertés: La régulation d'une épidemie dans un état de droit* (n.p., 1991), p. 58; *Congressional Record* (Senate), 10 July 1991, p. 9476.

11. Institute of Medicine, *Confronting AIDS: Directions for Public Health, Health Care, and Research* (Washington, DC, 1986), p. 127; Nicholas Freudenberg, "AIDS Prevention in the United States: Lessons from the First Decade," *International Journal of Health Services* 20, 4 (1990), p. 591; Arnold J. Rosoff, "The AIDS Crisis: Constitutional Turning Point?," *Law, Medicine, and Health Care* 15, 1–2 (summer 1987), p. 83; Ronald Bayer and David L. Kirp, "The United States: At the Center of the Storm," in Kirp and Bayer, eds., *AIDS in the*

Industrialized Democracies (New Brunswick, 1992), pp. 25–26; Nancy Ford and Michael D. Quam, "AIDS Quarantine: The Legal and Practical Implications," *Journal of Legal Medicine* 8, 3 (1987), p. 392.

12. Willy H. Eirmbter et al., *AIDS und die gesellschaftliche Folgen* (Frankfurt, 1993), pp. 107–9; Guenter Frankenberg, "Germany: The Uneasy Triumph of Pragmatism," Ronald Bayer and David L. Kirp, eds., *AIDS in the Industrialized Democracies* (New Brunswick, 1992), p. 112; Swiss Institute of Comparative Law, *Comparative Study on Discrimination against Persons with HIV or AIDS* (Strasbourg, 1993), p. 16; BT *Verhandlungen* 11/8, 2 April 1987, p. 428D.

13. Berridge, *AIDS in the UK*, pp. 84, 134; Memo by Dr. Ronald Bolton, House of Commons, *Problems Associated with AIDS*, vol. 3, pp. 206–11; *Hansard Parliamentary Debates*, vol. 144 (13 January 1989), col. 1158.

14. *Le Monde*, 2 June 1987, p. 9; Michel Setbon, *Pouvoirs contre SIDA: De la transfusion sanguine au dépistage: Decisions et pratiques en France, Grande-Bretagne et Suède* (Paris, 1993), p. 181; J. P. Moatti et al., "Social Perception of AIDS in the General Public: A French Study," *Health Policy* 9 (1988), p. 5.

15. Greve and Snare, *AIDS*, p. 18; Erik Albæk, "Denmark: AIDS and the Political 'Pink Triangle,'" in Ronald Bayer and David L. Kirp, eds., *AIDS in the Industrialized Democracies* (New Brunswick, 1992), p. 300; RD Prot, 1986/87:109 (23 April 1987), p. 140; 1986/87, Bihang, Prop. 2, p. 23; 1985/86, Bihang, Socialutskottets betänkande 15, pp. 3, 16–17.

16. RD Prot, 1988/89, Bihang, Prop. 5, pp. 26, 51, 54; 1986/87, Bihang, Prop. 2, p. 23.

17. Claude-B. Blouin et al., *Sida Story* (Paris, 1986), pp. 50–51; Gérard Bach-Ignasse, "Le Sida et la vie politique française," in Michael Pollak et al., eds., *Homosexualités et Sida* (n.p., n.d. [1991]), p. 96; Claudine Herzlich and Janine Pierret, "Une maladie dans l'espace public: Le sida dans six quotidiens français," *Annales, ESC*, 43, 5 (1988), p. 1123; Michel Danti-Juan, "Quelques reflexions en droit penal français sur les problemes posés par le sida," *Revue de droit penal et de criminologie* 68 (1988), p. 631; Ute Canaris, "Gesundheitspolitische Aspekte im Zusammenhang mit AIDS," in Johannes Korporal and Hubert Malouschek, eds., *Leben mit AIDS—Mit AIDS leben* (Hamburg, 1987), p. 295; Jean-Paul Moatti, "Les nouveaux enjeux pour les sciences socio-comportementales face à l'épidémie de sida," in Nathalie Bajos et al., *Le sida en Europe: Nouveaux enjeux pour les sciences sociales* (Paris, 1998), p. 59.

18. Dominique Brenky and Olivia Zémor, *La route du SIDA* (Paris, 1985), p. 170; Michael Kirby, "AIDS and the Law," *Dædalus* 118, 3 (summer 1989), p. 113; Joseph Wayne Smith, *AIDS, Philosophy, and Beyond: Philosophical Dilemmas of a Modern Pandemic* (Aldershot, U.K., 1991), pp. 119–22.

19. Aran Ron and David E. Rogers, "AIDS in the United States: Patient Care and Politics," *Dædalus* 118, 2 (spring 1989), p. 45; Greve and Snare, *AIDS*, p. 75; Luc Montagnier, *Vaincre le SIDA: Entretiens avec Pierre Bourget* (Paris, 1986), p. 148; Lill Scherdin, "AIDS in Prisons in Norway," in Philip A. Thomas and Martin Moerings, eds., *AIDS in Prison* (Aldershot, U.K., 1994), p. 11; Wolf-Rüdiger Schenke, "Die Bekämpfung von AIDS als verfassungsrechtliches und

polizeirechtliches Problem," in Bernd Schünemann and Gerd Pfeiffer, eds., *Die Rechtsprobleme von AIDS* (Baden-Baden, 1988), p. 142; Kuno Kruse, "AIDS in den Medien," in Johannes Korporal and Hubert Malouschek, eds., *Leben mit AIDS — Mit AIDS leben* (Hamburg, 1987), p. 313; René Martin, *Eine Krankheit zum Tode: Aids in der deutschsprachigen Literatur* (St. Ingbert, 1995), pp. 304–5; Benny Henriksson, "Aids—föreställningar om en verklighet," in Henriksson, ed., *Aids: Föreställningar om en verklighet* (Stockholm, 1987), p. 64; Simon Watney, *Practices of Freedom: Selected Writings on HIV/AIDS* (Durham, NC, 1994), p. 191; Fritz Erik Hoevels, *Zwischen Monogamie-Propaganda und grünem Licht für Virus-Überträger: Tabuthema AIDS-Stop* (Freiburg, 1986), p. 23; Johann Singhartinger, *AIDS als Anlass—Kontrolle als Konzept: Entwicklungen am Beispiel Strafvollzug* (Munich, 1987), p. 73.

20. Roger Ingham, "AIDS: Knowledge, Awareness, and Attitudes," in John Cleland and Benoît Ferry, eds., *Sexual Behavior and AIDS in the Developing World* (London, 1995), p. 69; Douglas Webb, *HIV and AIDS in Africa* (London, 1997), pp. 167–68; Jakobi, "Medical Science, Christian Fundamentalism, and the Etiology of AIDS," p. 90; Grau, *AIDS*, p. 10; C. Everett Koop, *Koop: The Memoirs of America's Family Doctor* (New York, 1991), p. 208.

21. Rita Süssmuth, *AIDS: Wege aus der Angst* (Hamburg, 1987), p. 27; Olli Stålström and Outi Lithén, "AIDS in Finland," in Martin Breum and Aart Hendriks, eds., *AIDS and Human Rights* (Copenhagen, 1988), pp. 46–47; Closen, *AIDS*, p. 182; Martti Grönfors and Olli Stålström, "Power, Prestige, Profit: AIDS and the Oppression of Homosexual People," *Acta Sociologica* 30, 1 (1987), p. 58.

22. Wolfgang Steinke et al., "Die seuchenpolitische Reaktion auf die HIV/AIDS-Epidemie in der Schweiz," *AIDS-Forschung* 1 (1994), p. 15.

23. Carl F. Stychin, *Law's Desire: Sexuality and the Limits of Justice* (London, 1995), ch. 2; Jonathan Glasson, "Public Health and Human Rights: Finding a Balance in HIV Prevention," in David FitzSimons et al., eds., *The Economic and Social Impact of AIDS in Europe* (London, 1995), p. 238; Noel Annan, *Our Age: Portrait of a Generation* (London, 1990), p. 152; Peter M. Davies et al., *Sex, Gay Men, and AIDS* (London, 1993), pp. 31–32; Hansard (15 December 1987), col. 1000–01, 1009–10, 1022.

24. Arnaud Mercier, "Les médias comme espace scénique," in Pierre Favre, ed., *Sida et politique: Les premiers affrontements (1981–1987)* (Paris, 1992), p. 116; Susan Sontag, *AIDS and Its Metaphors* (New York, 1988), p. 62; Jean-Marie Guffens and Caroline Guffens, "Guerre et folie, Guerre et SIDA," in Jean-Marie Guffens, ed., *Toxicomanie, Hépatites, S.I.D.A.* (n.p., 1994), p. 24. Though anti-Semitism did also leave a trace in attacks by blacks in the United States on the medical establishment, another alleged bastion of Jewish hegemony. Fumento, *Myth of Heterosexual AIDS*, p. 138. Even among people with AIDS, with one group accusing another of delaying distribution of AL721, one of many failed therapies on which the sick staked hopes, anti-Semitic canards were put to use. Arthur D. Kahn, *AIDS, The Winter War* (Philadelphia, 1993), p. 91.

25. Maurice Tournier et al., *SIDA'venture: SIDA, Ethique, Discriminations*

(Paris, 1989), pp. 9–11, 18. The National Front's term for AIDS patients, *sidaique* was taken to echo that for Jews, *hébraique*.

26. *Le Monde*, 16 April 1987; 3 December 1986, p. 36; François Bachelot and Pierre Lorane, *Une société au risque du sida* (Paris, 1988), pp. 22, 52–53, 265–87; Pollak, *Les homosexuels*, pp. 167–68; Michael Pollak, "AIDS Policy in France: Biomedical Leadership and Preventive Impotence," in Barbara A. Misztal and David Moss, eds., *Action on AIDS: National Policies in Comparative Perspective* (New York, 1990), p. 95; Patrick Wachsmann, "Le Sida ou la gestion de la peur par l'état de droit," in Daniel Borrillo and Anne Masseran, eds., *Sida et droits de l'homme: L'épidémie dans un Etat de droit* (Strasbourg, 1991), pp. 15–16; Michel Hastings, "La rhétorique hygiéniste de Jean-Marie Le Pen," *Revue politique et parlementaire* 90, 933 (1988), pp. 55–58; Frédéric Martel, *Le rose et le noir: Les homosexuels en France depuis 1968* (Paris, 1996), p. 285. Similar opinions could also be heard from renegade Gaullists. *Le Monde*, 23 December 1991, p. 8.

27. Nicolas Mauriac, *Le mal entendu: Le sida et les médias* (Paris, 1990), pp. 141–43; Bernard Seytre, *Sida: Les secrets d'une polémique* (Paris, 1993), pp. 24–25; Bernard Paillard, *Notes on the Plague Years: AIDS in Marseilles* (New York, 1998), p. 23. Lyndon LaRouche was probably the closest one came to this in the English-speaking world.

28. Vagn Greve and Annika Snare, "Retssystemet v. Aids?" *Retfærd* 9, 34 (1986), p. 15; J. N. Hays, *The Burdens of Disease: Epidemics and Human Response in Western History* (New Brunswick, 1998), p. 297; *Hansard*, vol. 90 (29 January 1986), col. 793.

29. *Hansard*, vol. 122 (10 November 1987), col. 107; James D. Slack, *AIDS and the Public Work Force: Local Government Preparedness in Managing the Epidemic* (Tuscaloosa, 1991), p. 3; Marco Pulver, *Tribut der Seuche oder: Seuchenmythen als Quelle sozialer Kalibrierung: Eine Rekonstruktion des AIDS-Diskurses vor dem Hintergrund von Studien zur Historizität des Seuchendispositivs* (Frankfurt, 1999), p. 459; C. Manuel et al., "The Ethical Approach to AIDS: A Bibliographical Review," *Journal of Medical Ethics* 16 (1990), p. 14.

30. BT *Drucksache* 11/274, 14 May 1987, p. 2; Frank Rühmann, *AIDS: Eine Krankheit und ihre Folgen*, 2d ed. (Frankfurt, 1985), pp. 77–80, 93; Canaris, "Gesundheitspolitische Aspekte," p. 278; Kruse, "AIDS in den Medien," p. 310; Edward Albert, "Illness and Deviance: The Response of the Press to AIDS," in Douglas A. Feldman and Thomas M. Johnson, eds., *The Social Dimensions of AIDS* (New York, 1986), pp. 168–76;

31. Seymour Martin Lipset, *Political Man: The Social Bases of Politics*, exp. ed. (Baltimore, 1981), pp. 127–152; Richard Hamilton, *Who Voted for Hitler?* (Princeton, 1982), chs. 1–3, 14; Thomas Childers, *The Nazi Voter: The Social Foundations of Fascism in Germany, 1919–1933* (Chapel Hill, 1983), pp. 262–69; Peter Baldwin, "Social Interpretations of Nazism: Renewing a Tradition," *Journal of Contemporary History* 25, 1 (January 1990).

32. Michael Pollak and Jean-Paul Moatti, "HIV Risk Perception and Deter-

minants of Sexual Behavior," in Michel Hubert, ed., *Sexual Behaviour and Risks of HIV Infection* (Brussels, 1990), pp. 32–34; Michael Pollak, "Attitudes, Beliefs, and Opinions," in Pollak, ed. *AIDS: A Problem for Sociological Research* (London, 1992), p. 29; Michael Pollak et al., "Systèmes de réaction au SIDA et action préventive," *Sciences sociales et santé* 7, 1 (1989), pp. 116–21; Elizabeth Ioannidi and Michael Haeder, "Attitudes towards People with HIV/AIDS," in Michel Hubert et al., eds., *Sexual Behaviour and HIV/AIDS in Europe* (London, 1998), p. 373; Eirmbter, *AIDS*, pp. 34, 38; Rüdiger Jacob, *Krankheitsbilder und Deutungsmuster: Wissen über Krankheit und dessen Bedeutung für die Praxis* (Opladen, 1995), pp. 165–69; Rüdiger Jacob et al., *Aids-Vorstellungen in Deutschland: Stabilität und Wandel* (Berlin, 1997), pp. 68, 141; Canaris, "Gesundheitspolitische Aspekte," p. 296; Gregory M. Herek and Eric K. Glunt, "AIDS-Related Attitudes in the United States: A Preliminary Conceptualization," *Journal of Sex Research* 28, 1 (1991), pp. 111–13; Robert Allard, "Beliefs about AIDS as Determinants of Preventive Practices and of Support for Coercive Measures," *American Journal of Public Health* 79, 4 (1989), p. 450; Beth A. Le Poire et al., "Who Wants to Quarantine Persons with AIDS? Patterns of Support for California's Proposition 64," *Social Science Quarterly* 71, 2 (1990); Claes Herlitz and Bengt Brorsson, "AIDS in the Minds of Swedish People: 1986–1989," *AIDS* 4 (1990), p. 1014.

33. Achim Hättich et al., "Predictors of Discrimination against AIDS Patients and Cancer Patients: A Multivariate Comparison," in Dorothee Friedrich and Wolfgang Heckmann, eds., *Aids in Europe: The Behavioural Aspect* (Berlin, 1995), 5:235–41.

34. Barry D. Adam, "Sociology and People Living with AIDS," in Joan Huber and Beth E. Schneider, eds., *The Social Context of AIDS* (Newbury Park, CA, 1992), p. 12; Ronald Bayer, "Politics, Social Sciences, and HIV Prevention in the United States," in Dorothee Friedrich and Wolfgang Heckmann, eds., *Aids in Europe: The Behavioural Aspect* (Berlin, 1995), 1:46–47; Roland Czada and Heidi Friedrich-Czada, "Aids als politisches Konfliktfeld und Verwaltungsproblem," in Rolf Rosenbrock and Andreas Salmen, eds., *Aids-Prävention* (Berlin, 1990), p. 257.

35. Dorothy Nelkin and Stephen Hilgartner, "Disputed Dimensions of Risk: A Public School Controversy over AIDS," *Milbank Quarterly* 64, suppl. 1 (1986), pp. 118 ff; Virginia Berridge and Philip Strong, "AIDS in the UK: Contemporary History and the Study of Policy," *Twentieth Century British History* 2, 2 (1991), p. 152.

36. Norbert Schmacke, "Aids und Seuchengesetze," in Cornelius Prittwitz, ed., *Aids, Recht und Gesundheitspolitik* (Berlin, 1990), p. 17; Barbara A. Misztal, "AIDS in Australia: Diffusion of Power and Making of Policy," in Misztal and David Moss, eds., *Action on AIDS: National Policies in Comparative Perspective* (New York, 1990), p. 205.

37. House of Commons, *Problems Associated with AIDS*, vol. 3, pp. 23–25; Patricia Day and Rudolf Klein, "Interpreting the Unexpected: The Case of AIDS Policy Making in Britain," *Journal of Public Policy* 9, 3 (1989), p. 346.

38. Sheila M. Rothman, *Living in the Shadow of Death: Tuberculosis and the Social Experience of Illness in American History* (New York, 1994), p. 189; John Duffy, *A History of Public Health in New York City, 1625–1866* (New York, 1968), pp. 102–3.

39. In Britain, home tests were forbidden by the 1988 Health and Medicines Act, 1988 c 49, sect. 23.

40. "Entschliessung der 63. Konferenz der für das Gesundheitswesen zuständigen Minister und Senatoren der Länder vom 22. bis 23. November 1990 in Berlin," *AIDS-Forschung* 6, 1 (January 1991), p. 28.

41. House of Commons, *Problems Associated with AIDS*, vol. 2, pp. 64–77; Berridge, *AIDS in the UK*, p. 138; "Stellungnahme der Deutschen Gesellschaft für Innere Medizin zu AIDS," *AIDS-Forschung* 7 (1989), p. 379.

42. Michael Kirby, "The Ten Paradoxes of AIDS: Summing Up the Conference," in Alan F. Fleming et al., *The Global Impact of AIDS* (New York, 1988), p. 397; Day and Klein, "Interpreting the Unexpected," pp. 351–52.

43. *Le Monde*, 1 July 1987, p. 15e.

44. Sev S. Fluss, "National AIDS Legislation: An Overview of Some Global Developments," in Lawrence Gostin and Lane Porter, eds., *International Law and AIDS* (n.p., 1992), pp. 4–6.

45. Sandro Cattacin, "Organisatorische Probleme der HIV/AIDS-Politik in föderalen Staaten: Deutschland, Österreich und Schweiz im Vergleich," *Journal für Sozialforschung* 36, 1 (1996), p. 74.

46. Day and Klein, "Interpreting the Unexpected," pp. 347, 349–52; Daniel M. Fox, Patricia Day, and Rudolf Klein, "The Power of Professionalism: Policies for AIDS in Britain, Sweden, and the United States," *Dædalus* 118, 2 (spring 1989), passim; Neil Small, "The Changing Context of Health Care in the UK: Implications for HIV/AIDS," in Peter Aggleton et al., eds., *AIDS: Foundations for the Future* (London, 1994), p. 24; Berridge, *AIDS in the UK*, pp. 55, 150–51.

47. John Street and Albert Weale, "Britain: Policy-Making in a Hermetically Sealed System," in Ronald Bayer and David L. Kirp, eds., *AIDS in the Industrialized Democracies* (New Brunswick, 1992), p. 215; John Street, "A Fall in Interest? British AIDS Policy, 1986–1990," in Virginia Berridge and Philip Strong, eds., *AIDS and Contemporary History* (Cambridge, 1993), pp. 234–35; Berridge, *AIDS in the UK*, pp. 84, 134; Chris Bennett and Ewan Ferlie, *Managing Crisis and Change in Health Care: The Organizational Response to HIV/AIDS* (Buckingham, 1994), pp. 60–70.

48. *Le Monde*, 30 June 1987, p. 18d; 16 April 1987.

49. *Le Monde*, 11 December 1987, p. 10e; Pierre Mathiot, "Le sida dans la stratégie et la rhétorique du Front national," in Pierre Favre, ed., *Sida et politique: Les premiers affrontements (1981–1987)* (Paris, 1992), p. 199; Monika Steffen, "AIDS Policies in France," in Virginia Berridge and Philip Strong, eds., *AIDS and Contemporary History* (Cambridge, 1993), p. 253; Jean de Savigny, *Le Sida et les fragilités françaises: Nos réactions face à l'épidémie* (Paris, 1995), pp. 217–18; Martel, *Le rose et le noir*, p. 285.

50. Monika Steffen, "France: Social Solidarity and Scientific Expertise," in

Ronald Bayer and David L. Kirp, eds., *AIDS in the Industrialized Democracies* (New Brunswick, 1992), p. 221; *Le Monde*, 17 December 1988, p. 1.

51. Monika Steffen, *The Fight against AIDS: An International Public Policy Comparison between Four European Countries: France, Great Britain, Germany, and Italy* (Grenoble, 1996), pp. 42, 47; Setbon, *Pouvoirs contre SIDA*, p. 186; Monika Steffen, "AIDS and Political Systems," in Dorothee Friedrich and Wolfgang Heckmann, eds., *Aids in Europe: The Behavioural Aspect* (Berlin, 1995), 5:31–34.

52. Werner Reutter, "Aids, Politik und Demokratie: Ein Vergleich aidspolitischer Massnahmen in Deutschland und Frankreich," Wissenschaftszentrum Berlin für Sozialforschung, *Veröffentlichungsreihe der Forschungsgruppe Gesundheitsrisiken und Präventionspolitik*, P92–205 (Berlin, April 1992), pp. 28, 31; Wolfgang Haug, "Das historische Syphilis-Paradigma und die Gefahr eines analogen AIDS-Paradigmas der Moral," in *AIDS: Fakten und Konsequenzen: Endbericht der Enquête-Kommission des 11. Deutschen Bundestages "Gefahren von AIDS und wirksame Wege zu ihrer Eindämmung"* (Bonn, 1990), p. 88.

53. BT *Verhandlungen* 11/8, 2 April 1987, p. 429A; Canaris, "Gesundheitspolitische Aspekte," p. 299.

54. Larry Gostin, "The Politics of AIDS: Compulsory State Powers, Public Health, and Civil Liberties," *Ohio State Law Journal* 49 (1989), p. 1019.

55. Timothy F. Murphy, *Ethics in an Epidemic: AIDS, Morality, and Culture* (Berkeley, 1994), p. 131; *AIDS-Nachrichten aus Forschung und Wissenschaft*, 3 (1991), pp. 1–2; *Congressional Record* (House), 24 April 1991, p. 2476; Michael L. Closen and Mark E. Wojcik, "Living with HIV and without Discrimination," in Lawrence Gostin and Lane Porter, eds., *International Law and AIDS* (n.p., 1992), pp. 157–59; Robert M. Wachter, *The Fragile Coalition: Scientists, Activists, and AIDS* (New York, 1991), pp. 113–15, 124–25, 134.

56. *Congressional Record* (House), 11 March 1993, pp. 1206–8; (Senate) 17 February 1993, pp. 1709–10.

57. David L. Kirp et al., *Learning by Heart: AIDS and Schoolchildren in America's Communities* (New Brunswick, 1989), p. 23; Nelkin and Hilgartner, "Disputed Dimensions of Risk," pp. 118 ff.

58. Simmy Viinikka, "Children, Young People, and HIV Infection," in Richard Haigh and Dai Harris, eds., *AIDS: A Guide to the Law*, 2d ed. (London, 1995), p. 19; Simon Garfield, *The End of Innocence: Britain in the Time of AIDS* (London, 1994), p. 71; AIDES, *Droit et S.I.D.A.: Guide juridique*, 3d ed. (Paris, 1996), p. 224.

59. Daniel T. Rodgers, *Atlantic Crossings: Social Politics in a Progressive Age* (Cambridge, MA, 1998), ch. 4; Susan Wade Peabody, *Historical Study of Legislation Regarding Public Health in the States of New York and Massachusetts* (Chicago, 1909), p. 34.

60. Lois M. Takahashi, *Homelessness, AIDS, and Stigmatization: The NIMBY Syndrome in the United States at the End of the Twentieth Century* (Oxford, 1998), pp. 49–51 and passim; Jane Balin, *A Neighborhood Divided: Community Resistance to an AIDS Care Facility* (Ithaca, 1999).

61. Though, of course, there were examples of objections raised by neighbors in European cities: to hospices for AIDS patients in Rome: *Sida et toxicomanie: Répondre: Actes du colloque international organisé par FIRST* (Paris, 1989), p. 67. In Glasgow to needle exchanges: Martin C. Donoghoe et al., *Syringe-Exchange in England* (London, 1992), p. 7. And in Switzerland to drug treatment centers: Dominique Malatesta et al., "Between Public Health and Public Order: Harm Reduction Facilities and Neighbourhood Problems," in Jean-Paul Moatti et al., eds., *AIDS in Europe: New Challenges for the Social Sciences* (London, 2000), pp. 178–87.

62. C. Everett Koop, "The Early Days of AIDS As I Remember Them," in Caroline Hannaway et al., eds., *AIDS and the Public Debate* (Amsterdam, 1995); Charles Backstrom and Leonard Robins, "State AIDS Policy Making: Perspectives of Legislative Health Committee Chairs," *AIDS and Public Policy Journal* 10, 4 (1995–96), p. 247.

63. J. Rogers Hollingsworth, *A Political Economy of Medicine: Great Britain and the United States* (Baltimore, 1986); Walter W. Powell and Paul J. Dimaggio, eds., *The New Institutionalism in Organizational Analysis* (Chicago, 1991); Malcolm Rutherford, *Institutions in Economics: The Old and New Institutionalism* (Cambridge, 1984); B. Guy Peters, *Institutional Theory in Political Science: The "New Institutionalism"* (London, 1999).

64. Czada and Friedrich-Czada, "Aids als politisches Konfliktfeld," pp. 259–61.

65. *Hansard*, vol. 127 (9 February 1988), col. 135; vol. 133 (20 May 1988), col. 612.

66. Marlene C. McGuirl and Robert N. Gee, "AIDS: An Overview of the British, Australian, and American Responses," *Hofstra Law Review* 14, 107 (1985), p. 135.

67. Czada and Friedrich-Czada, "Aids als politisches Konfliktfeld," pp. 259–60.

68. Martin Dinges, "Pest und Staat: Von der Institutionengeschichte zur sozialen Konstruktion," in Martin Dinges and Thomas Schlich, eds., *Neue Wege in der Seuchengeschichte* (Stuttgart, 1995), p. 83; Peter Baldwin, *Contagion and the State in Europe, 1830–1930* (Cambridge, 1999), ch. 2.

69. Hans-Volker Happel and Werner Schneider, "L'expérience allemande et la Charte de Francfort," in Jean-Marie Guffens, ed., *Toxicomanie, Hépatites, S.I.D.A.* (n.p., 1994), pp. 267–68; Massimo Campedelli, "Entre répression, indifférence et réduction des risques," and Anne Coppel, "Les intervenants en toxicomanie, le sida et la réduction des risques en France," in Alain Ehrenberg, ed., *Vivre avec les drogues: Régulations, politiques, marchés, usages* (Paris, 1996), pp. 73, 76; Steffen, *Fight against AIDS*, pp. 106–8.

70. Virginia Berridge, "AIDS and British Drug Policy: Continuity or Change?" in Berridge and Philip Strong, eds., *AIDS and Contemporary History* (Cambridge, 1993), p. 146; Donoghoe et al., *Syringe-Exchange in England*, pp. 7–8; Gerry Stimson et al., "The Future of Syringe Exchange in the Public Health Prevention of HIV Infection," in Peter Aggleton et al., eds., *AIDS: Responses, Interventions and Care* (London, 1991), pp. 225, 230.

71. Richard Pates, "The Initiatives Used in South Glamorgan to Combat the Spread of HIV amongst Drug Users in the County," in Wolfgang Heckmann and Sabine Reiter, eds., *Community-Oriented Prevention of AIDS and Addiction* (Berlin, 1991; AIDS-Zentrum Hefte 6/1991), p. 54; Berridge, *AIDS in the UK*, p. 287.

72. Eric Heilmann, "La protection des données nominatives consacrées au VIH," in Heilmann, ed., *Sida et libertés: La régulation d'une épidemie dans un état de droit* (n.p., 1991), p. 146.

73. Jeffrey Levi, "Unproven AIDS Therapies: The Food and Drug Administration and ddI," in Kathi E. Hanna, ed., *Biomedical Politics* (Washington, DC, 1991), pp. 35–36.

74. William B. Rubenstein et al., *The Rights of People Who Are HIV Positive* (Carbondale, IL, 1996), p. 204.

75. BT *Drucksache* 11/274, 14 May 1987, p. 2; BT *Verhandlungen* 11/71, 14 April 1988, p. 4801A; Martin Grieser, "Immundefektsyndrom und Seuchenrecht," in Johannes Korporal and Hubert Malouschek, eds., *Leben mit AIDS—Mit AIDS leben* (Hamburg, 1987), p. 245.

76. J. Lallement, "Les assurances face à l'épidemie," in J. M. Dupuy et al., eds., *SIDA 2001: AIDS 2001* (Paris, 1989), p. 186; Pierre Lascoumes, "De la sélection des risques à la discrimination: Les pratiques des compagnies d'assurances vis-à-vis du sida," in Eric Heilmann, ed., *Sida et libertés: La régulation d'une épidemie dans un état de droit* (n.p., 1991), p. 173; *Congressional Record* (House), 16 September 1987, 133, pp. 25796–25813.

77. Richard Freeman, "The Politics of AIDS in Britain and Germany," in Peter Aggleton et al., eds., *AIDS: Rights, Risk, and Reason* (London, 1992), p. 57.

78. Reutter, "Aids, Politik und Demokratie " pp. 29–30; *Congressional Record* (Senate), 15 May 1990, p. 6229; Bayer, "Politics, Social Sciences and HIV Prevention," pp. 46–47.

79. Christopher H. Foreman Jr., *Plagues, Products, and Politics: Emergent Public Health Hazards and National Policymaking* (Washington, DC, 1994), pp. 15–16; Edward P. Richards III, "HIV Testing, Screening, and Confidentiality: An American Perspective," in Rebecca Bennett and Charles A. Erin, eds., *HIV and AIDS: Testing, Screening, and Confidentiality* (Oxford, 1999), p. 77; Martin A. Levin and Mary Bryna Sanger, *After the Cure: Managing AIDS and Other Public Health Crises* (Lawrence, 2000), pp. 11–12; Marlene C. McGuirl and Robert N. Gee, "AIDS: An Overview of the British, Australian, and American Responses," *Hofstra Law Review* 14, 107 (1985), p. 124.

80. Sandra Panem, *The AIDS Bureaucracy* (Cambridge, MA, 1988), pp. 39–47; Ronald Elsberry, "AIDS Quarantine in England and the United States," *Hastings International and Comparative Law Review* 10 (1986), pp. 130–31.

81. David E. Rogers, "Federal Spending on AIDS: How Much Is Enough?" *New England Journal of Medicine* 320, 24 (1989), p. 1624; *Congressional Record* (House), 3 August 1990, p. 6915.

82. A. E. Benjamin and Philip R. Lee, "Public Policy, Federalism, and AIDS,"

Death Studies 12, 5–6 (1988), pp. 577, 580 ff; Czada and Friedrich-Czada, "Aids als politisches Konfliktfeld," pp. 257–58.

83. Donna I. Dennis, "HIV Screening and Discrimination: The Federal Example," in Scott Burris et al., eds., *AIDS Law Today* (New Haven, 1993), p. 187.

84. Robert D. Leigh, *Federal Health Administration in the United States* (New York, 1927), p. 80; John Duffy, *The Sanitarians: A History of American Public Health* (Urbana, 1990), pp. 242–43; Margaret Humphreys, *Yellow Fever and the South* (New Brunswick, 1992).

85. Bundesrat, *Verhandlungen* 580, 25 September 1987, p. 306C.

86. BT *Verhandlungen* 10/254, 5 December 1986, p. 19825D; BT *Drucksache* 11/213, 4 May 1987; 11/341, 22 May 1987.

87. BT *Drucksache* 12/2344, 25 March 1992, p. 28; BT *Verhandlungen* 12/147, 12 March 1993, p. 12631B; 12/23, 25 April 1991, p. 1605; Reutter, "Aids, Politik und Demokratie," p. 21.

88. *RD Prot*, 1988/89, Bihang, Prop. 5, pp. 24–26.

89. Jean-Baptiste Brunet, "Évolution de la législation française sur les maladies sexuellement transmissibles," in Nadine Job-Spira et al., eds., *Santé publique et maladies à transmission sexuelle* (Montrouge, 1990), p. 118; Louis Lebrun, "Les institutions médicales et le sida: Le cadre juridique français," in Eric Heilmann, ed., *Sida et libertés: La régulation d'une épidémie dans un état de droit* (n.p., 1991), pp. 117–18; Louis Lebrun, "Les institutions medicales et le Sida: Le cadre juridique français," in Daniel Borrillo and Anne Masseran, eds., *Sida et droits de l'homme: L'épidémie dans un Etat de droit* (Strasbourg, 1991), p. 78.

90. *Le Monde*, 30 June 1987, p. 18d; Setbon, *Pouvoirs contre SIDA*, pp. 173–75, 192; Claude Got, *Rapport sur le SIDA* (Paris, 1989), p. 42; Steffen, "AIDS Policies in France," p. 253.

91. Gertrud Lenzer, "Aids in Amerika," in Ernst Burkel, ed., *Der AIDS-Komplex: Dimensionen einer Bedrohung* (Frankfurt, 1988), pp. 198–203; Michael Pollak, "Organizing the Fight against AIDS," in Pollak, ed. *AIDS: A Problem for Sociological Research* (London, 1992), pp. 50–51; David Moss, "AIDS in Italy: Emergency in Slow Motion," in Barbara A. Misztal and Moss, eds., *Action on AIDS: National Policies in Comparative Perspective* (New York, 1990), p. 137; Fluss, "National AIDS Legislation," p. 6.

92. Walter Satzinger and Eva Bujok, "Zwischen Seuchenprävention und Sozialfürsorge: Bemerkungen über Aids-Beratung unter bayerischen Bedingungen," in Rolf Rosenbrock and Andreas Salmen, eds., *Aids-Prävention* (Berlin, 1990), p. 68; Reutter, "Aids, Politik und Demokratie," p. 26; Bundesrat, *Verhandlungen* 580, 25 September 1987, p. 303B; Virginie Linhart, "L'intervention tardive et dispersée des partis et des syndicats," in Pierre Favre, ed., *Sida et politique: Les premiers affrontements (1981–1987)* (Paris, 1992), p. 140.

93. *Report of the Presidential Commission on the Human Immunodeficiency Virus Epidemic* (Washington, DC, 1988), p. 77.

94. Bernd Schünemann, "Die Rechtsprobleme der AIDS-Eindämmung," in

Schünemann and Gerd Pfeiffer, eds., *Die Rechtsprobleme von AIDS* (Baden-Baden, 1988), p. 435.

95. Elsberry, "AIDS Quarantine," p. 128; Alistair Orr, "Legal AIDS: Implications of AIDS and HIV for British and American Law," *Journal of Medical Ethics* 15 (1989), p. 62.

96. Leigh, *Federal Health Administration*, pp. 26–27; Deborah Jones Merritt, "The Constitutional Balance between Health and Liberty," *Hastings Center Report* 16, 6 (December 1986), suppl., pp. 8–9; Scott Burris, "Public Health, 'AIDS Exceptionalism' and the Law," *John Marshall Law Review* 27 (1994), p. 271.

97. Rolf Rosenbrock, "AIDS: Fragen und Lehren für Public Health," Wissenschaftszentrum Berlin für Sozialforschung, *Veröffentlichungsreihe der Forschungsgruppe Gesundheitsrisiken und Präventionspolitik*, P92–206 (Berlin, April 1992), p. 34.

98. James C. Mohr, *Doctors and the Law: Medical Jurisprudence in Nineteenth-Century America* (New York, 1993), pp. 112–13; Marilynn M. Rosenthal, *Dealing with Medical Malpractice: The British and Swedish Experience* (Durham, NC, 1988).

99. Rodgers, *Atlantic Crossings*, pp. 245–50; Lawrence M. Friedman, *The Republic of Choice: Law, Authority, and Culture* (Cambridge, MA, 1990), p. 191; David A. Moss, *When All Else Fails: Government as the Ultimate Risk Manager* (Cambridge, MA, 2002), ch. 8.

100. Peter W. Huber, *Liability: The Legal Revolution and Its Consequences* (New York, 1988), chs. 1, 9.

101. Dieter Geisen, *International Medical Malpractice Law: A Comparative Law Study of Civil Liability Arising from Medical Care* (Dordrecht, 1988), p. 542; David M. Studdert and Troyen A. Brennan, "No Fault Compensation for Medical Injuries: The Prospect for Error Prevention," *JAMA* 286, 2 (2001), p. 220; R. Ian McEwin, "No-Fault Compensation Systems," in Gerrit de Geest and Boudewijn Bouckaert, eds., *Encyclopedia of Law and Economics*, vol. 3 (Cheltenham, U.K., 2000).

102. Georges Vigarello, *Le sain et le malsain* (Paris, 1993), p. 318.

103. Bill W. Dufwa, "Compensation for Personal Injury in Sweden," in Bernhard A. Koch and Helmut Koziol, eds., *Compensation for Personal Injury in Comparative Perspective* (Vienna, 2003); Lotta Westerhäll and Ake Saldeen, "Réflexions sur le Sida et le droit suédois," in Jacques Foyer and Lucette Khaïat, *Droit et Sida: Comparaison internationale* (Paris, 1994), pp. 406–9. Analogously, auto insurance in the well-developed welfare states of northern Europe played only a residual and complementary role to the primary one assumed by social insurance. Henri Margeat, "L'expérience française en matière de réparation," *Revue générale de droit* 18 (1987), p. 235.

104. "Bundesgerichtshof, Urteil vom 30.4.1991," *AIDS-Forschung* 6, 8 (August 1991), pp. 422–23.

105. *RD Prot* 1992/93, Lagutskottets betänkande 46, pp. 6, 8–10, 14.

106. "Bericht des Bundesministers für Gesundheit an den Ausschuss für Gesundheit des Deutschen Bundestages zur HIV-Infektionsgefährdung durch Blutprodukte vom 30. November 1992," *AIDS-Forschung* 12 (1993), p. 668.

107. Jonathan M. Mann and Daniel J. M. Tarantola, eds., *AIDS in the World II* (New York, 1996), p. 288; Ronald Bayer, "Blood and AIDS in America," in Eric A. Feldman and Bayer, eds., *Blood Feuds: AIDS, Blood, and the Politics of Medical Disaster* (New York, 1999), p. 47; Xavière Perron, "L'indemnisation des malades atteints du SIDA: Le cas des hémophiles et des transfusés approché de droit comparé," in Brigitte Feuillet-Le Mintier, ed., *Le SIDA: Aspects juridiques* (Paris, 1995).

108. BT *Drucksache* 11/2495, 16 June 1988, p. 5; *Report of the Presidential Commission*, p. xviii; Mann and Tarantola, *AIDS in the World II*, p. 190.

109. Andrew Grubb and David S. Pearl, *Blood Testing, AIDS and DNA Profiling: Law and Policy* (Bristol, 1990), pp. 140–41.

110. Dieter Giesen, "Compensation and Consent: A Brief Comparative Examination of Liability for HIV-Infected Blood," in Rebecca Bennett and Charles A. Erin, eds., *HIV and AIDS: Testing, Screening, and Confidentiality* (Oxford, 1999), pp. 94–100, 105; Dieter Giesen and Jens Poll, "Zur Haftung für infizierte Blutkonserven im amerikanischen und deutschen Recht," *Recht der Internationalen Wirtschaft* 39, 4 (1993), pp. 270–71; "Hanseatisches Oberlandesgericht: Urteil vom 30. März 1990," *AIDS-Forschung* 10 (1990), p. 547.

111. Anne Marie Moulin, "Reversible History: Blood Transfusion and the Spread of AIDS in France," in Caroline Hannaway et al., eds., *AIDS and the Public Debate* (Amsterdam, 1995), pp. 179, 183–84.

112. Michael G. Koch, "Stellungnahme zur AIDS-Problematik: Antworten auf Fragen der Presse," *AIDS-Forschung* 3, 10 (October 1988), p. 541; Schünemann, "Die Rechtsprobleme der AIDS-Eindämmung," p. 395.

113. Staatssekretärsausschuss "AIDS" der Bayerischen Staatsregierung, *Konzept der Bayerischen Staatsregierung zur Bekämpfung der Immunschwächekrankheit AIDS* (Munich, n.d.), p. 15.

114. Richard Titmuss, *The Gift Relationship: From Human Blood to Social Policy* (London, 1970).

115. *Hansard*, vol. 74 (25 February 1985), col. 65–66.

116. Martha A. Field and Kathleen M. Sullivan, "AIDS and the Criminal Law," *Law, Medicine, and Health Care* 15, 1–2 (summer 1987), p. 46; Sherry Glied, "The Circulation of the Blood: AIDS, Blood, and the Economics of Information," in Eric A. Feldman and Ronald Bayer, eds., *Blood Feuds: AIDS, Blood, and the Politics of Medical Disaster* (New York, 1999), p. 330; D. Reviron et al., "Prevention of HIV Infection by Transfusion: Comparative Analysis of Systems Adopted in Developed Countries," *AIDS and Public Policy Journal* 6, 1 (1991), p. 26; *Congressional Record* (Senate), 16 May 1990, pp. 6294–95.

117. Rubenstein et al., *Rights of People*, pp. 35–36; James W. Buehler, "HIV and AIDS Surveillance: Public Health Lessons Learned," in Ronald O. Valdiserri, ed., *Dawning Answers: How the HIV/AIDS Epidemic Has Helped to Strengthen Public Health* (New York, 2003), pp. 42–44.

118. *RD Prot,* 1985/86, Bihang, Prop. 171, p. 18; Erik Albæk, "AIDS: The Evolution of a Non-Controversial Issue in Denmark" (paper presented at the American Political Science Association), 1990, p. 28; *Hansard,* vol. 144 (13 January 1989), col. 1110.

119. Elinor Burkett, *The Gravest Show on Earth: America in the Age of AIDS* (Boston, 1995), pp. 141–43; Philip R. Lee and Peter S. Arno, "AIDS and Health Policy," in John Griggs, ed., *AIDS: Public Policy Dimensions* (New York, 1987), pp. 8–14; *Congressional Record* (House), 14 June 1993, p. 3491; (House) 18 June 1993, p. 3820; (Senate) 18 February 1993, p. 1766; (Senate) 16 May 1990, p. 6307; Jacob Levenson, *The Secret Epidemic: The Story of AIDS and Black America* (New York, 2004), pp. 135–40.

120. Glimpses into this netherworld of AIDS patients in public hospitals is provided in Victor Ayala, *Falling through the Cracks: AIDS and the Urban Poor* (Bayside, NY, 1996).

121. *Report of the Presidential Commission,* p. 17, ch. 10; National Commission on AIDS, *American Living with AIDS* (Washington, DC, 1991), ch. 4.

122. Theodore J. Stein, *The Social Welfare of Women and Children with HIV and AIDS: Legal Protections, Policy, and Programs* (New York, 1998), pp. 55–58.

123. Raymond A. Smith, *Encyclopedia of AIDS* (Chicago, 1998), pp. 58–60; Rosenbrock, "AIDS: Fragen und Lehren," pp. 21–22; Robin Gorna, *Vamps, Virgins, and Victims: How Can Women Fight AIDS?* (London, 1996), p. 116; R. A. Ancelle Park, "European AIDS Definition," *Lancet* 339 (1992), p. 671; G. J. P. van Griensven et al., "Expansion of AIDS Case Definition," *Lancet* 338 (1991), p. 1012; Joan H. Fujimura and Danny Y. Chou, "Dissent in Science: Styles of Scientific Practice and the Controversy over the Cause of AIDS," *Social Science and Medicine* 38, 8 (1994), p. 1031.

124. Daniel Shacknai, "Wealth = Health: The Public Financing of AIDS Care," in Nan D. Hunter and William B. Rubenstein, eds., *AIDS Agenda: Emerging Issues in Civil Rights* (New York, 1992), p. 181; Rubenstein et al., *Rights of People,* pp. 143, 175–76.

125. Stein, *Social Welfare,* p. 49; Dennis Altman, "The Politics of AIDS," in John Griggs, ed., *AIDS: Public Policy Dimensions* (New York, 1987), p. 26; William Winkenwerder et al., "Federal Spending for Illness Caused by the Human Immunodeficiency Virus," *New England Journal of Medicine* 320, 24 (1989), p. 1600; Robert J. Buchanan et al., "Medicaid Coverage of AIDS-Related Care: Attitudes of State Legislators Serving on Health-Related Committees," *AIDS and Public Policy Journal* 6, 3 (1991), p. 135.

126. Anthony H. Pascal et al., *The Effects of the AIDS Epidemic on Traditional Medicaid Populations,* Rand R-4148-HCFA (Santa Monica, 1992); Gerald M. Oppenheimer and Robert A. Padgug, "AIDS and the Crisis of Health Insurance," in Frederick G. Reamer, ed., *AIDS and Ethics* (New York, 1991), pp. 106, 114; Lawrence C. Shulman and Joanne E. Mantell, "The AIDS Crisis: A United States Health Care Perspective," *Social Science and Medicine* 26, 10 (1988), p. 981.

127. Mark H. Jackson, "Health Insurance: The Battle over Limits on Cover-

age," in Nan D. Hunter and William B. Rubenstein, eds., *AIDS Agenda: Emerging Issues in Civil Rights* (New York, 1992), pp. 148–63; John F. Dudley, "The Medical Costs of AIDS: Abandoning the HIV-Infected Employee," *Duquesne Law Review* 30 (1992), pp. 920–21; Ronald Turner, "ERISA and Employer Capping of Medical Benefits for Treatment of AIDS and Related Illnesses," *AIDS and Public Policy Journal* 7, 2 (1992), p. 90.

128. Mark Blumberg, *AIDS: The Impact on the Criminal Justice System* (Columbus, 1990), p..205; Fitzhugh Mullan, *Plagues and Politics: The Story of the United States Public Health Service* (New York, 1989), p. 96; National Commission on AIDS, *Report: HIV Disease in Correctional Facilities* (Washington, DC, 1991), p. 10; John Kleinig, "The Ethical Challenge of AIDS to Traditional Liberal Values," *AIDS and Public Policy Journal* 5, 1 (1990), p. 43.

129. Pierre Darbeda, "Les prisons face au Sida: Vers des normes européennes," *Revue de science criminelle et de droit pénal comparé*, 4 (1990), p. 826; AIDES, *Droit et S.I.D.A.: Guide juridique*, p. 160.

130. Peter Roth, "AIDS and Insurance: Some Very British Questions," in David FitzSimons et al., eds., *The Economic and Social Impact of AIDS in Europe* (London, 1995), p. 283.

131. Cornelia Thies, *Die Auswirkungen von AIDS im Privatversicherungsrecht* (Frankfurt, 1991), p. 81.

132. Swiss Institute, *Comparative Study*, p. 395; Wesley Gryk, "AIDS and Immigration," in Richard Haigh and Dai Harris, eds., *AIDS: A Guide to the Law*, 2d ed. (London, 1995), pp. 82–83; *Hansard*, vol. 146 (10 February 1989), col. 820.

133. Claude Évin and Bruno Durieux, *La lutte contre le sida en France* (Paris, 1992), p. 77; Manuel Carballo and Harald Siem, "Migration, Migration Policy, and AIDS," in Mary Haour-Knipe and Richard Rector, eds., *Crossing Borders: Migration, Ethnicity, and AIDS* (London, 1996), p. 34; Philippe Auvergnon, ed., *Le droit social à l'epreuve du SIDA* (n.p., n.d.), p. 112.

134. *Congressional Record* (House), 3 March 1993, p. 973; (House) 11 March 1993, p. 1208; (House) 17 June 1993, p. 3706; Nancy E. Allin, "The AIDS Pandemic: International Travel and Immigration Restrictions and the World Health Organization's Response," *Virginia Journal of International Law* 28 (1988), p. 1055; Murphy, *Ethics in an Epidemic*, p. 131.

135. *Congressional Record* (House), 16 June 1993, p. 3695. Similarly: *Congressional Record* (Senate), 17 February 1993, p. 1709.

136. Gunnar Broberg and Mattias Tydén, "Eugenics in Sweden: Efficient Care," in Broberg and Nils Roll-Hansen, eds., *Eugenics and the Welfare State: Sterilization Policy in Denmark, Sweden, Norway, and Finland* (East Lansing, MI, 1996), pp. 104–5.

137. Gregor Heemann, *AIDS und Arbeitsrecht: Rechtliche Fragen bei der Begründung und Beendigung von Arbeitsverhältnissen in der Bundesrepublik Deutschland und in England* (Baden-Baden, 1992), p. 101; Hans-Ulrich Gallwas, "AIDS und Recht aus verfassungsrechtlicher Sicht," in Gallwas et al., eds., *Aids und Recht* (Stuttgart, 1992), p. 31; Wolfgang Loschelder, "Die Bekämpfung von AIDS als gesundheitsrechtliches Problem," in Bernd Schünemann and Gerd

Pfeiffer, eds., *Die Rechtsprobleme von AIDS* (Baden-Baden, 1988), p. 168; Manfred Seume, "Der HIV-Antikörpertest bei Einstellungsuntersuchungen von Beamtenbewerbern," *AIDS-Forschung* 12 (1987), pp. 703–7.

138. Annika Snare, "The Legal Treatment of AIDS in Denmark," in Martin Breum and Aart Hendriks, eds., *AIDS and Human Rights* (Copenhagen, 1988), p. 41.

139. Winfried Mummenhoff, "Arbeitsrechtliche Problemkreise bei HIV-Infektionen," in Hans-Ulrich Gallwas et al., eds., *Aids und Recht* (Stuttgart, 1992), pp. 162–65; Maren Sedelies, *Arbeitsrechtliche Probleme im Umgang mit der Immunschwächekrankheit Aids* (Aachen, 1992), pp. 129–31.

140. *Congressional Record* (House), 13 August 1986, p. 21428.

141. *Congressional Record* (Senate), 11 July 1990, pp. 9529–30.

142. Richards, "HIV Testing, Screening, and Confidentiality," p. 79.

143. *RD Prot*, 1988/89, Bihang, Prop. 112; *SFS* 1989:225; 1961 Bundesseuchengesetz, §49.

144. BT *Drucksache* 11/7200, 31 May 1990, p. 181; Andreas Costard, *Öffentlich-rechtliche Probleme beim Auftreten einer neuen übertragbaren Krankheit am Beispiel AIDS* (Berlin, 1989), pp. 110–11; Wolf-Rüdiger Schenke, "AIDS aus verwaltungsrechtlicher Perspektive," in Hans-Ulrich Gallwas et al., eds., *Aids und Recht* (Stuttgart, 1992), pp. 51–53; Manfred Bruns in Vereinigung Berliner Strafverteidiger, *AIDS im Strafvollzug: Strafe wegen AIDS?* (Berlin, n.d. [1987]), p. 33.

145. BT *Drucksache* 11/4043, 21 February 1989; Berridge, *AIDS in the UK*, p. 116; BT *Drucksache* 11/503, No. 37–38, 19 June 1987; 11/5856, 16 July 1986, p. 24; 11/7200, 31 May 1990, p. 239.

146. Alain Ehrenberg, "Comment vivre avec les drogues?" in Ehrenberg, ed., *Vivre avec les drogues: Régulations, politiques, marchés, usages* (Paris, 1996), pp. 6–7.

147. Nan D. Hunter, "Complications of Gender: Women and HIV Disease," in Hunter and William B. Rubenstein, eds., *AIDS Agenda: Emerging Issues in Civil Rights* (New York, 1992), p. 25–26.

148. Rubenstein et al., *Rights of People*, pp. 42–43; Dieter Meurer, "AIDS und strafrechtliche Probleme der Schweigepflicht," in Andrzej J. Szwarc, ed., *AIDS und Strafrecht* (Berlin, 1996), p. 141.

149. *IDHL* 39, 3 (1988), p. 631.

150. Swiss Institute, *Comparative Study*, p. 46.

151. Jörg Lücke, *Aids im amerikanischen und deutschen Recht* (Berlin, 1989), pp. 145–47; John Borneman, "AIDS in the Two Berlins," in Douglas Crimp, ed., *AIDS: Cultural Analysis, Cultural Activism* (Cambridge, 1988), p. 225; Kelvin Widdows, "AIDS and the Workplace: Some Approaches at the National Level," *International Journal of Comparative Labour Law and Industrial Relations* 4, 3 (1988), p. 150.

152. Lücke, *Aids*, pp. 153–54.

153. Anne-Sophie Rieben Schizas, "Employment, the Law, and HIV: An Overview of European Legislation," in David FitzSimons et al., eds., *The Economic and Social Impact of AIDS in Europe* (London, 1995), p. 305.

154. Virginia Berridge, "'Unambiguous Voluntarism?' AIDS and the Voluntary Sector in the United Kingdom, 1981–1992," in Caroline Hannaway et al., eds., *AIDS and the Public Debate* (Amsterdam, 1995), p. 153; Peter Raschke and Claudia Ritter, *Eine Grossstadt lebt mit Aids: Strategien der Prävention und Hilfe am Beispiel Hamburgs* (Berlin, 1991), pp. 33–34, 82.

第十章　历史的回响：过去策略对公共卫生的影响

1. Unless otherwise noted, the historical details in this chapter rest on Peter Baldwin, *Contagion and the State in Europe, 1830–1930* (Cambridge, 1999).

2. Michel Setbon, *Pouvoirs contre SIDA: De la transfusion sanguine au dépistage: Decisions et pratiques en France, Grande-Bretagne et Suède* (Paris, 1993), p. 316.

3. Anthony S. Wohl, *Endangered Lives: Public Health in Victorian Britain* (Cambridge, 1983), p. 164; Dorothy Porter, *Health, Civilization, and the State: A History of Public Health from Ancient to Modern Times* (London, 1999), ch. 7.

4. Christopher Hamlin, *Public Health and Social Justice in the Age of Chadwick: Britain, 1800–1854* (Cambridge, 1998).

5. Monika Steffen, "Les modèles nationaux d'adaptation aux défis d'une épidémie," *Revue française de sociologie* 41, 1 (2000), p. 25.

6. Virginia Berridge, "AIDS and Contemporary History," in Berridge and Philip Strong, eds., *AIDS and Contemporary History* (Cambridge, 1993), pp. 2–3; Virginia Berridge, "AIDS: History and Contemporary History," in Gilbert Herdt and Shirley Lindenbaum, eds., *The Time of AIDS* (Newbury Park, 1992), pp. 57–58; Paul Sieghart, *AIDS and Human Rights: A UK Perspective* (London, 1989), p. 21; Virginia Berridge, "AIDS, Drugs, and History," *British Journal of Addiction* 87, 3 (1992), p. 364.

7. Robert F. Hummel et al., eds., *AIDS: Impact on Public Policy* (New York, 1986), p. 92; Rolf Jansen-Rosseck, ed., "Integrating AIDS and STD Programmes: Documentation of a Symposium," *AIDS-Themen und Konzepte* 9 (1994), p. 22.

8. House of Commons, 1986–87, Social Services Committee, *Problems Associated with AIDS*, 13 May 1987, vol. 1, pp. lviii, lix; vol. 2, p. 73; vol. 3, p. 45; *Hansard Parliamentary Debates*, vol. 113 (27 March 1987), col. 678.

9. *Hansard*, vol. 73 (20 February 1985), col. 499; Ronald Elsberry, "AIDS Quarantine in England and the United States," *Hastings International and Comparative Law Review* 10 (1986), p. 141.

10. Roy Porter, "Plague and Panic," *New Society* (12 December 1986), p. 13; Roy Porter, "History Says No to the Policeman's Response to AIDS," *British Medical Journal* 293, 6562 (1986) p. 1589.

11. Laurence Brockliss and Colin Jones, *The Medical World of Early Modern France* (Oxford, 1997), pp. 352–53; Ann F. La Berge, *Mission and Method: The Early Nineteenth-Century French Public Health Movement* (Cambridge,

1992); Lion Murard and Patrick Zylberman, *L'hygiène dans la république: La santé publique en France, ou l'utopie contrariée (1870–1918)* (Paris, 1996).

12. Aquilino Morelle, *La défaite de la santé publique* (Paris, 1996), pp. 209–11, 221–31 320–21, 330–31; Claude Évin and Bruno Durieux, *La lutte contre le sida en France* (Paris, 1992), p. 36.

13. William Coleman, *Death Is a Social Disease: Public Health and Political Economy in Early Industrial France* (Madison, 1982), pp. 207, 277.

14. Monika Steffen, *The Fight against AIDS: An International Public Policy Comparison between Four European Countries: France, Great Britain, Germany, and Italy* (Grenoble, 1996), pp. 158–61.

15. Ronald Bayer et al., "Public Health and Private Rights: Health, Social, and Ethical Perspectives," in Robert F. Hummel et al., eds., *AIDS: Impact on Public Policy* (New York, 1986), p. 16.

16. William J. Novak, *The People's Welfare: Law and Regulation in Nineteenth-Century America* (Chapel Hill, 1996), ch. 6 and passim; William R. Brock, *Investigation and Responsibility: Public Responsibility in the United States, 1865–1900* (Cambridge, 1984); Daniel T. Rodgers, *Atlantic Crossings: Social Politics in a Progressive Age* (Cambridge, MA, 1998), pp. 80–81.

17. Sheila M. Rothman, *Living in the Shadow of Death: Tuberculosis and the Social Experience of Illness in American History* (New York, 1994), p. 188.

18. Evelynn Maxine Hammonds, *Childhood's Deadly Scourge: The Campaign to Control Diphtheria in New York City, 1880–1930* (Baltimore, 1999), p. 15.

19. Margaret Humphreys, *Yellow Fever and the South* (New Brunswick, 1992), p. 33; Paul Starr, *The Social Transformation of American Medicine* (New York, 1982), pp. 189–94.

20. John Andrew Mendelsohn, "Cultures of Bacteriology: Formation and Transformation of a Science in France and Germany, 1870–1914" (Ph.D. diss., Princeton University, 1996); Elizabeth Fee and Dorothy Parker, "Public Health, Preventive Medicine, and Professionalization: Britain and the United States in the Nineteenth Century," in Elizabeth Fee and Roy M. Acheson, eds., *A History of Education in Public Health* (Oxford, 1991), pp. 33–34.

21. Alan M. Kraut, *Silent Travelers: Germs, Genes, and the "Immigrant Menace"* (New York, 1994), pp. 23–30.

22. John Duffy, *A History of Public Health in New York City, 1625–1866* (New York, 1968), p. 440; Arno Karlen, *Plague's Progress: A Social History of Man and Disease* (London, 1995), p. 108.

23. Barbara Gutmann Rosenkrantz, *Public Health and the State: Changing Views in Massachusetts, 1842–1936* (Cambridge, MA, 1972), p. 1.

24. John Duffy, *The Sanitarians: A History of American Public Health* (Urbana, 1990), p. 23.

25. Duffy, *History of Public Health*, pp. 125–26.

26. Humphreys, *Yellow Fever*, pp. 8–11, ch. 1; Richard Harrison Shryock, *The Development of Modern Medicine* (New York, 1947), p. 240.

27. Michael L. Closen et al., *AIDS: Cases and Materials* (Houston, 1989), pp. 893–94; Faith G. Pendleton, "The United States Exclusion of HIV-Positive Aliens: Realities and Illusions," *Suffolk Transnational Law Review* 18 (1995), p. 288.

28. Robert D. Leigh, *Federal Health Administration in the United States* (New York, 1927), pp. 33–35, chs. 2, 3.

29. Duffy, *Sanitarians*, pp. 165–68.

30. Harry F. Dowling, *Fighting Infection: Conquests of the Twentieth Century* (Cambridge, MA, 1977), pp. 97–103.

31. Alan M. Kraut, "Plagues and Prejudice: Nativism's Construction of Disease in Nineteenth- and Twentieth-Century New York City," in David Rosner, ed., *Hives of Sickness: Public Health and Epidemics in New York City* (New Brunswick, 1995), p. 66; Rupert E. D. Whitaker and Richard K. Edwards, "An Ethical Analysis of the US Immigration Policy of Screening Foreigners for the Human Immunodeficiency Virus," *AIDS and Public Policy Journal* 5, 4 (1990), p. 147.

32. David McBride, *From TB to AIDS: Epidemics among Urban Blacks since 1900* (Albany, 1991), pp. 59, 86, 111; Nayan Shah, *Contagious Divides: Epidemics and Race in San Francisco's Chinatown* (Berkeley, 2001).

33. Rosenkrantz, *Public Health and the State*, pp. 19–20, 30; Duffy, *History of Public Health*, pp. 192–93; Suellen Hoy, *Chasing Dirt: The American Pursuit of Cleanliness* (New York, 1995), chs. 4, 5.

34. Fitzhugh Mullan, *Plagues and Politics: The Story of the United States Public Health Service* (New York, 1989), pp. 40, 48; Ralph Chester Williams, *The United States Public Health Service, 1798–1950* (Washington, DC, 1951), pp. 88, 102; Juan P. Osuna, "The Exclusion from the United States of Aliens Infected with the AIDS Virus," *Houston Journal of International Law* 16, 1 (1993), pp. 5–6; Duffy, *Sanitarians*, p. 194.

35. Amy L. Fairchild, *Science at the Borders: Immigrant Medical Inspection and the Shaping of the Modern Industrial Labor Force* (Baltimore, 2003), p. 3.

36. Kraut, *Silent Travelers*, p. 51; Baldwin, *Contagion and the State*, ch. 3.

37. *Protocoles et procès-verbaux de la conférence sanitaire internationale de Rome inaugurée le 20 Mai 1885* (Rome, 1885), p. 116.

38. *Conférence sanitaire internationale de Paris, 7 Février–3 Avril 1894* (Paris, 1894), p. 100, 283–84; *Journal Officiel*, 1911, Chambre, Doc., Annexe 1218, p. 1062; *Proceedings of the International Sanitary Conference Provided for by Joint Resolution of the Senate and House of Representatives in the Early Part of 1881* (Washington, DC, 1881) pp. 76–77; Paul Weindling, *International Health Organisations and Movements, 1918–1939* (Cambridge, 1995), p. 5.

39. Leigh, *Federal Health Administration*, pp. 291–93.

40. Shah, *Contagious Divides*, ch. 5.

41. Howard Markel, *Quarantine: East European Jewish Immigrants and the New York City Epidemics of 1892* (Baltimore, 1997), pp. 5–6, 95–100, ch. 5–6.

42. Rosenkrantz, *Public Health and the State*, pp. 31–32; Hammonds, *Childhood's Deadly Scourge*, p. 41.

43. Hoy, *Chasing Dirt*, pp. 24–27.

44. Rosenkrantz, *Public Health and the State*, pp. 30–31.

45. Peter N. Stearns, *Battleground of Desire: The Struggle for Self-Control in Modern America* (New York, 1999), pp. 58–66, 259; Hoy, *Chasing Dirt*, ch. 4.

46. *Conférence sanitaire internationale de Paris, 7 Février–3 Avril 1894* (Paris, 1894), pp. 97–100; Public Record Office, FO 83/1330, Paris Sanitary Conference, No. 9, Phipps, 1 March 1894.

47. *Conférence sanitaire internationale de Paris, 7 Février–3 Avril 1894*, pp. 280, 482.

48. Lawrence C. Kleinman, "To End an Epidemic: Lessons from the History of Diphtheria," *New England Journal of Medicine* 326, 11 (1991), pp. 774–75; Hammonds, *Childhood's Deadly Scourge*, pp. 79–80, 151 and passim.

49. Duffy, *Sanitarians*, p. 195.

50. Jean Humbert, *Du role de l'administration en matière de prophylaxie des maladies épidémiques* (Paris, 1911), pp. 183–84.

51. Rothman, *Living in the Shadow*, p. 181.

52. On Koch's autocratic leanings: H. Oidtmann, "Beschwerdeschrift gegen den Geh.-Rath Dr. Koch, den Verfechter der Impfschutzlehre—aus dem Jahre 1889" *Der Impfgegner* 8, 1 (January 1890); Richard J. Evans, *Death in Hamburg: Society and Politics in the Cholera Years, 1830–1910* (Oxford, 1987), pp. 265–69, 313 ff; Mendelsohn, "Cultures of Bacteriology"; Daniel M. Fox, "From TB to AIDS: Value Conflicts in Reporting Disease," *Hastings Center Report* 16, 6 (December 1986), suppl., p. 12.

53. Sheila M. Rothman, "Seek and Hide: Public Health Departments and Persons with Tuberculosis, 1890–1940," *Journal of Law, Medicine, and Ethics* 21, 3–4 (1993), p. 292.

54. John M. Eyler, *Sir Arthur Newsholme and State Medicine, 1885–1935* (Cambridge, 1997), p. 150.

55. Jeffrey P. Baker, "Immunization and the American Way: Four Childhood Vaccines," *American Journal of Public Health* 90, 2 (2000), pp. 200–201.

56. Duffy, *Sanitarians*, p. 28; Duffy, *History of Public Health*, p. 340; James C. Mohr, *Doctors and the Law: Medical Jurisprudence in Nineteenth-Century America* (New York, 1993), p. 110.

57. Judith Walzer Leavitt, *The Healthiest City: Milwaukee and the Politics of Health Reform* (Princeton, 1982), pp. 89–90.

58. Leigh, *Federal Health Administration*, p. 308.

59. Ibid., p. 143; Dowling, *Fighting Infection*, pp. 97–103.

60. Brock, *Investigation and Responsibility*, p. 144; Humphreys, *Yellow Fever*, pp. 121–22, 138; Jo Ann Carrigan, "Yellow Fever: Scourge of the South," in Todd L. Savitt and James Harvey Young, eds., *Disease and Distinctiveness in the American South* (Knoxville, 1988), p. 68.

61. Williams, *United States Public Health Service*, p. 82–86.

62. Leigh, *Federal Health Administration*, pp. 320–21.

63. Christopher H. Foreman Jr., *Plagues, Products, and Politics: Emergent Public Health Hazards and National Policymaking* (Washington, DC, 1994), p. 61.

64. Elizabeth W. Etheridge, *Sentinel for Health: A History of the Centers for Disease Control* (Berkeley, 1992), pp. 121, 157–58, 178–79, 184–86.

65. *Los Angeles Times*, 5 May 2000, p. A15.

66. *New York Times*, 28 April 2003; 7 May 2003.

67. Barron H. Lerner, *Contagion and Confinement: Controlling Tuberculosis along the Skid Road* (Baltimore, 1998).

68. During the 1980s, some four hundred were incarcerated for this reason. Sixty million dollars were spent in New York building 140 isolation units on Rikers Island. Foreman, *Plagues, Products, and Politics*, p. 63; Martin A. Levin and Mary Bryna Sanger, *After the Cure: Managing AIDS and Other Public Health Crises* (Lawrence, 2000), p. 111; Kraut, *Silent Travelers*, pp. 262–63.

69. Zachary Gussow, *Leprosy, Racism, and Public Health: Social Policy in Chronic Disease Control* (Boulder, 1989), p. 22.

70. Timothy F. Murphy, *Ethics in an Epidemic: AIDS, Morality, and Culture* (Berkeley, 1994), p. 129.

71. *Congressional Record* (House), 11 March 1993, pp. 1204, 1208.

72. Ibid., p. 1208; (House) 14 June 1993, p. 3491; (House) 16 June 1993, p. 3599; (House) 17 June 1993, p. 3704.

73. Baldwin, *Contagion and the State*, ch. 2.

74. Evans, *Death in Hamburg*.

75. Rolf Rosenbrock, "AIDS: Fragen und Lehren für Public Health," Wissenschaftszentrum Berlin für Sozialforschung, *Veröffentlichungsreihe der Forschungsgruppe Gesundheitsrisiken und Präventionspolitik*, P92–206 (Berlin, April 1992), pp. 33–34; Rolf Rosenbrock, "Aids-Prävention und die Aufgaben der Sozialwissenschaften," in Rosenbrock and Andreas Salmen, eds., *Aids-Prävention* (Berlin, 1990), pp. 16–17; Wolf Kirschner, *HIV-Surveillance: Inhaltliche und methodische Probleme bei der Bestimmung der Ausbreitung von HIV-Infektionen* (Berlin, 1993), p. 45, 53–60.

76. Gunnar Broberg and Mattias Tydén, *Oönskade i folkhemmet: Rashygien och sterilisering i Sverige* (Stockholm, 1991); Maija Runcis, *Steriliseringar i folkhemmet* (Stockholm, 1998); Maciej Zaremba, *De rena och de andra: Om tvångssteriliseringar, rashygien och arvsynd* (n.p., 1999); Gunnar Broberg and Nils Roll-Hansen, eds., *Eugenics and the Welfare State* (East Lansing, MI, 1996); Stefan Kuhl, *The Nazi Connection: Eugenics, American Racism, and German National Socialism* (Oxford, 1994).

77. James M. Glass, *"Life Unworthy of Life": Racial Phobia and Mass Murder in Hitler's Germany* (New York, 1997), pp. 79–83; Paul Weindling, *Epidemics and Genocide in Eastern Europe, 1890–1945* (Oxford, 2000).

78. Wolfgang Schumacher and Egon Meyn, *Bundes-Seuchengesetz*, 4th ed. (Cologne, 1992), p. 3.

79. Yvonne Hirdman, "Utopia in the Home," *International Journal of Political Economy* 22, 2 (1992), pp. 1–99.

80. Neil Gilbert, *Transformation of the Welfare State: The Silent Surrender of Public Responsibility* (New York, 2002), p. 147.

81. Patrick Zylberman, "Les damnés de la démocratie puritaine: Stérilisations en Scandinavie, 1929–1977," *Le Mouvement Social* 187 (1999), pp. 99–125.

82. Madeleine Leijonhufvud, *HIV-smitta: Straff- och skadeståndsansvar* (Stockholm, 1993), p. 49; Benny Henriksson and Hasse Ytterberg, "Sweden: The Power of the Moral(istic) Left," in David L. Kirp and Ronald Bayer, eds., *AIDS in the Industrialized Democracies* (New Brunswick, 1992), p. 335; Michael Pollak, *The Second Plague of Europe: AIDS Prevention and Sexual Transmission among Men in Western Europe* (Binghamton, NY, 1994), pp. 77–78; Benny Henriksson, *Social Democracy or Societal Control? A Critical Analysis of Swedish AIDS Policy* (Stockholm, 1988), pp. 54–55.

83. BT *Drucksache* 11/2495, 16 June 1988, p. 122; Michael G. Koch, "Stellungnahme zur AIDS-Problematik: Antworten auf Fragen der Presse," *AIDS-Forschung* 3, 10 (October 1988), p. 545; Peter Gauweiler, "Zur Notwendigkeit eines geschlossenen Gesamtkonzepts staatlicher Massnahmen zur Bekämpfung der Weltseuche AIDS," in Bernd Schünemann and Gerd Pfeiffer, eds., *Die Rechtsprobleme von AIDS* (Baden-Baden, 1988), pp. 50–51; Edmund Stoiber, "Kontinuität bayerischer AIDS-Politik," *AIDS-Forschung* 11 (1989), p. 571.

84. BT *Verhandlungen* 11/71, 14 April 1988, p. 4809D; Bernd Schünemann, "AIDS und Strafrecht," in Andrzej J. Szwarc, ed., *AIDS und Strafrecht* (Berlin, 1996), p. 45; Peter Gauweiler, *Was tun gegen AIDS?* (Percha am Starnberger See, 1989), p. 155.

85. Bundesrat, *Verhandlungen* 580, 25 September 1987, pp. 295D, 296D-97A; 11/185, 14 December 1989, pp. 14354D, 14355D.

第十一章　艾滋病时代的自由、权威与国家

1. Jamie L. Feldman, *Plague Doctors: Responding to the AIDS Epidemic in France and America* (Westport, CT, 1995), pp. 101–6; Lynn Payer, *Medicine and Culture: Varieties of Treatment in the United States, England, West Germany, and France* (New York, 1988), pp. 61–62.

2. Françoise F. Hamers et al., "The HIV Epidemic Associated with Injecting Drug Use in Europe: Geographic and Time Trends," *AIDS* 11 (1997), p. 1371; Nathalie Bajos et al., "Sexual Behaviour and HIV Epidemiology: Comparative Analysis in France and Britain," *AIDS* 9 (1995), p. 742; David Moss, "AIDS in Italy: Emergency in Slow Motion," in Barbara A. Misztal and Moss, eds., *Action on AIDS: National Policies in Comparative Perspective* (New York, 1990), p. 137.

3. Ronald Bayer, "Politics, Social Sciences, and HIV Prevention in the

United States," in Dorothee Friedrich and Wolfgang Heckmann, eds., *Aids in Europe: The Behavioural Aspect* (Berlin, 1995), 1:44–45.

4. Nan D. Hunter and William B. Rubenstein, eds., *AIDS Agenda: Emerging Issues in Civil Rights* (New York, 1992), p. 3.

5. S. Fluss and J. Lau Hansen, "La réponse du législateur face au Vih/Sida: Aperçu international," in Jacques Foyer and Lucette Khaïat, *Droit et Sida: Comparaison internationale* (Paris, 1994), pp. 444, 456; André Glucksmann, *La fêlure du monde: Éthique et sida* (n.p., 1994), p. 51; Michel Setbon, *Pouvoirs contre SIDA: De la transfusion sanguine au dépistage: Decisions et pratiques en France, Grande-Bretagne et Suède* (Paris, 1993), pp. 293–94.

6. S. Eric Lamboi and Francisco S. Sy, "The Impact of AIDS on State Public Health Legislation in the United States: A Critical Review," *AIDS Education and Prevention* 1, 4 (1989), p. 337; Albert R. Jonsen and Jeff Stryker, eds., *The Social Impact of AIDS in the United States* (Washington, DC, 1993), p. 33, ch. 2; Roland Czada and Heidi Friedrich-Czada, "Aids als politisches Konfliktfeld und Verwaltungsproblem," in Rolf Rosenbrock and Andreas Salmen, eds., *Aids-Prävention* (Berlin, 1990), pp. 259–61; Edward P. Richards III, "HIV Testing, Screening, and Confidentiality: An American Perspective," in Rebecca Bennett and Charles A. Erin, eds., *HIV and AIDS: Testing, Screening, and Confidentiality* (Oxford, 1999), p. 77; Michael Kirby, "AIDS and the Law," in *Dædalus* 118, 3 (summer 1989), p. 110. An exception to this claim: David C. Colby and David G. Baker, "State Policy Responses to the AIDS Epidemic," *Publius* 18, 3 (summer 1988), p. 121.

7. Margaret Duckett and Andrew J. Orkin, "AIDS-Related Migration and Travel Policies and Restrictions: A Global Survey," *AIDS* 3, suppl. 1 (1989), p. S251; Lawrence Gostin et al., "Screening and Restrictions on International Travellers for Public Health Purposes: An Evaluation of United States Travel and Immigration Policy," in Gostin and Lane Porter, eds., *International Law and AIDS* (n.p., 1992), p. 135; James F. Childress, "Mandatory HIV Screening and Testing," in Frederick G. Reamer, ed., *AIDS and Ethics* (New York, 1991), p. 68; Larry O. Gostin et al., "Screening Immigrants and International Travelers for the Human Immunodeficiency Virus," *New England Journal of Medicine*, 322, 24 (14 June 1990), p. 1743.

8. Jean-Pierre Cabestan, "SIDA et droit en Chine populaire," in Jacques Foyer and Lucette Khaïat, *Droit et Sida: Comparaison internationale* (Paris, 1994), p. 105; Susan Scholle Connor, "AIDS and International Ethical and Legal Standards: Role of the World Health Organization," in Lawrence Gostin and Lane Porter, eds., *International Law and AIDS* (n.p., 1992), p. 42.

9. Jean-Baptiste Brunet, "Évolution de la législation française sur les maladies sexuellement transmissibles," in Nadine Job-Spira et al., eds., *Santé publique et maladies à transmission sexuelle* (Montrouge, 1990), pp. 113–16; Jonathan Mann, "Global AIDS: Revolution, Paradigm, and Solidarity," *AIDS* 4, suppl. 1 (1990), p. S249; Lawrence O. Gostin, *Public Health Law: Power, Duty, Restraint* (Berkeley, 2000), pp. 107–9.

10. Sundhedsbestyrelsen, *AIDS: Sygdommen AIDS og retningslinier til forebyggelse af HIV-infektion* (n.p., [Copenhagen], 1988), p. 18.

11. John Harris and Søren Holm, "If Only AIDS Were Different!" *Hastings Center Report* 23, 6 (1993), pp. 6–7.

12. J. P. Moatti et al., "Social Perception of AIDS in the General Public: A French Study," *Health Policy* 9 (1988), p. 7; Knud S. Larsen et al., "Acquired Immune Deficiency Syndrome: International Attitudinal Comparisons," *Journal of Social Psychology* 131, 2 (1991), pp. 289–91; Michael G. Koch, "Stellungnahme zur AIDS-Problematik: Antworten auf Fragen der Presse," *AIDS-Forschung* 3, 10 (October 1988), p. 545; *Le Monde*, 3 December 1986, p. 36; Aquilino Morelle, *La défaite de la santé publique* (Paris, 1996), pp. 272 ff.

13. Bayer, "Politics, Social Sciences, and HIV Prevention," pp. 38–40; David L. Kirp and Ronald Bayer, "The Second Decade of AIDS: The End of Exceptionalism?" in Kirp and Bayer, eds., *AIDS in the Industrialized Democracies* (New Brunswick, 1992), p. 365.

14. Dennis Altman, *AIDS and the New Puritanism* (London, 1986), p. 26; John Street, "A Fall in Interest? British AIDS Policy, 1986–1990," in Virginia Berridge and Philip Strong, eds., *AIDS and Contemporary History* (Cambridge, 1993), pp. 234–35.

15. Czada and Friedrich-Czada, "Aids als politisches Konfliktfeld," p. 258.

16. Howard M. Leichter, *Free to Be Foolish: Politics and Health Promotion in the United States and Great Britain* (Princeton, 1991), p. 243; Elinor Burkett, *The Gravest Show on Earth: America in the Age of AIDS* (Boston, 1995), p. 293.

17. Curiously, it was precisely the Hollywood connection from his earlier days that helped bring AIDS to Reagan's attention: the peril of being a conservative from a liberal milieu. C. Everett Koop, "The Early Days of AIDS As I Remember Them," in Caroline Hannaway et al., eds., *AIDS and the Public Debate* (Amsterdam, 1995), p. 10.

18. Robert M. Wachter, *The Fragile Coalition: Scientists, Activists, and AIDS* (New York, 1991), p. 104; Philip M. Kayal, *Bearing Witness: Gay Men's Health Crisis and the Politics of AIDS* (Boulder, 1993), p. 44; Simon Garfield, *The End of Innocence: Britain in the Time of AIDS* (London, 1994), p. 114; Frédéric Martel, *Le rose et le noir: Les homosexuels en France depuis 1968* (Paris, 1996), pp. 333–34.

19. Nicolas Mauriac, *Le mal entendu: Le sida et les médias* (Paris, 1990), pp. 138–41; Michael Bochow, "Reactions of the Gay Community to AIDS in East and West Berlin," in AIDS-Forum D.A.H., *Aspects of AIDS and AIDS-Hilfe in Germany* (Berlin, 1993), p. 27.

20. Claudine Herzlich and Janine Pierret, "Une maladie dans l'espace public: Le sida dans six quotidiens français," *Annales, ESC* 43, 5 (1988), p. 1123.

21. Frank Arnal, *Résister ou disparaître? Les homosexuels face au sida* (Paris, 1993), pp. 123–24.

22. *BT Verhandlungen* 11/71, 14 April 1988, p. 4810C; Virginie Linhart, "Le silence de l'église," in Pierre Favre, ed., *Sida et politique: Les premiers affronte-*

ments (1981–1987) (Paris, 1992), p. 128; Deborah Lupton, *Moral Threats and Dangerous Desires: AIDS in the News Media* (London, 1994), pp. 74–75; Gabriel Rotello, *Sexual Ecology: AIDS and the Destiny of Gay Men* (New York, 1997), pp. 10–13.

23. Stephanie C. Kane, *AIDS Alibis: Sex, Drugs, and Crime in the Americas* (Philadelphia, 1998), p. 33; Nancy Krieger, introduction to Krieger and Glen Margo, eds., *AIDS: The Politics of Survival* (Amityville, NY, 1994), p. ix.

24. Peter H. Duesberg, *Infectious AIDS: Have We Been Misled?* (Berkeley, 1995), p. 336; Frank Rühmann, *AIDS: Eine Krankheit und ihre Folgen*, 2d ed. (Frankfurt, 1985), pp. 31–32.

25. Joan Shenton, *Positively False: Exposing the Myths around HIV and AIDS* (London, 1998), pp. xxvi, xxxii, 21.

26. Duesberg, *Infectious AIDS*, pp. 333, 515.

27. Neville Hodgkinson, *AIDS, the Failure of Contemporary Science: How a Virus That Never Was Deceived the World* (London, 1996), p. 5; Gordon T. Stewart, "The Epidemiology and Transmission of AIDS: A Hypothesis Linking Behavioural and Biological Determinants to Time, Person and Place," in Peter Duesberg, ed., *AIDS: Virus- or Drug Induced?* (Dordrecht, 1996), pp. 179–80; *Congressional Record* (Senate), 14 May 1990, p. 6128.

28. Peter S. Arno and Karyn L. Feiden, *Against the Odds: The Story of AIDS Drug Development, Politics, and Profits* (New York, 1992), p. 33.

29. Peter Pulzer, *The Rise of Political Anti-Semitism in Germany and Austria*, rev. ed. (Cambridge, 1988); Dan Diner, *America in the Eyes of the Germans: An Essay on Anti-Americanism* (Princeton, 1996).

30. Elizabeth Fee and Nancy Krieger, "Thinking and Rethinking AIDS: Implications for Health Policy," *International Journal of Health Sciences* 23, 2 (1993), p. 326; Rotello, *Sexual Ecology*, pp. 10–13.

31. Gerald M. Oppenheimer, "In the Eye of the Storm: The Epidemiological Construction of AIDS," in Elizabeth Fee and Daniel M. Fox, eds., *AIDS: The Burdens of History* (Berkeley, 1988), pp. 267–72, 279.

32. Nancy Goldstein and Jennifer L. Manlowe, eds., *The Gender Politics of HIV/AIDS in Women* (New York, 1997), pp. 29–30, 68; Sylvia Noble Tesh, *Hidden Arguments: Political Ideology and Disease Prevention Policy* (New Brunswick, 1988), pp. 33, 40; Steven Epstein, *Impure Science: AIDS, Activism, and the Politics of Knowledge* (Berkeley, 1996), pp. 95–96, 158.

33. Michael Pollak, *The Second Plague of Europe: AIDS Prevention and Sexual Transmission among Men in Western Europe* (Binghamton, NY, 1994), pp. 77–78; Karl Otto Hondrich, "Risikosteuerung durch Nichtwissen," in Ernst Burkel, ed., *Der AIDS-Komplex: Dimensionen einer Bedrohung* (Frankfurt, 1988), p. 136.

34. *RD Prot*, 1988/89, Bihang, Prop. 5, p. 53.

35. Martel, *Le rose et le noir*; Edmund White, "AIDS Awareness and Gay Culture in France," in Joshua Oppenheimer and Helena Reckitt, eds., *Acting on AIDS: Sex, Drugs, and Politics* (London, 1997), pp. 339–45; David Caron, "Lib-

erté, Égalité, Séropositivité: AIDS, the French Republic, and the Question of Community," *French Cultural Studies* 9, 3 (1998), pp. 282–83.

36. Jaqueline Bouton, "Le secret médical et le sida," in Eric Heilmann, ed., *Sida et libertés: La régulation d'une épidemie dans un état de droit* (n.p., 1991), pp. 139–40; Françoise Barré-Sinoussi et al., *Le SIDA en questions* (Paris, 1987), p. 59.

37. Fabienne Dulac, "Du refus de la maladie a une prise en charge exigeante," in Pierre Favre, ed., *Sida et politique: Les premiers affrontements (1981–1987)* (Paris, 1992), pp. 63–64; Dennis Altman, *Power and Community: Organizational and Cultural Responses to AIDS* (London, 1994), pp. 22–23.

38. Guenter Frankenberg, "Germany: The Uneasy Triumph of Pragmatism," and John Street and Albert Weale, "Britain: Policy-Making in a Hermetically Sealed System," in David L. Kirp and Ronald Bayer, eds., *AIDS in the Industrialized Democracies* (New Brunswick, 1992), pp. 120, 197.

39. *IDHL* 38, 4 (1987), pp. 769–71; 41, 3 (1990), pp. 431–32; 42, 1 (1991), pp. 20–21, 21–25; 44, 2 (1993), pp. 223–28; 46, 3 (1995); Nadine Marie, "Le Sida dans l'ex-URSS," in Jacques Foyer and Lucette Khaïat, *Droit et Sida: Comparaison internationale* (Paris, 1994), pp. 434–38; Christopher Williams, *AIDS in Post-Communist Russia and Its Successor States* (Aldershot, U.K., 1995), p. 59, 73–74, 160–61.

40. *IDHL* 37, 1 (1986), pp. 21–23; 38, 4 (1987), pp. 768–69; 39, 4 (1988), pp. 830–32; 41, 2 (1990), pp. 246–47; 46, 4 (1995); WHO, *Legislative Responses to AIDS* (Dordrecht, 1989), pp. 92–95; D. C. Jayasuriya, *AIDS: Public Health and Legal Dimensions* (Dordrecht, 1988), p. 28; Swiss Institute of Comparative Law, *Comparative Study on Discrimination against Persons with HIV or AIDS* (Strasbourg, 1993), p. 18.

41. Roger Davidson, *Dangerous Liaisons: A Social History of Venereal Disease in Twentieth-Century Scotland* (Amsterdam, 2000), pp. 321–22.

42. Peter Baldwin, *Contagion and the State in Europe* (Cambridge, 1999), pp. 88, 131–32, ch. 3.

43. Wolf-Dieter Narr, "Aids: Prävention, Aufklärung, Demokratie—Steinige Wege, Fluchtwege und Abwege," in Rolf Rosenbrock and Andreas Salmen, eds., *Aids-Prävention* (Berlin, 1990), p. 244.

44. Hondrich, "Risikosteuerung," p. 136.

45. *IDHL* 34, 2 (1983), pp. 252–55.

46. Niels Sönnichsen, "Überlegungen und Erfahrungen zur Verhütung und Bekämpfung des Syndroms des erworbenen Immundefektes (AIDS) in der DDR," *AIDS-Forschung* 2, 10 (October 1987), p. 552; *AIDS-Forschung* 3, 2 (February 1988), p. 107.

47. *IDHL* 40, 3 (1989), p. 585; Ehrhart Neubert, "A Critical Analysis of the Social Consequences of AIDS in the German Democratic Republic," in Martin Breum and Aart Hendriks, eds., *AIDS and Human Rights* (Copenhagen, 1988), pp. 61–62.

48. "Protokoll zwischen dem Bayerischen Staatsministerium für Wis-

senschaft und Kunst und dem Ministerium für Gesundheitswesen der Deutschen Demokratischen Republik über die Zusammenarbeit auf dem Gebiet der AIDS-Forschung," *AIDS-Forschung* 1 (1990), pp. 51–52; Peter Gauweiler, *Was tun gegen AIDS?* (Percha am Starnberger See, 1989), pp. 119, 132. Michael G. Koch, who was advisor to Peter Gauweiler during the implementation phase of the Bavarian measures, had trained in the DDR and was to spend his later career in Sweden (where he called himself Michael von Koch!). The Bavarians also admired the Cuban example of traditional public health techniques: Gert G. Frösner, "AIDS-Bekämpfung: Die unterschiedliche Seuchenbekämpfung in verschiedenen Ländern," *AIDS-Forschung* 11 (1989), pp. 598–99.

49. Ronald Bayer et al., "The American, British, and Dutch Responses to Unlinked Anonymous HIV Seroprevalence Studies: An International Comparison," *AIDS* 4 (1990), pp. 285–86.

50. Mary Catherine Bateson and Richard Goldsby, *Thinking AIDS* (Reading, MA, 1988), p. 122.

51. Signild Vallgårda, *Folkesundhed som Politik: Danmark og Sverige fra 1930 til i Dag* (Århus, 2003), ch. 10; Vagn Greve and Annika Snare, "Retssystemet v. Aids?" *Retfærd* 9, 34 (1986), pp. 7–11; Sundhedsbestyrelsen, *AIDS: Sygdommen AIDS og retningslinier til forebyggelse af HIV-infektion*, p. 18; Vagn Greve and Annika Snare, *AIDS: Nogle retspolitiske spørgsmål*, 5th ed. (Copenhagen, 1987), p. 19.

52. *BT Drucksache* 10/5430, No. 54, 2 May 1986.

53. Department of Health and Human Services, Public Health Service, *AIDS: A Public Health Challenge* (Washington, DC, October 1987), 1:3–38; Allyn K. Nakashima et al., "Effect of HIV Reporting by Name on Use of HIV Testing in Publicly Funded Counselling and Testing Programs," *JAMA* 280, 16 (1998), pp. 1421–26; Brian C. Castrucci et al., "The Elimination of Anonymous HIV Testing: A Case Study in North Carolina," *Journal of Public Health Management Practice* 8, 6 (2002), pp. 30–37. Similar results in Canada: Gayatri C. Jayaraman et al., "Mandatory Reporting of HIV Infection and Opt-Out Prenatal Screening for HIV Infection: Effect on Testing Rates," *Canadian Medical Association Journal* 168, 6 (2003).

54. Lutz Horn, "Die Behandlung von AIDS in ausgewählten Mitgliedstaaten des Europarates—ein rechtsvergleichender Überblick," in Hans-Ullrich Gallwas et al., eds., *Aids und Recht* (Stuttgart, 1992), p. 212. Though for the opposite view, see Arthur Kreuzer, "Sozialwissenschaftlich-kriminologische Vorbehalte gegenüber der strafrechtsdogmatisch-kriminalpolitischen Aids-Diskussion," in Cornelius Prittwitz, ed., *Aids, Recht und Gesundheitspolitik* (Berlin, 1990), p. 118.

55. Albert Palmberg, *A Treatise on Public Health* (London, 1895), p. iii; Henri Monod, *La santé publique* (Paris, 1904), p. 3; Morelle, *La défaite de la santé publique*, pp. 308–9.

56. Monika Steffen, "AIDS and Political Systems," 5:36; Jean-Marie Auby, "SIDA: Problématique de droit de la santé," in Philippe Auvergnon, ed., *Le droit social à l'epreuve du SIDA* (n.p., n.d.), p. 21.

57. Richards, "HIV Testing, Screening, and Confidentiality," pp. 88–90.

58. Baldwin, *Contagion and the State*, pp. 350, 520, 539; Franz v. Liszt, "Der strafrechtliche Schutz gegen Gesundheitsgefährdung durch Geschlechtskranke," *Zeitschrift für die Bekämpfung der Geschlechtskrankheiten* 1, 1 (1903), pp. 21–22.

59. Koch, "Stellungnahme zur AIDS-Problematik," p. 545.

60. Reichstag, *Stenographische Berichte der Verhandlungen* 1892/93, 21 April 1893, pp. 1959D-1960A, 1964D-1965D.

61. *RD Prot*, 1988/89:44 (13 December 1988), p. 12.

62. Such were the battles fought out surrounding a court case in Hamburg in 1989: Madeleine Leijonhufvud, *HIV-smitta: Straff- och skadeståndsansvar* (Stockholm, 1993), pp. 48–49; Klaus Scherf, *AIDS und Strafrecht* (Baden-Baden, 1992), pp. 63–66.

63. Michael Bess, *The Light-Green Society: Ecology and Technological Modernity in France, 1960–2000* (Chicago, 2003), passim.

64. Gérard Bach-Ignasse, "Le Sida et la vie politique française," in Michael Pollak et al., eds., *Homosexualités et Sida* (n.p., n.d. [1991]), p. 101.

65. *BT Verhandlungen* 11/4, 18 March 1987, p. 118D.

66. *Le Monde*, 11 January 1989, p. 17.

67. Of the sort painfully laid bare in Morelle, *La défaite de la santé publique*.

68. Martel, *Le rose et le noir*; Monika Steffen, "Les modèles nationaux d'adaptation aux défis d'une épidémie," *Revue française de sociologie*, 41, 1 (2000), p. 24; Michael Pollak and Marie-Ange Schiltz, "Les homosexuels français face au sida: Modifications des pratiques sexuelles et émergence de nouvelles valeurs," *Anthropologie et sociétés* 15, 2–3 (1991), p. 54.

69. Stephen P. Strickland, *Politics, Science, and Dread Disease: A Short History of United States Research Policy* (Cambridge, MA, 1972), p. 213.

70. David Kirp, "The Politics of Blood: Hemophilia Activism in the AIDS Crisis," in Eric A. Feldman and Ronald Bayer, eds., *Blood Feuds: AIDS, Blood, and the Politics of Medical Disaster* (New York, 1999), p. 312.

71. Although, of course, there are debates over whether multiculturalism in fact throws up real differences or merely masks a fundamental assimilation beneath a veneer of difference. Stanley Fish, *The Trouble with Principle* (Cambridge, MA, 1999), ch. 4; John A. Hall and Charles Lindholm, *Is America Breaking Apart?* (Princeton, 1999).

72. Matti Hayry and Heta Hayry, "AIDS and a Small North European Country: A Study in Applied Ethics," *International Journal of Applied Philosophy* 3, 3 (1987), p. 59.

73. Peter Baldwin, "The Return of the Coercive State? Behavioral Control in Multicultural Society," in John A. Hall et al., eds., *The Nation-State under Challenge: Autonomy and Capacity in a Changing World* (Princeton, 2003); Elizabeth Fee, "Public Health and the State: The United States," in Dorothy Porter, ed., *The History of Public Health and the Modern State* (Amsterdam, 1994), p. 260; Alfred Yankauer, "Sexually Transmitted Diseases: A Neglected Public Health Priority," *American Journal of Public Health* 84, 12 (1994), p. 1896.

74. "Stellungnahme der Deutschen Gesellschaft für Innere Medizin zu AIDS," *AIDS-Forschung* 7 (1989), p. 379.

75. *International Herald Tribune*, 30 May 2003, p. 9.

76. John R. Lott, *More Guns, Less Crime: Understanding Crime and Gun-Control Laws* (Chicago, 1998).

77. Norman Fowler, *Ministers Decide: A Personal Memoir of the Thatcher Years* (London, 1991), p. 253.

78. Rita Süssmuth, AIDS: *Wege aus der Angst* (Hamburg, 1987), p. 93; Staatssekretärsausschuss "AIDS" der Bayerischen Staatsregierung, *Konzept der Bayerischen Staatsregierung zur Bekämpfung der Immunschwächekrankheit AIDS* (Munich, n.d.), p. 1.

79. Lawrence M. Friedman, *The Republic of Choice: Law, Authority, and Culture* (Cambridge, MA, 1990), p. 2.

80. Nikolas Rose, *Governing the Soul: The Shaping of the Private Self*, 2d ed. (London, 1999); Nikolas Rose, *Powers of Freedom: Reframing Political Thought* (Cambridge, 1999); Peter N. Stearns, *Battleground of Desire: The Struggle for Self-Control in Modern America* (New York, 1999); Mariana Valverde, *Diseases of the Will: Alcohol and the Dilemmas of Freedom* (Cambridge, 1998), p. 17; Helmut Willke, *Ironie des Staates: Grundlinien einer Staatstheorie polyzentrischer Gesellschaft* (Frankfurt, 1992).

81. Alfons Labisch, " 'Hygiene ist Moral—Moral ist Hygiene': Soziale Disziplinierung durch Ärzte und Medizin," in Christoph Sachsse and Florian Tennstedt, eds., *Soziale Sicherheit und soziale Disziplinierung* (Frankfurt, 1986), p. 280.

82. Markus Müller, *Zwangsmassnahmen als Instrument der Krankheitsbekämpfung: Das Epidemiengesetz und die Persönliche Freiheit* (Basel, 1992), pp. 63–64; Michael Ramah and Claire M. Cassidy, "Social Marketing and Prevention of AIDS," in Jaime Sepulveda et al., eds., *AIDS: Prevention through Education* (New York, 1992); David C. Wyld and David E. Hallock, "Advertising's Response to the AIDS Crisis: The Role of Social Marketing," *AIDS and Public Policy Journal* 4, 4 (1989).

83. Kenneth F. Kiple, ed. *The Cambridge World History of Human Disease* (Cambridge, 1993), p. 205; Rüdiger Jacob, *Krankheitsbilder und Deutungsmuster: Wissen über Krankheit und dessen Bedeutung für die Praxis* (Opladen, 1995), pp. 37–38; Nora Kizer Bell, "Ethical Issues in AIDS Education," in Frederick G. Reamer, ed., *AIDS and Ethics* (New York, 1991), p. 137; Arnold J. Rosoff, "The AIDS Crisis: Constitutional Turning Point?" *Law, Medicine, and Health Care* 15, 1–2 (summer 1987), p. 81.

84. Ronald Bayer, *Private Acts, Social Consequences: AIDS and the Politics of Public Health* (New York, 1989), p. 11.

85. Joachim Israel, "Sykdom og sosial kontroll," in Turid Eikvam and Arne Grønningsæter, eds., *AIDS og samfunnet* (n.p., 1987), p. 21. Similarly: Felix Herzog, "Das Strafrecht im Kampf gegen 'Aids-Desperados,' " in Ernst Burkel, ed., *Der AIDS-Komplex: Dimensionen einer Bedrohung* (Frankfurt, 1988), p. 342; Roy Porter, "History Says No to the Policeman's Response to AIDS,"

British *Medical Journal* 293, 6562 (1986), p. 1590; BT *Verhandlungen* 12/12, 28 February 1991, p. 593B-C; F. Grémy and A. Bouckaert, "Santé publique et sida: Contribution du sida à la critique de la raison médicale," *Ethique* 12, 2 (1994), pp. 16, 20–21.

    86. Koch, "Stellungnahme zur AIDS-Problematik," pp. 541–42.

    87. RD *Prot*, 1985/86:109 (4 April 1986), p. 9.

    88. Aart Hendriks, *AIDS and Mobility: The Impact of International Mobility on the Spread of HIV and the Need and Possibility for AIDS/HIV Prevention Programmes* (Copenhagen, 1991), p. 18.

    89. Hannah Arendt, *The Origins of Totalitarianism* (New York, 1968), pt. 2, pp. 55–66.

    90. Klaus Scherf, *AIDS und Strafrecht* (Baden-Baden, 1992), p. 83.

    91. Ute Canaris, "Gesundheitspolitische Aspekte im Zusammenhang mit AIDS," in Johannes Korporal and Hubert Malouschek, eds., *Leben mit AIDS — Mit AIDS leben* (Hamburg, 1987), p. 282; M. A. Schiltz and Th. G. M. Sandfort, "HIV-Positive People, Risk, and Sexual Behaviour," *Social Science and Medicine* 50 (2000), p. 573.

    92. Johan Goudsblom, "Zivilisation, Ansteckungsangst und Hygiene: Betrachtungen über ein Aspekt des europäischen Zivilisationsprozesses," in Peter Gleichmann et al., eds., *Materialen zu Norbert Elias' Zivilisationstheorie* (Frankfurt, 1977), pp. 216–18.

    93. Carl Wilhelm Streubel, *Wie hat der Staat der Prostitution gegenüber sich zu verhalten?* (Leipzig, 1862), pp. 50–51.

    94. Georges Vigarello, *Le sain et le malsain* (Paris, 1993), pp. 57–58.

    95. Johan Goudsblom, "Public Health and the Civilizing Process," *Milbank Quarterly* 64, 2 (1986), p. 175.

    96. Louis Fiaux, *Le délit pénal de contamination intersexuelle* (Paris, 1907), p. 16.

    97. Lassar, "Quelle part revient, en dehors de la prostitution, aux autres modes de dissémination de la syphilis et des maladies vénériennes?" in Dubois-Havenith, ed., *Conférence internationale pour la prophylaxie de la syphilis et des maladies vénériennes: Rapports préliminaires* (Brussels, 1899), vol. 1, pt. 1, p. 10; Allan M. Brandt, "AIDS: From Social History to Social Policy," *Law, Medicine, and Health Care* 14, 5–6 (December 1986), p. 232.

    98. Friedrich Weinbrenner, *Wie schützt man sich vor Ansteckung?* (Bonn, 1908), pp. 7–9.

    99. Michael Pollak, "Introduction à la discussion: Systèmes de lutte contre les MST et sciences sociales," in Nadine Job-Spira et al., eds., *Santé publique et maladies à transmission sexuelle* (Montrouge, 1990), p. 110.

    100. Goudsblom, "Public Health and the Civilizing Process," pp. 185–86.

    101. Vigarello, *Le sain et le malsain*, pp. 291–98.

    102. "Entschliessung der Sondersitzung der Konferenz der für das Gesundheitswesen zuständigen Minister und Senatoren der Länder (GMK) vom 27.3.1987 in Bonn," in Bundesministerium für Jugend, Familie, Frauen und Gesundheit, *Aidsbekämpfung in der Bundesrepublik Deutschland* (n.p., n.d.), p.

87, and in Günter Frankenberg, *AIDS-Bekämpfung im Rechtsstaat* (Baden-Baden, 1988), p. 176; *BT Verhandlungen* 11/43, 26 November 1987, p. 2965B; 11/71, 14 April 1988, p. 4806D; *BT Drucksache* 11/2495, 16 June 1988, p. 9. Similarly: Herzog, "Das Strafrecht im Kampf gegen 'Aids-Desperados,'" p. 342; Jonathan Mann, "Global AIDS: Epidemiology, Impact, Projections, Global Strategy," in World Health Organization, *AIDS Prevention and Control* (Geneva, 1988), p. 9; *BT Verhandlungen* 12/12, 28 February 1991, p. 592B-C.

103. *BT Drucksache* 11/1364, 26 November 1987.

104. Sundhedsbestyrelsen, *AIDS: Sygdommen AIDS og retningslinier til forebyggelse af HIV-infektion*, p. 18.

105. Theo Sandfort, "Pragmatism and Consensus: The Dutch Response to HIV," in Sandfort, ed., *The Dutch Response to HIV: Pragmatism and Consensus* (London, 1998), p. 7; Jan K. van Wijngaarden, "The Netherlands: AIDS in a Consensual Society," in David L. Kirp and Ronald Bayer, eds., *AIDS in the Industrialized Democracies* (New Brunswick, 1992), p. 264.

106. Frédéric Ocqueteau, "La répression pénale dans la lutte contre le sida: Solution ou alibi?" in Eric Heilmann, ed., *Sida et libertés: La régulation d'une épidemie dans un état de droit* (n.p., 1991), p. 249; Hubert Rottleuthner, "Probleme der rechtlichen Regulierung von Aids," in Rolf Rosenbrock and Andreas Salmen, eds., *Aids-Prävention* (Berlin, 1990), p. 125; *BT Drucksache* 11/2495, 16 June 1988, p. 79.

107. Porter, "History Says No," p. 1590; Jean de Savigny, *Le Sida et les fragilités françaises: Nos réactions face à l'épidémie* (Paris, 1995), pp. 307–8; Rotello, *Sexual Ecology*, p. 10.

108. *BT Verhandlungen* 11/4, 18 March 1987, p. 118D.

109. John Hardie, *AIDS, Dentistry, and the Illusion of Infection Control: Questioning the HIV Hypothesis* (Lewiston, NY, 1995), p. v; Bernard Paillard, *Notes on the Plague Years: AIDS in Marseilles* (New York, 1998), ch. 5.

110. *Report of the Presidential Commission on the Human Immunodeficiency Virus Epidemic* (Washington, DC, 1988), pp. 30–32; Justizminister des Landes Nordrhein-Westfalen, *Im Gespräch: AIDS im Strafvollzug: Protokoll des Symposiums am 2. Oktober 1985 in Düsseldorf* (Düsseldorf, n.d.), p. 35.

111. *BT Verhandlungen* 11/103, 27 October 1988, p. 7057B-C; Peter Gould, *The Slow Plague: A Geography of the AIDS Pandemic* (Cambridge, MA, 1993), p. 25; Michael Fumento, *The Myth of Heterosexual AIDS* (New York, 1990), p. 164; Jean-François Rouge, "L'economie du sida," *L'Expansion* (24 January–6 February 1991), pp. 47–48.

112. Elizabeth Fee and Nancy Krieger, "Understanding AIDS: Historical Interpretations and the Limits of Biomedical Individualism," *American Journal of Public Health* 83, 10 (October 1993), p. 1479.

113. Wolfram H. Eberbach, "Aktuelle Rechtsprobleme der HIV-Infektion," *AIDS-Forschung* 6 (1988), pp. 308–9. Echoes of this: "Die rechtliche Beurteilung von Eingriffsmassnahmen und ihre Gewichtung im Rahmen der Gesamtstrategie der AIDS-Bekämpfung," *AIDS-Forschung* 5 (1989), p. 267.

114. Staatssekretärsausschuss "AIDS" der Bayerischen Staatsregierung, *Konzept der Bayerischen Staatsregierung;* Bayerisches Staatsministerium des Innern, *Strategie gegen AIDS* (Munich [1989]); Bundesrat, *Verhandlungen* 580, 25 September 1987, p. 296D; "Entschliessung der Sondersitzung der Konferenz der für das Gesundheitswesen zuständigen Minister und Senatoren der Länder (GMK) vom 27.3.1987 in Bonn," in Bundesministerium für Jugend, *Familie, Frauen und Gesundheit, Aidsbekämpfung in der Bundesrepublik Deutschland* (n.p., n.d.), p. 87; *BT Verhandlungen* 11/103, 27 October 1988, p. 7050B-C; House of Commons, 1986–87, Social Services Committee, *Problems Associated with AIDS,* 13 May 1987, vol. 1, p. xxx; Dominique Hausser et al., "Effectiveness of the AIDS Prevention Campaigns in Switzerland," in Alan F. Fleming et al., *The Global Impact of AIDS* (New York, 1988), p. 220; WHO, *AIDS Diagnosis and Control: Current Situation* (Copenhagen, 1987), p. 5; Lawrence Gostin and Lane Porter, eds., *International Law and AIDS* (n.p., 1992), p. 263; *Report of the Presidential Commission,* pp. 83–85; Lupton, *Moral Threats,* pp. 53, 62; Kaye Wellings and Becky Field, *Stopping AIDS: AIDS/HIV Education and the Mass Media in Europe* (London, 1996), pp. 31–32.

115. *BT Verhandlungen* 12/12, 28 February 1991, p. 587B.

116. Ronald Bayer and David L. Kirp, "The United States: At the Center of the Storm," in Kirp and Bayer, eds., *AIDS in the Industrialized Democracies* (New Brunswick, 1992), p. 35; Simmy Viinikka, "Children, Young People, and HIV Infection," in Richard Haigh and Dai Harris, eds., *AIDS: A Guide to the Law,* 2d ed. (London, 1995), p. 20; Swiss Institute, *Comparative Study,* p. 18; Barbara A. Misztal, "AIDS in Poland: The Fear of Unmasking Intolerance," in Misztal and David Moss, eds., *Action on AIDS: National Policies in Comparative Perspective* (New York, 1990), p. 169.

117. *IDHL* 37, 1 (1986), p. 26; Lotta Westerhäll and Ake Saldeen, "Réflexions sur le Sida et le droit suédois," in Jacques Foyer and Lucette Khaïat, *Droit et Sida: Comparaison internationale* (Paris, 1994), p. 394; *RD Prot,* 1988/89, Bihang, Prop. 5, p. 3; Timothy Harding and Marinette Ummel, "Consensus on Non-Discrimination in HIV Policy," *Lancet* 341, 8836 (1993), pp. 24–25.

118. Vincent Sterner, "Rättsläget kring AIDS i Sverige," *Retfærd* 11, 1 (1988), p. 35; *RD Prot,* 1988/89, Bihang, Prop. 5, p. 89; 1988/89:105 (27 April 1989), p. 26.

119. Sigfried Borelli et al., eds., *Geschichte der Deutschen Gesellschaft zur Bekämpfung der Geschlechtskrankheiten* (Berlin, 1992), p. 79.

120. Fee and Krieger, "Understanding AIDS," pp. 1482–83; Tim Rhodes, "Individual and Community Action in HIV Prevention," in Rhodes and Richard Hartnoll, eds., *AIDS, Drugs, and Prevention* (London, 1996), pp. 1–2.

121. *BT Verhandlungen* 11/8, 2 April 1987, pp. 430C-431A.

122. Narr, "Aids: Prävention, Aufklärung, Demokratie," p. 245.

123. *RD Prot,* 1988/89, Bihang, Prop. 5, p. 205.

124. Lynne Segal, "Lessons from the Past: Feminism, Sexual Politics, and the Challenge of AIDS," in Erica Carter and Simon Watney, eds., *Taking Liberties*

(London, 1989), pp. 135–39; Walt Odets, "AIDS Education and Harm Reduction for Gay Men," *AIDS and Public Policy Journal* 9, 1 (1994), pp. 5–6.

125. Pollak and Schiltz, "Les homosexuels français face au sida," p. 56; Michael Pollak, *Les homosexuels et le sida: Sociologie d'une épidémie* (Paris, 1988), pp. 81–82.

126. Greve and Snare, *AIDS*, p. 52; Noel Annan, *Our Age: Portrait of a Generation* (London, 1990), p. 153.

127. J. W. Duyvendak and R. Koopmans, "Resister au Sida: Destin et influence du mouvement homosexuel," in Michael Pollak et al., eds., *Homosexualités et Sida* (n.p., n.d. [1991]), p. 212; van Wijngaarden, "The Netherlands," p. 260; Birgit Westphal Christensen et al., *AIDS: Prævention og kontrol i Norden* (Stockholm, 1988), p. 82.

128. Richard D. Mohr, *Gays/Justice: A Study of Ethics, Society, and Law* (New York, 1988), p. 252; Andreas Salmen, "Aktuelle Erfordernisse der Aidsprävention," in Rolf Rosenbrock and Salmen, eds., *Aids-Prävention* (Berlin, 1990), p. 95; Frank Becker and Klaus-Dieter Beisswenger, eds., *Solidarität der Uneinsichtigen: Aktionstag 9. Juli 1988 Frankfurt a.M.* (Berlin, 1988), pp. 10, 25.

129. Cindy Patton, "Save Sex/Save Lives: Evolving Modes of Activism," in Tim Rhodes and Richard Hartnoll, eds., *AIDS, Drugs, and Prevention* (London, 1996), pp. 125–28; Cindy Patton, *Fatal Advice: How Safe-Sex Education Went Wrong* (Durham, NC, 1996), passim; Graham Hart et al., " 'Relapse' to Unsafe Sexual Behavior among Gay Men: A Critique of Recent Behavioural HIV/AIDS Research," *Sociology of Health and Illness* 14, 2 (1992), pp. 226–27.

130. Mitchell Cohen, "The Place of Time in Understanding Risky Behaviour Related to HIV Infection," in Dorothee Friedrich and Wolfgang Heckmann, eds., *Aids in Europe: The Behavioural Aspect* (Berlin, 1995), 4:27–28; Jared Diamond, *Why Is Sex Fun?* (New York, 1997), p. 65; Priscilla Alexander, "Sex Workers Fight against AIDS: An International Perspective," in Beth E. Schneider and Nancy E. Stoller, eds., *Women Resisting AIDS: Feminist Strategies of Empowerment* (Philadelphia, 1995), p. 106; Brooke Grundfest Schoepf, "AIDS, Sex, and Condoms: African Healers and the Reinvention of Tradition in Zaire," *Medical Anthropology* 14 (1992), p. 231; Gilbert H. Herdt, "Semen Depletion and the Sense of Maleness," in Stephen O. Murray, ed., *Oceanic Homosexualities* (New York, 1992), pp. 37–41.

131. Rafael Miguel Diaz, "Latino Gay Men and Psycho-Cultural Barriers to AIDS Prevention," in Martin P. Levine et al., eds., *In Changing Times: Gay Men and Lesbians Encounter HIV/AIDS* (Chicago, 1997), pp. 228–31.

132. Meredeth Turshen, "Is AIDS Primarily a Sexually Transmitted Disease?" in Nadine Job-Spira et al., eds., *Santé publique et maladies à transmission sexuelle* (Montrouge, 1990), p. 347; Henning Machein, "Mythen sterben langsam: Aids in Mali," in Anja Bestmann et al., eds., *Aids — weltweit und dichtdran* (Saarbrücken, 1997), pp. 188–89; Beth E. Schneider and Valerie Jenness, "Social Control, Civil Liberties, and Women's Sexuality," in Schneider and

Nancy E. Stoller, eds., *Women Resisting AIDS: Feminist Strategies of Empowerment* (Philadelphia, 1995), pp. 80–81.

133. *BT Drucksache* 11/7200, 31 May 1990, p. 340; House of Commons, *Problems Associated with AIDS*, vol. 1, pp. xxvii–viii.

134. Michael T. Isbell, "AIDS and Public Health: The Enduring Relevance of a Communitarian Approach to Disease Prevention," *AIDS and Public Policy Journal* 8, 4 (1993), pp. 160, 168.

135. Ronald Bayer, "AIDS Prevention and Cultural Sensitivity: Are They Compatible?" *American Journal of Public Health* 84, 6 (1994), pp. 895–97.

136. James Miller, *The Passion of Michel Foucault* (New York, 1993), ch. 8.

137. Marco Pulver, *Tribut der Seuche oder: Seuchenmythen als Quelle sozialer Kalibrierung: Eine Rekonstruktion des AIDS-Diskurses vor dem Hintergrund von Studien zur Historizität des Seuchendispositivs* (Frankfurt, 1999), pp. 438–40; Michael Bartos, "Community vs. Population: The Case of Men Who Have Sex with Men," in Peter Aggleton et al., eds., *AIDS: Foundations for the Future* (London, 1994), pp. 82–85.

138. Wolf Kirschner, *HIV-Surveillance: Inhaltliche und methodische Probleme bei der Bestimmung der Ausbreitung von HIV-Infektionen* (Berlin, 1993), pp. 10, 64–65, 70.

139. John Rechy, *The Sexual Outlaw* (New York, 1977), p. 31.

140. François Bachelot and Pierre Lorane, *Une société au risque du sida* (Paris, 1988), pp. 22, 52–53, 265–87; Staatssekretärsausschuss "AIDS" der Bayerischen Staatsregierung, *Konzept der Bayerischen Staatsregierung*, p. 15; Bayer and Kirp, "The United States," p. 21; Dudley Clendinen and Adam Nagourney, *Out for Good: The Struggle to Build a Gay Rights Movement in America* (New York, 1999), p. 502; Randy Shilts, *And the Band Played On: Politics, People, and the AIDS Epidemic* (New York, 1988), p. 443.

141. David Rayside, *On the Fringe: Gays and Lesbians in Politics* (Ithaca, 1998), pp. 304–5 and passim; Barry D. Adam, *The Rise of a Gay and Lesbian Movement* (Boston, 1987), ch. 6; Clendinen and Nagourney, *Out for Good*, pt. 3.

142. Peter Duesberg, *Inventing the AIDS Virus* (Washington, DC, 1996), pp. 369–70.

143. Baldwin, *Contagion and the State*, ch. 1.

144. For similar themes, see Baldwin, "Return of the Coercive State?"

145. Zachary Gussow, *Leprosy, Racism, and Public Health: Social Policy in Chronic Disease Control* (Boulder, 1989), pp. 19–20, ch. 4.

146. Mary Douglas and Marcel Calvez, "The Self as Risk Taker: A Cultural Theory of Contagion in Relation to AIDS," *Sociological Review* (1990), p. 462.

147. Félix Regnault, *L'Évolution de la prostitution* (Paris, n.d. [1906?]), pp. 250–57.

148. J. Courmont, "La lutte contre les maladies infectieuses en Suède et en Norvège," *Annales d'hygiène publique et de médecine légale* 4, 12 (1909), pp. 239–43; Yves-Marie Bercé, *Le chaudron et la lancette: Croyances populaires et médecine préventive* (Paris, 1984), p. 302.

149. Barron H. Lerner, *Contagion and Confinement: Controlling Tuberculosis along the Skid Road* (Baltimore, 1998).

150. Renée Dubos and Jean Dubos, *The White Plague: Tuberculosis, Man, and Society* (Boston, 1952), p. 172.

151. Virginia Berridge, *AIDS in the UK: The Making of Policy, 1981–1994* (Oxford, 1996), pp. 278–79; Lois M. Takahashi, *Homelessness, AIDS, and Stigmatization: The NIMBY Syndrome in the United States at the End of the Twentieth Century* (Oxford, 1998), pp. 18–19; Altman, *Power and Community*, pp. 3–4; Jonathan M. Mann and Daniel J. M. Tarantola, eds., *AIDS in the World II* (New York, 1996), p. 63.

152. Jonsen and Stryker, *Social Impact of AIDS*, p. 9; Monroe E. Price, *Shattered Mirrors: Our Search for Identity and Community in the AIDS Era* (Cambridge, MA, 1989), pp. 64–65; David McBride, *From TB to AIDS: Epidemics among Urban Blacks since 1900* (Albany, 1991), ch. 6; Sarah Santana et al., "Human Immunodeficiency Virus in Cuba: The Public Health Response of a Third World Country," in Nancy Krieger and Glen Margo, eds., *AIDS: The Politics of Survival* (Amityville, NY, 1994), p. 169.

153. Gregory M. Herek and Eric K. Glunt, "AIDS-Related Attitudes in the United States: A Preliminary Conceptualization," *Journal of Sex Research* 28, 1 (1991), pp. 107, 111.

154. Benjamin P. Bowser, "HIV Prevention and African Americans: A Difference of Class," in Johannes P. Van Vugt, ed., *AIDS Prevention and Services: Community Based Research* (Westport, 1994), pp. 96–100.

155. Michael Bloor, *The Sociology of HIV Transmission* (London, 1995), p. 60; *Los Angeles Times*, 14 January 2000, p. A13.

156. Ronald Bayer, "Perinatal Transmission of HIV Infection: The Ethics of Prevention," in Lawrence O. Gostin, ed., *AIDS and the Health Care System* (New Haven, 1990), pp. 64–65, 69–70.

157. Nonetheless, mandatory universal testing gained favor again, as for AIDS, once penicillin was thought to reduce mortality in infants. Katherine L. Acuff and Ruth R. Faden, "A History of Prenatal and Newborn Screening Programs: Lessons for the Future," in Ruth R. Faden et al., eds., *AIDS, Women, and the Next Generation* (New York, 1991), pp. 67–71.

158. Bayer, "Politics, Social Sciences, and HIV Prevention," pp. 46–47; Ken Rigby et al., "The Theory of Reasoned Action as Applied to AIDS Prevention for Australian Ethnic Groups," in Deborah J. Terry et al., eds., *The Theory of Reasoned Action: Its Application to Aids-Preventive Behaviour* (Oxford, 1993); Rinske van Duifhuizen, "HIV/AIDS Prevention Programmes for Migrants and Ethnic Minorities in Europe," in Mary Haour-Knipe and Richard Rector, eds., *Crossing Borders: Migration, Ethnicity, and AIDS* (London, 1996), p. 121.

159. Loes Singels, "AIDS Prevention for Migrants in the Netherlands," in Theo Sandfort, ed., *The Dutch Response to HIV: Pragmatism and Consensus* (London, 1998), pp. 110–11; de Savigny, *Le Sida et les fragilités françaises*, pp. 108–16; Caren Weilandt et al., "HIV-Prevention for Migrants: Integration of HIV-Prevention into Social Work among Migrant Populations," in Inon I.

Schenker et al., eds., *AIDS Education: Interventions in Multi-Cultural Societies* (New York, 1996), pp. 141–47.

160. *Public Health Reports*, 103, suppl. 1 (1988), p. 20; Charles Perrow and Mauro F. Guillén, *The AIDS Disaster: The Failure of Organizations in New York and the Nation* (New Haven, 1990), p. 25.

161. Claudia L. Windal, "Cultural and Societal Impediments to HIV/AIDS Education in the American Indian Community: Mitakuye Oyasin," in Davidson C. Umeh, ed., *Confronting the AIDS Epidemic: Cross-Cultural Perspectives on HIV/AIDS Education* (Trenton, NJ, 1997), p. 7; Gregory M. Herek, "AIDS and Stigma," *American Behavioral Scientist* 42, 7 (1999), p. 1109.

162. For an approach to the now enormous literature on this subject, see Adrian Favell, *Philosophies of Integration: Immigration and the Idea of Citizenship in France and Britain* (Houndmills, 1998).

163. *RD Prot*, 1985/86, Bihang, Prop. 13, p. 11; 1986/87, Bihang, Prop. 149, p. 8.

164. *RD Prot*, 1985/86:33 (21 November 1985), pp. 7, 17; 1985/86:157 (30 May 1986), p. 11.

165. *RD Prot*, 1986/87, Bihang, Prop. 2, pp. 21, 26–28; 1986/87:50 (16 December 1986), p. 4; 1988/89, Bihang, Prop. 5, p. 90; 1988/89:105 (27 April 1989), pp. 19, 31; Vallgårda, *Folkesundhed som Politik*, pp. 250–51.

166. *RD Prot*, 1988/89, Bihang, Prop. 5, pp. 263–64, 273; 1986/87:50 (16 December 1986), p. 7.

167. *BT Drucksache* 11/1548, 17 December 1987, pp. 3, 5; 11/680, 7 August 1987; *BT Verhandlungen* 11/43, 26 November 1987, p. 2965B; *BT Drucksache* 11/54, No. 36, 13 March 1987; *BT Verhandlungen* 11/5, 19 March 87, pp. 230D-31A; "Entschliessung der 63. Konferenz der für das Gesundheitswesen zuständigen Minister und Senatoren der Länder vom 22. bis 23. November 1990 in Berlin," *AIDS-Forschung* 6, 1 (January 1991), pp. 28–29; Bundesrat, *Verhandlungen* 580, 25 September 1987, pp. 307A, 295C-96D.

168. Davidson, *Dangerous Liaisons*, p. 321; *Congressional Record* (House), 3 August 1990, p. 6917; (Senate) 11 July 1990, p. 9542.

169. Baldwin, *Contagion and the State*.

170. Feldman, *Plague Doctors*, p. 37; Meinrad A. Koch, "Surveys on AIDS in Europe (What Do They Tell Us?)," in Koch and F. Deinhardt, eds., *AIDS Diagnosis and Control: Current Situation* (Munich, 1988), p. 72; François Bachelot and Pierre Lorane, *Une société au risque du sida* (Paris, 1988), p. 98.

171. Michel Hubert, "AIDS in Belgium: Africa in Microcosm," Barbara A. Misztal and David Moss, eds., *Action on AIDS: National Policies in Comparative Perspective* (New York, 1990), p. 101; M. Pollak, "Assessing AIDS Prevention among Male Homo- and Bisexuals," in F. Paccaud et al., eds., *Assessing AIDS Prevention* (Basel, 1992), p. 153; J. B. Brunet et al., "La surveillance du SIDA en Europe," *Revue d'epidemiologie et de santé publique* 34 (1986), pp. 127–28, 132; Georges Verhaegen, "Allocution de bienvenue," in Michel Vincineau, ed., *Le Sida: Un défi aux droits* (Brussels, 1991), p. 12.

172. *Hansard Parliamentary Debates*, vol. 108 (22 January 1987), col. 732; vol. 120 (21 October 1987), col. 742.

173. B. D. Bytchenko, "A Search for Effective Strategies against AIDS: Points for Discussion," in M. A. Koch and F. Deinhardt, eds., *AIDS Diagnosis and Control: Current Situation* (Munich, 1988), p. 55; Hendriks, *AIDS and Mobility*, p. 20.

174. Christine Ann McGarrigle and Owen Noel Gill, "UK HIV Testing Practice: By How Much Might the Infection Diagnosis Rate Increase through Normalisation?" in Jean-Paul Moatti et al., eds., *AIDS in Europe: New Challenges for the Social Sciences* (London, 2000), pp. 225–26; Anthony Browne, "How the Government Endangers British Lives," *Spectator* 25 January 2003, p. 13; Ministère des affaires sociales et de l'intégration, *La lutte contre le sida en France* (Paris, 1991), p. 8; Mission SIDA du Profeseur Luc Montagnier, *Le Sida et la société française: Décembre 1993* (Paris, 1994), p. 112.

175. Anders Foldspang and Else Smith, *Overvågning af HIV og AIDS i Danmark* (Copenhagen, 1992), pp. 18, 45, 47; Beatrice Irene Tschumi Sangvik, *Dänemark, Norwegen, Schweden und die Schweiz in Auseinandersetzung mit HIV und Aids* (Zürich, 1994), p. 106; Renée Danziger, "HIV Testing and HIV Prevention in Sweden," *British Medical Journal* 7127 (24 January 1994), pp. 293–96; Mary Haour-Knipe, "Prévention du sida ou discrimination? Les migrants et les minorités ethniques," in Nathalie Bajos et al., *Le sida en Europe: Nouveaux enjeux pour les sciences sociales* (Paris, 1998), pp. 164–65.

176. *Economist*, 14 August 1999, p. 18.

177. RD Prot, 1985/86, Bihang, Prop. 13, pp. 10–11; 1985/86:33 (21 November 1985), p. 20; 1988/89:105 (27 April 1989), p. 25.

178. *Aftonbladet* 16 September 2000.

179. De Savigny, *Le Sida et les fragilités françaises*, p. 17; Ministère des affaires sociales et de l'intégration, *La lutte contre le sida en France*, p. 7; Monika Steffen, "France: Social Solidarity and Scientific Expertise," in David L. Kirp and Ronald Bayer, eds., *AIDS in the Industrialized Democracies* (New Brunswick, 1992), p. 229.

180. Altman, *Power and Community*, pp. 3–4; Mann and Tarantola, *AIDS in the World II*, p. 63; Julia M. Dayton and Michael H. Merson, "Global Dimensions of the AIDS Epidemic: Implications for Prevention and Care," *Infectious Disease Clinics of North America* 14, 4 (2000), p. 796.

181. Peter Gould, *The Slow Plague: A Geography of the AIDS Pandemic* (Cambridge, MA, 1993), ch. 13; S. A. Månsson, "Psycho-Social Aspects of HIV Testing: The Swedish Case," *AIDS Care* 2, 1 (1990), pp. 8–10; Benny Henriksson, "Swedish AIDS Policy from a Human Rights Perspective," in Martin Breum and Aart Hendriks, eds., *AIDS and Human Rights* (Copenhagen, 1988), p. 126; Olivier Guillod et al., *Drei Gutachten über rechtliche Fragen im Zusammenhang mit AIDS* (Bern, 1991), pp. 156–57.

182. Sandra Panem, *The AIDS Bureaucracy* (Cambridge, MA, 1988), pp. 16–17; Ira Cohen and Ann Elder, "Major Cities and Disease Crises: A Comparative Perspective," *Social Science History* 13, 1 (1989), pp. 45–46.

183. *RD Prot*, 1986/87:110 (24 April 1987), pp. 41–42.

184. Peter Piot et al., "The Global Impact of HIV/AIDS," *Nature* 410 (2001),

pp. 971–72; Dayton and Merson, "Global Dimensions of the AIDS Epidemic: Implications for Prevention and Care," pp. 791–99.

185. De Savigny, *Le Sida et les fragilités françaises*, p. 315.

186. Ronald O. Valdiserri, ed., *Dawning Answers: How the HIV/AIDS Epidemic Has Helped to Strengthen Public Health* (Oxford, 2003).

187. John A. Harrington, "The Instrumental Uses of Autonomy: A Review of AIDS Law and Policy in Europe," *Social Science and Medicine* 55, 8 (2002), pp. 1425–34.

188. *New York Times*, 28 April 2003; 7 May 2003; *International Herald Tribune*, 3–4 May 2003, p. 6; 7 May 2003; *Economist*, 3 May 2003, p. 65.

189. Raffaele d'Amelio et al., "A Global Review of Legislation on HIV/AIDS: The Issue of HIV Testing," *Journal of Acquired Immune Deficiency Syndromes* 28, 2 (2001), pp. 174–76.

190. *East African Standard*, 6 August 2003, p. 13.

191. *Financial Times*, 3 August 2003, p. 24.

192. Catherine Campbell, *"Letting Them Die": Why HIV/AIDS Intervention Programmes Fail* (Oxford, 2003), pp. 25–28.

193. David Patterson and Leslie London, "International Law, Human Rights, and HIV/AIDS," *Bulletin of the World Health Organization* 80, 12 (2002), pp. 965–66.

194. Tony Barnett and Alan Whiteside, *AIDS in the Twenty-First Century: Disease and Globalization* (Houndmills, 2002), pp. 73–74.

195. Michael Hardt and Antonio Negri, *Empire* (Cambridge, MA, 2000), p. 136.

196. Abram de Swaan, *In Care of the State: Health Care, Education, and Welfare in Europe and the USA in the Modern Era* (New York, 1988).

197. Peter Baldwin, *The Politics of Social Solidarity: Class Bases of the European Welfare State, 1875–1975* (Cambridge, 1990), p. 299.